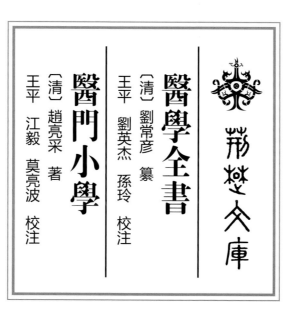

荊楚文庫

醫學全書

〔清〕劉常彥 纂

王平 劉英杰 孫玲 校注

醫門小學

〔清〕趙亮采 著

王平 江毅 莫亮波 校注

荊楚文庫編纂出版委員會

湖北科學技術出版社

醫學全書
YIXUE QUANSHU

醫門小學
YIMEN XIAOXUE

圖書在版編目（CIP）數據

醫學全書 /〔清〕劉常彥纂；王平等校注.

醫門小學 /〔清〕趙亮采著；王平等校注.

－武漢：湖北科學技術出版社，2023.7

ISBN 978-7-5706-1712-8

Ⅰ.①醫⋯ ②醫⋯ Ⅱ.①劉⋯ ②趙⋯ ③王⋯

Ⅲ.①中國醫藥學－中國－清代 Ⅳ.①R2-52

中國版本圖書館 CIP 數據核字（2021）第 234856 號

責任編輯：徐　丹

美術編輯：胡　博

整體設計：范漢成　曾顯惠　思　蒙

責任校對：羅　萍

責任印刷：胡　博

出版發行：湖北科學技術出版社（中國·武漢）

地址：武漢市雄楚大街 268 號

電話：（027）87679454　　郵政編碼：430070

錄排：武漢市江夏區饒珍圖文廣告部

印刷：湖北新華印務有限公司

開本：720×1000　　　1/16

印張：39.5　　插頁：2　　字數：535 千字

版次：2023 年 7 月第 1 版第 1 次印刷

定價：198.00 元

ISBN 978-7-5706-1712-8

9 787570 617128 >

出版説明

　　湖北乃九省通衢，北學南學交會融通之地，文明昌盛，歷代文獻豐厚。守望傳統，編纂荆楚文獻，湖北淵源有自。清同治年間設立官書局，以整理鄉邦文獻爲旨趣。光緒年間張之洞督鄂後，以崇文書局推進典籍集成，湖北鄉賢身體力行之，編纂《湖北文徵》，集元明清三代湖北先哲遺作，收兩千七百餘作者文八千餘篇，洋洋六百萬言。盧氏兄弟輯錄湖北先賢之作而成《湖北先正遺書》。至當代，武漢多所大學、圖書館在鄉邦典籍整理方面亦多所用力。爲傳承和弘揚優秀傳統文化，湖北省委、省政府決定編纂大型歷史文獻叢書《荆楚文庫》。

　　《荆楚文庫》以“搶救、保護、整理、出版”湖北文獻爲宗旨，分三編集藏。

　　甲、文獻編。收錄歷代鄂籍人士著述，長期寓居湖北人士著述，省外人士探究湖北著述。包括傳世文獻、出土文獻和民間文獻。

　　乙、方志編。收錄歷代省志、府縣志等。

　　丙、研究編。收錄今人研究評述荆楚人物、史地、風物的學術著作和工具書及圖冊。

　　文獻編、方志編錄籍以 1949 年爲下限。

　　研究編簡體橫排，文獻編繁體橫排，方志編影印或點校出版。

《荆楚文庫》編纂出版委員會

2015 年 11 月

總 目 録

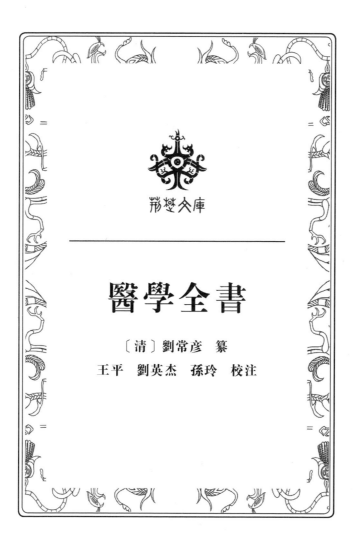

醫學全書

〔清〕劉常彥 纂

王平　劉英杰　孫玲　校注

前　言

《醫學全書》九卷，爲清代醫家劉常彥纂，成書於 1795 年。該書爲綜合性醫書，介紹養生、本草、方劑、診斷、五運六氣、臟腑經絡及臨證各科病證的治療方法與經驗，簡明實用。

劉常彥，字凜齋，湖北麻城人，約生活於清代乾隆年間，具體生卒年月不詳。據《醫學全書》序，初生儒，喜讀《内經》《脉訣》及本草類著述，壯游川蜀，多遇高人達士，得以磋切講明。后歷荆襄河洛，前後數十年，閲歷漸深，醫術益精，集各科經驗秘方爲《醫學全書》。

此書卷一列述醫學全旨要義、養生論、藥性總義、藥引秘旨、病機賦、辨症秘旨、用藥秘旨、藥性賦等醫論。卷二收載清代汪昂《湯頭歌訣》，分述補益、發表、攻里、涌吐、和解等 21 類 500 餘首方劑。卷三論述太極圖經、五運六氣。卷四爲四診，附“新增四言脉訣從正注釋大全”。卷五介紹經絡。卷六上設通治門，以青麟丸、紫金錠、七寶如意丹、靈應丸等通治方闡述諸疾治療，尤詳於方劑中主藥的炮製方法；下設中風、類中風、預防中風門。卷七爲傷寒門。卷八上設中寒、感冒、瘟疫、瘴氣、邪祟諸門；下設痧脹門。卷九爲暑病、濕病、燥病、火病、霍亂諸門。卷六至卷九每門下論述各科諸病證之證候分型、臨證表現、治法及常用方藥。

全書分陰陽、辨經絡，以脉驗證，以證設方，論述中肯，不越規矩，亦不拘泥古法，頗切實用。

《醫學全書》是一部非常實用便捷的綜合性醫書，劉常彥具有豐富的臨床經驗，它的編寫方法與一般臨床書籍有所不同。該書注重精選前人之説（包括方藥），間附己見，反映了他治療各科疾病（尤重在内科）的診治心得，具有一定的文獻價值，值得進一步發掘研究。

當前，正值大力弘揚我國優秀傳統醫藥文化的歷史浪潮，特別是中醫古籍所蘊含的醫藥學術與文化的整理與利用，呈現欣欣向榮的大好局面。對於存世珍稀古醫籍的搜求與系統整理出版，對於中醫文化的傳承與發揚，對於中醫藥學術的整理與發掘發揮了巨大作用。本書點校之稀見本《醫學全書》，以清同治十二年（1873 年）刻本爲工作底本，據以整理，又參考清光緒五年（1879 年）述古堂刻本作爲校勘，同時用《本草綱目》《本草備要》《仁齋直指方論》《證治準繩》《湯頭歌訣》《脉理求真》《痧脹玉衡》《雜病源流犀燭》等醫書進行參校。

　　本人學識淺薄，書中訛誤之處，尚祈讀者指正。

劉英杰

目 録

序

医之分内外科也，非道有内外也，寔①症有内外也。蓋生人之受症，千形萬狀，变而莫測。而古來岐黃家極力探求，各有精理，各有得力，卷帙充盈，其書均不可度，學之者非自幼精研，聰明過人，且閱歷有年，不能參此中源流，合而爲一也。予自幼不諳醫，而於醫之良者，則樂與誌不倦。甲午游羅田，與凜齋劉君晤，知其人聰明，而自幼則讀書之外，又酷好醫道《内經》諸書者也，爲邑人治疾，應手而愈。邑士民求補醫學，予亦樂與長親，遂補之焉。郡伯李公聞而延之署中，且給以額。予三十年来所晤醫家，其療治應驗，凜齋其最也。後予量移別邑去楚後又復游三晉，歷齊陳南及吳越閩廣又二十年矣，所晤醫家，亦惟凜齋其最也。夫士君子苟存心愛物，於人必有所濟。凜齋數十年来，挾其青囊以游於巴蜀江漢间，其活人多矣，又豈略知大意者所可同年語哉！其天姿高，其功力專，其閱歷到，是以其應驗捷所集《醫學全書》則又撷古之精華而爲生平之所得力應驗者歟，宜公而付之梓。

賜進士出身前知湖北黃州府羅田縣事調任漢陽府黃陂縣加三级紀錄十次丹崖陳士鳳拜撰。

---

① 寔：同"實"。

叙

　　蘇子瞻云："藥雖出於醫手，方多傳於古人，若已經效於世間，不必皆從於己出。"知言哉！然吾觀聰明自用之士，一病入手，便謂易易，迨試按其方，與病直枘鑿之不相入。夫病不必泥方製方，而不得古人遺意，活人反以殺人，殊爲心痛。余非知醫者，竊以其道與《易》通。《易》之理，陰陽、剛柔、吉凶、消長而已。醫者，五臟六腑、盈虛消息，端不外是。軒、岐而還，仲景、河間、東垣、丹溪專門名家。自時厥後諸家各抒心得，乃其殫究陰陽、消息、盈虛之故，大抵不越數十年，而後其道有成。故其治病也，或補或攻或和，調停陰陽虛實，洎夫上症下取、下症上取、格一格二格三、從治反治諸法悉有精義可觀，非精通《易》理者，能爲之乎？故治病者方不必奇，要得古人遺意。麻城劉子殆可謂三折肱者矣！其言曰："幼承庭訓，讀《靈》《素》種種，問難斯勤。後又出秦隴，走西蜀，往來賢士大夫間，乃復稍稍會悟。因更取大小方書備録揣摩，分陰陽，辨經絡，間以己意匯參之，緣脉印症，即症驗方，不敢稍越規矩，而效應如響。回憶當年，尚有見聞之未備者。"余謂是真善讀古人書而能醫人者矣！其來羅邑也，名公卿多器之，以充醫學。予以今年偶適兹土，相與上下議論，見其書與《易》理合，不必泥古人法而師其意之益神也，遂信人言之不謬，作數言以爲臨別之贈。

　　乾隆丙申年冬至日，黔中定齋甘扶聖并書於義川書院。

自　叙

　　彦不敏，不能以文章經濟有裨於時，猶憶業儒時喜覧《靈》《素》《内經》及《脉訣》《本草》諸書，得青山方先生指示，及游蜀，所遇益多高人達士，得與講明而切究之，證以《金匱》《金鑑》《醫鏡》《準繩》《景岳》《醫通》《錦囊》《指南》《寶鑑》《沈氏尊生》《醫門法律》諸書計四百餘種乃稍有所得。厥後歷荆襄、溯河洛，前後數十年，其間閱歷漸深，遂嘆醫學之難，片長末技而體天之心、立物之命於是乎寄，非鹵莽滅裂所可窺其奥奥者也。因集内外男婦大小方脉經驗秘方醫學捷徑，由淺入深，名曰《醫學全書》，繕寫成帙，而日揣摩之分陰陽、辨經絡以脉驗症即症驗方未嘗少越規矩，亦不盡拘泥古法，人雖謬相許可而終未敢自信也。至若合群書而融貫一家，不難洞見五蘊、遍起沉痾，神明變化之妙則惟聖者能之而已。古人謂"不爲良相，必爲良醫"，其以此夫？夫欲無負於世，先求無歉於心，無歉於心然後不墮先師之傳，於所得：於四方君子之教得諸心而有濟於人焉，豈敢曰醫爲易心事哉！辛卯春来義水，越年，邑侯王公違和召入畛視，刀圭輒效，迄後闔邑病症皆相應如響，蒙贈以匾聯。甲午，滇南陳侯蒞斯邑，乙未秋命補醫學，待之愈優。己亥，黄州李郡伯召視，應手而愈，贈以額。及壬寅来鄂延視者如雲集，亦效應，弗爽針砭。餘時常燒燭達旦，纂録醫方四十卷，煞費苦心，欲付剞劂，廣爲傳布。非自炫己長，蓋雖小道，而利人濟物，應驗不差，又豈敢自私秘爲一家言哉！爰就其學醫之巓末而爲説以誌之。

　　乾隆六十年歳次乙卯孟夏月上澣楚麻城劉常彦凛齋自叙。

叙

　　有心得而後有傳書，凡學皆然，醫豈或异？醫之爲道，其書不啻充棟汗牛，足以楷模天下後世，爲岐黄家所莫能外者尚矣。若本其心之一得，闡其論於一端，善學者取其菁華，去其糟粕，未嘗無補於世，然而非全詣也。良醫必博覽群書，精求要旨，四時遞遷之氣，五行生剋之機，八方風土之宜，無非囊龕中之妙用。故其施於人無不驗，著爲論無不全。麻邑劉子凜齋，醫之三折肱者也。閱書數百種，殫心數十年，西走蜀秦，南游荆楚，按脉立法，因時製方，全活歲數百人。其心得豈淺鮮者比哉！今閱數世矣，録其一二遺方，無不立效。徒以無傳書，爲劉子惜。癸酉春，余游渝，始晤其曾孫輔卿。譚次偶及於醫，輔卿喟然曰："使先曾大父之遺業久湮於世，是余罪也。"遂出其所纂《醫學全書》以示余，并丐一言以爲序。余曰：向爲劉子惜，今乃爲劉子幸也。劉子積生平之心得，綜先輩之秘旨，而著爲是書，乃不傳於當時而梓於數傳之後。兵燹迭經，書尚無恙，安知非造物之好生留以濟天下後世乎？輔卿遠游數千里，抱祖宗之遺書而不敢弃，輔卿可謂賢矣。昔馬璘讀《馬援傳》，慨然曰："使吾祖勳業墜地下，吾不忍也！"輔卿亦如是乎？是爲叙。

　　同治十二年季春月下澣，賜進士出身、吏部文選司兼驗封司主事盧璲采撰。

卷之一

醫學全旨要義

大凡學醫，先須讀藥性、湯頭、脉訣，三者熟背。次玩内經及十二經、十五絡、奇經八脉、臟腑步位，辨外感内傷，明六淫七情，參五運六氣。時令正變，如春温、夏暑、秋清、冬寒，五風十雨，此時序調和，人病自少；如春寒、夏涼、秋燥、冬温，久雨久晴，皆時令不正，受病必多。臨病時，望顔色、聞聲音、問病情、切脉理，四者不可失一；又看老幼男婦，久病近病，寒熱虛實，輕重强弱，以及胎前産後，辨症既真，用藥必當。臨症多，讀書廣，久而久之，自然心領神會。如稍知大畧，自以爲神，輕人性命，利己喪心，如此之流，天理難容。業斯道者，務要潜心精進，動止存誠，攸關性命，責任匪輕，豈可忽乎哉！

養　生　論

醫雖有十三科，而養生爲第一關頭。養生之法，養心爲主。心定則神凝，神凝則氣聚。擺却一切妄想，每日胸中一團太和元氣，病從何生？黃帝問岐伯曰：余聞上古之人，春秋皆度百歲，而動作不衰；今人年半百，而動作皆衰者，時世異耶？人將失之耶？岐伯對曰：上古之人，其知道者，法於陰陽，和於術數，飲食有節，起居有常，不妄作勞，故能形與神俱，而終其天年，度百歲乃去。今時之人不然也，以酒爲漿，以妄爲常，醉以入房，慾竭其精，以耗散其真，不知持滿，不時御神，務快其心，逆於生樂①，起居無節，故半百而衰也。觀此則壽命修短全係神氣之盈虧，精血一敗，神氣無所倚附，欲壽長而享諸福難矣。

孫真人按月調養事宜

正月腎氣受病，肺氣微弱。宜減酸增辛，助腎補肺，養胃氣。宜飲屠蘇酒於元旦，免一年疾患。酒方：大黃一錢、川椒一錢五分、桂心一錢八分、白术一錢八分、吳萸一錢一分、桔梗一錢五分、防風一兩。元旦日寅時酒煎飲之，先幼後長。春夜臥時，間或用熱水，下鹽一撮，洗膝下至足，方臥。能洩風邪脚氣。春三月皆同調養。乍寒乍暖，不可頓去綿衣，漸漸減之。稍寒莫强忍，即仍加服。

二月腎微肝旺。宜減酸增辛，助腎補肝。宜靜膈去痰，泄小水，表微汗，以散玄冬蘊伏之氣。

三月腎氣已息，心氣漸臨，木氣正旺。宜減甘增辛，補精益氣。宜懶散形骸，便宜安泰順時。

四月肝臟已病，心臟漸壯。宜增酸減苦，補腎助肝，調養胃氣。夏初宜早起，以受清明之氣。

五月肝臟氣休，心火旺相。宜減酸增苦，益肝補腎，固精氣。五月五日午時，宜修合藥餌者，因斗柄訣。以月月常加戌，戌時天罡指午，亥時指未，自未輪轉。五日午時，正指艮宮，爲塞鬼戶也，故用此時合藥最效。合平安散方：明雄二錢、火硝二錢、枯明礬二錢、硃砂二錢、冰片三分、麝香三分、蓽撥五厘、赤金三十張，共爲極細末，收貯聽用。調烏梅湯解暑方，用烏梅洗净，去核，搗爛，加蜜或結糖，冲調滾水，待温飲之。忌生冷、煎炒、炙煿。

六月肝微脾旺。宜節飲食，遠聲色。此時陰氣内伏，暑毒外蒸，縱意當風。飲冷，故人多暴泄之患。須飲食温軟，不令太飽，時飲粟米温湯，豆蔻熱水最宜。

七月肝心少氣，肺金初旺。宜安静性情，增醎減辛，助氣補筋，以養脾胃。勿食生冷，以防痢疾。勿過食新薑，大熱損目。凡人五臟之俞穴，皆會於背。酷熱之後，貪取風凉，此中風之源也。初秋時即有微熱，慎勿貪新凉，故背宜常暖護之。

---

① 樂，原作"藥"，據《素問·上古天真論》改。

八月心臟氣微，肺金正旺。宜減苦增辛，助筋補血，養心肝脾胃，勿犯邪風，庶不生瘧，作疫痢。忌過食薑，傷人。八月初一日，用絹展取百草露，拭目倍光，栢樹露尤妙，須取尖上露。

九月陽氣衰，陰氣盛。暴風時起，忌孔隙賊風傷人，無恣醉飽。宜減苦增甘，補肝益腎，助脾胃養元和。九月佩吳萸，飲菊花酒，却疾益人。

十月心肺氣弱，腎氣强盛。宜減辛增苦，養腎氣以助筋力。勿多食醎，以養心氣。不宜過汗，恐泄陽氣。

十一月腎臟正旺，心肺衰微。宜增苦味①，絶醎，静攝②，以迎初陽。不宜過汗，恐泄陽氣。不宜早起早出，以患風霜，或暑飲酒以冲寒氣。冬月東南風爲賊風，宜謹避之。冬至日，用赤小豆煮粥，合宅啜之，可免瘟疫時症。

十二月土氣旺相，水氣不行。宜減甘增苦，補心助肺，調理腎臟。宜積雪水，烹茶飲之，能解一切熱毒。不宜多發汗，恐泄陽氣。當閉養精神，以厚斂藏。不宜早出犯風霜，或暑飲酒以冲寒氣。

凡此之道，皆五行生化之理，養生之本也。平則安寧，互相濟養；過則失常，禍患由生。養生之道，可不慎歟？

藥性總義

凡藥酸屬木入肝、苦屬火入心、甘屬土入脾、辛屬金入肺、醎屬水入腎，此五味之義也。

凡藥青屬木入肝、赤屬火入心、黃屬土入脾、白屬金入肺、黑屬水入腎，此五色之義也。

凡藥酸者能濇能收、苦者能瀉能燥堅、甘者能補能和能緩、辛者能潤能散能橫行、醎者能下能耎③堅、淡者能利竅能滲泄，此五味之用也。

---

① 苦味，原無，據《本草綱目·序例》補。

② 攝，原作"撮"，據《本草綱目·序例》改。

③ 耎，同"軟"。

凡藥寒、熱、温、涼，氣也；酸、苦、甘、辛、醎，味也。氣爲陽，味爲陰。氣厚者爲陽中之陽，薄者爲陽中之陰；味厚者爲陰中之陰，薄者爲陰中之陽。氣薄則發泄表散，厚則發熱温燥；味厚則泄降瀉，薄則通利竅滲濕。辛甘發散爲陽，酸苦涌泄爲陰，醎味涌泄爲陰，淡味滲①泄爲陽。輕清升浮爲陽，重濁沉降爲陰。陽氣出上竅，陰味出下竅。清陽發腠理，濁陰走五臟。清陽實四肢，濁陰歸六腑。此陰陽之義也。

凡藥輕虛者浮而升，重實者沉而降。味薄者升而生象春，氣薄者降而收象秋，氣厚者浮而長象夏，味厚者沉而藏象冬，味平者化而成象土。氣厚味薄者浮②而升，味厚氣薄者沉而降，氣味俱厚者能浮能沉，氣味俱薄者可升可降。酸醎無升，辛甘無降。寒無浮，熱無沉。此升降浮沉之義也。李時珍曰：升者引之以醎③寒，則沉而直達下焦；沉者引之以酒，則浮而上至巔④頂。一物之中，有根升梢降，生升熟降者，是升降在物亦在人也。

凡藥根之在土中者，半身以上則上升，半身以下則下降。以生苗者爲根，以入土者爲梢，上焦用根，下焦用梢。半身以上用頭，中焦用身，半身以下用梢。⑤雖一藥而根梢各別，用之或差，服亦罔效。藥之爲枝者達四肢，爲皮者達皮膚，爲心、爲幹者内行臟腑。質之輕者上入心肺，重者下入肝腎。中空者發表，内實者攻裏。枯燥者入氣分，潤澤者入血分。此上下内外，各以其類相從也。

凡藥色青、味酸、氣臊⑥、性屬木者，皆⑦入足厥陰肝、足少陽膽經；肝與膽相表裏，膽爲甲木，肝爲乙木。色赤、味苦、氣焦、性屬火者，皆入手少陰心、手太陽小腸經；心與小腸相表裏，小腸爲丙火，心爲丁火。色黄、味甘、氣香、性屬土者，皆入足太陰脾、足陽明胃經；脾與胃相表裏，胃爲

---

① 滲，原作“散”，據《本草備要》卷首改。

② 者浮，原無，據《本草備要》卷首補。

③ 醎，原作“降”，據《本草備要》卷首改。

④ 巔，原作“頭”，據《本草備要》卷首改。

⑤ 以生苗爲根……半身以下用梢，原無，據《本草備要》卷首補。

⑥ 臊，原作“燥”，據《本草備要》卷首改。

⑦ 皆，原無，據《本草備要》卷首補。

戊土，脾爲己土。色白、味辛、氣腥、性屬金者，皆入手太陰肺、手陽明大腸經；肺與大腸相表裏，大腸爲庚金，肺爲辛金。色黑、味鹹、氣腐、性屬水者，皆入足少陰腎、足太陽膀胱經。腎與膀胱相表裏，膀胱爲壬水，腎爲癸水。凡一臟配一腑，腑①皆屬陽，故配甲、丙、戊、庚、壬；臟皆屬陰，故配乙、丁、己、辛、癸也。十二經中，手厥陰心包、手少陽三焦經無所主，其經通于足厥陰少陽②。厥陰主血，諸藥入肝經血分者，併入心包；少陽主氣，諸藥入膽經氣分者，併入三焦。命門相火，散行於膽、三焦、心包絡，故入命門者，併入三焦。此諸藥入諸經部分也。

藥有相須者，同類而不可離也；如黃栢、知母、破故紙、胡桃之類。相使者，我之佐使也；相惡者，奪我之能也；相畏者，受彼之制也；相反者，兩不相合也；相殺者，制彼之毒③也，此異同之義也。

肝苦急，血燥故急。急食甘以緩之；肝欲散，木喜條達。急食辛以散之；以辛補之，以酸泄之。以散爲補，以斂爲泄。心苦緩，緩則散逸。急食酸以收之；心欲耎，急食鹹以耎之；以鹹補之，按：水能尅火，然心以下交於腎爲補，取既濟之義也。以甘瀉之。脾苦濕，急食苦以燥之；脾欲緩，舒和。急食甘以緩之；以甘補之，以苦④瀉之。肺苦氣上逆，火旺尅金。急食苦以瀉之；肺欲收，急食酸以收之；以酸補之，以辛泄之。腎苦燥，急食辛以潤之；腎欲堅，堅固則無狂蕩之患。急食苦以堅之；以苦補之，以鹹瀉之。此五臟補瀉之義也。

風淫于內，治以辛涼，佐以苦甘，以甘緩之，以辛散之。風屬木，辛屬金，金能勝木，故治以辛涼。過辛恐傷真氣，故佐以甘苦，苦勝辛，甘益氣也。木性急，故以甘緩之。木喜條達，故以辛散之。熱淫于內，治以鹹寒，佐以苦甘，以酸收之，以苦發之。水勝火，故治以鹹寒。甘勝鹹，佐之所以防其過，必甘苦者，

---

① 腑，原作"府"。

② 少陽，原作"肝經"，據《本草備要》卷首改。

③ 毒，原作"奪"，據《本草備要》卷首改。

④ 以甘……以苦，原作"甘以……苦以"，據《本草備要》卷首改。

防醎之過，而又以瀉熱氣佐①實也。熱淫故以酸收之，熱結故以苦發之。濕淫于內，治以苦熱，佐以酸淡，以苦燥之，以淡泄之。濕爲土氣，苦熱皆能燥濕，淡能利竅滲濕。用酸者，木能制土也。火淫于內，治以醎冷，佐以苦辛，以酸收之，以苦發之。相火畏火也，故治以寒冷。辛能滋潤，酸能收斂，苦能泄熱，或從其性而升發之也。燥淫于內，治以苦溫，佐以甘辛，以苦下之。燥屬金，苦屬火，火②能勝金，故治以苦溫。甘能緩，辛能潤，苦能下，故以爲佐也。寒淫于內，治以甘熱，佐以苦辛，以醎瀉之，以辛潤之，以苦堅之。土能制水，熱能勝寒，故治以甘熱。苦而辛，亦熱品也。傷寒內熱者，以醎瀉之。內燥者，以辛潤之。苦能瀉熱而堅腎，泄中有補也。此六淫主治各有所宜，故藥性宜明而施用貴審也。

人之五臟應五行，金、水、木、火、土，金生水，水生木，木生火，火生土，土生金。子母相生。經曰：虛則補其母，實則瀉其子。又曰：子能令母實。如腎爲肝母，心爲肝子，故入肝者，併入腎與心；肝爲心母，脾爲心子，故入心者，併入肝與脾；心爲脾母，肺爲脾子，故入脾者，併入心與肺；脾爲肺母，腎爲肺子，故入肺者，併入脾與腎；肺爲腎母，肝爲腎子，故入腎者，併入肺與肝。此五行相生，子母相應之義也。

酸傷筋，斂則筋縮。辛勝酸，辛屬金，酸屬木，金尅木故曰勝。苦傷氣，苦屬火，氣屬金，苦能泄氣。醎勝苦，醎屬水，苦屬火，水尅火故曰勝。甘傷肉，酸勝甘；酸屬木，甘屬土，木尅土故曰勝。辛傷皮毛，疎散腠理。苦勝辛；苦屬火，辛屬金，火尅金故曰勝。醎傷血，醎能滲泄。甘勝醎。甘屬土，醎屬水，土尅水故曰勝。此五行相尅之義也。相尅者金尅木、木尅土、土尅水、水尅火、火尅金也。酸走筋，筋病毋多食酸，筋得酸，則拘攣收引益甚也；苦走骨，骨病毋多食苦，骨得苦，則陰益甚重而難舉也；甘走肉，肉病毋多食甘，肉得甘，則壅氣臚腫益甚也；辛走氣，氣病毋多食辛，氣得辛，則散而益虛也；醎走血，血病毋多食醎，血得醎，凝濇而口渴也。醎能滲泄津液。此

---

① 佐，原作“作”，據《本草備要》卷首改。
② 火，原無，據《本草備要》卷首補。

五病之所禁也。

藥之爲物，各有形、性、氣、質。其入諸經，有因形相類者，如連翹似心而入心，荔枝似睪丸而入腎之類。有因性相從者，如屬木者入肝，屬水者入腎；潤者走血分，燥者入氣分；本天者親上，本地者親下之類。有因氣相求者，如氣香入脾，氣焦入心之類。有因質相同者。如藥之頭入頭，幹入身，枝入肢，皮行皮。又如①紅花、蘇木，汁似血而入血分之類。自然之理，可以意得也。

藥有以形名者，人參、狗脊之類是也；有以色名者，黃連、朱參、丹參、元參之類是也；有以氣名者，豨薟、香薷之類是也；有以味名者，甘草、苦參之類是也；有以質名者，石膏、石脂、歸身、歸尾之類是也；有以時名者，夏枯、半夏、冬青、欵冬之類是也；有以能名者，何首烏、骨碎補之類是也。

凡藥火製四，煅、煨、炙、炒也；水製三，浸、泡、洗也；水火共製二，蒸、煮也。酒製升提，薑製温散。入塩走腎而軟堅，用醋注肝而收斂。童便製，除劣性而降下；米泔製，去燥性而和中。乳製潤枯生血，蜜製甘緩益元。陳壁土製，藉土氣以補中州；麪裹②麪製，抑酷性勿傷上膈。烏豆、甘草湯漬，並解毒致令和平；羊酥、豬脂塗燒，咸滲骨容易脆斷。去穰者免脹，去心者除煩。此製治各有所宜也。

藥引秘旨

湯之有引，如舟之有楫，故湯劑必須置引。如發散取汗用薑棗，必須引之，分兩與藥等分，宜用鮮薑；温中用煨薑。解脹用薑皮，消痰用薑汁。調營益衛用大棗，補氣益血用龍眼肉，瀉火安神用燈心草。表症用葱葉，裏証用葱莖。健脾止瀉用蓮肉，止痢澀便用石蓮子。治風病用

---

① 如，原作"加"，據《本草備要》卷首改。
② 裹，原作"煨"，據《本草備要》卷首改。

桑葉，治濕病用桑枝。保胎用陳苧根，安胎用鮮苧汁。抑脾用鮮荷葉，疎土用枯荷根。補心用新小麥，止汗用浮小麥。清熱解煩用青竹葉，利水瀉火用淡竹葉。消瘀通經用赤糖，止痛温中用飴糖。安中益脾用陳壁土，止嘔和胃用山黄土。消瘀用蓮藕節，止血用側栢葉。止嘔用柿蒂，定呃用箬蒂。凉大腸用柿霜，消風痰用竹瀝。瀉實火用竹茹，退虚熱用童便。補元陽用人參，益真陰用秋石。去風舒筋用黄松節，安魂定魄用金銀餙，定喘用銀杏肉，療痢用扁豆花。補火壯陽用胡桃、蜀椒，煖宫止帶用艾葉、蛇床。虚煩用粳米飲，熱渴用蘆根汁，潤火嗽用梨汁。止久血用金墨，療崩漏用陳棕灰。止久瘧用烏梅肉，治赤痢用紅麯，醫白痢用煨姜。治帶濁用韭菜子，甯癆嗽用枇杷葉。探吐用甜瓜蒂，達生用青葱莖。療黄病用針砂，顛狂用鐵銹水，潤腸用松子仁，療疝用荔枝核。通人乳汁用陳通草片，發痳瘋汗用紫背浮萍。治傷寒心煩不眠用雞子黄，療傷寒咽喉疼痛用猪膚湯。藥引多端，難以備陳，今以常用者，聊録數則，舉一反三，其爲良工乎？

陶隱居《名醫别録》合藥分劑法則

凡言㕮咀如麻豆大者，與古㕮咀同意，古之制也。古人無鐵刀，以口咬細，令如麻豆大，煎之，使藥水清飲於腸中，則易升易散。今人以刀㕮之。

凡言銖者，十黍爲一銖，每銖約今四分一厘七毫，六銖爲一分，四分爲一兩，十六兩爲一斤。李杲云：六銖爲一分，即今之二錢半也，二十四銖爲一兩。古云三兩即今之一兩，古云二兩即今之六錢半也。

等分者，謂諸藥皆同一樣，平分多少分兩也。

凡丸散云刀圭者，十分方寸匕之一，准如梧桐子大也。

方寸匕者，作匕正方一寸，抄散取不落下爲度。五匕者，即今之五銖錢邊。

五字者，即以一錢邊抄之不落爲度。

撮者，四刀圭也，如四梧桐子大也。

藥以升合分者，謂藥有虛實輕重，不得勔兩，則以升平之。十撮爲一勺，十勺①爲一合，十合爲一升。上徑一寸，下徑六分，升八分，内散藥物，按抑之正爾，微動令平爾。李時珍曰：古之一升，即今之二合半也。

凡云巴豆若干枚者，粒有大小當去心皮柞之，以一分准十六枚。

枳實若干枚者，去穰畢，以五錢准一枚。

棗大小三枚，准一兩。

凡菴䕡子一升者，四兩爲正。

凡蛇床子一升者，三兩半爲正。

凡地膚子一升者，四兩爲正。

凡兔絲子一升者，九兩爲正。凡子各有虛實輕重，不可稱准者，取平升爲正。

乾薑一累者，以一兩爲正。

半夏一升者，洗畢稱五兩爲正。

凡蜀椒一升者，三兩爲正。

凡吳茰一升者，五兩爲正。

凡桂一尺者，剉去粗皮重五錢爲正。

甘草一尺者，二兩爲正。

凡某草一束者，三兩爲正。

凡云一把者，二兩爲正。

凡煎湯藥，初欲微火令小沸，其水數依方多少；大約藥二十兩，用水一斗者，煮取四升，以此爲准。然利湯欲生，少水而多取汁；補湯欲熟，多水而少取汁。服湯宜小沸，熱則易下，冷則嘔涌。

凡云分再服、三服者，要合勢令相及，并視人之强弱羸瘦、病之輕重，爲之進退增減。不必局於方説，則活潑潑地也。

凡藥云如細麻者，即胡麻也，不必扁扁，畧相稱耳。黍粟亦然。

云如火麻子者，准三細麻也。

如胡豆者，即今青斑豆也，以二大麻豆准之。

---

① 十勺，原無，據《本草綱目·序例》補。

如小豆者，即今之赤小豆也，以三大麻准之。

如大豆者，以二小豆准之。

如梧桐子者，以二大豆准之。

如彈子大及雞子黃者，以四十梧桐子准之。

凡方云蜜一勏者，有七合。

豬膏一升者，有一升二合也。

食 物 應 忌

食豬肉忌生薑、喬麥、葵菜、胡荽、梅子、羊肝、麋鹿、龜鱉、鶉鷯、驢肉、炒豆、牛馬。

豬肝忌魚鱠、鶉鷯、鯉魚腸子。

豬心肺忌飴糖、吳茱萸、白花菜。

羊肉忌梅子、小豆、豆漿、蕎麥、魚鱠、鮓。

羊心肝忌梅、小豆、生椒、苦笋。

犬肉忌菱角、牛腸、蒜、鯉魚、鱓魚。

白狗血忌羊肉、雞肉。

牛肉忌黍米、韭薤、生薑、豬肉、犬肉、栗子。

牛肝忌鮎魚。

牛乳忌生魚、酸物。

驢肉忌鳬茈、荊芥茶、豬肉。

馬肉忌倉米、生薑、蒼耳、粳米、豬肉、鹿肉。

兔肉忌生薑、橘皮、芥末、雞肉、鹿肉、獺肉。

麋肉忌梅、生菜、李、鴿、蝦。

麋鹿忌生菜、菰蒲、雞、鮑魚、雉蝦。

雞肉忌蒜、葱、獺、兔、犬肉、鯉、鱉、野雞、芥、李。

雞子忌同雞。

雉肉忌蕎麥、木耳、胡桃、鯽、鮎、豬肝、鹿肉。

野鴨忌胡桃、木耳。

鴨子忌李子、鱉肉。

鵪鶉忌菌子、木耳。

雀肉忌李子、醬、生肝。

鯉魚忌豬肝、葵菜、犬肉、雞肉。

鯽魚忌芥末、蒜、豬肝、雞雉、鹿肉、糖。

青魚忌豆藿。

魚鮓忌豆藿、麥醬、蒜、葵、綠豆。

黃魚忌蕎麥。

鱸魚忌乳酪。

鱘魚忌乾笋。

鮰魚忌野雞。

鮎魚忌牛肝、鹿肉、野豬。

鰍鱔忌犬肉。

鱉肉忌莧菜、薄荷、芥末、桃子、雞、鴨、豬、鴨子。

螃蟹忌荊芥、柿子、橘子、軟棗。

蝦子忌豬肉、雞肉。

李子忌蜜、漿水、鴨、雀肉、雞、獐。

橙橘忌梹榔、獺肉。

桃子忌鱉肉。

棗子忌葱、魚。

枇杷忌熟麵。

楊梅忌生葱。

銀杏忌鰻魚。

慈姑忌茱萸。

諸瓜忌油餅。

沙糖忌鯽魚、葵菜。

蕎麥忌豬肉、羊肉、雉肉、鱔魚。

黍米忌葵菜、蜜、牛肉。

綠豆忌榧子殺人、鯉魚鮓。

炒豆忌豬肉。

生葱忌蜜、雞、棗、楊梅、犬肉。

韭薤忌蜜、牛肉。

胡荽忌豬肉。

胡蒜忌魚鱠、魚鮓、鯽魚、犬肉、雞。

莧菜忌蕨、鱉。

白花菜忌豬心、肺。

梅子忌豬肉、獐肉、羊肉。

鳧茈忌驢肉。

生薑忌豬肉、牛肉、兔肉。

芥末忌鯽魚、兔肉、雞肉、鱉。

乾笋忌沙糖、鱘魚、羊心肝。

木耳忌雉肉、野鴨、鵪鶉。

胡桃忌野鴨、酒、雉。

栗子忌牛肉。

食螃蟹忌食柿子，大反，有泄瀉至死者。

食河豚及一切無鱗之魚，與荊芥相反。

服 藥 應 忌

服甘草忌豬肉、菘菜、海菜。

黃連、胡黃連忌豬肉、冷水。

蒼耳忌豬肉、馬肉、米泔。

桔梗、烏梅忌豬肉。

仙茅忌牛肉、牛乳。

半夏、菖蒲忌羊肉、羊血、飴糖。

牛膝忌牛肉。

陽起石雲母、鍾乳、礵砂、礜石皆忌羊血。

商陸忌犬肉。

吳茱萸忌豬心、豬血。

丹砂、空青、輕粉並忌一切血。

補骨脂忌諸血、芸薹。

地黃、何首烏並忌一切血、葱、蒜、萊菔。

細辛、藜蘆忌狸肉、生菜。

荊芥忌驢肉及河豚、一切無鱗魚、蟹。

紫蘇天門冬、丹砂、龍骨并忌鯉魚。

巴豆忌野豬肉、菰笋、蘆笋、醬、豉、冷水。

蒼术、白术忌雀肉、青魚、菘菜、桃、李。

薄荷忌鱉肉。

麥門冬忌鯽魚。

常山忌生葱、生菜。

附子、烏頭、天雄忌豉汁、稷米。

牡丹皮忌蒜、胡荽。

厚朴、莗麻忌炒豆。

鱉甲忌莧菜。

威靈仙、土伏苓忌麵湯、茶。

當歸忌濕麵。

丹參、茯苓、茯神忌醋及一切酸。

凡服藥，不可雜食肥豬、犬肉、油膩、羹膾、腥臊陳臭諸物，并不可多食生蒜、胡荽、生葱、諸果、諸滑滯之物，不可見死尸、產婦、淹穢等事。

妊 娠 應 忌

食子薑令子多指生瘡，即老薑不多食。

食冰醬絕産。

豆醬合藿食墮胎。

食桑椹、鴨子令子側生心寒。

食山羊肉令子多疾，肝猶不可食。

食鯉魚膾及雞子令兒成疳多瘡。

食犬肉令子無聲音。

食兔肉令子缺唇。

食騾、驢、馬肉延月難産。

雞肉合糯米食之子生寸白虫。

雞子、乾薑食之令兒多瘡。

食雀肉飲酒令子心淫亂。

雀肉合豆醬食令子面多黑。

食鱔魚令子多音啞。

勿食一切怪異之物、無鱗之魚。

五味不可偏好

過食酸，肝氣以津，脾氣乃絕。

過食苦，脾氣不舒，胃氣乃厚。

過食甘，心氣喘滿，色黑，腎氣不衡。

過食辛，筋脉阻弛，精神乃失。

過食醎，骨氣勞短，肌心氣抑。

一説酸走筋，筋病無多食酸；苦走骨，骨病無多食苦；甘走肉，肉病無多食甘；辛走氣，氣病無多食辛；醎走血，血病無多食醎。

一説肝病禁辛，心病禁醎，脾病禁酸，肺病禁苦，腎病禁甘。

一説肝病無多食酸，酸則肉胝䐢而唇揭；心病無多食苦，苦則皮槁而毛拔；脾病無多食甘，甘則骨痛而髮治；肺病無多食辛，辛則筋結而爪枯；腎病無多食醎，醎則脉凝泣而變色。

五味宜五臟

肝色青，宜食甘，粳米、棗、葵、牛肉皆甘。
心色赤，宜食酸，小豆、李、韭、犬肉皆酸。
脾色黃，宜食醎，大豆、栗、藿、豬肉皆醎。
肺白色，宜食苦，小麥、杏、薤、羊肉皆苦。
腎色黑，宜食辛，黃黍、桃、葱、雞肉皆辛。

五味入五臟

酸入肝，苦入心，甘入脾，辛入肺，醎入腎。

五穀養五臟

麥養肝，黍養心，稷養脾，稻養肺，豆養腎。

五果助五臟

李助肝，杏助心，棗助脾，桃助肺，栗助腎。

五畜補五臟

雞補肝，羊補心，牛補脾，犬補肺，彘補腎。

五菜利五臟

葵利肝，藿利心，薤利脾，葱利肺，韭利腎。

五 藥 值 年

甲己年，五運化土，甘草爲君_{甘草屬土}。
乙庚年，五運化金，黃芩爲君_{黃芩屬金}。
丙辛年，五運化水，黃柏爲君_{黃柏屬水}。
丁壬年，五運化木，生梔爲君_{梔子屬木}。
戊癸年，五運化火，黃連爲君_{黃連屬火}。

右五藥爲君，乃時行疫熱，清解，以順歲氣而設，非謂此年必此藥爲君也，設藥方中忌寒凉，亦用之乎？豈非傷脾之患矣？

逐月飲食宜忌

正月宜食五辛，以避厲氣。勿食生葱、蓼子，主面上起遊風。勿食鯽魚頭，有虫。

二月宜食韭，益人。勿食生冷、黄花菜，并大小蒜。勿食蓼，傷人腎。

三月宜食韭，大益人。勿食雞子，令人昏亂。勿食陳菹，發瘤。勿食小蒜，傷人志性。

四月宜空心，飲葱頭酒，令人血氣通暢，宜飲桑椹酒。勿食雞肉、生薤，勿食胡荽，傷神。

五月宜食温煖物。勿食濃肥、煮餅。勿食茄，動氣。勿食韭，損目。五日勿食生菜，發病。

六月食西瓜能避暑。勿食冷水，殺人。勿食韭，昏目。勿食羊肉，損神。勿食茱萸，傷神。

七月勿食莧菜。勿食瓜，主痢。少食油塩，能無病。勿食茱萸，傷神。

八月宜食韭菜、露葵。勿食新薑飴、生蒜、雞肉，秋穀初成，食之發病。

九月勿食薑，損目。勿食霜下瓜，翻胃。勿食葵，不消化。勿食生冷及小蒜，生病。

十月食芋，益人。採槐子食之，去病。勿食椒，傷血脉。勿食葱，損精。勿食豬肉，發宿氣。

十一月勿食蝦蚌着甲之物，害人。勿食生菜，發疾。勿食生韭，多涕唾。勿食螺、蟹，長尸虫。

十二月晨起以蒸餅捲豬脂食，終歲不生瘡疥，體澤。勿食牛肉，以其本屬。勿食蟹、鱉，長尸虫。

四季勿食生葵，令人飲食不化，發百病。

諸 獸 毒

獸岐尾，鹿豹文，羊獨角，羊六角，羊心有孔，白羊<small>黑頭</small>，黑羊<small>白頭</small>，白馬<small>黑頭</small>，曝肉<small>不燥</small>，肉不沾<small>土</small>，馬蹄<small>夜目</small>，犬懸<small>蹄肉</small>，米甕<small>中肉</small>，肝有黑色，肉多黑星。

諸 鳥 毒

鴨目白者，雞有四距，白鳥元首，元鳥白首，鳥足不伸，卵有八字，鳥四距六趾者皆有毒。

諸 魚 毒

魚目有睫，目能開合，腦中連珠，魚無腮者，二目不同，腹下丹字，鱉目白者，額下有骨，蝦煮不彎，蝦白鬚者，蟹腹下毛，兩目相向。

諸 果 有 毒

桃杏雙仁及果未成核者，俱有毒。五月食未成核者之果，令人發癰癤及寒熱，秋冬果落地，惡蟲緣食者，食之久漏。

諸 肉 毒

牛獨肝，黑羊白頭，牛馬生疔死，馬生角，猪羊心肝有孔，馬鞍下有肉，馬無夜眼，馬肝，六畜自死首向北，六畜自死口不閉，白馬青蹄，猁犬肉，鹿白臆，諸畜帶龍形，諸獸赤足，諸畜肉中有米星，禽獸肝青，獸並頭，脯沾屋漏，諸獸中毒箭死，祭肉自動，諸肉經宿未煮，生肉不斂水，脯曝不燥，六畜五臟着草自動，肉煮不熟，肉落水浮，肉煮熟不斂水，肉汁器盛閉氣，乳酪前膾，六畜肉熱血不斷，六畜墮地不沾塵，六畜肉投犬犬不食者，已上並不可食，能殺人，令人生癰腫疔毒。諸心損心，諸腦損陽滑精，六畜脾不宜食，諸肝損肝，諸血損血敗陽，諸脂燃燈損目。經夏臭脯痿人陰，成水病本生命肉，令人神魂不安。春不食肝，夏不食心，秋不食肺，冬不食腎，四季不食脾。

諸 水 毒

水府龍宮，不可觸犯。水中有赤脉，不可斷之。井中沸溢不可飲，但於三十步內取青石一塊投井中即止。古井、眢井不可入，有毒殺人。夏月陰氣在下，尤忌之。但以雞毛投之，盤旋而舞不下者，必有毒也。以熱醋數斗殺之，則可入矣。古塚亦然。古井不可塞，令人盲聾。陰地流泉有毒，二八月行人飲之，成瘴瘧，損脚力。澤中停水，五六月有魚鱉精，人飲之，成瘕病。沙河中水，飲之令人瘖。兩山夾水，其人多癭。流水有聲，其人多病。花瓶水，飲之殺人，臘梅尤甚。經宿炊湯洗面，令人無顏色；洗體，令人成癬；洗脚，令人疼痛生瘡。銅器上汗入食中，令人生疽，發惡瘡。冷水沐頭及熱泔浴頭，並成頭風，女人尤忌之。水經宿，面上有五色者有毒，不可洗手。時病浴冷水，損心胞。盛暑浴冷水，成傷寒。汗後入冷水，成骨痺。產後洗浴，成痙風，多死。酒中飲冷水，成手顫。酒後飲茶水，成酒癖。飲水便睡，成水癖。小兒就瓢及飲水，令語訥。夏月遠行，勿以冷水濯足。冬月遠行，勿以熱水濯足。

解　諸　毒

食菱多腹脹，煖酒和生薑飲之即消。瓜多腹脹，食塩湯解之。諸菜毒，甘草湖粉解之。諸菌毒，地漿汁解之。蜀椒毒，飲水，或食蒜解之，毛灰亦解。大醉不醒，大豆汁、葛花、桑椹、柑子皮汁、枳椇子、綠豆花、赤小豆花、糯米於鍋內蒸氣水灌之，雖醉死可以復生。中六畜肉毒，六畜乾屎末、黃栢末，伏龍肝末、赤小豆燒末、東壁土末、白扁豆，以上並水服。飲人乳汁；頭垢一錢，水服起死人；豆豉汁服。馬肉毒，蘆根汁，甘草汁，嚼杏仁，飲美酒。馬肝毒，豬骨灰，狗屎灰，牡鼠屎，豆豉、人頭垢，並水服。牛馬生疔，澤蘭根搔水，甘菊根搗水，豬牙燒灰水服，生菖蒲搗酒取汁服，甘草煎湯服。牛肉毒，豬脂化湯飲，甘草湯服；豬牙燒灰水服。獨肝牛毒，人乳服之。羊肉毒，甘草煎水服之。狗肉毒，杏仁研水服，犬肉不消，杏仁研水服。豬肉毒，杏仁研汁服，豬屎絞汁服，朴硝煎汁，韭菜汁；豬骨灰調末，大黃湯。藥箭肉毒，大豆煎汁，塩湯。諸肉過傷，本畜骨灰水服，生韭汁，芫荽煎汁。食肉不消，還飲本汁即消，食本獸腦亦消。雞子毒，醇醋或煮秫米飲之。諸魚毒，橘皮、蘆葦根汁，或大豆汁皆可解。河豚毒，蘆根水，或藕豆汁，皆可解。鱉毒，飲靛青水效，塩汁飲亦效。蠏毒，冬瓜汁，或紫蘇汁，煮乾蒜汁解之。

日用飲食諸毒時或有之，養生者可不慎歟？

藥性相反歌

本草言明十八反，逐一從頭說與君。人參芍藥與沙參，細辛玄參與紫蘇。苦參丹參並煎藥，一見藜蘆便殺人。白芨白薇並半夏，瓜簍貝母五般真。莫見烏頭與烏喙[①]，逢之一反即如神。大戟芫花並海藻，甘遂已上反甘草。若還吐蠱用翻腸，尋常犯之都不好。蜜臘莫與葱相覩，石决明休見雲母。藜蘆莫使酒來浸，人若犯之都是死。

十九畏歌

硫黄原是火之精，朴硝一見便相争。水銀莫與砒霜見，狼毒最怕蜜陀僧[②]。巴豆性烈最爲上，偏[③]與牽牛不順情。丁香莫與欝金見，牙硝難合京三稜。川烏草烏不順犀，人参又忌五靈脂。官桂善能調冷氣，石脂相見便蹺蹊。大凡脩合看順逆，炮烘炙煿要精微。

病宜食附五臟忌食

肝病所宜食小豆、犬肉、李、韭。

心病所宜食小麥、羊肉、杏、薤。

脾病所宜食粳米、葵、棗。

肺病所宜食黄黍、雞肉、桃、米葱。

腎病所宜食大豆、猪肉、粟、藿、胡桃。

有風病者勿食胡桃。

有暗風者勿食櫻桃，食之即發。

時行病後勿食魚鱠及蟶鱔，并鯉魚，而復病不救。

傷寒病時病後百日之内忌食猪羊肉，并腸血、魚腥、糟物，犯則發。

---

① 喙，原作“啄”，據醫理改。

② 僧，原作“参”，據《珍珠囊補遺藥性賦》卷一總賦改。

③ 偏，原作“便”，據《珍珠囊補遺藥性賦》卷一總賦改。

下痢後五十日内，忌食炙麵及胡荽、蒜、韭、生蝦蠏等物，多致復發難治。

瘧疾後勿食羊肉，恐發熱至重；愈後勿食諸魚及雞，必復發。

眼病忌川椒、胡椒、犬肉、蒜、韭，并禁冷水、冷物，不忌則害無已時。

齒病勿食棗及糖。

心痛及心經疾忌獐。

胎前忌一切異怪物及蠏、兔，并作熱物，破血，滑胎，諸物。

腳氣忌甜瓜、瓠子、鯽魚，食之永不痊。

癩風勿食鯉魚，犯之不愈。

瘡癤忌雞、薑，并發物。

瘦弱人勿食生薑，恐傷中氣。

黃疸忌羊、鵞、濕麪、魚、胡椒、蒜、韭、炙煿、醃、糟、醋物，食之難愈。

咯血、吐血、衄血忌炙麪、濕麪、炙煿、韭、蒜、薑、椒、燒酒、糟、海味。

下疳忌鹹物，及諸動風火發物，并燒酒。

腫脹忌醎、塩，并滯氣物。

病初愈忌食薄荷，誤食虛汗不止。

久病人勿食杏、李，犯之，加重不愈。

傷寒汗後不可飲酒，恐引邪入内。

癇疾人忌食黃瓜，麪筋，鹿、馬、驢肉及雉肉，犯之必發。

產後忌一切生冷、肥膩、滯硬、難化之物，惟藕生無忌，以其能利血也。

病後調理服食法

凡一切病後將愈，表裏氣血耗於外，臟腑精神損於内，形體虛弱，倦怠少力，乃其常也。宜安心静養，調和脾胃爲要，防風寒，慎起居，戒惱怒，節飲食，忌房勞，除妄想，是其切要。若或犯之，即良醫亦難奏功矣。勿以身命等蜉蝣如燈蛾之撲焰，自損其軀哉！戒之戒之，例次於左。

一初愈，務宜衣被適寒温，如太熱，發渴，心煩，助虛熱；如寒，則又令外邪仍入內。

一傷寒時疫，身涼脉緩，宜進青菜湯，疏通餘邪，如覺腹中寬爽，再進陳倉米湯，以開胃中穀氣，一二日後，可進糜粥餞許，日三四次，或五六次，慎勿太過。或用陳豆豉，或清爽之物適口，或清水煮白鰲，醋点極妙。再漸進活鯽魚湯，調理百日，方無食復勞復等病。

一食後復發熱，宜斷穀即愈，服調理脾胃之劑，切勿用驟補、熱藥，須從和緩處治，能收全功。

一切病，忌食豬脂、濕麪、雞、羊、膩滯、煎炒等物，犯之復發難治。

一中風後，忌服辛散香燥等藥，及豬、羊、鵞、雞、魚腥、蕎麥、麥麪、芋蛋、滯氣發病等物。

一病後切忌房勞，犯之舌數寸死。

一勞嗽發熱，水腫喘急，宜淡食，忌塩物。

一瘧痢後，忌飽食，及香甜滑利諸血之物，生冷梨瓜之類。

一癰疽發背，忌同傷寒。

一虛損喘咳骨蒸，忌用大熱溫補等藥，宜服補陰藥，培養真元，庶幾可也。

一產後切禁寒涼等物，雖在酷暑之時，亦所不宜，世多誤用，以致傷生，特爲拈出。

一痘疹後，不善調攝，多致危殆，因其忽畧保護故也。

病 機 賦

病機元蘊，脉理幽深，雖聖經之備載，匪師授而罔明。處百病而決死生，須探陰陽脉候。脉有陰陽之理。訂七方而施藥石，當推苦樂志形。七方者，大、小、緩、急、奇、偶、複也。方所以因病而訂，人有形志俱樂者、有形志俱苦者、有形樂志苦者、有形苦志樂者，用藥訂方，當知此理。邪之所客，標本莫逃乎六氣；客者，外邪之所客也。病始受曰標，病原根曰本。然客邪標本，不外乎風、寒、暑、濕、燥、火六氣而成。**病之所起，樞機不越乎四因。**經云：有始因氣動而內有所成者，如積聚癥瘕、瘿瘤結核、癲癇之類；有始因氣動而外有所成者，如癰疽、瘡疥、痛痒之類；不因氣動而病生於內者，如饑飽、勞損、宿食、霍亂之類；不因氣動而病生於外者，如瘴氣、邪魅、刺割捶朴之類。四者，百病所起之因也。**一辨色，二辨音，廼醫家聖神妙用；**察五色、辨五音，能知病之所主者，非聖神而何？**三折肱，九折臂，原病者感受輿情。**齊高固曰：三折肱①知爲良醫。《楚詞》云：九折臂而成醫兮。**能窮浮、沉、遲、數、滑、濇、大、緩八脉之奧，**八者，脉之奧也。**便知表、裏、虛、實、寒、熱、邪、正八要之名。**表者，病不在內也。裏者，病不在外也。虛者，五虛是也。實者，五實是也。寒者，臟腑積冷也。熱者，臟腑積熱也。邪者，非臟腑正病也。正者，非外邪所中也。**八脉爲諸脉綱領，**精此八脉，則諸脉可以類推。**八要是眾病權衡。**量度諸病，由此八要也。**濇爲血少精傷，賾賾然往來濇滯，如刀刮竹之狀；滑爲痰多氣盛，替替然應指圓滑，似珠流動之形。**濇脉之狀，如刀刮竹賾賾然，往來不通快，此傷精失血之候也。滑脉之狀，如珠圓滑替替然，往來流利，此氣盛痰多之候也。二脉者，可以探其氣血虛實之情也。**遲寒數熱，紀至數多少；**平人脉以四至爲率，不及曰遲，一息三至也。太過曰數，一息六至也。經云：數則爲熱，遲則爲寒。二脉所以別其寒熱也。**浮沉表裏，在舉按重輕。**輕手舉之，於皮膚上得，重按乃無，如水浮泛者曰浮。重手按至筋骨而得者曰沉。經云：浮爲在表，沉爲在裏。二脉所以別其表裏也。**緩則正復，和若春風柳舞；大則病進，勢如秋水潮生。**緩則胃氣復如春柳之和，故退而正復也。病進而危，故脉洪大如秋潮之洶湧。**六脉同等者，喜其勿藥；**六脉大、小、浮、沉、遲、數同等者，不治自愈。**六脉偏盛者，憂其採薪；**六脉浮、沉、滑、濇、遲、數偏盛者，名曰殘賊脉。**表宜汗解，裏即下平。**邪在表者，謂風寒在表，則頭疼、發熱、惡寒、身痛，無汗者，宜汗之。在裏者，外無頭疼、惡寒、發熱、身痛等症，只內熱、口渴、煩躁、大便閉、小便短而數、色赤，此裏熱也，宜下之。**救表則桂枝、蓍、芍，救裏則薑、附、參、苓。**桂枝、黃蓍、芍藥，救表之虛也。肉桂、附子、乾薑、人參、茯苓，救裏之虛也。**病有虛實之殊，虛者補而實者瀉；邪有寒熱之異，寒者溫而熱者清。**外邪是風、寒、暑、濕、燥、火之所客，

---

① 肱，原無，據《明醫指掌》卷一補。

此六淫之邪從外而入者，故曰"外邪"也。**内邪則虚、實、賊、微、正之相乘。**《難經》云：從前來者爲虚邪，從後來者爲實邪，從所勝來者爲微邪，從所不勝來者爲賊邪，本經自病爲正邪。此五臟互相乘尅之邪，故曰"内邪"。**正乃胃之真氣，良由國之鯁臣。**人之有胃氣，猶國之有鯁直之臣，則邪佞不得肆害，正勝邪也。**驅邪如逐寇盗，必亟攻而盡剿；人身之有邪，不可不攻盡。養正如待小人，在修己而正心。**人之保身軀，不可不正養。**地土厚①薄，究有餘、不足之禀賦；**西北地厚，則所禀亦厚；東南土薄，則所禀亦薄。**運氣勝復，推太過、不及之流行。**五運六氣者，主一歲之令，故陽年爲太過，陰年爲不及。其太過、不及之流行勝復，釀發之灾變存焉。善治者，必調歲氣，毋伐天和。**脉病既得乎心法，用藥奚患乎弗靈！**

原夫中風當分真僞。由外中者，真中風；不由外中者，僞中風也。真者現六經形症，有中臟腑、血脉之分；風邪中人，有深有淺。風中表者，現六經形症。太陽，頭疼脊强。少陽，脅滿寒熱。陽明，身熱目痛而煩。少陰，口渴時厥。太陰，自利腹痛或便難。厥陰，囊縮遺溺，手足厥冷。中腑者淺，中臟者深，中經脉者，半表半裏，血脉之分，所以分其邪之淺深也。**僞者遵三子發揮，有屬濕、火、氣虚之謂。**河間舉五志過極，動火而卒中，皆因熱甚，故主乎火。東垣以元氣不足則邪凑之，令人卒倒殭仆，如風狀，故主乎氣虚。丹溪以東南氣温多濕，有病風者，非風也，由濕生痰，痰生熱，熱生風，故主乎濕。三子之發揮，皆非外中之風，故曰僞也。宜細辨之。**中臟命危，**中臟者，多滯九竅，有唇緩②失音、耳聾目瞽、鼻塞便難之症，其口開眼合、撒手遺尿、鼾睡者，不治。**中腑肢廢，**中腑者，多着四肢，此中風受邪淺，故肢廢，尚有可生。**在經絡則口眼喎斜，中血脉則半身不遂。**邪中經絡、血脉者，非表非裏，邪無定居，或偏于左，或偏于右，無内外症，故口眼喎斜，半身不遂，而有汗下之戒。**殭仆卒倒，必用補湯；**卒倒者，氣虚也，參、芪補之。**痰氣壅塞，可行吐劑。**痰氣壅塞胸臆，吐而解之。**手足瘛瘲曰搐，**瘛者，筋惕跳也。瘲者，筋緩瘲也。手足惕跳而抽掣，搐搦之候也。**背項反張曰痙。**背項反張曰痙，反張，痙症也。無汗曰剛痙，汗多曰柔痙。先因中風，復感寒濕所致也。**或爲風痱、偏枯，或**

---

① 土厚，原作"厚土"，據《明醫指掌》卷一改。

② 緩，原作"反"，據《明醫指掌》卷一改。

變風痱、風懿。風痱者，于身無痛，四肢不收也。偏枯者，半身不遂也。風痱者，麻木不仁也。風懿者，奄忽不知人也。四者皆風之變也，癱、瘓、痿易，四肢緩而不仁；左不遂曰癱，右不遂曰瘓。痿者，脛弱不任身，骨弱不能起。丹溪云：肺熱葉焦，五臟因而受之，發爲痿蹶。易者，變易也。三者膏粱之疾，皆屬於土，故四肢緩瘲而不仁者，似風而實非風也。風、濕、寒并，三氣合而爲痹。經云：風、濕、寒三氣雜至，合而爲痹。風氣勝爲行痹，濕氣勝爲着痹，寒氣勝爲痛痹。雖善行數變之莫測，皆木勝風淫之所致。風者，善行數變，不可預測。以上諸疾皆肝木風淫之變也。雪霜凛冽，總是寒邪；三者皆爲寒變，故曰寒邪。酷日炎蒸，皆爲暑類。酷，烈也。炎，火勢也。蒸，熱氣薰蒸也。在天爲日，在地爲暑，在人以心應之。皆爲暑也。傷寒則脉緊身寒，中暑則脉虛熱熾。暑當斂補而清，寒則溫散而去。暑傷氣，故多汗，宜斂汗而補虛，如清暑益氣湯是也。寒傷榮，故無汗，必溫散之，如麻黃湯是也。諸痙强直，體重胕腫，由山澤風雨濕蒸；諸澁枯涸，乾勁皴①揭，皆天地肅清燥氣。皆屬於燥。燥者，陽氣已降，陰氣復升也。濕則害其皮肉，燥則涸其腸胃。胃與大腸皆屬陽明，故因其類而感之。西北風高土燥，嘗苦渴、閉、癃瘍；東南地卑水濕，多染疽、腫、瀉痢。其邪有傷、有中，盖傷之淺而中之深；凡風、寒、暑、濕之邪，膚腠之間，故緩而淺。邪入于中，故急而深。在人有壯、有怯，故壯者行而怯者劇。壯者，元氣充，雖中邪，氣行而散。怯者，氣虛理疏，則病也。天人七火，君相五志。君相二火，天成也。五志之火，人爲也。故曰天人七火。爲工者，能知直折、順性②之理而術可通神；君火，陽火也，可以冰水寒凉直折治之。相火，陰火也，不可直治，當順其性而伏之。識治火之妙法，其術神矣。善醫者，解行反治、求屬之道而病無不治。善治者，以熱治熱，以寒治寒，如寒因熱用，熱因寒用，則其邪易從。經云：病服冷而反熱，服熱而反寒，當求其屬以治之。熱之不已，責其無水；寒之不除，責其無火。壯水濟火之法，故曰"求屬"。所謂壯水之源，以鎮陽光；壯火之主，以消陰翳是也。知此者，則無不可治之病也。虛火、實火，補、瀉各合乎宜；虛火可補，實火可瀉。濕熱、欝熱，攻、發必異乎劑。濕熱甚，攻之。火欝甚，發之。各異其劑也。既

---

① 皴，原作"皷"，據《明醫指掌》卷一改。

② 順性，原作"性命"，據《明醫指掌》卷一改。

通六氣之機，可垂千古之譽。識此風、寒、暑、濕、燥、火六氣之病機也。

　　嘗聞血屬①陰，不足則生熱，斯河間之確論；氣屬陽，有餘便是火，佩丹溪之格言。陰虛則火盛，氣旺則生火。氣盛者，爲喘急，爲脹滿，爲痞塞，兼降火必自已。喘急者，氣上升也。脹滿者，氣不舒也。痞塞者，氣不通也。雖乃氣之有餘，是皆火之使然，不治氣而降火者，治其本也。血虛者，爲吐衄，爲煩蒸，爲勞瘵，匪清熱而難痊。吐衄者，火載血上行也。煩蒸者，火氣薰蒸也。勞瘵者，陰虛火動也。雖皆血虛之候，火不息則煎熬真陰②而血益虧也。理中湯治脾胃虛冷，潤下丸化胸膈痰涎。痰壅盛者，由火炎于上，故腎益虛而火益甚。此藥使火下降，則水歸源而下潤。暴嘔吐逆，爲寒所致；胃有暴寒則吐逆。久嗽咯血，是火之愆。久嗽咯血者，火炎而尅肺金故也。平胃散療濕勝濡泄不止，濡泄多水，濕自甚也，故用平胃散以去其濕。益榮湯治怔忡恍惚無眠。榮血不足，致心神不寧，故無眠，益榮湯主之。枳殼散、達生散令孕婦束胎而易產高粱之人，奉養太過則脂肥，安逸太過則氣不運，每有難產之患。二方特以削其氣而束其胎，故令易產。麻仁丸、潤腸丸治老人少血而難便。二方能養血而潤燥，則便自通。定驚悸須索牛黃、琥珀，鎮墜之劑，故能定驚，化蟲積必仗鶴虱、雷丸。通閉以葵菜、菠菱，取其滑能利竅；取其滑利故也。消癭以昆布、海藻，因其鹹能軟堅。斯先賢之秘妙，矧後進之無傳。

　　所謂：夏傷於暑，秋必作瘧。近而暴者，即時可瘳；遠而痎者，三日一發。受病深，三日一發，名曰痎瘧。痎老瘧也，久而不已，成瘧母。若癉瘧，但用清肌；癉瘧者，但熱不寒，清肌解表熱自已。在陰分，勿行截藥。老瘧者，多發於下午陰分，臟病也，不可截之，宜用血藥，引入陽分，方可截之，斯無害於元氣也。人參養胃，治寒多熱少而虛；柴胡清脾，理熱多寒少而渴。邪盛氣虛，故寒多熱少，名曰寒瘧，人參養胃湯。熱多寒少而渴者，暑瘧也，大小柴胡湯及清脾飲。自汗陽虧，盜汗陰弱。陽虛則腠理不密，故自汗。陰虛則相火動，故盜汗出于夜，寐出寤斂，有似於盜，故名盜汗。嗽而無聲有痰兮，脾受濕侵；咳而有聲無痰兮，肺由火爍。無聲有痰曰嗽，有聲無痰曰咳。脾受濕而不運，故多痰。肺受尅不

---

①　屬，原作“虛”，據《明醫指掌》卷一改。
②　阴，原作“降”，據《明醫指掌》卷一改。

清，故無痰，火欝其痰故也。**霍亂有寒有暑，何《局方》宜乎辛溫？**寒暑皆爲霍亂，寒者溫之，暑者清之。《局方》獨以寒立論，不及之暑，誤人多矣。**積聚有虛有實，豈世俗偏於峻削？**五積者，五臟之所生；六聚者，六腑之所成。世俗不辨虛實，一槩巴硇破耗之藥攻削，蓋不知潔古有養正積自除論。**當知木欝可令吐達，**木欝達之，是吐之令其條達也。**金欝泄而土欝奪，水欝折而火欝發泄。發即汗、利之稱，折、奪是攻、抑之別。**金欝泄之，謂利竅兼分導，令其滲利也。火欝發之，謂汗之，令其疏泄也。土欝奪之，謂攻下，使無壅滯也。水欝折之，謂抑之制其冲逆。**倒倉廩、去陳莝，中州蕩**①**滌良方；**二法皆所以蕩滌腸胃之宿垢、積滯，推陳而致新也。**開鬼門、潔净府，上下分消妙法。**開鬼門者，謂開腠理，使汗，泄其上部之濕。潔净府者，謂清水道，以利下部之濕。**如斯瞑眩，反掌生殺。輒有一失，悔噬臍之莫追；因而再逆，恥方成之弗約。**粗工絕氣危生，不能約方故也。

　　大抵暴病匪熱，久病匪寒。暴病者多寒，因感寒邪外侵，而腠理不密者受之；久病者多熱，寒邪閉久，伏欝之火不能從毛竅而出，故多熱。**臀背生疽，良由熱積**②**所致；心腹卒痛**③**，却乃暴寒所干。五泄、五疸因濕熱，惟利水爲尚；**五泄者，胃、大腸、小腸、腎、大痕泄也；五疸者，穀、酒、濕、女勞、黃汗是也。皆濕熱**④**而成，惟利小水，以泄其濕。**三消、三衄爲燥火，若滋陰自安。**三消者，上消多渴、中消易饑、下消小便過多也；三衄者，鼻衄、舌衄、莖衄也。消本燥熱，衄本血熱，若滋陰養血，則燥熱自安。**嘔吐咳逆，咎歸於胃；**有聲無物曰嘔，聲物俱出曰吐，咳逆呼忒也。三者皆足**⑤**陽明胃經之病也。**陰癩疝瘕，統屬於肝。**癩者，氣、水、腸、卵四癩也；疝者，寒、水、筋、血、氣、狐、癀七**⑥**疝也；瘕者，青、黃、燥、血、脂、狐、蛇、鱉八瘕也。《難經》云：男子爲七疝，女子爲瘕聚，皆足厥陰肝之所主。蓋厥陰肝經之脉循陰器，故統屬於肝。**液歸心而作汗，斂之者黃**

---

①　蕩，原作"入"，據《明醫指掌》卷一改。

②　熱積，原作"積熱"，據《明醫指掌》卷一改。

③　痛，原作"病"，據《明醫指掌》卷一改。

④　熱，原無，據《明醫指掌》卷一補。

⑤　足，原作"是"，據《明醫指掌》卷一改。

⑥　七，原作"也"，據《明醫指掌》卷一改。

薟六一，汗爲心液。熱內熾而發疹，消之者人參化瘢。陽明、少陽火熱甚者，必發空疹，人參化瘢湯。身不安兮爲燥，心不甯兮爲煩。煩躁者，內外煩熱。亦有陰極而反發煩躁者，宜審之。忽然寒殭起栗，昏冒者，名爲尸厥；卒然殭仆不知人，肌膚寒栗者，名曰尸厥。此由入廟登塚、問病吊喪所得。卒爾跌仆流涎，時醒者，號曰顚癎。卒然跌仆，昏不知人，痰涎有聲，流於口角，須臾甦醒者，名曰顚癎。不醒，角弓反張者曰痙。腹滿吞酸，此是胃中留飲，胷膨噯氣①，蓋緣膈上停痰。丹溪云：胃中有火，膈上有痰，故成噯氣。欲挽回春之力，當修起死之丹。

竊惟陰陽二症，療各不同。陰症則身寒，陽症則身熱。二者主治若霄壤之不侔。內外兩傷，治須審別。內傷外傷，辨口鼻呼吸之情；內傷，飲食勞役所致；外傷，風寒暑濕所致。故內傷則口爲之不利，鼻息調勻。外傷則口中和，鼻息不利。蓋鼻受無形，口受有形故也。陰症陽症，察尺寸往來之脉。陰症則寸弱而尺浮，來往無力。陽症則尺微而寸大，來往有力。蓋寸陽尺陰，故脉應之也。既明內外陰陽，便知虛實冷熱。內傷爲不足，外傷爲有餘，陽症爲熱，陰症爲寒。能究內外之傷、陰陽之症，則補虛瀉實、溫寒清熱之法無差忒也。曰濁曰帶，有赤有白，男子赤、白二濁，女子赤、白二帶。或屬痰而或屬火。白干氣而赤干血，本無寒熱之分，但有虛實之説。濁、帶者，屬②痰與火，干於氣分則白，干於血分則赤。世俗多以白爲寒，非也。但有氣虛血虛之不同，更有挾痰挾火之病狀。痢亦同然，瘀積濕熱，勿行淡滲、挑澁湯丸，可用汗、下、寒、溫、涌、泄。痢因瘀積濕熱，而腸中所滯之積下，故曰"滯下"。有赤、有白，有赤、白雜下，有如荳汁、魚腦、塵腐屋漏水，其色不一，皆有形物。不可以淡滲獨利其小便，亦不可用挑澁之劑及巴礆毒藥下之，當用仲景法。表挾風寒者汗之，身有熱者疏之，在裏者承氣湯下之，內寒者薑、附溫之，虛者參、术補之，在上者涌之，小便不通者分導之。此爲活法。導赤散通小便癃閉；癃者，罷③也。閉者，急痛不通也。導赤散者，分利之聖藥。溫白丸解大腸痛結寒與食積痞結不開，腹滿痛而便結者，溫白丸主之，量虛實用。地骨皮散退

① 噯氣，原作"腰膿"，據《明醫指掌》卷一改。
② 屬，原作"濁"，據《明醫指掌》卷一改。
③ 罷，原作"龍"，據《明醫指掌》卷一改。

勞熱偏宜；勞熱者，骨蒸煩熱也，地骨皮散主之。青礞石丸化結痰甚捷。結痰非礞石不能開。丹溪云：此藥重在風化硝，蓋取其鹹①寒軟堅鎮墜也。火爝者，必捫其肌；爝熱與尋常發熱不同，其熱在於筋骨及四肢，肌膚不覺熱甚，或一時火熱如燎②，以手捫之烙手是也。由胃虛過食冷物，抑遏陽氣於內，故熱烙手。胎死者，可驗其舌。若伏而③不動，舌黑者，胎死也，舌紅者不死，以此驗之，無疑。玄胡苦練醫寒疝控引於二丸；寒疝控引睪丸痛者，元胡苦練湯。當歸龍會瀉濕熱痛攻④兩脇。濕熱攻注兩脇作痛，及肝木旺盛者，此藥瀉之。諳曉陰陽虛實之情，便是醫家元妙之訣。

　　當以諸痛爲實，諸痒爲虛。痛者，邪乘之，故實；痒者，血氣不充，故虛。虛者，精氣不足；實者，邪氣有餘。泄瀉有腸垢、鶩溏，若滑脫則兆澀爲當；腸垢者，所下粘垢稠穢，恊熱也。鶩溏者，所下澄澈⑤清冷，如鴨糞，恊寒也。滑脫者，所下不禁，大孔如竹筒，虛甚也。故熱者清之，寒者溫之，脫者訶子散急兆之。腹痛有食積、爝熱，倘陰寒則薑附可施。爝熱痛者，時痛時止也。食積者，食已即痛，大便通後痛減是也。熱者清之，食者消之。若陰寒腹痛者，綿綿痛而無增減，手足逆冷者，急以薑、附溫之。厥心痛者，客寒犯胃，手足和者，溫散即已；胃脘當心而痛，非心痛也，故曰"厥"。若客寒犯胃，手足和溫，寒不太甚也，草荳蔻丸發散即已。若真心痛者，其痛甚，手足寒至節，則死；真頭痛者，入連於腦，爪甲黑者，危篤難醫。真頭痛者，旦發夕死，夕發旦死。結陽則肢腫⑥有準，結陰則便血無疑。諸陽不行，陰府留結成熱，則四肢腫滿。陰氣內結不得通行，氣血無宗，滲入腸胃，則下血。足膝屈弱曰腳氣，腫痛者，濕多熱甚；腳氣由濕熱而成，故足脛屈弱。濕盛則腫，熱甚則痛。腰⑦痛不已曰腎虛，脞閃者，氣滯血瘀。腎虛腰痛者，綿綿痛之不已，轉側不能，青娥丸。脞閃而痛，必氣滯血瘀。氣滯者行氣，血瘀

---

① 鹹，原無，據《明醫指掌》卷一補。

② 燎，原作"療"，據《明醫指掌》卷一改。

③ 而，原作"囬"，據《明醫指掌》卷一改。

④ 攻，原作"功"，據《明醫指掌》卷一改。

⑤ 澈，原作"徹"，據《明醫指掌》卷一改。

⑥ 腫，原作"重"，據《明醫指掌》卷一改。

⑦ 腰，原無，據《明醫指掌》卷一補。

者行血即已。巔頂苦疼，藥尊藁本；東垣云：巔頂苦疼，寒氣客於巨陽經，須用藁本。鼻淵不止，方選辛夷。鼻淵者，鼻流臭濁涕，如彼淵泉。《內經》云：膽移熱於腦，令人辛頞鼻淵，傳爲衄衊瞑目，辛夷丸。手麻有濕痰死血，手木緣風濕氣虛。丹溪云：十指①麻，是死血、濕痰阻滯隧道，氣不流通故也；手木者，風濕與氣虛，盖氣不充於手故也。淋瀝似欲通不通，氣虛者，清心蓮子；淋瀝者，小便滴瀝澀痛，欲通而不通故也。有沙、膏、血、肉、勞五種，大抵總屬於熱。若氣虛而恊熱者，清心蓮子飲。便血審先糞後糞，陰結者，平胃地榆。便血者，濕熱乘於大腸也。先糞者，其血來也近；後糞者，其血來也遠。《內經》云：結陰者，便血一升，再結二升，三結三升，羅謙甫製平胃地榆散主之。

　　盖聞溲便不利謂之關，飲食不下謂之格，迺陰陽有所偏乘，故脉息因而覆、溢。經云：陽氣太盛，陰氣不得相營也，故曰關，關則不得大、小便。陰氣太盛，陽氣不得相營也，故曰格，格則不得下食。《難經》云：關之前者，陽之動也，脉當現九分而浮，過曰太過，減曰不及，遂上魚爲溢，此陰乘之脉也。關以後者，陰之動也，脉當現一寸而沉，過曰太過，減曰不及，遂入尺爲覆，此陽乘之脉。故曰：覆、溢是其真臟之脉，人不病而死也。咳血與嘔血不同，咳血嗽起，嘔血逆來；咳血者，嗽動有血，出於肺也。嘔血者，嘔全血也，逆出上竅，出於胃也。吞酸與吐酸各別，吞酸刺心，吐酸湧出。吞酸由濕熱積於肺胃，咯之不上，咽之不下，酸味刺心也。吐酸是平時津液隨上升之氣，一積濕熱遂成酸味，吐出酸水如醋是也。水停心下曰飲，水積脇下曰癖。行水以澤瀉②、茯苓，攻癖以莞花、大戟。胃寒強飲冷水，無熱不能消化，停滯心下，名曰停飲。蓄積留滯於脇，結成痞積，久而硬痛曰癖飲。輕者茯苓、澤瀉淡滲行之，甚者莞花、大戟之劑袪逐之。控涎丹雖云峻利，可逐伏痰；伏痰留飲結癖，非此不除。保和丸性味溫平，能消食積。溺血則血去無痛，有痛者自是赤淋③；溺血者，小便血也，去血不痛是也，四物湯對五苓散。赤淋，血淋也，又滴瀝澀痛，小薊湯。短氣乃氣難布息，粗息者却爲喘急。短氣，氣不續也，故曰難布息。喘急，息粗氣逆，出多入少也。胃脘當心而

---

① 指，原作"脂"，據《明醫指掌》卷一改。

② 瀉，原作"泄"，據《明醫指掌》卷一改。

③ 淋，原作"苓"，據《明醫指掌》卷一改。

痛，要分客熱、客寒；胃脘痛客寒，嘔水惡寒，綿綿而痛，手足厥逆。客熱者，心煩躁渴，時作時止。遍身歷節而疼，須辨屬風、屬濕。遍身肢節痛，名曰"白虎歷節風"，上屬風，下屬濕。通聖散專療諸風，越鞠丸能開六欝。六欝，氣、血、食、濕、痰、熱也。虛弱者，目眩頭暈，亦本痰火而成；丹溪云：痰在上，火在下，多眩暈。濕熱者，精滑夢遺，或爲思想而得。夢中交感泄精曰夢遺，無夢自泄曰精滑，皆濕熱相火也。若思想得者，病在心，當甯其心。緣雜病緒繁無據，機要難明；非傷寒經絡有憑，形症可識。臨病若能三思，用藥終無一失，畧舉衆疾之端，俾爲後學之式。

辨 症 秘 旨

竊謂醫雖小道，迺寄死生，最要變通，不宜固執①，明藥、脉、病、治之理藥性、脉訣、病機、治法，悉望、聞、問、切之情望色、聞聲、問源、切脉。藥推寒熱、溫凉②、平和之氣，辛甘、淡苦、酸醎之味，升降、浮沉之性，宣通、瀉補之能。脉究浮沉、遲數、滑濇之形，表裏、寒熱、實虛之應，阿阿嫩柳之和，弦鈎毛石之順。藥用君臣佐使主病之謂君，最多；輔君之謂臣，次之；應臣之謂佐使，又次之，脉分老幼瘦肥老人脉濡，小兒脉數，瘦者脉大，肥者脉細。藥乃天地之精，藥宜切病。脉者氣血之表，脉貴有神。病有外感、内傷、風寒、暑濕、燥火之機，治用宣通、補瀉、滑濇、濕燥、重輕之劑。外感異乎内傷外感乃有餘之症，内傷乃不足之症，寒證不同熱證傷寒直中之邪爲寒，傷寒傳經之邪爲熱。外感宜瀉，而内傷宜補，寒證可溫，而熱證可清。補瀉得宜，須臾病愈；清溫失度，頃刻人亡。外感風寒，宜分經而解散外感風寒，傳變不一，宜分經絡解散方可；内傷飲食，可調胃以消鎔。胃主氣，司納受，陽常有餘；脾主血，司運化，陰常不足。胃乃

---

① 執，原作"熱"，據《仁齋直指方論》卷一改。
② 凉，原作"平"，據《仁齋直指方論》卷一改。

六腑之本能納受水穀，方可化氣液，脾爲五臟之源能運化氣液，方可充榮衛。胃氣弱則百病生，脾陰足而萬邪息。調理胃脾爲醫中之王道，節戒飲食迺却病之良方。病多寒冷欝氣，氣欝發熱寒謂風寒外感，晝夜發熱；或欝久而成病，或病久而成欝。金、水、木、火、土，五欝當分；泄、折、達、發、奪，五法宜審金欝泄之，水欝折之，木欝達之，火欝發之，土欝奪之。欝則生火、生痰而成病，病則耗氣、耗血以致虛。病有微甚，治有逆從。微則逆治以寒藥治熱，以熱藥治寒，甚則從攻以寒藥治熱，佐以熱藥，以熱藥治寒，佐以寒藥。病有本標，急則治標，緩則治本。法分攻補，虛而用補，實而用攻。少壯新邪，專攻是則，老衰久病，兼補爲規。久病兼補虛而兼解欝，陳瘕或蕩滌而或消鎔。積在胃腸，可下而愈；塊居經絡，宜消而痊。女人氣滯于血，宜開血而行氣；男子陽多乎陰，宜補陰以配陽。蓯蓉、山藥，男子之佳珍補陰故也；香附、縮砂，女人之至寶行氣故也。氣病血病，二者宜分；陽虛陰虛，兩般勿紊。陽虛氣病，晝重而夜輕；血病陰虛，晝輕而夜重。陽虛生寒，寒生濕，濕生熱冷謂生冷內傷，午後始發熱也；或出七情動火，火動生痰。有因行藏動靜以傷暑邪，或是出入雨中而中濕氣；亦有飲食失調而生濕熱，倘或房勞過度以動相火以上六條言病機。制伏相火要滋養其真陰以下六條言治法，袪除濕熱須燥補其脾胃。外濕宜表散，內濕宜淡滲。陽暑可清熱，陰暑可散寒。尋火尋痰分多分少而治，究表究裏或汗或下而施風寒則汗之，謂溫散；生冷則下之，謂溫和。痰因火動，治火爲先；火因氣生，理氣爲本。治火輕者可降，重者從其性而分消。理氣微則宜調，甚則究其源而發散。實火可瀉，或瀉表而或瀉裏指外感也。虛火宜補，或補陰而或補陽指內傷也。暴病之謂火，怪病之謂痰。寒、熱、濕、燥、風，五痰有異；溫、清、燥、潤、散，五治不同寒痰溫之，熱痰清之，濕痰燥之，燥痰潤之，風痰散之。有因火而生痰，有因痰而生火陽爲氣，爲真火。陰虛生火，火生燥，燥生風陰爲血，爲真水。陽盛陰虛則生火，火逼血而錯經妄行。陰盛陽虛則生寒，寒滯氣而週身浮腫。陽虛畏外寒陽虛不能衛外，故畏外寒，陰虛生內熱陰虛不能配血，故生內熱。補陽補氣用甘溫之品，滋陰滋血宜苦寒之流。調氣貴用辛涼氣屬陽，無形者也。氣欝則發熱，故宜用辛涼之藥以散之，和血必須辛熱血屬陰，有形者也。血積則作痛，故宜用辛熱之藥以開之。陽氣爲陰血之引導，陰血乃陽氣之依歸。陽虛補陽，而陰虛補陰；氣病調氣，而血病和血。陰陽兩虛，惟補其陽，陽生而陰長；氣血俱病，只調其氣，氣行而血隨。藏冰發冰以節陽氣之燔，滋水養水以制心火之亢。火降水升，其人無病，陰平陽秘，我體長春。小兒純陽而無陰，老者多氣而少血。肥人氣虛有痰，宜豁痰而補氣；瘦者血虛有火，可瀉火以滋陰。膏粱無厭發癰疽，熱燥所使；淡薄不堪生腫脹，寒濕而然。北地聳高，宜清熱而潤燥；南方洿下，可散濕以溫寒。病機既明，用藥勿忒。

用 藥 秘 旨

麻黃湯發臘月寒傷榮，桂枝湯散冬天風傷衛。九味羌活湯發三時之表三時傷寒，春、夏、秋也，六神通解散理晚發之邪三月天行，謂之晚發。香蘇散、十神湯、參蘇飲發表調中平和之藥，外感內傷兼治，葛根湯、解肌湯、小柴胡和解半表。大柴胡、三承氣攻熱邪傳裏，理中湯、四逆湯散寒中陰經以上治外感。

補中益氣湯治饑飽勞役，升陽順氣湯療恐怒憂思。調中益氣湯調胃脾失愶，參术調中湯治脾肺俱傷。升陽散火湯升散熱邪凡言熱者，指外熱也，升陽益胃湯分消滋氣以上治內傷。

和解散、金沸草散治時行寒疫，神术散、定風餅子療暴中風邪。人參敗毒散、升麻葛根湯解溫疫而身熱，陽毒升麻湯、雄黃解毒丸散天行而咽痛。宣明雙解散主溫熱始終之要藥，藿香正氣散治暑濕內外之良方。香薷飲、清暑益氣湯、人參白虎湯、益元散、縮脾飲能驅實虛暑氣，平胃散、羌活勝濕湯、升陽除濕湯、五苓散、术附湯善解外內濕邪。生料五積散解濕溫寒治裏之寒濕，防風通聖散清熱潤燥治表裏之燥熱。搜風順氣丸、神芎丸潤大腸燥症，黃連解毒湯、三黃丸瀉三焦火邪凡言火者，指內火也。當歸六黃湯瀉火滋陰，防風當歸飲補虛退熱。舟車丸、三花神佑丸能除濕熱濕則生熱，秦艽湯、羌活愈風湯善解燥風燥則生風。胃苓湯主傷暑泄瀉腹痛，柴苓湯治傷寒泄瀉身熱。桂苓白术散療霍亂而口發渴，加減理中湯治吐瀉而咽不乾。蒼术湯、胃風湯治濕傷氣分，白痢便膿；地黃湯、芍藥湯主熱傷血分，赤痢下血。萬安散、七寶飲治瘧無汗寒多熱少，清脾飲、六和湯療瘧有汗寒少熱多。華盖散、五抝湯主喘嗽因寒外襲，洗肺散、貝母散治咳嗽由火內生以上發表和中，以治風寒暑濕燥火。

白虎湯瀉胃火有餘，八珍湯補脾陰不足。白术和胃丸能養胃脾，寬中進食丸善滋形氣。治中湯、枳术丸、大①安丸、保和丸健脾消食，香豉丸、香稜丸、妙功丸、消塊丸破積除癥。木香枳殼丸療食停久發黃，神妙列仙散治酒積陳成疸②。木香枳术丸、化滯湯調氣進食，七寶靈應丹、萬應丸取積追蟲。丁香脾積丸、妙應丸治心腹諸疼，大黃備急丸、三陽散主暴卒百病。三稜消積丸治新傷生冷硬物內用巴豆，木香檳榔丸療久患氣食痞膨內用大黃。巴豆斬關，去時新之冷積可仗③；大黃破結，推陳久之熱藏宜遵。氣病宜調氣，用木香、檳榔、香附、枳殼；血病宜和血，以川芎、當歸、桃仁、紅花。越鞠丸、木香流氣飲開鬱氣之無形，蟠葱散、撞氣阿魏丸破積血之有質。神砂一粒丹療氣鬱而爲心疼，神聖代針散治血積而作疝氣。獨活寄生湯開氣血結滯在腰，當歸拈痛湯散濕熱沉凝於足。控涎丹、小胃丹治濕熱留注四肢作疼，金棗丹、虎骨散療氣血拂鬱遍體爲病以上調胃消食并治氣血濕熱鬱積。

二陳湯以豁痰，三補丸而瀉火。六君湯豁痰補氣調胃，六物湯降火補血滋陰四物湯加黃柏、知母是也。當歸龍薈④丸善降陰火兼治脇痛，人參養胃湯能開結痰并療久瘧。太平丸、消化丸治痰嗽有功，左金丸、香連

---

① 大，原作"太"，據《仁齋直指方論》卷二改。
② 疸，原作"疽"，據《仁齋直指方論》卷二改。
③ 仗，原作"伏"，據《仁齋直指方論》卷二改。
④ 薈，原作"會"，據《仁齋直指方論》卷二改。

丸除熱痢①必效。洗心散、洗肝散瀉心肝之火，滾痰丸、化痰丸蠲熱燥
之痰。四七湯、黑錫丹開痰結心胸，青空膏、凉膈散降火升頭膈。石膏
羌活散祛風明目，川芎石膏湯瀉火定眩。川芎茶調散治風熱上攻頭目，
葛花解醒湯療濕痰中滿腸胃。龍腦雞蘇丸除肺心虛煩，人參瀉脾湯散胸
腫實火。犀角地黃湯、桃仁承氣湯、茯苓補心湯、阿膠丸、小建中湯治
火載血而上出，當歸承氣湯、瑞竹蒲黃散、當歸和血散、聚金丸、伏龍
肝散療陽②逼陰而下行。紅花當歸散、千金桃仁湯、六合湯理經脉不通，
凉血地黃湯、解毒四物湯、膠艾湯治崩漏不止。金匱當歸散清熱安胎而
易產，丹溪天麻丸活血保產而無驚。女金丹、烏雞丸調氣血，令老婦妊
娠；天一丸、連翹飲瀉火濕，主小兒百病。醒脾散、玉③餅子、肥兒丸、
香稜丸治嬰孩脾氣不足而致疾，瀉青丸、奪命散、抱龍丸、梹榔丸療童
稚肝邪有餘而生灾。金箔鎮心丸、金箔鎮心丹安神定驚，五福化毒丹、
犀角消毒飲清熱解毒。異功散補痘瘡之虛寒，通聖散瀉瘢疹之實熱。内
托黃連湯、千金漏蘆湯主陽癰腫掀外向，内托復煎散、淵然奪命丹治陰
疽毒蘊於中。立馬回疔丹、萬靈奪命丹療疔瘡而有殊功，神效太乙膏、
散腫潰堅湯治瘰癧而收實效。紫金丹治藥食衆毒兼癭疽疔腫主解利，如聖
散療風濕諸邪及癱瘓痛風主發散。香売丸、歸芎丸療痔而清熱凉血，槐角
丸、烏玉丸治漏而散濕補虛。清心蓮子飲、八正散治小便淋濁有虛實之
分，導滯通幽湯、三和散療大腸燥結有血氣之異。海藏五飲湯散五等之
飲，開結枳實丸消諸般之痰。導痰湯、三生丸豁痰踈風，千緡湯、四磨
湯下氣定喘。蘇子降氣湯消痰利氣，三因七氣湯解悶心開。瓜蒂散、稀
涎散、四靈散吐涎而祛風，蘇青丹、星蕩湯、滌痰湯豁痰而順氣。蘇合
香丸、烏藥順氣散、勻氣散善開結氣，小省風湯、青州白丸子、搜風丸
能散風痰。牛黃清心丸治諸痰熱而類風，諸小續命湯療真中風而在脉。

---

① 痢，原作“疼”，據《仁齋直指方論》卷二改。

② 陽，原無，據《仁齋直指方論》卷二補。

③ 玉，原作“王”，據《仁齋直指方論》卷二改。

三化湯主風入腑，推陳潤燥；至寶丹治邪入臟，散熱①消風。龍星丹疎風清熱豁痰，愈風丹潤燥袪風瀉火。換骨丹、續命丹治風痰充塞經絡而爲癱瘓，清燥湯、健步丸療濕熱薰蒸筋骨而成痿疲。南星治風痰，蒼术治濕痰，天花粉治熱痰，海石治燥痰，半夏治寒痰。柴胡瀉②肝火，黃連瀉心火，白芍瀉脾火，枯芩瀉肺火，黃栢瀉腎火。天門、麥門、知母、石膏、竹茹、童便、元明粉、上清丸能散虛火，荊瀝、竹瀝、貝母、瓜蔞、韭汁、薑汁、霞天膏、二瀝湯善開虛痰。氣虛加以四君，血虛加以四物以上治痰與氣風。

四君補氣併益脾，四物補血兼滋腎。八物湯、十全大補湯補氣血兩虛，固本丸、古菴心腎丸滋心腎不足。錢氏白术散、參苓白术散、竹葉石膏湯補脾胃諸虛，丹溪補陰丸、金匱腎氣丸、三一腎氣丸滋真陰久損。崔氏八味丸補陰興③陽，天王補心丹甯神定志。硃砂安神丸凉血清心，八味定志丸補虛明竅。茯兔丸、萆薢分清飲除濁止淋，固精丸、固真大寶丸秘精收脫。保和湯、知母茯苓湯、黃芪鱉甲湯止嗽甯肺，保真湯、十味人參散、人參養榮湯除熱補虛。一秤金、七仙丹烏髮④駐顏，瓊玉膏、固本酒延年益壽以上補氣血腑臟。

以方加減存乎人，要審病而合宜用藥，補瀉在於味，須隨時而換氣。奇、偶、復七方須知七方者，奇、偶、復、大、小、緩、急也，初、中、末三治要察初則發攻，中則調和，末則收補。寒因熱用，熱因寒用，通因通用，塞因塞用通因通用者，通其積滯而下焦自然閉塞也；塞因塞用者，塞其下流而上焦自然開豁也，高者抑之，下者舉之，外者發之，內者奪之。寒則堅凝，熱則開行，風能勝濕，濕能潤燥，辛能散結，甘能緩中，淡能利竅，苦以泄逆，酸以收耗，醎以軟堅。升降浮沉則順之謂順其性，寒熱溫凉宜逆也謂以寒治熱，以熱治寒也。病有淺深，治有難易。初感風寒，乍傷飲食，一藥可愈；

① 熱，原作"濕"，據《仁齋直指方論》卷二改。
② 瀉，原作"泄"，據上下文改。
③ 興，原作"與"，據《仁齋直指方論》卷二改。
④ 髮，原作"鬚"，據《仁齋直指方論》卷二改。

舊存痃癖，久患虛勞，萬方難瘳。履霜之疾亟療，無妄之藥勿試。痛若挾虛，宜半攻而半補；醫稱多術，或用針而用灸①。鍼有劫病之功，灸獲回生之驗。針能去氣病而作痛，灸則消血癥以成形。臟寒虛脫者，治以灸熇；脉病攣痺者，療以鍼刺。血實蓄②結腫熱者，宜從砭石；氣滯痿厥寒熱者，當傚導引。經絡不通，病生於不仁者，須覓醪醴；血氣凝泣，病生於筋脉者，可行熨藥。病慓悍者，按而收之謂按摩也；乾霍亂者，刮而行之謂刮痧也。醫業十三科，宜精一派；病情千萬變，仔細推詳。

藥　性　賦

寒　性

諸藥識性，此類最寒。犀角解乎心熱，羚羊清乎肺肝。澤瀉利水通淋而補陰不足，海藻散癭破氣而治疝何難？聞知菊花能明目而清頭風，射干療咽閉而治癰腫。薏苡理脚氣而除風濕，藕節消瘀血而止吐衄。瓜蔞子下氣潤肺喘兮，又且寬中；車前子止瀉利小便兮，尤能明目。是以黃柏瀉相火而補腎水，蚊蛉醫嗽清肺熱而降肺氣。地骨皮有退熱除蒸之效，薄荷葉宜消風清腫之施。寬中下氣，枳殼緩而枳實速也；療肌解表，乾葛先而柴胡次之。百部治肺熱，咳嗽可止；梔子涼心腎，鼻衄最宜。元參治結熱毒癰，清利咽膈；升麻消風熱腫毒，發散瘡痍。嘗聞膩粉抑肺而歛肛門，金箔鎮心而安魂魄。茵陳主黃疸而利水，瞿麥治赤血之熱淋。朴硝通大腸，破血而止痰癖；石膏墜頭疼，解肌而消煩渴。前胡除內外之痰實，滑石利六腑之澀結。天門冬止嗽，補血冷而潤肝心；麥門

---

① 灸，原作“炙”，據《仁齋直指方論》卷二，下文同。
② 蓄，原作“畜”，據《仁齋直指方論》卷二改。

冬清心，解煩渴而除肺熱。又聞治虛煩、除噦嘔須用竹茹，通秘結、導瘀血必資大黃。宣黃連治冷熱之痢，又厚腸胃而止瀉；淫羊藿療風寒之痺，且補陰而助陽。茅根止血與吐衄，石韋通淋於小腸。熟地補血且療虛損，生地宣血更醫眼瘡。赤芍藥破血而療腹疼，煩熱亦解；白芍藥補虛而生新血，退熱尤良。若乃消腫滿逐水於牽牛，除毒熱殺蟲於貫眾。金鈴子治疝氣而補精血，萱草根治五淋而消乳腫。側柏葉治諸血崩漏之疾，香附子理血氣婦人之用。地膚子利膀胱，可洗皮膚之風；山豆根解熱毒，能止咽喉之痛。白蘚皮去風，治筋弱而療足頑痺；旋覆花明目，治頭風而消痰嗽壅。又況荊芥穗清頭目便血，疎風散瘡之用；瓜蔞根療黃疸癰腫①，消渴解痰之優。地榆療崩漏，止血止痢；昆布破疝氣，散癭散瘤。療傷寒、解虛煩，淡竹葉之功倍；除結氣、破瘀血，牡丹皮之用同。知母止嗽而骨蒸退，牡蠣澀精而虛汗收。貝母清痰，止咳嗽而利心肺；桔梗下氣，利胸膈而治咽喉。若夫黃芩治諸熱，兼主五淋；槐花治腸風，亦醫痔痢。常山理痰結而治溫瘧，葶藶瀉肺喘而通水氣。此六十六種藥性之寒，當考方書以參其所用，則庶幾矣。

熱　　　性

藥有溫熱，又當審詳。欲溫中以蓽撥，兼發散以生薑。五味子止嗽痰，且滋腎水；腽肭臍療癆瘵，更益元陽。原夫川芎祛風濕，補血清頭；續斷治崩漏，益筋強腳。麻黃表汗以療咳嗽，韭子助陽而醫白濁。川烏破積，有消痰治風痺之功；天雄散寒，為去濕助精陽之藥。觀夫川椒達下，乾薑煖中。葫盧②巴治虛冷之疝氣，生卷栢破癥瘕而血通。白术消痰壅、溫胃，兼止吐瀉；菖蒲開心竅、散冷，更治耳聾。丁香快脾胃而止吐，良薑止心痛之攻衝。肉蓯蓉填精益腎，石硫黃暖胃驅蟲。胡椒主去痰而除冷，秦椒主攻痛而治風。吳茱萸療心腹之冷氣，靈砂定心臟之

---

① 黃疸癰腫，《珍珠囊補遺藥性賦》卷一總賦作"黃疸毒癰"。

② 盧，《珍珠囊補遺藥性賦》卷一總賦作"蘆"。

忙忡。若夫散腎冷助脾胃須蓽撥茄，療心痛破積聚用蓬莪术。縮砂止吐瀉安胎，化酒食之劑；附子療虛損翻胃，壯元陽之力。白荳蔲治冷瀉，療癱止痛於乳香；紅荳蔲止吐酸，消血殺蟲於乾漆。豈不知鹿茸生精血，腰脊崩漏之均補；虎骨壯筋骨，風寒濕毒之並祛。檀香定霍亂，而心氣之疼愈；鹿角秘精髓，而腰脊之痛除。腫消益產于米醋，下氣散寒於紫蘇。扁豆助脾，則酒有行藥破血之力；麝香開竅，則葱爲通中發汗之需。嘗觀五靈脂治崩漏，理氣血之刺疼；麒麟竭止血出，療金瘡之傷折。麋茸壯陽以助腎，當歸補虛而養血。烏賊骨止帶下，且除崩漏目翳；鹿角膠止血崩，能補虛羸癆絕。白花蛇治癱瘓，除風痒之癩疹；烏稍蛇療不仁，去瘡瘍之風熱。烏藥有治冷氣之理，禹餘乃療崩漏之因。巴豆利痰水，能破積熱；獨活療諸風，不論久新。山茱萸治頭暈遺精之藥，白石英醫咳嗽吐膿之人。厚朴溫胃而去嘔脹，消痰亦驗；肉桂行血而療心痛，止汗如神。是則鯽魚有溫胃之功，代赭乃鎮肝之劑。沉香下氣補腎，定霍亂之心疼；橘皮開胃去痰，導壅滯之逆氣。此六十二種藥性之熱，又當博本草而取治焉。

溫　性

　　溫藥總括，醫家素諳。木香理乎氣滯，半夏主於風痰。蒼术治目盲，燥脾去濕宜用；蘿蔔去膨脹，下氣制麪尤堪。況夫鍾乳粉補肺氣，兼療腎虛；青塩治腹疼，且滋腎水。山藥而腰膝能醫，阿膠則痢嗽皆止。赤石脂治精濁而止瀉，兼補崩中；陽起石暖中宮以壯陽，更療陰痿。誠以紫宛治嗽，防風去風。蒼耳子透腦涕至，葳靈仙宣風氣通。細辛去頭風，止嗽而療齒痛；艾葉治崩漏，安胎而醫痢紅。羌活明目驅風，除筋攣腫痛；白芷止崩治腫，療痔漏瘡癰。若乃紅藍花通經，治產後惡血之餘；劉寄奴散血，療湯火金瘡之苦。減風濕之痛則茵陳葉，療折傷之症則骨碎補。藿香葉避惡氣而定霍亂，草菓仁溫脾胃而止嘔吐。巴戟天治陰疝白濁，補腎尤滋；元胡索理氣痛血凝，調經有助。嘗聞欵冬花潤肺，去痰嗽以定喘；肉荳蔻温中，止霍亂而破肝。撫芎走經絡之痛，何首烏治瘡疥之資。姜黃能下氣，破惡血之積；防己能消腫，去風濕之施。藁本除風，主婦人陰痛之用；仙茅益腎，扶元氣虛弱之衰。乃曰破故紙温腎，補精髓與勞傷；宣木瓜入肝，療脚氣并水腫。杏仁潤肺傷①，止嗽之劑；茴香治疝氣，腎疼之功。訶子生津止渴，兼療泄瀉之疴；秦艽攻風逐水②，又除肢節之痛。梹榔豁痰而逐水，殺寸白蟲；杜仲益腎而添精，去腰膝重。當知紫石英療驚悸崩中之症，橘核仁治腰痛疝氣之瘨。金櫻子兮澀遺精，紫蘇子兮下氣涎。淡豆豉發傷寒之表，大小薊除諸血之鮮。益智安神，治小便之煩數；麻仁潤肺，利六腑之燥堅。抑又聞補虛弱、排膿瘡，莫若黃蓍；強腰脚、壯筋骨，無如狗脊。兔絲子補腎以明目，馬藺花治疝而有益。此五十四種藥性之温，更宜參《圖經》而默識也。

平　性

詳論藥品，平和性存。以硇砂而去積，用龍齒以安魂。青皮快膈除膨脹，且利脾胃；芡實益精治白濁，兼補真元。原夫木賊草去目翳，崩漏亦醫；花蕊石治金瘡，血行則郤。決明和肝氣，治眼之劑；天麻主脾濕，去風之藥。甘草和諸藥而解百毒，蓋以性平；石斛平胃氣而補腎虛，更醫脚氣。觀夫商陸治腫，覆盆益精。琥珀安神而散血，硃砂鎮心而有靈。牛膝強足補精，兼療腰痛；龍骨止汗住濕，更治血崩。甘松理風氣而痛止，蒺藜療風瘡而目明。人參潤肺寧心，開脾助胃；蒲黃止崩治衄，消瘀調經。豈不以南星醒脾，去驚風痰吐之憂；三稜破積，除血塊氣滯之癥。没食主泄瀉而神效，皂角治風痰而附應。桑螵蛸療遺精之泄，鴨頭血醫水腫之盛。蛤蚧治勞嗽，牛蒡子疏風壅之痰；全蠍主風癱，酸棗仁去怔忡之病。嘗聞桑寄生益血安胎，且止腰痛；大腹子去膨下氣，亦令胃和。小草遠志，俱有寧心之妙；木通豬苓，尤爲利水之多。蓮肉有

---

① 傷，《珍珠囊補遺藥性賦》卷一總賦作“燥”。

② 水，原作“冰”，據《珍珠囊補遺藥性賦》卷一總賦改。

清心醒脾之用，没藥乃治瘡散血之科。鬱李仁潤腸宣水，去浮腫之疾；茯神寧心益智，除驚悸之疴。白茯苓補虚勞，多在心脾之有眚；赤茯苓破結血，獨利水道以無毒。因知麥蘗有助脾化食之功，小麥有止汗養心之力。白附子去面風之游走，大腹皮治水腫之泛溢。椿根白皮主瀉血，桑根白皮主喘息。桃仁破瘀血兼治腰痛，神麯健脾胃而進飲食。五加皮堅筋骨以立行，柏子仁養心神而有益。抑又聞安息香辟惡，且止心腹之痛；冬瓜仁醒脾，實爲飲食之資。僵蚕治諸風之喉閉，百合斂肺癆之嗽萎。赤小豆解熱毒，瘡腫宜用；枇杷葉下逆氣，噦嘔可醫。連翹排瘡膿與腫毒，石南葉利筋骨與毛皮。谷蘗養脾，阿魏除邪氣而破積；紫河車補血，大棗和藥性以開脾。然而鱉甲治癆瘧兼破癥瘕，龜甲堅筋骨更療崩疾。烏梅主便血瘧痢之用，竹瀝治中風聲音之失。此六十八種平和之藥，更宜參《本草》而求其詳焉①。

---

① 膝强足補精……求其詳焉，原缺，據《珍珠囊補遺藥性賦》卷一總賦補。

卷之二

湯 頭 歌 訣

補益之劑十首　附方七①

四君子湯《局方》，助陽補氣，附六君子湯、異功②散、香砂六君子湯，補益之劑。

四君子湯中和義，參术茯苓甘草比。益以夏陳名六君，祛痰補氣陽虛餌。除卻半夏名異功，或加香砂胃寒使。四君子湯，人參、白术、茯苓各二錢，甘草一錢；氣味中和，故名君子。加陳皮、半夏名六君子湯，去半夏名異功散，加木香、砂仁爲香砂六君子湯。

升陽益胃湯東垣，升陽益胃。

升陽益胃參术著，黃連半夏草陳皮。苓瀉防風羌獨活，柴胡白芍棗薑隨。黃芪二兩，人參、半夏、炙草各一錢，羌活、獨活、防風、白芍炒各五錢，陳皮四錢，白术、茯苓、澤瀉、柴胡各三錢，黃連二錢。每服三錢，加薑、棗引。

黃芪鱉甲散羅謙甫，治勞熱骨蒸，晡③熱咳嗽，食少盜汗，氣血交補之劑。

黃蓍鱉甲地骨皮，艽菀參苓柴半知。地黃芍藥天冬桂，甘桔桑皮榮熱宜。黃芪、鱉甲、天冬各五錢，地骨、秦艽、茯苓、柴胡各三錢，紫菀、半夏、知

---

① 七，原作"九"，正文該條目下附方七歌，因改。

② 功，原作"攻"，據《湯頭歌訣》改。

③ 晡，原作"脯"，據《湯頭歌訣》改。

母、生地、白芍、桑皮、炙草各二錢半，人參、肉桂、桔梗各一錢半。每服①一兩，加薑煎。

秦艽鱉甲散羅謙甫，治風勞②，退熱③斂汗。

秦艽鱉甲治風勞，地骨柴胡及青蒿。當歸知母烏梅合，止嗽除蒸斂汗高。鱉甲、地骨皮、柴胡各一兩，青蒿、秦艽、當歸、知母各五錢，烏梅五個。汗多，倍黃芪。

秦艽扶羸湯《直指》，治肺痿骨蒸，勞嗽聲嗄，自汗體倦。

秦艽扶羸鱉甲柴，地骨當歸紫菀偕。半夏人參兼炙草，肺勞蒸嗽服之諧。柴胡二錢，秦艽、鱉甲、地骨皮、當歸、人參各錢半，紫菀、半夏、炙草各一錢，薑、棗引。

紫菀湯海藏，治肺傷氣極，勞熱久嗽，吐痰吐血，肺痿肺癰。

紫菀湯中知貝母，參苓五味阿膠偶。再加甘桔治肺傷，咳血吐痰勞熱久。知母、貝母、阿膠各一錢，人參、茯苓、甘草、桔梗各五分，五味子十一粒，一方加蓮肉。

百合固金湯趙蕺菴，治肺傷咳血。

百合固金二地黃，元參貝母桔梗藏。麥冬芍藥當歸配，喘④咳痰血肺家傷。生地二錢，熟地三錢，麥冬錢半，貝母、白芍、當歸、百合、甘草各一錢，元參、桔梗各八分。

補肺阿膠散錢氏，止嗽生津，肺虛火盛者宜服。

補肺阿膠馬兜鈴，鼠粘甘草杏糯停。肺虛火盛人當服，順氣生津嗽哽寧。阿膠兩半，馬兜鈴（焙）、牛蒡子（炒）、甘草（炙）、糯米各一兩，杏仁七錢，共爲末，每服五錢，燈心水服。

小建中湯仲景，溫中散寒。附黃芪建中湯、黃芪五物湯、十四味建中湯、八味大建中湯。

小建中湯芍藥多，桂薑甘草大棗和。更加飴糖補中藏，虛勞腹冷服

---

① 服，原無，據小字注文及《湯頭歌訣》補。

② 勞，原無，據小字注文及《湯頭歌訣》補。

③ "熱"字下原衍"熱"字，刪。

④ 喘，原作"咳"，據《湯頭歌訣》改。

之瘦。白芍六兩，桂枝、生薑各三兩，甘草一兩，棗十二枚，飴糖一升。增入黃蓍名亦爾，表虛身痛效無過。又有建中十四味，陰斑勞損起沉疴。十全大補加附子，麥夏蓯蓉仔細哦。加黃蓍兩半，名黃蓍建中湯（《金匱》）。若除飴糖，名黃蓍五物湯。陰症發斑者，淡紅隱隱散見肌表，寒伏於下，逼其無根之火薰肺，服寒藥立斃，宜十四味建中湯，即十全大補湯加附子、麥冬、半夏、蓯蓉，除茯苓、白术、麥冬、川芎、熟地、蓯蓉名八味大建中湯，治同。

益氣聰明湯東垣，聰耳明目。

益氣聰明湯蔓荊，升葛參蓍黃柏并。再加芍藥炙甘草，耳聾目障服之清。參、蓍各五錢，蔓荊、葛根各三錢，黃柏、白芍各二錢，升麻錢半，炙草一錢，每服四錢。

發表之劑十四首　附方八

麻黃湯仲景，治冬月正傷寒無汗，寒傷榮①無汗，非此湯不可，春夏秋忌用。

麻黃湯中用桂枝，杏仁甘草四般施。發熱惡寒頭項痛，傷寒服此汗淋漓。麻黃（去根節）三兩，桂枝二兩，杏仁七十枚（去皮尖），炙草一兩。凡冬月正傷寒頭疼脊強，腰痛發熱，太陽膀②胱症無汗者用此湯。

桂枝湯仲景，冬月正傷風有汗者用此方，春夏秋三時忌桂枝辛熱之品。

桂枝湯治太陽風，芍藥甘草薑棗同。桂麻相合名各半，太陽如瘧此爲功。桂枝、芍藥、生③薑各三兩，炙草二兩，大棗十二枚。治太陽中風有汗，用此解肌，以和營衛，中猶傷也，熱多寒少如④瘧狀者宜之。

大青龍湯仲景，治風寒兩解，陶節菴曰：此湯險峻，今人罕用。

大青龍湯桂麻黃，杏草石膏薑棗藏。太陽無汗兼煩躁，風寒兩解此爲良。麻黃六兩，桂枝、炙草各三兩，杏仁四十枚，石膏雞子大，生薑三兩，大棗十二

---

① 榮，原作"營"，據《湯頭歌訣》改。
② 膀，原作"謗"，據小字注文改。
③ 生，原作"文"，據《湯頭歌訣》改。
④ 如，原作"加"，據《湯頭歌訣》改。

枚。煩爲陽、躁爲陰，煩爲風、躁爲寒，必太陽症兼煩燥者，方可用之。若少陰煩躁而誤服此則逆。

小青龍湯仲景，治太陽表症未解，心下有水氣者用之，行水發汗。

小青龍湯治水氣，喘咳嘔噦渴利慰。薑桂麻黃芍藥甘，細辛半夏兼五味。乾姜、桂枝、麻黃、芍藥（酒炒）、炙草、細辛各二兩，半夏、五味子各半升。太陽表症未解，或喘、或咳、或嘔、或噦、或渴、或利、或短氣、或二便秘，宜之。

葛根湯仲景，治太陽無汗惡風。

葛根湯內麻黃襄，二味加入桂枝湯。輕可去實因無汗，有汗加葛無麻黃。桂枝、芍藥、炙草各二兩，薑三兩，棗十二枚，此桂枝湯也。加葛根四兩，麻黃三兩，表實無汗（《十劑》）可去，有汗減麻黃，無汗全用。

升麻葛根湯錢乙，治陽明症，發熱，無汗惡寒，目痛鼻乾，不得臥，又發痘。

升麻葛根湯錢氏，再加芍藥甘草是。陽明發熱與頭疼，無汗惡寒均堪倚。亦治時疫與陽斑，痘疹已出慎勿使。升麻三錢，葛根、芍藥各二錢，炙草一錢，時疫、陽斑宜之。

九味羌活湯元素，解表通劑，春、夏、秋三時感受寒邪更宜。

九味羌活用防風，細辛蒼芷與川芎。黃芩生地同甘草，三陽解表益薑葱。陰虛氣弱人禁用，加減臨時在變通。張潔古[①]製此湯，以代麻黃、桂枝、青龍各半等湯。

十神湯《局方》，治時行瘟疫感冒。吳綬曰：若太陽傷寒發熱，用之引邪入陽明。

十神湯裏葛升麻，陳甘芎蘇白芷加。麻黃赤芍兼香附，時行感冒效堪誇。葛根、升麻、陳皮、甘草、川芎、紫蘇、白芷、麻黃、赤芍、香附各等分，加薑、葱煎服。治風寒兩感，頭痛發熱，無汗惡寒，咳嗽鼻塞。

神术散《局方》，散風寒。附太無神术散、海藏神术散、白术湯、平胃散。

神术散用甘草蒼，細辛藁本芎芷羌。各走一經祛風濕，風寒泄瀉總堪嘗。太無神术即平胃，加入菖蒲與藿香。海藏神术蒼防草，太陽無汗代麻黃。若以白术易蒼术，太陽有汗此湯良。蒼术二兩，炙草、細辛、藁本、白芷、川芎、羌活各一兩，每服四錢，生薑、葱白煎。太無丹溪之師制神术散，陳皮二

---

① 張潔古，張元素，字潔古。

錢，蒼术、厚朴各一錢，炙草、菖蒲、藿香各錢半，以治嵐瘴①、瘟瘧、時氣。海藏神
术散方，即蒼术、防風各二兩，炙甘草一兩，用代仲景麻黃湯，治太陽傷寒無汗。以白
术換蒼术，名白术湯，用代桂枝湯，治太陽傷風有汗。

麻黃附子細辛湯仲景，治少陰表症。

麻黃附子細辛湯，發表溫經兩法彰。若非表裏相兼治，少陰反熱曷
能康。麻黃、細辛各二兩，附子一枚（炮）。少陰症脉沉屬裏，當無熱，今反發熱，爲
太陽表症未除。

人參敗毒散《活人》，治暑濕熱時行。附敗毒散、消風散。

人參敗毒茯苓草，枳桔柴前羌獨芎。薄荷少許薑三片，時行感冒有
奇功。去參名爲敗毒散，加入消風治亦同。人參、茯苓、枳殼、桔梗、柴胡、
前胡、羌活、獨活、川芎各一兩，甘草五錢，每服二兩，加薄荷、生薑煎。喻嘉言曰：
暑、濕、熱三氣門中，推此方爲第一。消風散方，見風門。

再造散節菴，治陽虛不能發汗。

再造散用參耆甘，桂附羌防芎芍參。細辛加棗煨薑煎，陽虛無汗法
當諳。人參、黃耆、甘草、川芎、白芍（酒炒）、羌活、防風、桂枝、附子（炮）、細辛
（煨）、薑、大棗煎。陶節菴曰：發熱頭疼、惡寒無汗，服汗劑汗不出者陽虛，宜此方。

麻黃人參芍藥湯東垣，治內感內熱，外感傷寒。

麻黃人參芍藥湯，桂枝五味麥冬裏。歸耆甘草汗兼補，虛人外感服
之康。麻黃、白芍、黃耆、當歸、炙草各一錢，人參、麥冬各三分，桂枝五分，五味
五粒。

神白散《衛生家寶》，治一切風寒傷寒，初覺頭痛身熱，宜避雞犬婦人，煎服。

神白散用白芷甘，薑蔥淡②豉與相參。一切風寒皆可服，婦人雞犬
忌窺探。肘後單煎蔥白豉，用代麻黃功不慙。白芷一兩，甘草五錢，淡豆豉五
十粒，薑三片，蔥白三寸，煎服③取汗。

---

① 瘴，原作"障"，據《湯頭歌訣》改。

② 淡，原作"豆"，據《湯頭歌訣》改。

③ 服，原無，據小字注文及《湯頭歌訣》補。

攻裏之劑七首　附方四

大承氣湯仲景，治傷寒表症已除，熱邪傳裏，胃腑、三焦大熱大實者宜之。

大承氣湯用黃硝，枳實大黃厚朴饒。救陰瀉熱功偏擅，急下陽明有數條。大黃四兩（酒洗），芒硝三合，厚朴八兩，枳實五枚。陶節菴曰：傷寒熱邪傳裏，須看熱氣淺深，大承氣最緊，小承氣次之，調胃又次之，大柴胡又次之。

小承氣湯仲景，治胃腑實滿。附三化湯。

小承氣湯朴實黃，譫狂痞鞕①上焦強。益以羌活名三化，中風閉實可消詳。大黃四兩，厚朴二兩（薑汁炒），枳實三枚（麩炒）。熱在上焦則滿，在中焦則鞕，胃有燥糞則譫語。不用芒硝者，恐傷下焦真陰也。加羌活名三化湯。承氣湯治二便，加羌活治中風。體實者可偶用，然近世內虛者多，不可輕用。

調胃承氣湯仲景，治胃實緩攻②。

調胃承氣硝黃草，甘緩微和將胃保。不用朴實傷上焦，中焦燥實服之好。大黃（酒浸）、芒硝各一兩，炙草五錢。

木香梹榔丸張子和，治一切實積。

木香檳榔青陳皮，枳殼栢連稜莪隨。大黃黑丑兼香附，芒硝水丸量服之。一切實積能推蕩，瀉痢食瘧用咸宜。木香、梹榔、青皮（醋炒）、陳皮、枳殼（麩炒）、黃栢（酒炒）、黃連（吳茱萸湯泡）、三稜、莪茂（并醋炒）各五錢，大黃（酒浸）一兩，香附、牽牛各二兩，芒硝水丸，量虛實服。

枳實導滯丸東垣，治濕熱食積。附木香導滯丸。

枳實導滯首大黃，芩連殼术茯苓勷。澤瀉蒸餅糊丸服，濕熱積滯力能攘。大黃一兩，枳實（麩炒）、黃芩（酒炒）、黃連（酒炒）、神曲（炒）各五錢，白术（土炒）、茯苓各三錢，澤瀉二錢，蒸餅糊丸，量虛實服。清熱利濕，消食健脾。若還後重兼氣滯，木香導滯加檳榔。

温脾湯《千金》，蕩積攻下。又温脾湯。

---

① 鞕，原作"鞭"，據《湯頭歌訣》改。

② 攻，原作"功"，據《湯頭歌訣》改。

温脾參附與乾薑，甘草當歸硝大黃。寒熱並行治寒積，臍腹絞結痛非常。人參、附子、甘草、芒硝各一兩，大黃五兩，當歸、乾薑各三兩，煎服，日三。本方除當歸、芒硝，亦名溫脾湯，治久痢赤白、脾胃冷實不消。

蜜膽導法仲景。附胆導法。

蜜煎導法通大便，或將膽汁灌肛中。不欲苦寒傷胃腑，陽明無熱勿輕攻。用蜜熬如飴，捻作挺子，摻皂角末，乘熱納穀道①中，或摻塩。亦用豬膽汁醋和，以竹管插②肛門中，將汁灌入，頃當大便。

涌吐之劑二首　附方六

瓜蒂散仲景，治痰食實熱。吐法六方。

瓜蒂散中赤小豆，或入藜蘆欝金湊。此吐實熱與風痰，虛者參蘆一味勾。若吐虛煩梔豉湯，劇痰烏附尖方透。古人尚有燒塩方，一切積滯功能奏。甜瓜蒂（炒黃）、赤豆共爲末，熱水或薑③水調，量虛實服。張子和去赤豆加藜蘆、防風。一方去赤荳加欝金、韭汁，俱名三聖散，鵝翎探吐，並治風痰。虛人痰壅不得服瓜蒂者，藜蘆代之，或加竹瀝。仲景用梔子十四枚、淡豆豉四合，吐傷寒後虛煩。丹溪治許白雲，用瓜蒂、梔子、苦參、藜蘆，屢吐不透，後以漿水和烏附尖服，始得大吐。燒塩熟湯調服，以指探吐，治霍④亂、宿食、冷痛等症。

稀涎散嚴用和，用吐中風痰。

稀涎皂角白礬班，或益藜蘆微吐間。風中痰升人眩仆，當先服此通其關。通關散用細辛皂，吹鼻得嚏保生還。皂角四挺（去皮弦，炙），白礬一兩，爲末，每服五分。風初中時宜用之，或加藜蘆令微吐稀涎，續進他藥。通關散、細辛、皂角爲末，吹鼻得嚏，爲肺氣未絕，可治。

---

① 穀道：中醫指後竅、肛門。

② 插，原作"揰"，據《湯頭歌訣》改。

③ 薑：同"齑"，指搗碎了的薑、蒜、韭菜等。

④ 霍，原作"藿"，據《湯頭歌訣》改。

和解之劑九首 附方五

小柴胡湯仲景，治半表半裏，往來寒熱，胷滿脇痛，耳聾心煩，口苦嘔咳渴。

小柴胡湯和解供，半夏人參甘草從。更用黃芩加薑棗，少陽百病此為宗。柴胡八兩，半夏半升，人參、甘草、黃芩、生薑各三兩，大棗十二枚。少陽膽經，但見前一症即是，不必悉俱，亦悸利者皆是。

四逆散仲景，治陽症熱厥，陽邪入裏，血隨氣奔，火血亦在裏，四肢無血則冷。

四逆散裏用柴胡，芍藥枳實甘草須。此是陽邪成厥逆，斂陰泄熱平劑扶。柴胡、芍藥（炒）、枳實（麩炒）、甘草（炙）各等分。

黃連湯仲景，用以升降陰陽，治胷中有熱欲嘔，胃中有寒作痛，丹田熱胸寒。

黃連湯內用乾姜，半夏人參甘草藏。更用桂枝兼大棗，寒熱平調嘔痛忘。黃連（炒）、乾薑（炮）、甘草、桂枝各三兩，人參二兩，半夏半升，大棗十二枚。此湯與小柴胡湯同意，但小柴胡湯屬少陽，此湯屬太陽、陽明也。

黃芩湯仲景，治太陽少陽合病下利。附黃芩芍藥湯、芍藥湯、黃芩加生薑半夏湯、芍藥甘草湯。

黃芩湯用甘芍并，二陽合利棗加烹。此方遂為治痢祖，後人加味或更名。再加生薑與半夏，前症兼嘔此能平。單用芍藥與甘草，散逆止痛能和營。黃芩三兩，芍藥、甘草各二兩，棗十二枚。仲景本治傷寒下利，《機要》用此治痢，更名黃芩芍藥湯。潔古治痢加木香、檳榔、大黃、黃連、當歸、官桂，名芍藥湯。加生薑、半夏，名黃芩加生薑半夏湯，仲景。炙甘草、芍藥二味等分，名芍藥甘草湯，仲景。

逍遥散《局方》，用以解欝調經。

逍遥散用當歸芍，柴苓术草加薑薄。散欝除蒸功最奇，調經八味丹栀着。柴胡、當歸（酒拌）、白芍（酒炒）、白术（土炒）、茯苓各一錢，甘草（炙）五分，加煨薑、薄荷煎。

藿香正氣散《局方》，辟一切不正之氣，外感内傷皆治。

藿香正氣大腹蘇，甘桔陳苓术朴俱。夏麯白芷加薑棗，感傷嵐瘴並能驅。藿香、大腹皮、紫蘇、茯苓、白芷各三兩，陳皮、白术（土炒）、厚朴（薑汁炒）、半夏麴、桔梗各二兩，甘草一兩，每服五錢，加薑、棗煎。

六和湯《局方》，調和六氣。

六和藿朴杏砂呈，半夏木瓜赤茯并。术參扁豆同甘草，薑棗煎之六氣平。藿香、厚朴、杏仁、砂仁、半夏、木瓜、赤苓、白术、人參、扁豆、甘草，加薑、棗煎。能禦風、寒、暑、濕、燥、火六氣，故曰六和。理氣强脾爲主，脾胃强，諸邪不能干矣。或益香薷或蘇葉，傷寒傷暑用須明。傷寒加蘇葉，傷暑加香薷。

清脾飲嚴用和，治陽瘧。

清脾飲用青朴柴，苓夏甘苓白术偕。更加草菓薑煎服，熱多陽瘧此方佳。青皮、厚朴（醋炒）、柴胡、黄芩、半夏（薑製）、甘草（炙）、茯苓、白术（土炒）、草菓（煨），加薑煎。

痛瀉要方劉草窗，治痛瀉。

痛瀉要方陳皮芍，防風白术煎丸酌。補土瀉木理肝脾，若作食傷醫便錯。白术（土炒）三兩，白芍（酒炒）四兩，陳皮（炒）兩半，防風一兩，或煎或丸，久瀉加升麻。吳鶴皋曰：食傷腹痛，得瀉便減，今瀉而痛不減，故責①之土敗木賊也。

表裏之劑八首　附方五

大柴胡湯仲景，發表攻裏。

大柴胡湯用大黄，枳實芩夏白芍將。煎加薑棗表兼裏，妙法內攻併外攘。柴胡八兩，大黄二兩，枳實四枚，半夏半升，黄芩、芍藥各三兩，生薑五兩，大棗十二枚。治陽邪入裏，表症未除，裏症又急者。按：本方、次方治少陽、陽明，後方治太陽、陽明，爲不同。柴胡芒硝義亦爾，仍有桂枝大黄湯。小柴胡湯加芒硝六兩，仲景。仲景桂枝湯內加大黄一兩，芍藥三兩，治太陽誤下轉屬太陰，大實痛者。

防風通聖散河間，治表裏實熱。

防風通聖大黄硝，荆芥麻黄梔芍翹。甘桔芎歸膏滑石，薄荷芩术力偏饒。表裏交攻陽熱盛，外科瘡毒總能消。大黄（酒蒸）、芒硝、防風、荆芥、

---

① 責，原作“賊”，據《湯頭歌訣》改。

麻黃、黑梔、白芍（炒）、連翹、川芎、當歸、薄荷、白朮各五錢，桔梗、黃芩、石羔各一兩，甘草二兩，滑石三兩，加薑、葱煎。

五積散《局方》，發表溫裏，治寒積、食積、氣積、血積、痰積①。附②熟料五積散。

五積散治五瘕積，麻黃蒼芷芍歸芎。枳桔桂薑甘茯朴，陳皮半夏加薑葱。除桂枳陳餘畧炒，熟料尤增溫散功。溫中解表祛寒濕，散痞調經用各充。當歸、川芎、白芍、茯苓、桔梗各八分，蒼朮、白芷、厚朴、陳皮各六分，枳殼七分，麻黃、半夏各四分，肉桂、乾薑、甘草各三分，重表者用桂枝。除桂、枳、陳三味生用，餘藥微炒，名熟料五積散。陶節菴曰：凡陰症傷寒，脉浮沉無力，均當服之，亦可加附子。

三黃石膏湯發表清裏，治表裏三焦大熱，譫狂，斑衄，身目俱黃。

三黃石膏芩栢連，梔子麻黃豆豉全。薑棗細茶煎熱服，表裏三焦熱盛宜。石膏兩半，黃芩、黃栢、黃連各七錢，梔子三十箇，麻黃、淡豉各二合，每服一兩，薑三片、棗二枚，茶一撮煎，熱服。

葛根黃芩黃連湯仲景，治太陽陽明解表清裏。

葛根黃芩黃連湯，甘草四般治二陽。解表清裏兼和胃，喘汗自利保平康。葛根八兩、炙草、黃芩各二兩，黃連三兩。成無已曰：邪在裏，宜見陰脉，促爲陽盛，知表未解也。病有汗出而喘者，爲邪氣外甚，今喘而汗出，爲裏熱氣逆，與此方散表清裏。

參蘇飲《元戎》，治內傷外感，發熱頭疼，嘔逆咳嗽，痰眩風瀉。外感者去棗加葱。

參蘇飲內用陳皮，枳殼前胡半夏宜。乾葛木香甘桔茯，內傷外感此方推。參前若去芎柴入，飲號芎蘇治不差。香蘇飲僅陳皮草，感傷內外亦堪施。人參、紫蘇、前胡、半夏（薑制）、乾葛、茯苓各七錢半，陳皮、枳殼（麩炒）、桔梗、木香、甘草各二錢，每服二錢，加薑、棗煎。如外感重，去棗，加葱白。去人參、前胡，加川芎、柴胡，名芎蘇飲，不服參者宜之。《局方》香蘇飲，香附（炒）、紫蘇各二錢，陳皮（去白）一錢，甘草七分，加薑、葱煎。

---

① 積，原無，據《湯頭歌訣》補。

② 附，原無，據小字注文補。

茵陳丸《外台》，治汗吐下兼行，雖云劫劑，實是佳方。

茵陳丸用大黃硝，鱉甲常山巴豆邀。杏仁梔豉蜜丸服，汗吐下兼三法迢。時氣毒癘及瘧痢，一丸兩服量病調。茵陳、芒硝、鱉甲（炙）、梔子各二兩，大黃五兩，常山、杏仁（炒）各三兩，巴豆一兩（去心皮，炒），豆豉五合，蜜丸梧子大，每服一丸，或吐或汗或利，不應再服。一丸不應，以熱湯投之。

大羌活湯即九味羌活湯加味，治傷寒兩感，潔古。

大羌活湯即九味，已獨知連白术暨。散熱培陰表裏和，傷寒兩感差堪慰。羌活、防風、蒼术各一錢半，白芷、川芎、黃芩、生地、甘草各一錢，細辛五分，加防己、知母、獨活、黃連、白术①、內生地、川芎、知母各一兩，餘藥各三錢，每服五錢。兩感傷寒，一曰太陽與少陰俱病，二曰陽明與太陰俱病，三曰少陽與厥陰俱病。陰陽表裏同時俱病，欲汗則有裏症，欲下則有表症。經曰：其兩感於寒者必死。仲景無治法，潔古爲製此方，間有生者。

消補之劑七首　附方六

平胃散《局方》，利濕散滿。附平陳湯②、胃苓湯、柴平湯、不換金正氣散。

平胃散是蒼术朴，陳皮甘草四股藥。除濕散滿驅瘴嵐，調胃諸方從此擴。或合二陳或五苓，硝黃麥麴均堪着。若合小柴名柴平，煎加薑棗能除瘧。又不換金正氣散，即是此方加夏藿。蒼术（泔浸）二錢，厚朴（薑汁炒）、陳皮（去白）、甘草（炙）各一錢，薑、棗煎。合二陳名平陳湯，治痰；或合五苓散名胃苓湯，治瀉。加麥芽、神曲消食，加大黃、芒硝蕩積。或合小柴胡名柴平湯，治瘧；加半夏、藿香名不換金正氣散。

保和丸治飲食輕傷。

保和神麴與山查③，苓夏陳翹萊子加。麴糊爲丸麥湯下，亦可湯④中用麥芽。大安丸內加白术，消中兼補效堪誇。山查（去核）三兩，神麴、茯

---

① 白术，原無，據正文及《湯頭歌訣》補。

② 附平陳湯，原無，據小字注文補。

③ 山查：即"山楂"。

④ 湯，《湯頭歌訣》作"方"。

苓、半夏各一兩，陳皮、萊菔子（微炒）、連翹各一錢。大安丸加白术二兩，土炒。

健脾丸補脾消食。

健脾參术與陳皮，枳實山查麥蘗隨。麯糊作丸米飲下，消補兼行胃弱宜。人參、白术（土炒）各二兩，陳皮、麥芽（炒）各一兩，山查兩半，枳實（麩炒）三兩。神麯糊丸梧子大，米飲下。枳术丸亦消兼補，荷葉燒飯上升奇。潔古，白术（土炒）、枳實（麩炒）等分，荷葉包陳米飯，煨乾爲丸，引胃氣及少陽甲膽之氣上升。

參苓白术散補脾。

參苓白术扁豆陳，山藥甘蓮砂薏仁。桔梗上浮兼保肺，棗湯調服益脾神。人參、茯苓、白术（土炒）、陳皮、山藥、甘草（炙）各一斤，扁豆（炒）十二兩，蓮肉、砂仁、苡仁（炒）、桔梗各半斤，共爲末，每服三錢，棗湯或米飲調下。

枳實消痞丸補脾消痞，東垣。

枳實消痞四君全，麥芽夏麯朴薑連。蒸餅糊丸消積滿，清熱破結補虛痊。枳實（麩炒）、黃連（薑汁炒）各五錢，人參、白术（土炒）、麥芽（炒）、半夏麯、厚朴（薑汁炒）、茯苓各三錢，甘草（炙）、乾薑各二錢。

鱉甲飲子嚴氏，治久瘧不愈，中有結癖，名曰瘧母。

鱉甲飲子治瘧母，甘草蓍术芍芎偶。草菓檳榔厚朴增，烏梅薑棗同煎服。鱉甲（醋炙）、黃蓍、白术（土炒）、甘草、陳皮、川芎、白芍（酒炒）、草菓（麯包煨）、檳榔、厚朴等分，薑三片，棗二枚，烏梅少許煎。

葛花解醒湯治酒積。

葛花解醒香砂仁，二苓參术蔻青陳。神麯乾姜兼澤瀉，温中利濕酒傷珍。葛花、砂仁、豆蔻各一錢，木香一分，茯苓、人參、白术（土炒）、青皮（炒）、陳皮各四分，神麯（炒）、乾薑、猪苓、澤瀉各三分，專治酒積及吐瀉痞塞。

理氣之劑十一首　附方八

補中益氣湯東垣，補氣升陽。附調中益氣湯。

補中益氣蓍术陳，升柴參草當歸身。虛勞內傷功獨擅，亦治陽虛外感因。木香蒼术易歸术，調中益氣暢脾神。黃蓍（蜜炙）錢半，人參、甘草

（炙）各一錢，白术（土炒）、陳皮（留白）、歸身各五分，升麻、柴胡各三分，加薑、棗煎。表虛者，升麻用蜜水炒用。虛人感冒不任發散者，此方可以代之，或加辛散藥。除當歸、白术，加木香、蒼术，名調中益氣湯。前方加白芍、五味子，發中有收，亦名調中益氣湯。俱李東垣方。

烏藥順氣湯嚴用和，治中氣。

烏藥順氣芎芷薑，橘紅枳桔及麻黃。殭蚕炙草薑煎服，中氣厥逆此方詳。烏藥、橘紅各二錢，川芎、白芷、枳殼、桔梗、麻黃各一錢，薑蚕（去絲、嘴，炒）、炮薑、炙草各五分，加薑、棗煎。厥逆痰塞，口噤脉伏，身温爲中風，身冷①爲中氣。中風多痰涎，中氣無痰涎，以此爲辨。許學士云：中氣之症，不可作中風治。喻嘉言曰：中風症多挾中氣。

越鞠丸丹溪，治六欝。附六欝湯。

越鞠丸治六般欝，氣血痰火濕食因。芎蒼香附羌栀麯，氣暢欝舒痞悶伸。又六欝湯蒼芎附，甘苓橘半栀砂仁。吳鶴皋曰：香附開氣欝，蒼术燥濕欝，撫芎調血欝，栀子清火欝，神麯消食欝，各等分，麯糊爲丸。又濕欝加茯苓、白芷，火欝加青黛，痰欝加星、夏，栝②蔞、海石，血欝加桃仁、紅花，氣欝加木香、檳榔，食欝加麥芽、山查，挾③寒加吳茱萸。又六欝湯，蒼术、川芎、香附、甘草、茯苓、橘紅、半夏、栀子、砂仁，此前方加味，兼治痰欝，看六欝之中重者爲君，餘藥聽加減用之。

蘇子降氣湯《局方》，降氣行痰。附加味蘇子降氣湯。

蘇子降氣橘半歸，前胡桂朴草薑依。下虛上盛痰嗽喘，亦有加參貴合機。蘇子、橘紅、半夏、當歸、前胡、厚朴（薑汁炒）各一錢，肉桂、炙草各五分，加薑煎。一方無肉桂，加沉香，水磨兌服。亦有加人參、五味者。

四七湯《三因》，開欝化痰。附《局方》七氣湯。

四七湯理七情氣，半夏厚朴茯苓蘇。薑棗煎之舒欝結，痰涎嘔痛盡能紓。又有局方名四七，參桂夏草妙更殊。半夏（薑汁炒）五錢，厚朴（薑汁炒）三錢，茯苓四錢，紫蘇二錢。又《局方》七氣湯，人參、肉桂、半夏各一錢，甘草五分，加薑煎。

---

① 冷，原作"泠"，據《湯頭歌訣》改。

② 栝，原作"括"，據《湯頭歌訣》改。

③ 挾，原作"夾"，據《湯頭歌訣》改。

四磨湯嚴氏，治七情氣逆。附五磨飲子。

四磨方治七情侵，人參烏藥及檳沉。濃磨煎服調逆氣，實者枳殼易人參。去參加入木香枳，五磨飲子白酒斟。人參、烏藥、檳榔、沉香等分。氣逆實者，去人參，加枳殼。去參，加木香、枳實，名五磨飲子，白酒磨服，治暴怒卒死，名氣厥。

代赭旋覆湯仲景，治痞哽噯氣。

代赭旋覆用人參，半夏甘薑大棗臨。重以鎮逆鹹軟痞，痞鞭噫氣力能禁。赭石一兩，人參二兩，旋覆、甘草各三兩，半夏半升，生薑五兩，棗十二枚。

紺珠正氣天香散順氣調經。

紺珠正氣天香散，香附乾姜蘇葉沉。烏藥舒鬱兼除痛，氣行血活自經匀。香附八錢，烏藥二錢，陳皮、蘇葉各一錢，乾薑五分，每服五、六錢。

橘皮竹茹湯治胃虛呃逆。

橘皮竹茹治嘔呃，參甘半夏陳皮麥。赤茯再加薑棗煎，方由金匱此加闢。《金匱》方，橘皮、竹茹各二升，人參一兩，甘草五兩，生薑半觔，棗三拾枚，名橘皮竹茹湯，治呃逆。後人加半夏、麥冬、赤茯苓、枇杷葉。

丁香柿蒂湯嚴氏，治病後寒呃。《濟生》丁香柿蒂湯，又丁香柿蒂竹茹湯。

丁香柿蒂人參薑，呃逆因寒中氣戕。濟生香蒂僅二味，或加竹茹用皆良。嚴氏，丁香、柿蒂各二錢，人參一錢，生薑五片。丁香、柿蒂二味加薑，《濟生方》，亦名丁香柿蒂湯。加竹茹、橘紅，名丁香柿蒂竹茹湯，治同。

定喘湯《千金》，治哮喘。

定喘白果與麻黃，欵冬半夏白皮湯。蘇杏黃芩兼甘草，肺寒膈熱喘哮嘗。白菓三十枚（炒去壳），麻黃、半夏（薑製）、冬花各三錢，桑白皮（蜜炙）、蘇子各二錢，杏仁（去皮尖）、黃芩各錢半，甘草一錢，薑煎。

理血之劑十三首　附方六

四物湯《局方》，養血通劑。附八珍湯合四君子湯、十全大補湯、元素胃風湯。

四物地芍與歸芎，血家百病此方通。八珍合入四君子，氣血雙療功獨崇。再加黃耆與肉桂，十全大補補方雄。十全除却耆地草，加粟煎之名胃風。四物湯，當歸（酒洗）、生地各三錢，白芍二錢，川芎錢半。四君子湯，人參、白术（土炒）、茯苓（去皮）各二錢，炙草一錢。二方相合爲八珍湯，加黃蓍、肉桂爲十全大補湯，俱薑、棗煎。除生地、黃蓍、甘草，加粟米百粒煎，名胃風湯，張元素。治風客腸胃、殭泄完穀及瘈瘲牙關。

人參養榮湯補氣養血。

人參養榮即十全，除却川芎五味聯。陳皮遠志加薑棗，脾肺氣血補方先。湯見"四物"下。即十全大補湯除川芎，加五味、陳皮、遠志。薛立齋曰：氣血兩虛變生諸症，不問脉病，但服此湯，諸症悉除。

歸脾湯《濟生》，引血歸元。

歸脾湯用术參蓍，歸草茯神遠志隨。酸棗木香龍眼肉，煎加薑棗益心脾。怔忡健忘俱可却，腸風崩漏總能醫。人參、白术（土炒）、茯神、棗仁、龍眼肉各二錢，黃蓍（蜜炙）錢半，當歸（酒洗）、遠志各一錢，木香、甘草（炙）各八分。

養心湯補血寧心。

養心湯用草蓍參，二茯芎歸柏子尋。夏麯遠志兼桂味，再加酸棗總寧心。黃蓍（蜜炙）、茯苓、茯神、川芎、當歸（酒洗）、半夏麯各一兩，甘草（炙）一錢，人參、柏子仁（去油）、肉桂、五味子、遠志、棗仁（炒）各二錢半，每服五錢。

當歸四逆湯仲景，益血復脉。附四逆加吳萸生姜湯。

當歸四逆桂枝芍，細辛甘草木通着。再加大棗治陰厥，脉細陽虛由血弱。當歸、桂枝、芍藥、細辛各二兩，棗廿①五枚。內有久寒加薑茱，發表溫中通脉經。不用附子及乾薑，助陽過②劑陰反灼。素有久寒者，加吳茱萸二升、生薑半觔，酒煎，名四逆加吳茱萸生薑湯，仲景。薑附四逆在於回陽，當歸四逆在於益血復脉，故雖內有久寒，其加生薑、吳茱萸，不用乾薑、附子、陳皮，灼其陰也。

桃仁承氣湯仲景，治膀胱畜血。

桃仁承氣五般奇，甘草硝黃併桂枝。熱結膀胱小腹脹，如狂畜血最相宜。桃仁五十枚（去皮尖，研），大黃四兩，芒硝、桂枝、甘草各二兩。小腹脹而小

---

① 廿，原作"甘"，據《湯頭歌訣》改。

② 過，原作"週"，據《湯頭歌訣》改。

便自利，知爲血畜下焦，畜血發熱故如狂。

犀角地黃湯治胃熱吐衄。

犀角地黃芍藥丹，血升胃熱火邪干。斑黃陽毒皆堪治，或益柴芩總伐肝。生地兩半，白芍一兩，丹皮、犀角各二錢半，每服五錢。因怒致血者，加柴胡、黃芩。

咳血方丹溪，治咳嗽痰血。

咳血方中訶子收，栝蔞海石山梔投。青黛蜜丸口嚼化，咳嗽痰血服之瘳。訶子（麵包煨，取肉）、栝蔞仁（去油）、海石（去砂）、梔子（炒黑）、青黛（水飛）等分，蜜丸龍眼肉大，嚼化。如嗽甚加杏仁（去皮尖，研）。

東垣秦艽白术丸治血痔便秘。附秦艽蒼术湯、秦艽除風湯。

東垣秦艽白术丸，歸尾桃仁枳實攢。地榆澤瀉皂角子，糊丸血痔便艱難。仍有蒼术防風劑，潤血疏風燥濕安。秦艽、白术、歸尾（酒洗）、桃仁（研）、地榆各一兩，枳實（麩炒）、澤泄、皂角子（燒存性）各五錢，糊丸。本方除白术、當歸、地榆，加蒼术、防風、大黃、黃柏、檳榔，名秦艽蒼术湯；除枳實、皂角子、地榆，加防風、升麻、柴胡、陳皮、炙草、黃栢、大黃、紅花，名秦艽除風湯，治并同。

槐花散治腸風下血。

槐花散用治腸風，側栢黑荊枳殼充。爲末等分米飲下，寬腸涼血逐風功。槐花、扁栢葉、枳殼（炒）、荊芥穗（炒黑），各等分。

小薊飲子治血淋。

小薊飲子藕蒲黃，木通滑石生地襄。歸草黑梔淡竹葉，血淋熱結服之良。小薊、藕節、蒲黃（炒黑）、木通、滑石、生地、當歸（酒洗）、甘草、梔子（炒黑）、淡竹葉，各等分，煎服。

四生丸《濟生》，治血熱妄行。

四生丸用三般葉，側栢艾荷生地協。等分生搗如泥煎，血熱妄行吐衄愜。扁栢葉、艾葉、荷葉、生地黃等分。

復元活血湯《發明》，治損傷積血。

復元活血湯柴胡，花粉當歸山甲俱。桃仁紅花大黃草，損傷瘀血酒煎祛。柴胡五錢，花粉、當歸（酒洗）、穿甲（炮）、甘草、紅花各二錢，桃仁五十枚（去皮尖，研），大黃一兩，每服一兩，酒煎。

袪風之劑<small>十二首　附方四</small>

小續命湯《千金》，風痙通劑。

小續命湯桂附芎，麻黃參芍杏防風。黃芩防己兼甘草，六經風中此方通。通治六經中風，喎邪不遂，語言謇澁及剛柔二痙，亦治厥陰風瀉。防風一錢二分，桂枝、麻黃、人參、白芍（酒炒）、杏仁（去皮尖，炒、研）、川芎（酒洗）、黃芩（酒炒）、防己、炙草各八分，附子（童便製）四分，薑、棗煎。劉宗厚曰：此方無分經絡，不辨寒熱虛實，雖多亦奚以爲？昂按：此方今人罕用，然古今風方，多從此方損益爲治。

大秦艽湯《機要》，搜風活血降火。治中風，風邪散見不拘一經者。

大秦艽湯羌獨防，芎芷辛芩二地黃。石膏歸芍苓甘术，風邪散見可通嘗。秦艽、石膏各三兩，羌活、獨活、防風、川芎、白芷、黃芩（酒炒）、生地（酒洗）、熟地、當歸（酒洗）、白芍（酒炒）、茯苓、炙草、白术（土炒）各一兩，細辛五錢，每服一兩。劉宗厚曰：秦艽湯、愈風湯雖有補血之藥，而行經散風之劑居其大半，將何以活血益筋骨也？昂按：治風有三法，解表、攻裏、行中道也。初中必挾外感，故用風藥解表散寒，而用血藥、氣藥調裏活血降火也。

三生飲《局方》，治卒中痰厥。附星香散。

三生飲用烏附星，三皆生用木香聽。加參對半扶元氣，卒中痰迷服此靈。星香散亦治卒中，體肥不渴邪在經。生南星一兩，生川烏、附子（去皮）各五錢，木香二錢，每服一兩，對加參一兩。《醫貫》曰：此行經[1]散痰之劑，斬關擒王之將，宜急用之。凡中風，口開爲心絕，手撒[2]爲脾絕，眼合爲肝絕，遺尿爲腎絕，鼻鼾爲肺絕。吐沫直視，髮直頭搖，面赤如粧[3]，汗[4]綴如珠[5]者，皆不治。若服此湯，間有活者。中藏中府者重，中經者稍輕。膽星八錢，木香二錢，爲末服。《易簡》加薑煎服，名星香散。

---

① 經，原無，據《湯頭歌訣》補。

② 撒，原作“散”，據《湯頭歌訣》改。

③ 粧：同“妝”。

④ 汗，原作“點”，據《湯頭歌訣》改。

⑤ 珠，原作“硃”，據《湯頭歌訣》改。

地黃飲子河間，治瘖厥風痱，口噤，四肢不收。

地黃飲子山茱斛，麥味昌蒲遠志茯。蓯蓉肉附巴戟天，少入薄荷薑棗服。瘖①厥風痱能治之，火歸水中水生木。熟地、山茱萸（去核）、石斛、麥冬（去心）、石菖蒲、遠志肉、茯苓、肉蓯蓉、肉桂、附子（炮）、巴戟天等分，每服五錢，加薄荷少許煎。劉河間曰：中風，非外中之風，良由將息失宜，心火暴甚，腎水虛衰不能制之，故卒倒無知也。治宜和藏府，通經絡，便是治風②。《醫貫》曰：痰涎上湧者，水不歸元也；面赤煩渴者，火不歸元也。惟桂、附能引火歸元，火歸水中則水能生木，木不生風而風自息矣。

順風勻氣散治喎僻偏枯，口眼喎邪、僻枯不遂，皆由宗氣不能周於身。

順風勻氣术烏沉，白芷天麻蘇葉參。木瓜甘草青皮合，喎僻偏枯口舌瘖。白术二錢，烏藥錢半，天麻、人參各五分，蘇葉、白芷、木瓜、青皮、甘草（炙）、沉香（磨兑）各三分，加薑煎。

上中下痛風方丹溪。

黃柏蒼术天南星，桂枝防已及威靈。桃仁紅花龍膽草，羌芷川芎神曲停。痛風濕熱與痰血，上中下通用之聽。黃柏（酒炒）、蒼术（泔浸）、南星（薑製③）各二兩，防己、桃仁（去皮尖）、胆草、白芷、川芎、神曲（炒）各一兩，桂枝、威靈仙、紅花、羌活各二錢半，神麴糊丸。

獨活寄生湯《千金》，治風寒濕痰。附三痺湯，治風寒濕三痺。

獨活寄生芄防辛，芎歸地芍桂苓均。杜仲牛膝人參草，冷風頑痺屈能伸。若去寄生加蓍續，湯名三痺古方珍。獨活、桑寄生、秦芄、防風、細辛、川芎（酒洗）、當歸（酒洗）、白芍（酒炒）、熟地、桂心、茯苓、杜仲（薑汁炒）、牛膝、人參、甘草等分，每服四錢。去寄生，加黃芪、續斷，名三痺湯。

消風散消風散熱。

消風散內羌防荆，芎朴參苓陳草并。殭蚕蟬退藿香入，爲末茶調或酒行。頭痛目昏項背急，頑麻癮疹服之清。人參、防風、茯苓、川芎、羌活、

---

① 瘖，原作“陰”，據《湯頭歌訣》改。

② 風，原作“水”，據《湯頭歌訣》改。

③ 製，原作“棗”，據《湯頭歌訣》改。

殭蚕（炒）、蟬蛻①、藿香各二兩，荊芥、厚朴（薑汁炒）、陳皮（去白）、甘草（炙）各五錢，每服三錢，茶調下，瘡癬酒調下。

川芎茶調散《局方》，治頭目風熱，偏正頭痛。附菊花茶調散。

川芎茶調散荊防，辛芷薄荷甘草羌。目昏鼻塞風攻上，正偏頭痛悉平康。方內若加殭蚕菊，菊花茶調用亦臧。薄荷八錢，川芎、荊芥各四錢，防風錢半，細辛一錢，羌活、白芷、炙草各二錢，共爲末，每服三錢，茶調下。加殭蚕、菊花，名菊花茶調散。

青空膏東垣，治風濕熱，偏正頭痛。

青空芎草柴芩連，羌防升之入頂巔。爲末茶調如膏服，正偏頭痛一時蠲。川芎五錢，甘草（炙）兩半，柴胡七錢，黃芩（酒炒）、黃連（酒炒）、羌活、防風各一兩，每服三錢。

人參荊芥散《婦寶》，治婦人血風勞，血脉空疎，乃感風邪，寒熱盜汗，成勞。

人參荊芥散熟地，防風柴枳芎歸比。山棗鱉羚桂术甘，血風勞作風虛治。人參、荊芥、熟地、柴胡、枳殼、棗仁（炒）、鱉甲（童便炙）、羚羊角（磨兌）、白术各五分，防風、炙草、當歸、川芎、桂心各三分，加薑煎。

祛寒之劑十二首　附方二

理中湯仲景，治寒客中。附附子理中湯。

理中湯主理中鄉，甘草人參术黑薑。嘔利腹痛陰寒盛，或加附子總扶陽。白术（土炒）二兩，人參、乾薑（炮）、炙草各一兩，治太陰厥逆，自利不渴，脉沉無力。加附子，名附子理中湯。

真武湯仲景，治中有水氣，故心悸頭眩；汗多亡陽，故肉瞤筋惕②。

真武湯壯腎中陽，茯苓术芍附生薑。少陰腹痛有水氣，悸眩瞤音純惕保安康。附子一枚（炮），白术二兩（炒），茯苓、白芍（炒）、生薑各三兩。真武，

---

① 蛻，同"蛻"，原作"退"，據《湯頭歌訣》改。

② "惕"此字下原衍"瞤"，據《湯頭歌訣》及小字注文刪。

北①方水神。腎中火足，水乃歸元。此方補腎之陽，壯火而利水，故名。

四逆湯仲景，治陰症厥逆，專治三陰厥逆，太陽初症脉沉亦用之。

四逆湯中薑附草，三陰厥逆太陽沉。或益薑葱參芍桔，通陽復脉力能任。附子一枚（生用），乾薑一兩，炙草二兩，冷服。若面赤，格陽於上也，加葱白通陽；腹痛，加芍藥和陰；咽痛，加桔梗利咽；利止脉不出，加人參補氣復脉；嘔吐，加生薑以散逆氣。

白通加人尿豬膽汁湯仲景，治陰盛格陽於外，故厥逆無脉。

白通加尿豬膽汁，乾薑附子兼葱白。熱因寒用妙義深，陰盛格陽厥無脉。附子一枚（炮），乾薑一兩，葱白四莖，此白通湯也。葱白以通陽氣，薑、附以散陰寒，加人尿五合，豬胆汁一合。

吳茱萸湯仲景，治嘔利寒厥，太陽熱嘔忌服。

吳茱萸湯人參棗，重用生薑溫胃好。陽明寒嘔少陰利，厥陰頭痛皆能保。吳茱萸一升（滾水泡②），人參三兩，生薑六兩，棗十二枚。

益元湯《活人》，治戴陽煩躁。

益元艾附與乾薑，麥味知連參草將。薑棗葱煎入童便，内寒外熱名戴陽。附子（炮）、艾葉、乾薑、麥冬、五味、知母、黃連、人參、甘草，薑、棗、葱白煎，入童便，冷服。

回陽救急湯節菴曰：即四逆湯，治三陰寒厥。

回陽救急用六君，桂附乾薑五味羣。加麝三厘或膽汁，三陰寒厥見奇勳③。附子（炮）、乾薑、肉桂、人參各五分，白术、茯苓各一錢，半夏、陳皮各七分，甘草三分，五味九粒，薑煎。

四神丸治腎虛脾瀉，由腎命火衰，不能生脾土，故五更將交陽分而瀉。

四神故紙吳茱萸，肉蔻五味四般須。大棗百枚薑八兩，五更腎瀉火衰扶。破故紙四兩（酒浸、炒），吳茱萸一兩（塩水炒），肉蔻三兩（麪包煨），五味三

---

① 北，原作"比"，據《湯頭歌訣》改。

② 滾水泡，《湯頭歌訣》作"炮"。

③ 勳：同"勛"。

兩（炒），棗、生薑同煎，棗爛去薑，搗棗肉爲丸，臨臥塩湯下。若早服，不能敵①一夜之陰寒也。

厚朴温中湯治虛寒脹滿。

厚朴温中陳草苓，乾薑草蔻木香停。煎服加薑治腹痛，虛寒脹滿用皆靈。厚朴、陳皮各一錢，甘草、茯苓、草蔻、木香各五分，乾薑三分，加薑煎。

導氣湯治寒疝。

寒疝痛用導氣湯，川楝茴香與木香。吳茱煎以長流水，散寒通氣利小腸。川楝四錢，木香三錢，茴香二錢，吳茱萸一錢（泡），同煎。

疝氣方丹溪，治寒濕疝氣。

疝氣方用荔枝核，梔子山查枳殼益。再入吳茱煖厥陰，長流水煎疝痛釋②。荔枝核、梔子、枳殼（炒）、山查（炒）、吳茱萸（泡）各等分，長流水煎，或爲末，空心服。

橘核丸《濟生》，治癩疝。

橘核丸中川楝桂，朴實延胡藻帶昆。桃仁二木酒糊合，癩疝痛頑塩酒吞。橘核、川楝、海藻、海帶、昆布、桃仁（去皮尖③）各二兩，桂心、厚朴（薑汁炒）、枳實（炒）、延胡、木通、木香各五錢，酒糊丸，塩湯或酒下。

祛暑之劑五首　附方十二

三物香薷飲《局方》，散暑和脾。附七方。

三物香薷豆朴先，若云熱盛加黃連。或加苓草名五味，利濕祛暑木瓜宜。再加參著與陳术，兼治內傷十味全。二香合入香蘇飲，仍有藿薷香葛傳。香薷、扁豆、厚朴，加黃連，名黃連香薷飲；去黃連，加茯苓、甘草，名五味香薷飲；加木瓜，名六味香薷飲；加參、著、陳皮、白术，名十味香薷飲；五味香薷合香蘇飲，香附、紫蘇、陳皮、蒼术，名二香散；三物香薷飲合藿香正氣散，名藿薷湯；

---

① 敵，原作"敨"，據《湯頭歌訣》改。

② 長流水煎疝痛釋，原缺，據《湯頭歌訣》補。

③ 尖，原作"失"，據《湯頭歌訣》改。

三物香薷飲加葛根，名香葛湯。

黃連香薷飲（《活人》），治中暑熱盛，口渴心煩；五味香薷飲利濕祛暑；六味香薷飲治濕盛；十味香薷飲治內傷；二香散治外感內傷；藿薷湯治伏暑吐瀉；香葛湯治暑月傷風。

清暑益氣湯東垣，用以補肺生津，燥濕清熱。

清暑益氣參草蓍，當歸麥味青陳皮。麴柏葛根蒼白术，升麻澤瀉棗薑隨。人參、黃蓍、炙草、當歸（酒洗）、麥冬、五味、青皮（麩炒）、陳皮（留白）、神麴（炒）、黃柏（酒炒）、葛根、蒼术（泔浸、炒）、白术（土炒）、升麻、澤瀉，和薑、棗煎。

縮脾飲溫脾消暑，吐瀉煩渴。大順散，散寒燥濕，治暑月飲冷受傷。

縮脾飲用清暑氣，砂仁草菓烏梅暨。甘草葛根扁豆加，吐瀉煩渴溫脾胃。古人治暑多用溫，暑爲陰症此所謂。大順杏仁薑桂甘，散寒燥濕斯爲貴。砂仁、草菓（煨）、烏梅、甘草（炙）各四兩，扁豆（炒、研）、葛根各二兩。潔古曰：中熱爲陽症，爲有餘；中暑爲陰症，爲不足。經曰：脉虛身熱，得之傷暑。大順散，先將甘草、白砂炒，次入乾薑、杏仁（炒），合肉桂爲末，每服二錢。吳鶴皋曰：此非治暑，乃治暑月飲冷受傷之脾胃耳。

生脉散保肺復脉。

生脉麥味與人參，保肺清心治暑淫。氣少汗多兼口渴，病危脉絕急煎斟。人參五分，麥冬八分，五味子九粒。盖心主脉，肺朝百脉，補肺清心，則氣充而脉復。將死脉絕者服之，能令復生。夏月火旺爍金，尤宜服之。

六一散清暑利濕。附碧玉散、雞蘇散、益元散、硃珀益元散。

六一滑石同甘草，解肌行水兼清燥。統治表裏及三焦，熱渴暑煩瀉痢保。益元碧玉與雞蘇，散肺薄荷加之好。滑石六兩，甘草一兩，燈心湯下，亦有用薑湯下者。加辰砂，名益元散，取其清心；加青黛，名碧玉散，取其涼肝；加薄荷，名雞蘇散，取其散肺。新增硃珀益元散，每滑石（水飛）六兩，甘草一兩，研極細末，加鏡面硃砂（水飛）二錢，真血色琥珀（研極細末）三錢，共和勻，每服三錢，涼水調服，或蜜水，或燈心煎水調服。治男婦小兒六腑實熱，上焦煩渴，心智悶亂，精神恍惚，口舌乾燥，便秘赤色及中暑等症。清六腑、調中氣、鎮心安神、利膀胱，用之神良。

利濕之劑 十三首　附方八

五苓散 仲景，行水總劑。附四苓散、猪苓湯（仲景）。

五苓散治太陽府，白术澤瀉猪茯苓。膀胱化氣添官桂，利便消暑煩渴清。除桂名爲四苓散，無寒但渴①服之靈。猪苓湯除桂與术，加入阿膠滑石停。此爲利濕兼瀉熱，疸黃便閉渴嘔寧。猪苓、茯苓、白术（土炒）各十八銖，澤瀉一兩六銖，桂半兩，每服三錢。治太陽經府傳入膀胱府者用之②。除桂，名四苓散，治無寒③但渴；除桂與白术，加阿膠、滑石，名猪苓湯，利濕瀉熱，疸黃、小便閉、渴嘔。吳鶴皋曰：諸藥過燥，故加阿膠以存津液。

小半夏加茯苓湯 仲景，行水消痞。附茯苓甘草湯。

小半夏加茯苓湯，行水散痞有生薑。加桂除半治悸厥④，茯苓甘草湯名彰。半夏一升，茯苓三兩，生薑半勷。除茯苓，名小半夏湯。加桂枝、甘草，除半夏，名茯苓甘草湯（仲景）。傷寒水氣乘心，厥而心下悸者，先治其水，卻治其厥。火因水而下行，則眩悸止而痞滿消矣。

腎着湯《金匱》，治濕傷腰腎。附黃蓍防己湯（治風水諸濕腫身重汗出）、甘⑤薑苓术湯。

腎着湯內用乾薑，茯苓甘草白术襄。傷濕身痛與腰冷，亦名甘薑苓术湯。黃蓍防己除薑茯，术甘薑棗共煎嘗。此治風水與諸濕，身重汗出服之良。乾薑（炮）、茯苓各四兩，炙草、白术（土炒）各二兩。《金匱》黃芪防己湯，治風水、諸濕、身重汗出。黃芪、防己各一兩，白术七錢半，炙草五錢，加薑、棗煎。

舟車丸 河間，燥實陽水。口渴、面赤、氣粗、便秘而腫脹者爲陽水。

舟車牽牛及大黃，遂戟莞花又木香。青皮橘皮加輕粉，燥實陽水卻相當。黑牽牛四兩（炒），大黃二兩（酒浸），甘遂（麵包煨）、莞花（醋炒）、大戟（麵

---

① 渴，原作"湯"，據《湯頭歌訣》改。

② 該句《湯頭歌訣》作"治太陽府，太陽經熱傳入膀胱府者用之"。

③ 寒，原無，據小字注文及《湯頭歌訣》補。

④ 悸厥，原作"氣絕"，據小字注文及《湯頭歌訣》改。

⑤ 甘，原作"乾"，據《湯頭歌訣》改。

包煨）、青皮（炒）、橘紅各一①兩，木香②五錢，輕粉一錢，水丸。

疏鑿飲治陽水。

疏鑿檳榔及商陸，苓皮大腹同椒目。赤豆艽羌瀉木通，煎益薑皮陽水服。檳榔、商陸、茯苓皮、大腹皮、椒目、赤小豆、秦艽、羌活、澤瀉、木通等分，加薑皮、棗煎服。

實脾飲嚴氏，治虛寒陰水。謂便利不渴而腫脹者爲陰水。

實脾苓术與木瓜，甘草木香大腹加。草蔻附薑兼厚朴，虛寒陰水效堪誇。茯苓、白术（土炒）、木瓜、甘草、木香、大腹子、草豆蔻（煨）、附子（炮）、黑薑、厚朴（薑汁炒），加薑、棗煎。經曰：濕勝則地泥，實土正所以制水也。

五皮飲《澹寮》，治脾虛膚腫。

五皮飲用五般皮，陳茯薑桑大腹奇。或用五加易桑白，脾虛膚脹此方司。陳皮、茯苓皮、薑皮、桑白皮、大腹皮，或去桑白皮，加五加皮。脾不能爲胃行其津液，故水腫，半身以上宜汗，半身以下宜利小便。此方於瀉水之中仍寓調補之意，皆用皮者，水溢皮膚，以皮行皮也。

羌活勝濕湯《局方》，治濕氣在表。附羌活除濕湯。

羌活勝濕羌獨芎，甘蔓藁本與防風。濕氣在表頭腰重，發汗升陽有異功。風能勝濕升能降，不與行水滲濕同。若除獨活芎蔓草，除濕升麻蒼术充。羌活、獨活各一錢，川芎、炙草、藁本、防風各五分，蔓荆子三分。如有寒濕，加附子、防己。除獨活、川芎、蔓荆、甘草，加升麻、蒼术，名羌活除濕湯，治風濕身痛。

大橘皮湯治水腫泄瀉。

大橘皮湯治濕熱，五苓六一二方綴。陳皮木香檳榔增，能消水腫及泄瀉。赤苓一錢，豬苓、澤瀉、白术（土炒）、肉桂各五分，以上五苓散；滑石六錢，甘草一錢，即六一散。加陳皮錢半，木香、檳榔各三分，每服五錢，薑煎。

茵陳蒿湯東③垣，治黃疸。附仲景栀皮栀子湯。

---

① 一，原作"二"，據《湯頭歌訣》改。

② "香"字下原衍"各"字，據《湯頭歌訣》刪。

③ 東，原作"神"，據《湯頭歌訣》改。

茵陳蒿湯治疸黄，陰陽寒熱細推詳。陽黄大黄梔子入，陰黄附子與乾薑。亦有不用茵陳者，仲景栢皮梔子湯。瘀熱在裏、口渴便閉、身如橘色、脉沉實者，爲陽黄。茵陳六兩，大黄二兩（酒浸），梔子十四枚。以茵陳爲主，如寒濕、陰黄、色暗、便溏者，除梔子、大黄，加乾薑、附子以燥濕散寒。仲景栢皮梔子湯，黄栢二兩，梔子十五枚，甘草一兩。按：陽黄，胃有瘀熱者宜下①之，如發熱者，則勢外出而不内入，不必汗下，惟用梔子、黄栢清熱利濕以和解之。若小便利、色白無熱者，仲景作虛勞治，用小建中湯。

八正散《局方》，治淋痛尿血。

八正木通與車前，扁蓄大黄滑石研。草稍瞿麥兼梔子，煎加燈草痛淋蠲。木通、燈草、瞿麥、車前子、扁蓄、滑石、甘草稍、梔子（炒）、大黄。一方加木香，取其辛能利氣、溫能化氣也。八正散治濕熱下注，咽乾口渴，少腹急滿，小便不通，或淋痛尿血，或因熱爲腫。

萆薢分清飲治膏淋白濁。附縮泉丸，治便數遺尿。

萆薢分清石菖蒲，草稍烏藥益智俱。或益茯苓塩煎服，通心固腎濁精驅。縮泉益智同烏藥，山藥糊丸便數需。萆薢、石菖蒲、烏藥、益智仁各等分，甘草稍減半，或加茯苓，塩煎服，益俱②少許。縮泉丸，即益智、烏藥等分，山藥打糊爲丸，塩湯下。

當歸拈痛湯東垣，治脚氣瘡瘍。

當歸拈痛羌防升，猪澤茵陳芩葛朋。二术苦參知母草，瘡瘍濕熱服皆應。當歸（酒洗）、羌活、防風、升麻、猪苓、澤瀉、茵陳、黄芩（酒炒）、葛根、蒼术（泔浸、炒）、白术（土炒）、苦參、知母（並酒炒）、炙草。劉宗厚曰：此方本東垣治濕熱脚氣，後人用治諸瘡，甚驗。

潤燥之劑 十三首 附方二

炙甘草湯仲景，治虛勞肺痿。

---

① 下，原作“之”，據小字注文及《湯頭歌訣》改。
② 俱，原作“俔”，疑形近而誤。

炙甘草湯參薑桂，麥冬生地大麻仁。大棗阿膠加酒服，虛勞肺痿效如神。炙草、人參、生薑、桂枝各三兩，阿膠、蛤粉（炒）二兩，生地一觔，麥冬、大麻仁（研）各半升，棗十二枚，水、酒各半煎。仲景治傷寒脉結代、心動悸及肺痿唾多，《千金翼》用治虛勞，《寶鑑》用治呃逆，《外臺》用治肺痿。

滋燥養榮湯治血虛風燥。

滋燥養榮兩地黃，芩甘歸芍及艽防。爪枯膚燥兼風秘，火爍金傷血液亡。當歸（酒洗）二錢，生地、熟地、白芍（炒）、黃芩（酒炒）、秦艽各一錢，防風、甘草各五分。

活血潤燥生津飲丹溪，治內燥血枯。

活血潤燥生津飲，二冬熟地兼栝①蔞。桃仁紅花及歸芍，利秘通幽善澤枯。熟地、當歸（酒洗）、白芍各一錢，天冬、麥冬、栝蔞各八分，桃仁（去皮尖，研）、紅花各五分。

韭汁牛乳飲丹溪，治反胃噎膈。附五汁安中飲，張任侯。

韭汁牛乳反胃滋，養榮散瘀潤腸奇。五汁安中薑梨藕，三般加入用隨宜。牛乳半升，韭汁少許，滾湯頓服，名韭汁牛乳飲。牛乳六分，韭汁、薑汁、藕汁、梨汁各一分和勻服，名五汁安中飲，並治噎膈。反胃噎膈，由火盛血枯，或有瘀血寒痰阻滯胃口，故食入反出也。牛乳潤燥養血爲君，韭汁、藕汁消瘀益胃，薑汁潤胃散痰，梨汁消痰降火。聽審症用之，或加陳酒亦佳，以酒乃米汁也。

潤腸丸東垣，治風秘血秘。

潤腸丸用歸尾羌，桃仁麻仁及大黃。或加艽防皂角子，風秘血秘善通腸。歸尾、羌活、大黃各五錢，桃仁、大麻仁各一兩，蜜丸。風濕加秦艽、防風、皂子（燒存性，研）。皂子得濕則滑，善通便秘；艽、防治風，風燥、血燥致大便秘。

通幽湯東垣，治噎塞便秘。附當歸潤腸湯。

通幽湯中二地俱，桃仁紅花歸草濡。升麻升清以降濁，噎塞便閉此方需。有加麻仁大黃者，當歸潤腸湯名殊。清陽不升，則濁陰不降，故大便不通。生地、熟地各五分，桃仁（研）、紅花、當歸身、甘草（炙）、升麻各一錢。加火麻仁（研）、大黃，名當歸潤腸湯。

---

① 栝，原作"括"，據《湯頭歌訣》改。

搜風順氣丸治風秘腸風。

搜風順氣大黃蒸，郁李麻仁山藥增。防獨車前及檳枳，兔絲牛膝山茱仍。中風風秘及氣秘，腸風下血總堪憑。大黃（九蒸九晒）五兩，火麻仁、郁李仁（去皮）、山藥（酒蒸）、車前子、牛膝（酒蒸）、山茱肉各三兩，兔絲①子（酒浸）、防風、獨活、檳榔、枳殼（麩炒）各一兩，蜜丸。

消渴方丹溪，治胃熱消渴。

消渴方中花粉連，藕汁地汁牛乳研。或加薑蜜爲膏服，瀉火生津益血痊。花粉生津，黃連瀉心火，藕汁益胃，生地滋腎水，牛乳潤燥益血。黃連研末，餘各搗汁，加薑汁少許、白蜜，調爲膏服。

白茯苓丸治腎消。

白茯苓丸治腎消，花粉黃連草薢調。二參熟地覆盆子，石斛蛇床腺脛要。腺脛，雞肫內黃皮也。茯苓、花粉、黃連、草薢、人參、元參、熟地黃、覆盆子各一兩，石斛、蛇床子各七錢半，雞肫皮三十具（微炒），蜜丸，磁石湯下。

猪腎薺苨湯《千金》，解毒治腎消。

猪腎薺苨參茯神，知芩葛草石膏因。磁石天花同黑豆，強中消渴此方珍。下消之症，莖長興盛，不交精出，名強中。緣服邪術熱藥而毒盛也。猪腎一具②，大豆一升，薺苨、人參、石膏各三兩，磁石（綿裹）、茯神、知母、黃芩、葛根、甘草、花粉各二兩。先煮豆、腎，去滓，下藥煎，分三服。

地黃飲子《易簡》，治消渴煩躁。

地黃飲子參芪草，二地二冬枇斛參。澤瀉枳實疏二府，燥煩消渴血枯含。人參、黃芪、甘草（炙）、天冬、麥冬、生地、熟地、枇杷葉（炙）、石斛、澤瀉、枳實（麩炒），每服二錢。

酥蜜膏酒《千金》，治氣乏聲嘶。

酥蜜膏酒用飴糖，二③汁百部及生薑。杏棗補脾兼潤肺，聲嘶氣憊酒溫嘗。酥蜜、飴糖、棗肉、杏仁（細研）、百部（水潤搗汁）、生薑汁，共煎一炊久，

---

① 兔絲，原作“去皮”，據《湯頭歌訣》改。

② 具，原作“俱”，據《湯頭歌訣》改。

③ 二，原作“三”，據小字注文及《湯頭歌訣》改。

如膏，温酒細末拌服之。

清燥湯東垣，治燥金受濕熱之邪。

清燥二术與黃蓍，參苓①連栢草陳皮。豬澤②升柴③五味麴，麥冬歸地痿方推。治肺金受濕熱之邪，痿躄喘促，口乾便赤。黃芪錢半，蒼术（炒）一錢，白术（炒）、陳皮、澤瀉各五分，人參、茯苓、升麻各三分，當歸（酒洗）、生地、麥冬、甘草（炙）、神麴（炒）、黃栢（酒炒）、豬苓各二分，柴胡、黃連（炒）各一分，五味九粒，煎。肺爲辛金，主氣；大腸爲庚金，主津。燥金受濕熱之邪，則寒水生化之源絕，而痿躄喘渴諸症作矣。此方不盡潤藥，因有清燥二字，故附記④於此。然東垣所云清燥者，蓋指肺與大腸爲燥金也。

瀉火之劑二十七首　附方九

黃連解毒湯治三焦實熱。附三黃石膏湯、栀子金花丸。

黃連解毒湯四味，黃栢黃芩栀子備各等分。躁狂大熱嘔不眠，吐衂斑黃均可使。若云三黃石膏湯，再加麻黃及淡豉見表裏門。此爲傷寒温毒盛，三焦表裏相兼治。栀子金花加大黃，潤腸瀉熱真堪倚。栀子金花丸，即黃芩、黃栢、黃連、栀子、大黃，水爲丸。

附子瀉心湯仲景，治傷寒痞滿。附大黃附子湯。

附子瀉心用三黃，寒加熱藥以維陽。痞乃熱邪寒藥治，惡寒加附始相當。大黃附子湯同意，温藥下之妙異常。黃芩、黃連各一兩，大黃二⑤兩，附子一枚（炮）。恐三黃重損其陽，故加附子。傷寒痞滿，從外之内，滿在胷而不在胃，多屬熱邪，故宜苦瀉。若雜病之痞，從内之外，又宜辛散。經曰：心下痞，按之軟，關脉浮者，大黃黃連瀉心湯。心下痞而復惡寒汗出者，附子瀉心湯。大黃附子湯，大黃、細辛各二兩，附子一枚（炮）。《金匱》陽中有陰，以温藥下之，下其寒也。後人罕識其旨。

---

① 苓，原作"芩"，據小字注文及《湯頭歌訣》改。
② 澤，原作"芩"，據小字注文及《湯頭歌訣》改。
③ 柴，原作"麻"，據小字注文及《湯頭歌訣》改。
④ 記，原作"次"，據《湯頭歌訣》改。
⑤ 二，原作"一"，據《湯頭歌訣》改。

半夏瀉心湯仲景，治誤下虛痞。

半夏瀉心黃連芩，乾薑甘草與人參。大棗和之治虛痞，法在降陽而和陰。半夏半升，黃連一兩，乾薑、黃芩、甘草（炙）、人參各三兩，大棗十二枚。治傷寒下之太早，痞滿而不痛者，爲痞。身寒而嘔，飲食不下，非柴胡症，凡用瀉心者，多屬誤下，非傳經熱邪。

白虎湯仲景，治胃肺實熱。附人參白虎湯。

白虎湯用石膏煨，知母甘草粳米陪。亦有加入人參者，燥煩熱渴舌生胎。石膏一觔，知母六兩，甘草二兩，粳米六合。白虎，西方金神。此方清肺金而瀉胃火，故名。然必實熱方可用之，或有血虛身熱、脾虛發熱及陰盛格陽，類白虎湯症，誤投之，不可救也。按：白虎症脉洪大有力，類白虎症脉大而虛，以此方辨。又當觀小便，赤者爲內熱，白者爲內寒也。加人參，名人參白虎湯。

竹葉石膏湯仲景，治肺胃虛熱，治傷寒解後嘔渴少氣。

竹葉石膏湯人參，麥冬半夏與同林。甘草生薑兼粳米，暑煩熱渴脉虛尋。竹葉二把，石膏一觔，人參三兩，甘草（炙）二兩，麥冬一升，半夏、粳米各半升，加薑煎。

升陽散火湯東垣，治火欎。火發多在肝胆之經，以木盛生火，俱挾相火。

升陽散火葛升柴，羌獨防風參芍儕。生炙二草加姜棗，陽經火欎發之佳。柴胡八錢，葛根、升麻、羌活、獨活、人參、白芍各五錢，防風二錢半，炙甘草三錢，生甘草二錢，每服五錢，加薑、棗煎。

凉膈散《局方》，治膈上實熱。

凉膈硝黃梔子翹，黃芩甘草薄荷饒。竹葉蜜煎療膈上，中焦燥實服之消。竹葉生竹上，故治上焦。連翹四兩，大黃（酒浸）、芒硝、甘草各二兩，梔子（炒黑）、黃芩（酒炒）、薄荷各一兩，爲末，每服三錢，加竹葉、生蜜煎。潘思敬曰：仲景調胃承氣湯，後人加味一變而爲凉膈散，再變而爲防風通聖散。

清心蓮子飲《局方》，治心火①淋渴。

清心蓮子石蓮參，地骨柴胡赤茯苓。蓍草麥冬車前子，躁煩消渴及崩淋。石蓮子（去壳）、人參、柴胡、赤茯苓、黃芪各三錢，黃芩（酒炒）、地骨皮、麥

---

① 火，原無，據《湯頭歌訣》補。

冬、車前子、甘草（炙）各二錢。

甘露飲《局方》，治胃中濕熱。附桂苓甘露飲。

甘露兩地與茵陳，苓枳枇杷石斛倫。甘草二冬平胃熱，桂苓犀角可加均。生地、熟地、天冬、麥冬、甘草、石斛、茵陳、枳殼、枇杷葉、黃芩各等分，煎。加茯苓、肉桂，名桂苓甘露飲。《本事方》加犀角，通治胃中濕熱、口瘡、吐衄。

清胃散東垣，治胃火牙痛。

清胃散用升麻連，當歸生地牡丹全。或益石膏平胃熱，口瘡吐衄及牙宣。口血、鼻血、牙齦出血，黃連、丹皮、生地、當歸、石膏、升麻。昂按：古人治血，多用升麻，然上升之藥始終不可輕施。

瀉黃散治胃熱口渴。

瀉黃甘草與防風，石膏梔子藿香充。炒香蜜酒調和服，胃火口瘡並見功。防風四兩，甘草二兩，黑梔一兩，藿香七錢，石膏五錢。

錢乙瀉黃散治脾胃鬱火。

錢乙瀉黃升防芷，芩夏石斛同甘枳。亦治胃熱及口瘡，火鬱發之斯爲美。升麻、防風、白芷各錢半，黃芩、枳殼（炒）、半夏（薑汁製）、石斛各一錢，甘草七分。

瀉白散錢乙，治肺火。

瀉白桑皮地骨皮，甘草粳①米四般宜。參茯知芩皆可入，肺炎喘嗽此方施。桑白皮、地骨皮各一錢，甘草五分，粳米百粒。李時珍曰：此瀉肺諸方之準繩也。

瀉青丸錢乙，瀉肝火。

瀉青丸用龍膽梔，下行瀉火大黃資。羌防升上芎歸潤，火鬱肝經用此宜。龍膽草、黑梔子、大黃（酒蒸）、羌活、防風、川芎、當歸（酒洗）等分，蜜丸，青黛爲衣，竹葉湯下。

龍膽瀉肝湯《局方》，治肝經濕熱。

龍膽瀉肝梔芩柴，生地車前澤瀉偕。木通甘草當歸合，肝經濕熱力能排。胆草（酒炒）、梔子（酒炒）、黃芩（酒炒）、柴胡、車前子、澤瀉、木通、當歸、甘草（生用）。

---

① 粳，原作"糊"，據《湯頭歌訣》改。

當歸龍薈丸《宣明》，治肝火。

當歸龍薈用四黃，龍膽蘆薈木麝香。黑梔青黛薑湯下，一切肝火盡能攘。當歸（酒洗）、胆草（酒洗）、梔子（炒黑）、黃連（酒炒）、黃栢（酒炒）、黃芩（酒炒）各一兩，大黃（酒浸）、青黛（水飛）、蘆薈各五錢，木香二錢，麝香五分，蜜丸，薑湯下。

左金丸丹溪，治肝火，亦名茱連丸。附戊己丸、連附六一湯。

左金茱連六一丸，肝經火欝吐吞酸。再加芍藥名戊己，熱瀉熱痢服之安。連附六一治胃痛，寒因熱用理一般。黃連六兩（薑汁炒），吳茱萸一兩（塩湯泡），亦名茱連丸。左金者，使肺右之金得行於左而平肝木也。加芍藥名戊己丸，伐肝安脾，使木不尅土，治熱瀉熱痢。連附六一湯，黃連六兩，附子一兩，治胃痛，寒因熱用。

導赤散錢乙，治心小腸火。

導赤生地與木通，草稍竹葉四般攻。口糜[1]淋痛小腸火，引熱同歸小便中。生地、木通、甘草稍、竹葉各等分，煎。

清骨散治骨蒸勞熱。

清骨散用銀柴胡，胡連秦艽鱉甲符。地骨青蒿知母草，骨蒸勞熱保無虞。銀柴胡錢半，胡黃連、秦艽、鱉甲（童便炙）、地骨皮、青蒿、知母各一錢，甘草（炙）五分。

普濟消毒飲東垣，治大頭天行。

普濟消毒芩連鼠，元參甘桔藍根侶。升柴馬勃連翹陳，殭蠶薄荷爲末咀。或加人參及大黃，大頭天行力能禦。黃芩（酒炒）、黃連（酒炒）各五錢，元參、甘草（生用）、桔梗、柴胡、陳皮（去白）各二錢，鼠粘子、板藍根、馬勃、連翹、薄荷各一錢，殭蠶、升麻各七分，爲末服，或蜜丸嚵化。虛者加人參，便秘加大黃，大頭天行，親戚不相訪問，染者多不救。李東垣曰：此邪熱客心肺之間，上攻頭面爲腫，以承氣瀉之，是爲誅伐無過，遂處此方，全活甚衆。

清震湯河間，治雷頭風。

清震湯治雷頭風，升麻蒼术兩般充。荷葉一枚升胃氣，邪從上散不

---

[1] 糜，原作"麋"，據《湯頭歌訣》改。

傳中。升麻、蒼术二味，《局方》名升麻湯。荷葉一枚，同煎。頭面腫痛疙瘩，名雷頭風，一云頭如雷鳴。東垣曰：邪在三陽，不可過用寒藥重劑誅伐無過，處清震湯升陽解毒，取震爲雷之義。

桔梗湯《濟生》，治肺癰欬吐膿血。

桔梗湯中用防己，桑皮貝母栝蔞子。甘枳當歸薏杏仁，黃蓍百合薑煎此。肺癰吐膿或咽乾，便秘大黃可加使。桔梗、防己、栝蔞、貝母、當歸、枳殼、薏仁、桑皮各五分，黃芪七分，杏仁、百合、甘草各三分，薑煎。一方有人參，無枳殼。

清咽太平丸治肺火咯血。

清咽太平薄荷芎，柿霜甘桔及防風。犀角蜜丸治膈熱，早間咯血頰常紅。兩頰，肺肝之部。早間寅卯木旺之時，木盛生火，來尅肺金。薄荷十兩，川芎、柿霜、甘草、防風、犀角各二兩，桔梗三兩，蜜丸。

消斑青黛飲陶節菴，治胃熱發斑。

消斑青黛梔連犀，知母元參生地齊。石膏柴胡人參草，便實參去大黃躋。薑棗煎加一匙醋，陽邪裏實此方稽。大便實者，去人參，加大黃。發斑雖由胃熱，亦諸經之火有以助之。青黛、黃連、梔子、元參、知母、生地、犀角、石膏、柴胡、人參、甘草、薑、棗煎，加醋。

辛夷散嚴氏，治肺熱鼻瘜。

辛夷散內藁防風，白芷升麻與木通。芎細甘草茶調服，鼻生瘜肉此方攻。肺經濕熱上蒸於腦，入鼻而生瘜肉，猶濕地得熱而生芝菌也。辛夷、藁本、防風、白芷、升麻、木通、川芎、細辛、甘草各等分，末，每服三錢，茶調。

蒼耳散陳無擇，治風熱鼻淵。

蒼耳散中用薄荷，辛夷白芷四般和。葱茶調服疎肝肺，清升濁降鼻淵瘥。蒼耳（炒）二錢半，薄荷、辛夷各五錢，白芷一兩，末，茶、葱調服。凡頭面之疾，皆由清陽不升、濁陰逆上所致，濁氣上①爍於腦，則鼻流濁涕爲淵。

妙香散王荊公②，治驚悸夢遺。

---

① "所致，濁氣上"，原無，據《湯頭歌訣》補。

② 王荊公，即王安石，字介甫，封荊國公。世人又稱王荊公。

妙香山藥與參耆，甘桔二茯遠志隨。少佐辰砂木香麝，驚悸欝結夢中遺。山藥二兩（薑汁炒），人參、黃芪（蜜炙）、茯苓、茯神、遠志（炒）各一兩，桔梗、甘草各三錢，辰砂二錢，木香二錢半，麝香一錢，爲末，每服二錢，酒下。

除痰之劑<small>十一首　附方五</small>

二陳湯《局方》，治一切痰飲。附導痰湯、竹茹溫膽湯、潤下丸。

二陳湯用半夏陳，益以茯苓甘草臣。利氣調中兼去濕，一切痰飲此爲珍。導痰湯內加星枳，頑痰膠固力能馴。若加竹茹與枳實，湯名溫膽可寧神。潤下丸僅陳皮草，利氣祛痰妙絕倫。半夏（薑製）二錢，陳皮（去白）、茯苓各一錢，甘草五分，加薑煎。加胆星、枳實（炒），名導痰湯，治頑痰膠固。加竹茹、枳實，名溫胆湯，治胆虛不眠，可寧神。陳皮（去白）八兩，塩五錢（化水浸洗），甘草二兩（蜜炙），蒸餅糊丸，薑湯下，名潤下丸（《丹溪》），能利去痰。或將陳皮塩水煮晒，同甘草爲末，名二賢散。不可多服，恐損元氣。

滌痰湯嚴氏，治中風痰症，痰迷心竅，舌強不能言。

滌痰湯用半夏星，甘草橘紅參茯苓。竹茹菖蒲兼枳實，痰迷舌強服之醒。半夏（薑製）、胆星各二錢半，橘紅、枳實、茯苓各二錢，人參、菖蒲各一錢，竹茹七分，甘草五分，加薑煎。此即導痰湯，加人參扶正氣，菖蒲開痰，竹茹清金。

青州白丸子治風痰癱瘓，小兒驚痰。

青州白丸星夏并，白附川烏俱用生。晒露糊丸薑薄飲，風痰癱瘓小兒驚。半夏（水浸生衣）七兩，南星、白附子各二兩，川烏（去皮臍）五錢。四味俱生用，爲末，袋盛，水攞出粉，再攞再搗，以盡爲度，磁盆盛貯，日晒夜露，春五、夏三、秋七、冬十日，糯米糊丸，薑湯下。癱瘓酒下，驚風薄荷湯下。

清氣化痰丸順氣行痰。

清氣化痰星夏橘，杏仁枳實栝蔞實。芩苓薑汁爲糊丸，順氣[①]火消痰自失。半夏（薑製）、胆星各兩半，橘紅、枳實（麩炒）、杏仁（去皮尖）、栝蔞仁（去油）、黃芩（酒炒）、茯苓各一兩，薑汁糊丸，淡薑湯下。

---

① 順氣，《湯頭歌訣》作"氣順"。

順氣消食化痰丸《瑞竹堂》，治酒食生痰。

順氣消食化痰丸，青陳星夏菔蘇攢。麴麥山查葛杏附，蒸餅爲糊薑汁搏。半夏（薑製）、胆星各一觔，陳皮（去白）、青皮、蘇子（沉水者，炒）、萊菔子（生用）、麥芽（炒）、神麴（炒）、山查（炒）、葛根、杏仁（去皮尖，炒）、香附（醋炒）各一兩，薑汁和蒸餅爲丸。

滾痰丸王隱君，治頑痰怪病。

滾痰丸用青礞石，大黃黃芩沉水香。百病多因痰作祟，頑痰怪症力能匡。青礞石一兩（用焰硝一兩同入瓦礶，塩泥固濟，煅至石色如金爲度），大黃（酒蒸）、黃芩（酒洗）各八兩，沉香五錢，爲末，水丸，薑湯下，量虛實服。《養生主論》滾痰丸方功效倍常。

滾痰丸方《養生主論》，又名神秘沉香丸。

痰之爲病，或偏頭風，或雷頭風；或太陽頭痛①，眩暈如坐舟車，精神恍惚；或口眼瞤動，或眉稜耳輪俱癢②，或頷腮四肢遊風腫硬，似疼非疼；或渾身燥痒，搔之則癮疹隨生，皮毛烘③熱，色如錦斑；或齒頰似痒似痛而疼無定所，滿口牙浮，痛痒不一；或噯氣吞酸，鼻聞焦臭，喉間豆腥氣，心煩鼻塞。咽嗌不利，咯之不出，咽之不④下，或因噴嚏而出，或因舉動而唾，其痰如墨，又如破⑤絮，或如桃膠，或如蜆肉；或心下如停水鉄，閉滯妨悶，噯噎連聲，狀如膈氣；或寢夢刑戮刀兵劍戟，或夢入人家，四壁圍繞，暫得一竇，百計得出，則不知何所；或夢在燒人，地上四面烟火，枯骨焦氣撲鼻，無路可出；或不因觸發，忿怒悲啼雨⑥淚而寤；或時郊行，忽見天邊兩月交輝，或見金光數道，回頭無有；或足膝酸軟，或骨節腰腎疼痛，呼吸難任；或四肢肌骨間痛如擊戮，乍起乍止，並無常所；或不時手臂麻疼，狀如風濕，或卧如芒刺不

----

① 或偏頭風……太陽頭痛，三個"或"原作"成"，據《準繩·類方》卷二改。

② 癢，原作"養"，據《準繩·類方》卷二改。

③ 烘，原作"洪"，據《準繩·類方》卷二改。

④ 不，原無，據《準繩·類方》卷二補。

⑤ 破，原作"硬"，據《準繩·類方》卷二改。

⑥ 雨，原作"兩"，《準繩·類方》卷二改。

安，或如毛蟲所螫，或四肢不舉，或手足重滯；或眼如薑蜇膠粘癢澀，開闔甚難；或陰晴交變之時，智瘕氣結閉而不發，則齒癢咽痛，口糜舌爛，及其奮然而發，則噴嚏連聲，初則涕唾稠粘，次則清水如注；或眼前黑暗，腦後風聲，耳內蟬鳴，眼瞤肉惕。治之者或曰腠理不密[1]，風府受邪，或曰上盛下虛，或曰虛，或曰寒，或曰發邪。惟洞虛子備此疾苦，乃能治療。病勢之來，則智腹間如有二氣交紐，噎塞煩欝，有如烟火上衝，頭面烘熱，眼花耳鳴，痰涎涕淚，並從肺胃間涌起，凜然毛豎，噴嚏千百，然後遍身煩躁，則去衣凍體，稍止片時，或春、秋乍凉之時，多加衣衾，亦得暫緩，或頓飲冰水而定，或痛飲一醉而寧，終不能逐去病根。乃得神秘沉香丸方，屢獲大效，愈人數萬，但不欲輕傳匪人，故以隱語括之。詩曰：甑裏翻身甲帶金，於今頭戴草堂深。相逢二八求斤正，硝煅青礞椊若沉。十七兩中零半兩，水丸梧子意須斟。除驅怪病安心志，水瀉雙身却不任。

大黃蒸少頃，翻過再蒸少頃即取出，不可過蒸、黃芩各八兩生，青礞石焰硝、青礞石等分入罐，塩泥固濟，煅如金色取出，水淘净，研極細，晒乾再研、沉香生剉，研極細、百藥煎以上三味各五錢。此用百藥煎，乃得之方外秘傳。蓋此丸得此藥乃能收斂周身頑涎聚於一處，然後利下，甚有奇功。椊若沉者，言五椊子與沉香，非礞石椊於沉之謂也。

右爲末，水丸梧子大，白湯食後空心服。

一切新舊失心喪志，或顛或狂等症，每服一百丸，氣盛能食，狂甚者，加二十丸，臨時加減之。

一切中風癱瘓，痰涎壅塞，大便或通或塞結，每服八九十丸，或加至百丸，永無秘結之患。

一切陽證風毒脚氣，遍身遊走疼痛，每服八九十丸，未效，加至百丸。

一切無病之人，遍身筋骨疼痛不能名者，或頭疼牙痛，或搖或癢風

---

① 密，原作"蜜"，《準繩·類方》卷二改。

注①等症，風寒鼻塞，身體或疼或不疼，非傷寒症者，服八九十丸，痰盛氣實者加之。

一切吞酸噯逆，膈氣及胷中疼悶，腹中氣塊衝上，嘔沫吐涎，狀如反胃，心下恍惚，如畏人捕，怵惕不安，陰陽關格，變生乖症，食饑傷飽，憂思過慮，心下嘈雜，或痛或喊，或晝夜虛飽，或饑不喜食，急慢喉閉，赤眼，每用加減服。

一切新舊痰氣喘嗽，或嘔吐，頭運目眩，加減服之。

一切腮頷腫硬，若瘰癧者，及口糜舌爛，咽喉生瘡者，每服六七十丸，加蜜少許，一處嚼碎噙化，睡時徐徐咽之。曾有口瘡者，服二十丸，依前法噙之，二三夜瘥。

一切男婦大小虛實，心疼連腹，身體羸瘦，發時必嘔綠水黑汁冷涎，乃至氣絕，心下溫煖者，量虛實加減服之。若事屬不虞之際，至於百丸，即便回生，未至顛危者，虛弱疑似之間，只服三十丸或五十丸，立見生意，然後續續進之，以瘥為度，兼服生津化痰、溫中理氣之藥。

一切茌苒疾病，凡男婦患非傷寒內外等症，或酒色過度，或吐血，或月事愆期，心煩志亂，或腹脹脇痛，勞倦痰眩，或暴行日中，因暑伏痰，口眼喎斜②，目痛耳憒鼻塞，骨節酸痛，乾嘔惡心，諸般內外疼痛，百藥無效，衆醫不識者，依前法加減服之效。大抵服藥，須臨在牀③，用熟水一口許嚥④下便臥，令藥在喉膈間徐徐而下。如日間病出不測，疼痛不可忍，必欲急除者，須是一依前臥法服，大半日不可食湯水及不可起身行坐言語，直候藥丸除逐上焦痰滯惡物，過膈入腹，然後動作，方能中病，每夜須連進二次，次日痰物既下三五次者，仍服前數，下五七次或直下二三次而病勢頓已者，次夜減二十丸；頭夜所服并不下物者，

---

① 注，原作“蛀”，據《準繩·類方》卷二改。

② 斜，原作“邪”，據《準繩·類方》卷二改。

③ 牀：同“床”。

④ 嚥：同“咽”。

次夜加十丸；人壯病實者，多加至百丸，惟候虛實消息之。或服過仰臥①，咽喉稠粘，壅塞不利者，痰氣汋卜，乃藥病相攻之故也；少頃藥力既勝，自然寧帖。往往病久結實於肺胃之間，或只暴病全無泛濫者，服藥②遍數，皆是痰涕惡物。看甚麼糞，用水攪之，盡是痰片粘涎。或稍稍腹痛，腰腎拘急者，蓋有一種頑痰惡物，閉氣滑腸，裏急後重者，狀如痢疾，片餉即已。若有痰涎易下者，快利不可勝言，頓然滿口生津，百骸爽快。間有片時倦怠者，蓋因連日病苦不安，一時爲藥力所勝，氣體暫和，如醉得醒，如浴方出，如睡方起。此藥并不洞泄刮腸大瀉，但取痰積惡物，自腸胃次第而下，腹中糟粕，并不相傷，其推下腸腹之糞，則藥力所到之處，是故先去其糞，其餘詳悉，不能備述，服者當自知之。

金沸草散《活人》，治咳嗽多痰。附《局方》金沸草散。

金沸草散前胡辛，半夏荊甘赤茯因。煎加薑棗除痰嗽，肺感風寒頭目瞀。局方不用細辛茯，加入麻黃赤芍均。旋覆花、前胡、細辛各一錢，半夏五分，荊芥錢半，甘草（炙）三分，赤茯苓六分。《局方》金沸草散，不用細辛、赤茯苓，加入麻黃、赤芍。

半夏天麻白术湯東垣，治太陰痰厥頭痛。

半夏天麻白术湯，參蓍橘栢及乾薑。苓瀉麥芽蒼术麴，太陰痰厥頭痛良。半夏、麥芽各錢半，白术、神麴（炒）各一錢，人參、黃芪、陳皮、蒼术（炒）、茯苓、澤瀉、天麻各五分，乾薑三分，黃栢（酒洗）二分。

常山飲《局方》，治痰瘧。

常山飲中知貝取，烏梅草菓檳榔聚。薑棗酒水煎露之，劫痰截瘧功堪詡。常山（燒酒炒）二錢，知母、貝母、草菓（煨）、檳榔各一錢，烏梅二個，一方加穿甲（炮）、甘草，瘧未發時面東溫服。

截瘧七寶飲《易簡》，劫痰截瘧。

截瘧七寶常山菓，檳榔朴草陳皮夥。水酒合煎露一宵，陽經實瘧服

---

① 臥，原作"服"，據《準繩·類方》卷二改。

② 《養生主論》此處有"下咽，即仰臥，頓然百骸安靜，五臟清寧。次早先去大便一次，其餘"二十五字。

之妥。常山（酒炒）、草果（煨）、檳榔、厚朴（姜汁炒）、青皮（炒）、陳皮、甘草等分，水、酒各半煎，露之，發日早晨面東溫服。

收濇之劑九首　附方二

金鎖固精丸治夢遺滑精。

金鎖固精芡蓮鬚，龍骨蒺藜牡蠣需。蓮粉糊丸塩酒下，濇精秘氣滑遺無。芡實、蓮鬚、沙苑蒺藜（炒）各二兩，龍骨（酥炙）、牡蠣（塩水煮一日夜，煅粉）各一兩，蓮子粉糊爲丸，塩湯、酒任下。

茯菟丹《局方》，治遺精消渴。

茯菟丹療精滑脫，菟苓五味石蓮末。酒煮山藥爲糊丸，亦治強中及消渴。強中者，下消之人莖長興盛，不交出精也。菟絲子十兩（酒浸）、五味子八兩，白茯苓、石蓮子各三兩，山藥六兩，酒煮爲糊丸，漏精塩湯下，赤濁燈心湯下，白濁茯苓湯下，消渴米飲下。

治濁固本丸治濕熱精濁，固本之中兼利濕熱。

治濁固本蓮蕊①鬚，砂仁連栢二苓俱。益智半夏同甘草，清熱利濕固兼驅。蓮鬚、黃連（炒）各二兩，砂仁、黃栢、益智仁、半夏（薑製）、茯苓各一兩，豬苓二兩，甘草（炙）三錢。

訶子散東垣，治寒瀉脫肛。附河間訶子散。

訶子散用治寒瀉，炮薑粟殼橘紅也。河間木香訶草連，仍用术②芍煎湯下。二方藥異治畧同，亦主脫肛便血者。訶子（煨）七分，炮薑六分，御米③殼（去蒂，蜜炙）、橘紅各五分，爲末服。河間訶子散，訶子一兩（半生半煨），木香五錢，黃連三錢，甘草二錢，爲末煎，白术芍藥湯調服。久瀉以此止之，不止，加厚朴（薑汁炒）二錢。

桑螵蛸散寇宗奭，治便數健忘。

---

① 蕊：同"蕊"。

② 术，原作"木"，據《湯頭歌訣》改。

③ 御米：即罌粟。

桑螵蛸散治便數，參苓龍骨同龟殼。菖蒲遠志及當歸，補腎寧心健忘覺。桑螵蛸（塩水炒）、人參、茯苓（一用茯神）、龍骨（煨）、龜板（酥炙）、菖蒲（塩炒）、遠志、當歸等分，爲末，臨臥服二錢，人參湯下。治小便多而短，兼補心神。

真人養藏湯羅謙甫，治虛寒脱肛久痢。

真人養藏訶粟殼，肉蔻當歸桂木香。术芍參甘爲澀劑，脱肛久痢早煎嘗。訶子（麵包①煨）一兩二錢，粟殼（去筋蒂，蜜炙）三兩六錢，肉蔻（麵包煨）五錢，當歸（酒洗）、白术（土炒）、白芍（酒炒）、人參各六錢，木香二兩四錢，桂八錢，生甘草一兩八錢，每服四錢。藏寒甚加附子，一方無當歸，一方有乾薑。

當歸六黃湯治自汗盗汗。醒而出曰自汗，臥寐而出曰盗汗。

當歸六黃治汗出，著栢芩連生熟地。瀉火固表復滋陰，加麻黃根功更異。當歸、黃栢、黃連、黃芩、生地、熟地等分，黃芪（炙）倍加。自汗屬陽虛，宜固表；盗汗屬陰虛，宜滋陰。李時珍曰：麻黃根走表，能引諸藥至衛分而固腠理。

栢子仁丸治陰虛盗汗，心血虛卧而汗出。

栢子仁丸人參术，麥麩牡蠣麻黃根。再加半夏五味子，陰虛盗汗棗丸吞。栢子仁（炒、研、去油）二兩，人參、白术（土炒）、牡蠣（煨）、麻黃根、半夏、五味各一兩，麥麩五錢，棗肉丸，米飲下。

陽虛自汗牡蠣散治醒而汗出。外撲汗法。

陽虛自汗牡蠣散，黃芪浮麥麻黃根。撲法芎藁牡蠣粉，或將龍骨牡蠣捫。牡蠣（煨、研）、黃芪、麻黃根各一錢，浮小麥百粒，煎。撲汗法：白术、藁本、川芎各二錢半，糯米粉兩半，爲末，袋盛，週身撲之。

殺蟲之劑二首

烏梅丸仲景，蚘②厥。治傷寒厥陰症，寒厥吐蚘。

烏梅丸用細辛桂，人參附子椒薑繼。黃連黃栢及當歸，温藏安蚘寒厥劑。烏梅三百箇（醋浸、蒸），細辛、桂枝、附子（炮）、人參、黃栢各六兩，黃連一

---

① 包，原無，據小字注文及《湯頭歌訣》補。
② 蚘：同"蛔"。

斤，乾薑十兩，川椒（去汗）、當歸各四兩。

化蟲丸治腸胃諸蟲。

化蟲鶴虱及使君，梹榔蕪荑苦楝羣，白礬胡粉糊丸服，腸胃諸蟲永絕氛。鶴虱、梹榔、苦楝根（東引者）、胡粉（炒）各一兩，使君子肉、蕪①荑各五錢，枯礬一錢半，麵糊丸，亦可末服。

癰瘍之劑六首　附方二

真人活命飲治一切癰疽。

真人活命金銀花，防芷歸陳草節加。貝母天花兼乳没，穿山角刺酒煎嘉。金銀花二錢，當歸（酒洗）、陳皮（去白）各錢半，防風七分，白芷、甘草節、貝母、天花粉、乳香（去油）各一錢，没藥（去油）五分，乳、没二味另研，候藥熟，下皂角刺五分，穿山甲（炮）三大片，好酒煎服，恣飲盡醉，以行藥勢也。已成者能潰，未成者能散。一切癰疽能潰散，潰後忌服用無差。大黃便實可加使，鐵器酸物勿沾牙。

金銀花酒癰疽初起。附蠟礬丸。

金銀花酒加甘草，奇瘍惡毒皆能保。護膜須用蠟礬丸，二方均是瘍科寶。金銀花五兩（生者更佳），甘草一兩，酒、水煎一日夜，服盡。蠟礬丸，黃蠟二兩，白礬一兩，溶化爲丸，酒服十丸，加至百丸則有力，使毒不攻心。一方加雄黃，名雄礬丸，蛇蛟尤宜服之。

托裏十補散即《局方》十宣散，能補裏散表。

托裏十補參蓍芎，歸桂白芷②及防風。甘桔厚朴酒調服，癰瘍脉弱賴之充。人參、黃芪、當歸各二錢，川芎、桂心、白芷、防風、甘草、桔梗、厚朴各一錢，熱酒調服。

托裏溫中湯孫彦和，治寒瘍內陷。

托裏溫中薑附羗，茴木丁沉共四香。陳皮益智兼甘草，寒瘍內陷嘔

---

① 蕪，原作“無”，據《湯頭歌訣》改。

② 芷，原作“芍”，據小字注文及《湯頭歌訣》改。

瀉良。附子（炮）四錢，炮薑、羌活各三錢，木香錢半，茴香、丁香、沉香、益智仁、陳皮、甘草各一錢，加薑五片煎。治瘡瘍變寒內陷，心痞，便溏，嘔呃，昏聵。

托裏定痛湯內托止痛。

托裏定痛四物兼，乳香沒藥桂心添。再加蜜炒罌粟殼，潰瘍虛痛去如拈。當歸、地黃、川芎、白芍、罌粟殼（蜜炙）、桂心、乳香、沒藥（并去油）。

散腫潰堅湯東垣，消堅散腫。

散腫潰堅知栢連，花粉黃芩龍胆宣。升柴翹葛兼甘桔，歸芍稜莪昆布全。黃芩八錢（半酒炒、半生用），知母、黃栢（酒炒）、花粉、胆草（酒炒）、桔梗、昆布各五錢，柴胡四錢，升麻、連翹、甘草（炙）、三稜（酒炒）、莪术（酒洗、炒）各三錢，葛根、歸尾（酒洗）、白芍（酒炒）各二錢，黃連一錢，每服五六錢，先浸後煎。

經產之劑十二首　附方二十二

婦人諸病與男子同，惟胎前、產後、調經異。

海藏妊娠六合湯治妊娠傷寒。

海藏妊娠六合湯，四物為君妙義長。傷寒表虛地骨桂，表實細辛兼麻黃。少陽柴胡黃芩入，陽明石膏知母藏。小便不利加苓瀉，不眠黃芩栀子良。風濕防風與蒼术。胎動血漏加膠艾，虛痞朴實頗相當。脉沉寒厥亦桂附，便秘畜血桃仁黃。安胎養血先為主，餘因各症細參詳。後人法此治經水，過多過少別溫涼。溫六合湯加芩术，色黑後期連附商。熱六合湯栀連益，寒六合湯加附薑。氣六合湯加陳朴，風六合湯加芄羌。此皆經產通用劑，說與時師好審量①。

四物湯，當歸、川芎、白芍、地黃。

表虛自汗，發熱惡寒，頭痛脉浮，四物湯四兩，加桂枝、地骨皮各②七錢，名表虛六合湯。

頭痛身熱無汗脉緊，四物四兩，加細辛、麻黃各五錢，名表實六合湯。

---

① 量，原作"良"，據《湯頭歌訣》改。

② 各，原無，據小字注文及《湯頭歌訣》補。

寒熱脇痛，心煩喜嘔，口苦脉弦，爲少陽症，加柴胡、黃芩，名柴胡六合湯。

大熱煩渴，脉大而長，爲陽明症，加白虎湯，石膏、知母、甘草、粳米合四物，名石膏六合湯。

小便不利，加茯苓、澤瀉，名茯苓六合湯。

汗下後不得眠，加黃芩、梔子，名梔子六合湯。

兼風兼濕，肢節煩痛，心熱脉浮，加防風、蒼术，名風濕六合湯。

傷寒汗下後，胎動漏血，加阿膠、艾葉，名膠艾四物湯。

胷滿痞脹，加厚朴、枳實，名朴實六合湯。

身冷拘急，腹痛脉沉，亦有不得已而加附子、肉桂，名附子六合湯。

大便秘，小便赤，脉實數或膀胱畜血，亦有加桃仁、大黃，名大黃六合湯。

經水過多，加黃芩、白术。

色黑後期加黃連、香附，名連附六合湯。

血熱妄行，加梔子、黃連。

血海虛寒，加炮薑、附子。

氣欝經阻，加陳皮、厚朴。

血虛風瘁，加秦艽、羌活。

膠艾湯 《金匱》，治胎動漏血。附《婦人良方》、婦寶丹。

膠艾湯中四物先，阿膠艾葉甘草全。婦人良方單膠艾，胎動血漏腹痛瘁。膠艾四物加香附，方名婦寶調經專。阿膠、川芎、甘草各二兩，艾葉、當歸各三兩，芍藥、地黃各四兩，酒水煎，内阿膠烊化服。《婦人良方》阿膠、艾葉亦名膠艾湯。婦寶丹調經等事，膠艾四物加香附。

當歸散 《金匱》，養血安胎。婦人懷孕宜常服之，臨盆易産，且無衆疾。

當歸散[①]益婦人妊，术芍芎歸及[②]子芩。安胎養血宜常服，産後胎前功效深。當歸、川芎、芍藥、黃芩各一斤，白术半斤，爲末，酒調服。丹溪曰：黃芩、白术，安胎之聖藥。蓋懷妊宜清熱涼血，血不妄行則胎安。黃芩養陰退陽，能除胃熱；白术補脾，亦除胃熱。脾胃健則能化血養胎，自無半産、胎動、血漏之患。

黑神散 《局方》，消瘀下胎。

---

① 散，原無，據《湯頭歌訣》補。

② 及，原無，據《湯頭歌訣》補。

黑神散中熟地黄，归芍甘草桂炮薑。蒲黄黑豆童便酒，消瘀下胎痛逆忘。瘀血攻衝則作痛，胞胎不下，赤由血滯不行。熟地、當歸、白芍、甘草、肉桂、炮薑、蒲黄（炒）各四兩，黑豆（炒、去皮）半升，酒、童便合煎服。

清魂散 嚴氏，治産後昏暈。

清魂散用澤蘭葉，人參甘草川芎協。荊芥理血兼祛風，産中昏暈神魂帖。澤蘭、人參、甘草（炙）各三分，川芎五分，荊芥一錢，酒調下。肝藏魂，故曰清魂。

羚羊角散《本事方》，治子癎。

羚羊角散杏薏仁，防獨芎歸又茯神。酸棗木香和甘草，子癎風中可回春。羚羊角（屑）一錢，杏仁、薏仁、防風、獨活、川芎、當歸、茯神、棗仁（炒）各五分，木香、甘草各二分半，加薑煎。治妊娠[1]中風、涎潮僵仆、口噤搐搦，名子癎。

當歸生薑羊肉湯《金匱》，治蓐勞。附《千金》羊肉湯。

當歸生薑羊肉湯，産中腹痛蓐勞匡。亦有加入參蓍者，千金四物甘桂薑。當歸三兩，生薑五兩，羊肉一斤。治産後發熱，自汗身痛，名蓐勞。腹痛者，瘀血未去，新血不生也。氣能生血，加生薑引入氣分，以生新血。加人參、黄芪者，氣血交補也。《千金》羊肉湯，川芎、當歸、白芍、地黄、甘草（炙）、乾薑、肉桂，加羊肉煎。

達生散 丹溪，達生易産。附紫蘇飲子，治子懸。

達生紫蘇大腹皮，參术甘陳歸芍隨。再加蔥葉黄楊腦，孕婦臨盆先服之。若將川芎易白术，紫蘇飲子子懸宜。大腹皮三錢，紫蘇、人參、白术（土炒）、陳皮、當歸（酒洗）、白芍（酒洗）各一錢，甘草（炙）二錢，青蔥五葉，黄楊腦七個，煎。嚴氏紫蘇飲子，前方去白术、加川芎，治胎氣不和，上衝心胸，名子懸。

妊娠轉胞參术飲 治妊娠轉胞，丹溪。

妊娠轉胞參术飲，芎芍當歸熟地黄。炙草陳皮兼半夏，氣升胎舉自如常。轉胞者，氣血不足，或痰飲阻塞，胎爲胞逼，壓在一邊，故臍下急痛，而小便或數或閉也。方即八珍湯除茯苓，加陳皮（去白）、半夏，加薑煎。

牡丹皮散《婦人良方》，治血瘕，瘀血凝聚則成瘕。

牡丹皮散延胡索，歸尾桂心赤芍藥。牛膝稜莪酒水煎，氣行瘀散血

---

① 娠，原作"婦"，據《湯頭歌訣》改。

瘕削。丹皮、延胡索、歸尾、桂心各三分，赤芍、牛膝、莪述①各六分，三稜四分，酒、水各半煎。

固經丸《婦人良方》，治經多崩漏不止者，色紫黑者，屬熱。

固經丸用龜板君，黃柏樗皮香附羣。黃芩芍藥酒丸服，漏下崩中色黑殷。龜板（炙）四兩，黃柏（酒炒）、芍藥（酒炒）②各二兩，樗皮（炒）、香附（童便浸、炒）各兩半，黃芩（酒炒）一兩，酒丸。

栢子仁丸《良方》，治血少經閉。

栢子仁丸熟地黃，牛膝續斷澤蘭芳。卷栢加之通血脉，經枯血少腎肝匡。栢子仁（去油）、牛膝（酒浸）、卷柏各五錢，熟地一兩，續斷、澤蘭各三兩，蜜丸，米飲下。經曰：心氣不得下降，則月事不來。

婦人無乳增，下乳方。

婦人無乳子淹淹，王不留行川甲兼。花粉甘歸爲細末，豬蹄湯下二錢添。王不留行三錢，穿山甲（土炒）二錢，當歸二錢，天花粉二錢，甘草（生用）三錢，共爲極細末，每服二錢，先用公豬前蹄煮爛，取湯調下，多服妙。

產後仙方新增，治產後不論諸般，總以此方爲主，多服更佳。

仙鸞留下產中方，熟地苓歸芎附薑。烏藥丹皮陳益母，术甘薑棗服能康。熟地、益母、香附（童便浸、炒）、茯苓、當歸（酒洗）各五錢，川芎、白术（土炒）、陳皮、烏藥、丹皮各三錢，炮薑二錢，炙甘草五分，薑一片，大棗二枚（去核），水二碗煎一碗，空心服，臨臥復渣，照方不可加減十分，惡症可以神驗。

產後百病第一方，屢經試驗。產後作寒、發熱、氣痛皆妙。

產後虛瘀百病生，紅花益母芍芎增。木通歸附丹皮入，甘草延胡薑引應。當歸（酒洗）、白芍（酒炒）、香附（童便炒）、益母草各一錢，川芎、元胡索（酒炒）各八分，丹皮七分，木通、紅花各五分，炙甘草三分，各如法炮製、稱準，生薑三片，水煎服，多服三五劑神效之極。

羌活膏增，治小兒風寒外感，內積發熱，喘咳痰涎，潮熱及搐掣狀似驚風者。

啞科全在望中覺，外感內傷須審確。羌獨前麻地骨草，參芎鈎桔薄

---

① 述，《湯頭歌訣》作“蒁”。

② 芍藥（酒炒），原無，據《湯頭歌訣》補。

薑捉。人參、羌活、獨活、前胡、川芎、鈎籐①、薄荷、地骨皮各三錢，桔梗、天麻各五錢，生草二錢，共爲極細末，蜜丸芡實大，每服一丸，薑湯下，每服四分五分，或作湯服亦可。

太和丸新增，治小兒內傷乳食，嘔吐腹脹，外感風寒，頭疼發熱。

小兒傷感兼嘔惡，全憑慧目靈心度。廣皮蘇附羌蒼芎，麥枳麴查甘草酌。紫蘇葉、廣皮、香附（酒浸、炒）、羌活、蒼术（泔浸、炒）、川芎、枳殼（麩炒）、山查肉（炒）、神麴（炒）、麥芽（炒）各一兩，生甘草五錢，共爲極細末，蜜丸芡實大，每服一丸，生薑湯化下。

附便用雜方

望梅丸訒菴，生津止渴。

望梅丸用塩梅肉，蘇葉薄荷與柿霜。茶末麥冬糖共搗，旅行賚服勝瓊漿。塩梅肉四兩，麥冬（去心）、薄荷葉（去梗）、柿霜、細茶末②各一兩，紫蘇葉（去梗）五錢，爲極細末，白霜糖四兩，共搗爲丸，雞頭子大。旅行帶之，含一丸，生津止渴，加人參一兩尤妙。

骨灰固齒散固齒散。

骨灰固齒豬羊骨，臘月醃成煅研之。骨能補骨醎補腎，堅牙健啖老尤奇。用臘月醃豬、羊骨，火煅，研細，每晨擦牙，不可間斷。至老而其效益彰，頭上齒骨亦佳。

軟脚散遠行健足。

軟脚散中芎芷防，細辛四味研如霜。輕撒鞋中行遠道，足無箴③疱汗皆香。防風、白芷各五錢，川芎、細辛各二錢半，爲極細末。行遠路者，撒少許於鞋底內，步履④輕便，不生箴疱，足汗皆香。

---

① "籐"字下原衍"鈎"字，據小字注文删。
② 末，原作"未"，據上文歌訣改。
③ 箴：同"針"。
④ 履，原作"腹"，據《湯頭歌訣》改。

卷之三

太極圖説醫學首識天時氣運，原人病皆因時令正變，感受淺深。

《易》有太極，是生兩儀，周子懼人之不明，而製爲太極圖。無極而太極，無極者，未分之太極也；太極者，已分之陰陽也。一中分太極，中字之象形，正太極之形也。一即伏羲之奇，一而圖之，即是無極。既曰先天太極，天尚未生，盡屬無形，何爲伏羲畫一奇？周子畫一圈，又涉形蹟矣。曰：此不得已，而開示後學之意也。人受天地之中以生，亦具有太極之形，在人身之中，可不究心哉！

圖極太

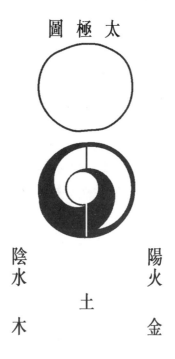

陰　　　　　　　陽
水　　　　　　　火
　　　　土
木　　　　　　　金

五 運 六 氣

　　天地至大，人物至廣，不外陰陽五行之理。五運，即五行也。六氣，即三陰三陽也。故木、火、土、金、水曰五運；厥陰、太陰、少陰、陽明、太陽、少陽曰六氣。五運即天干化合五行，而六氣亦地支化合五行。天以此四時而生萬物，人以此成有形而合無形。是五運六氣實醫學之根源，神農本之而著藥性，黃帝本之而著《內經》，仲師本之而撰《傷寒》《金匱》。今人但知風、熱、濕、火、燥、寒爲病，豈知厥陰主風，風，木也；少陰、少陽主熱，熱，火也；太陰主濕，濕，土也；陽明主燥，燥，金也；太陽主寒，寒，水也。此風、熱、濕、火、燥、寒之病，而五運六氣即主之，五臟六腑亦因之。其本末不可不察也！經曰：夫五運陰陽者，天地之道也，萬物之綱紀，變化之父母，生殺之本始，神明之府也，可不通乎？又曰：治不法天之紀、地之理，則災害至矣。又曰：不知年之所加，氣之盛衰，虛實之所起，不可以爲工矣。由是觀之，不知氣運而爲醫，欲其無失者鮮矣。茲將《內經》氣運要語，編成歌訣，并列圖詳註於左，使學者一覽即明其大綱旨要之所在，然後遍①求全經精②義，庶乎有得云③。

五 運 歌

　　甲巳化土乙庚金，水運丙辛木丁壬。

---

　　① 遍，原作“編”，據《醫宗金鑒》卷三十五改。

　　② 精，原無，據《醫宗金鑒》卷三十五補。

　　③ “云”字下原衍“云”字，據《醫宗金鑒》卷三十五刪。

惟有戊癸是火運，五運之化仔細尋。

五運陰陽老少歌

甲丙戊庚壬屬陽，乙丁巳辛癸爲陰。
陽爲老兮名太過，陰是少兮不及名。

五音建五運客主歌

角木徵火土中宮，商金羽水次苐行。
主運初角終於羽，客運之行各不同。

五音主運交運歌

角木屬春爲初運，大寒日交是真途。
二運徵火交春分，後十三日始可尋。
土是中宮運居三，芒種之後正十天。
處暑後七商金交，立冬後四羽水全。
五運之化有常數，此是主運莫亂傳。

五運客運歌

主客之運有順逆，試將客運仔細論。

甲巳客土初起宮，以此①相生至徵終。
其餘客運皆做此，交運亦在五節中。

五運太少齊兼化歌

五運不同太少年，太少之化有齊兼。
太者有餘齊勝我，少者不足勝來兼。
識得造物②有偏化，調燮至理難言傳。

六十年氣運相臨逆順歌

要知氣運逆順偏，須將年支合年干。
支爲司天看所屬，子午寅申二火傳。
丑未濕土卯酉金，辰戌之年屬水寒。
爲有巳亥主風木，此是氣運之司天。
十干加之凡六十，相臨順逆不同年。
支干相符爲天符，支生干分順化言。
干如生支爲小逆，甚而尅之不和天。
支如尅干爲天刑，以其順逆察休咎。

---

① 此，原作“次”。
② 物，原作“化”。

天地六氣歌

厥陰風木天風化，少陰君火天熱化。
太陰濕土天雨化，少陽相火天暑化。
陽明燥金天清化，太陽寒水天寒化。

交六氣節令歌

大寒初氣春分二，小滿三兮大暑四。
秋分交着五之初，小雪爲終六之次。

逐年主氣歌

初氣厥陰二少陰，三少陽兮四太陰。
五氣陽明六太陽，主氣歲歲有次倫。

逐年客氣歌

厥陰少陰與太陰，少陽陽明並太陽。
客氣之行各不同，豈能歲歲如其常。
子午太陽爲初氣，丑未初氣厥陰章。
寅申初氣少陰火，卯酉初氣太陰強。
辰戌少陽相火初，巳亥初氣陽明當。

初氣既明以次數，由初至終如指掌。

三爲司天終爲泉，合之五運察灾祥。

司 天 歌

子午少陰爲君火，丑未太陰臨濕土。

寅申少陽相火旺，卯酉陽明燥金所。

辰戌太陽寒水邊，巳亥厥陰風木主。

初氣①起地之左間，司天在泉次苐數。

左右間氣歌

初氣地左二天右，三爲司天歲半週。

四爲天左五地右，終氣在泉②歲半後。

左右間氣圖 用左手掌四指排數之

申少陽酉陽明戌太陽亥厥陰巳亥起厥陰順數到其年上看是何

未太陰　　　　　　子少陰字即其年分之司天前二位是初氣

午少陰　　　　　　丑太陰一位是二氣本位司天三氣後一位

巳厥陰辰太陽卯陽明寅少陽四氣後二五氣後三在泉終氣

---

① 氣，原作“起”。

② 泉，原作“前”。

南北政不應歌

甲巳君土爲南政，其餘八干北政論。
南政子午左寸沉，丑未巳亥左右尋。
卯酉兩尺寅申左，辰戌左尺真分明。
北政陽明沉兩寸，太陽少陽左右應。
少陽兩尺厥陰左，太陰右尺何須問。

　　甲巳化土，土居中央，爲皇帝，坐北面南以行令，故曰南政。其餘乙丙丁戊辛庚壬癸八干，乙庚化金、丙辛化水、丁壬化木、戊癸化火，皆居四正，如臣之面北而受命，故曰北政。脉不應者，是少陰君火臨於何位，則其脉沉細而伏，不應於指也。

此圖用手三指排十二支數之

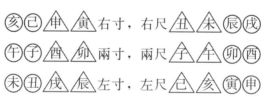

　　右圖○者南政，△者北政。南政子起中之端，北政子起中之根，皆逆行數之。凡年辰所值之處，即不應其位也。

南北政不應定局圖

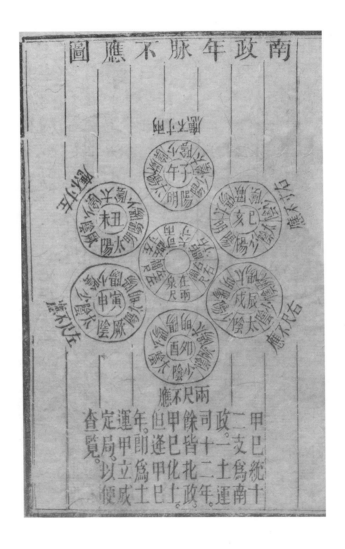

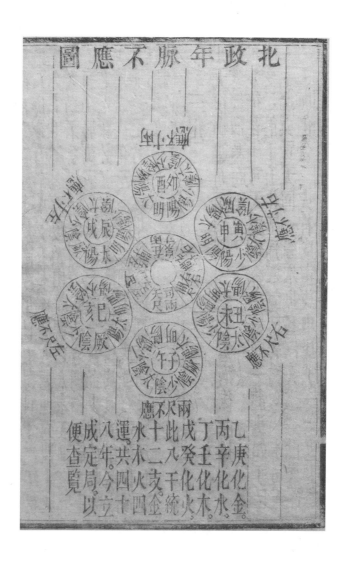

北政年脈不應圖

乙庚化金。丙辛化水。丁壬化木。戊癸化火。此十干統化。

十二支定局。今立十四運共木二火四金。八水十運。便成八十四。以查覽成定年。

　　右南北政立成定局。南政甲巳土運，司十二年；北政乙庚金、丙辛水、丁壬木、戊癸火四運，司四十八年。六十甲子，週而復始。由是觀之，人秉天地之氣運，太過不及，皆能受病，全在時令調和。百病不生，一有偏勝，萬病生焉。所云不應者，言少陰君火所在之處，脉必沉細而伏也，是爲得其氣而和也。若少陰君火在左，而脉沉細伏反應於右，當在右而反應於左者，則爲非其位。若應寸而尺，應尺而寸者，則爲失其位，其病必危也。

三　犯

　　犯天符病速而死，犯歲會病徐而持，犯太歲病暴而死。

　　犯天符者，謂司天與化合之屬，同一體也，如丁巳、丁亥二年。丁壬化木，爲木運，巳亥屬木，爲木司天，是氣運與司天同一屬木也，名曰天符。其餘火運司天，與化合。火者，戊寅、戊申、戊子、戊午也。土運一體，巳丑、巳未也。金運同一體，乙卯、乙酉也。水運同一體，丙辰、丙戌也。共十二年，曰天符之年也。犯天符者，是邪之中人，在天符之年者，名曰中執法，是犯司天。天，陽氣也，故病速而死。歲會者，謂本運臨本支之位也。如木運臨①丁卯年也，火運臨戊午年也，金運臨乙酉年也，水運臨丙子年也，此是四正主運；又土運臨四季，甲辰、甲戌、巳丑、巳未也，此四維主運。共八年，曰歲會。邪之中人，在歲會之年，名曰中行令，是犯在泉地氣。地，陰也；陰性徐，故其病徐而持也。曰太歲者，即太乙天符之年，又是歲會，是天氣、運氣、歲支三者俱會也。如巳丑、巳未，中運之土，與司天土同氣，又土運臨丑未也；乙酉中運之金，與司天金同氣，又金運②臨酉也；戊午中運之火，與司

---

①　臨，原無。

②　運，原無。

天火同氣，又火運臨午也。共四年。同天符、同歲會者，謂在泉之氣，與中運之氣，同一氣也，此即太乙天符也。邪之中人，在太乙天符之年者，名曰中貴人，是犯司天、在泉之氣。天地之氣俱犯，故其病暴而死也。

勝 復 主 病

勝甚者復甚，勝微者復微。勝復之氣，猝不能遽形於脉，先當以形症求之。

侮 尅 主 病

所勝來侮，其病微；所不勝來尅，其病甚。

太勝不及得中圈點於各年干支傍

凡運太勝者用○，凡運不及者用△，凡運有尅助得中者用▲。

六十甲子天時運氣太過不及得中民病用藥調理及寒熱溫凉順時分治總治列於後

甲子午年少陰司天，太宮陽明在泉。（宮與在泉同寒，藥宜溫多寒少。）

土主濕，雨土太過，風木承之，其變震驚飄驟。人多病，身重中滿。

先天是年土太過，雨多，土盛木承，則大風烈暴。人應之，先傷腎，後傷脾。土勝尅水，病腹痛清厥，體重，肌萎足萎，四肢不舉。

△庚△子午年少陰司天，太商△陽明在泉。（商與陽明同寒，藥宜溫多寒少。）

三金合。金太過，君火司天，形之，人多病下歲會。金，得其平；清，清冷皆是。

同天金盛木衰，草木乾枯，金盛則火承之。人應之，先傷於肝肋，小腹痛，目病，耳無聞甚則火復，肺自病咳逆，肩痛，金病不生。水，治下部皆病。

△丙△子午年少陰司天，太羽陽明在泉。（羽與陽明同寒，藥宜溫多寒少。）

水承水。水主寒，是年人多病中寒，下利，寒早至，腹足清冷。

先天歲半以後，水尅火。人多內熱，陰厥心痛，甚則水自病，腹大脛腫。水盛土復之，大雨至，霧矇鬱。人應之，先傷心，後傷腎。

△戊△子△午△年少△陰司天，太△徵陽明在泉。（熱太□，藥宜□□□少。）

火氣三合。火主炎暑，火過水承之，變沸騰。太乙天符，人血多上熱血溢。

壬子午年少陰司天，太角陽明在泉。（木生火，與司天同熱，藥宜清多溫少。）

木運主風，木過金承之，變摧拔。人多病肢滿。

先天是年木過風多，人病多怒傷脾，下半年則愈矣。木盛土衰，太虛雲飛，草木不甯；木盛金承，草木凋落。人應之，先傷脾，後傷肝。

初氣（初氣水恐爲四氣土所抑，則水鬱，濕蒸其驗也，民病脾腎，宜滋水奪土。）太陽水生木。始大寒寅初初刻，終驚蟄子初四刻。合初運：甲土尅水，丙水同，戊火被尅，庚金生水，壬木被生。

上年巳亥，大寒以前溫暖，此時寒乃始。蟄蟲從前因暖而出，此時復藏。水此時乃冰，霜復降，風乃至，陽氣鬱。民得寒病，肌膚密①，腰脇痛。至二月初，炎暑將起，中外瘡瘍，少陰君火司天，又值二之主氣，故有是病。

二氣厥陰木生火。始春分子正初刻，終立夏戌正四刻。合二運春分後十三日：甲金尅木，丙木同，戊土被尅，庚水生木，壬火被生。

風木客，加君火主。陽氣布，風乃行。春氣正，萬物榮。司天君火未盛，寒風時至，木火應時民病和。人病淋，目瞑目赤，氣鬱於上而熱，君火爲病也。

三氣少陰君火合相火。始小滿亥初初刻，終小暑酉初四刻。合三氣芒種後十日：甲水尅火，丙火同，戊金被尅，庚木生火，壬土被生。

客氣君火司天，加相火，上天布政，大火行，庶類蕃鮮。火極水復，熱極寒生，寒氣時至，二火交熾。人病氣厥心痛，寒熱更作，咳喘目赤。

---

① 密，原作"蜜"。

氣交夏至後立秋前。上火下金，水火寒熱，持於氣交。熱病生於上，清病生於下，寒熱凌犯而爭於中。人病咳喘，血溢血泄，嚔嚏，目赤眥瘍，寒熱入胃心痛，腰痛腹大，嗌乾腫上。

四氣（四氣土恐爲二氣木所抑，則土鬱，四季風霾不雨其驗也，久則黃埃化疫，黃疸滿閉，奪之則可巳。壬子壬午，木運猶甚。）太陰土主客同。始大暑酉正初刻，終白露未正四刻。

濕土盛，溽暑至，大雨時行，寒熱互至。人病寒熱嗌乾，黃疸、鼻衄飲發。

四五氣合四運：處暑後七日。甲木尅土，木生火；丙土同，土被生；戊水被尅，水尅火；庚火生土，火同；壬金被生，金被尅。

五氣少陽火尅金。始秋分申初初刻，終立冬午初四刻。

畏火臨，暑反至，陽乃化，萬物乃長乃榮，民乃康。時寒氣熱，陽邪盛也，民病溫。

五終氣合五運：立冬後四日。甲火同，火尅金；丙金被尅，金同；戊木生火，木被尅；庚土被生，土生金；壬水尅火，水被生。

終氣陽明金生水。始小雪午正初刻，終小寒辰正四刻。

金客加水主，金主收，燥令行，五行之餘，火內恪，寒氣數舉，則霧霽。病腫上咳喘，血溢，病生皮腠，肋下連少腹作寒中。

巳上十年君火司天則金鬱，燥金在泉則木鬱。鹹而耎之，以調在上之君火，甚則以苦發其火，以酸收其金。君火平，則燥金得安矣。然火熱金燥，非苦寒泄之，不可火尅金，應是年多熱，多瘡瘍病。

總治法：上君火治以鹹寒以水治火。中甲濕土庚燥金，治宜苦熱泄之溫之，辛溫從之溫之。丙寒水戊相火，治宜醎熱從以治之，甘寒直治之。壬風木，治宜酸涼從以治之。下燥金治以酸溫歲半前宜遠熱，歲半後宜遠寒。治上宜遠熱，治中下宜遠寒。戊午年則不遠寒。

子午年少陰君火在天，宜熱化，使春多清冷。大風無雨，是巳亥之風木未退也，泄厥陰可巳。然至春分，火巳得位，木雖有餘，不能過也。

燥金在泉，濕氣不成。羽蟲同天氣安靜無損，介蟲同地氣多育金在地，則木衰，毛蟲孕不成。金火不和，羽蟲亦不成。庚子庚午，金乘金運，毛蟲傷亦甚。

太陰濕土司天，太陽寒水在泉，十年於後。

乙丑未年太陰濕土司天，少商太陽寒水在泉。（商與在泉同寒，藥宜熱忌寒。）

金主涼，金不及。火盛水復主寒，是年熱不時。

後天是年陰尚其政，蓋天濕地寒，陰盛而陽氣退避。土不及，則風木勝之。大風時至，陰凝於上，寒積於下。寒水勝火，則爲冰雹，陽光不治，殺氣乃行。

丁丑未年太陰濕土司天，少角太陽寒水在泉。（歲氣和平，用燥熱宜和平，不宜峻者。）

木主風，木不及，金勝主清。金尅木，火復主熱，是年涼雨時至。

同天（與正同宮）木不及，土得政。是年木弱金乘，草木晚榮，甚則大木碎裂，柔木萎乾。人病中清，肋痛，小腹痛，是金尅木也。腸鳴溏泄，水弱不生火也。

△己△丑△未△年太陰濕土司天，少△宮太陽寒水在泉。（宮與司天同濕，藥宜燥忌溫。）

三土天符歲會太乙天符，土主雨。

同天土不及，得司天之助，與正同宮。

△辛△丑未年太陰濕土司天，少△羽太陽寒水在泉。（羽與在泉同寒，藥宜熱忌寒。）

三合水，水主寒。水不及，土勝。木復土，主風，草偃歲會，主雨，主埃昏驟雨，木零，生長失時，皆不鮮明。

同天水不及司天勝之，土齊水化同正宮。是年水虛土乘，濕大行。水衰則火土同化，故火氣用事，化乃速。暑雨數至，裏巷不成，人病下部。上太陰，大寒數舉，虫早蟄，地堅冰。人病下寒，甚則腹滿腫。

癸丑未年太陰濕土司天，少徵太陽寒水在泉。（藥宜燥熱和平。）

火主熱，火不及。水勝主寒，土復水主雨。

後天是年火虛水乘，寒大行。物不能茂於上，但榮於下。寒盛陽衰，榮美乃折。人病火不及，陰邪盛而心氣傷，胃肋背痛，目朦腹大。水亢土復，大雨至，土反尅水。病泄腹滿不食，攣痹，足不任身。

初氣（土年子午氣有餘，恐火不退，則此風木未便降下，又恐爲五氣金所抑，則木鬱，春冷其驗也，治宜伐金發木，乙丑乙未猶甚。）陰厥木主客同。始大寒巳初初刻，終驚蟄卯初四刻。合初運：乙金尅木，丁木同，巳土被尅，辛水生木，癸火被生。

客主皆風寒乃去，春氣至，風乃來，物以榮。濕土司天，風濕相薄，風勝濕，雨後時。風傷肝，人病血溢筋絡拘強，關節不利，身重筋痿。

二氣少陰火主客同。始春分邜正初刻，終立夏丑正四刻。**合二運**：乙水尅火，丁火同，巳金被尅，辛木生火，癸土被生。

客主皆君火，大火氣正。太陰司天，濕蒸相薄，雨時降。火盛氣熱，人病瘟癘大行，遠近咸若。

三氣太陰土主火生客。始小滿寅初初刻，終小暑子初四刻。**合三運**：乙木尅土，丁土同，巳水被尅，辛火生土，癸金被生。

客土主火，司天之政布，濕氣降，地氣騰，雨時降，雨後寒隨之。太陽在泉，起而用事，故也。寒凝濕滯，病身重胕腫，胷腹滿。

氣交夏至後立秋前。天濕氣下降，地寒氣上騰。原野分霧，白埃四起。司天主南，而太陰居南，雲雨多，見於南方。雲奔南極，寒雨數至，至夏盡入秋。差夏之時，主氣濕土，客氣相火，土氣稍溫，物以之成。病寒濕腹滿，胕腫痞逆，寒厥拘急。

四氣（四氣火恐爲終氣水所抑，則火鬱，乍暖乍冷其驗也。鬱久至旺時必發，發則暴熱化疫，病多渴泄，去其火熱立已。）少陽火生主土。始大暑子正初刻，終白露戌正四刻。

客相火，主濕土，火土合氣，溽蒸上騰，天氣爲之否隔。然太陽在泉，寒風隨發於朝暮，蒸熱相薄，草木凝烟。以濕遇火，濕化不流，惟白露陰布以成秋令。濕熱並行，病膝裏熱血暴溢，瘧心腹滿，熱腹脹，甚則胕腫。

四氣五氣合四運：乙君相火，金被尅；丁金被尅，金同；巳木生火，木被尅；辛土被生，土生金；癸水尅火，水被生。

五氣陽明金主客同。始秋分亥初初刻，終立冬酉初四刻。

客主皆金，慘令行，寒露下，霜早降，草木黃落，寒氣及體。人病皮腠。

五氣終氣合五運：乙土生金，土尅水；丁水被生，水同；巳火尅金，火被尅；辛金同，金生水；癸，木被尅，木被生。

終氣太陽水主客同。始小雪酉正初刻，終小寒未正四刻。

客主皆寒水，寒大舉，濕大化，雪乃積，陰乃凝。水堅冰，陽光不治。病感寒，關節禁固，腰脽痛。

巳上十年太陰濕土在天，土尅水，應心火受病。太陽寒水在泉，水侮火，多小腸病。當乙丑、乙未二年，乘金運，金能生水，或又值水旺時，其寒益甚。寒在地，熱物不成。倮虫同天氣，安靜無損。然水土之氣不和，雖生不育。鱗虫同地氣，多育。水盛火衰，羽虫胎孕不成。辛丑、辛未，水乘水運，其傷益甚。

　　總治法：上濕土治以苦溫從火化治濕。中乙燥金丁風木，宜苦溫從火化治金，辛溫從金化治水；巳濕土辛，寒水癸火，宜甘和補土，苦和治寒，以熱鹹溫火不及溫補。下寒水宜甘熱從土火化治寒，辛年下宜苦熱。丑未年，太陰濕土司天，宜雨化矣。而熱氣尚多，是子午之氣有餘未退，火反爲災，瀉火可也。溫生於春，是少陰不退位之徵，土氣不得遷正，萬物當生不發，人多脾病。其時多熱不雨是，如小滿前後有雨，是火退而土令矣。過小暑土不能生令，當大災。

　　少陽相火司天，厥陰風木在泉，十年於後。

　　丙寅申年少陽相火司天，太羽厥陰風木在泉。（羽與上下異風熱，藥宜寒化不宜多用。）

　　水主寒，變霜雪冰雹。

　　先天

　　△戊△△寅申△年少○陽相火司天，太○徵厥陰風木在泉。（徵與上下同風熱，藥宜多用寒化。）

　　火氣三合，火主暑，炎熱。火盛水承，主沸騰，天符。

　　先天

　　庚寅申年少陽相火司天，太商厥陰風木在泉。（商與上下異風熱，寒化宜用不宜多。）

　　金主凉，霧露變，肅殺凋零。病肩背胸中，金邪在肺。

　　同天金過，相火司天制之，金得其平，同正商。

　　△壬△寅申年少陽相火司天，太△角厥陰風木在泉。（角與上下同風熱，藥宜多用寒化。）

　　三木合歲會。木主風，風亢金承變，主推拔。病晾眩，肢肋驚駭。

　　先天是年木有餘而火司天，是谷收子居母上，氣逆，當病吐痢，蘇木、稻木齊金化。

　　甲寅申年少陽相火司天，太宮厥陰風木在泉。（宮與上下異風熱，藥不宜多用寒化。）

　　土主雨，土亢木承，主烈風。病體重，腑腫痞飲。

　　先天是年土勝尅水，濕大行，泉湧河岳，濕盛火承之。風雨大至，土崩潰。人病先傷腎，後傷脾，腹痛清厥，體重肌萎，四肢不舉。

初氣（初氣火恐爲五氣水所抑，黑雲勝彤雲，寒常布雪其驗也，鬱久化疫，作温病治，宜散伏陰。丙寅丙申，水運猶甚。）少陰火主生客。始大寒申初初刻，終驚蟄午初四刻。合初運：丙水尅火，戊火同，庚金被尅，壬木生火，甲金被生。

君火司氣，兼相火司天。風勝乃搖，寒去而氣候大温，草木早榮，寒來不殺。君相二火合氣，温病乃起，其病氣怫於上。血溢目赤，咳逆頭痛，血崩肋滿，膚腠中瘡。

二氣太陰土主生客。始春分午正初刻，終立夏辰正四刻。合二運：丙木尅土，戊土同，庚木被尅，壬火生土，甲金被生。

濕土主事，主氣君火反鬱。白埃四起，雲趨雨府。風不勝濕，雨乃零。主客相生，民乃康。濕熱爲病，熱鬱於上，嘔逆嘔吐，瘡發於中。胸嗌不利，頭痛身熱，昏憒膿瘡。

三氣少陽火主客同。始小滿巳初初刻，終小暑卯初四刻。合三運：丙火同，戊金被尅，庚木生火，壬土被生，甲水尅火。

客主皆相火，炎暑至，雨乃涯。客主火交熾，發爲熱病，熱中聾瞑，血溢，膿瘡咳嘔，鼻衄渴嚏欠，喉痹目赤，善暴死。

氣交夏至後立秋前。火盛則水復，風熱參布，雲物沸騰，太陰橫流，寒乃至，涼雨並起。火盛於外，民病寒中，外熱發瘡瘍，内寒爲泄滿。熱盛寒復，則木火交爭。人病寒熱，瘧泄聾瞑，嘔吐怫鬱不舒，腫色變。

四氣（四氣金恐爲司天火所抑，則金鬱，久而發白露清冷。人病咳嗽散之則已。戊寅戊申，火運猶甚。）陽明金主土生之。始大暑卯正初刻，終白露丑正四刻。

客金主土，涼氣至，炎暑時作時止，以間而化，土金相生，民氣和平。燥勝濕勝，脾病身重。

四氣五氣合四運：丙土生金，土尅水；戊水被生，水同；庚火尅金，火被尅；壬金同，金生水；甲木被尅，木被生。

五氣太陽水主金生之。始秋分寅初初刻，終立冬子初四刻。

寒水客，加金主，水寒金斂。陽乃去，寒乃來，雨來降，氣門乃閉，剛木早凋，人避寒邪，君子固密。

五氣終氣合五運：丙金生水，金尅木；戊木被生，木同；庚土尅水，土被尅；壬水同，水生木；甲火被尅，火被生。

終氣厥陰風木主水生之。始小雪子正初刻，終小寒戌正四刻。

木主事，主水生之，地氣得正，風乃至，露霧以行。時當閉藏，而風木動之。風爲陽，其病關開不禁，心痛，陽氣不藏而咳。

巳上十年火在上尅金，其年多暑，肺多熱病；木在下尅土，歲半後多風多脾病。陽得其位，天氣正；風動於下，地氣擾。風乃暴舉，木偃沙飛，炎火乃流，陰行陽化。前半年雨乃時，應二氣中。

總治法（滲泄以去二便之實，清發以去腠理之邪）：上相火治以醎寒以水治火。中丙水、戊火，治以醎温（寒從水温治寒）、醎寒（治火）；庚金、壬木、甲土，治以辛温散其過、酸和斂其過、酸和制其過。下辛温以金治水，戊年辛涼防火過。

寅申年，少陽相火在天，宜暑化矣。而濕雨尚多，是丑未之上有餘未退也。土反災矣，瀉中州可也。太陰不退位，四季寒暑不時。夏反涼，秋反熱，收成皆晚。若小滿小暑時大熱，是火令矣，否則災。風木在地，清物不生，谷收蒼赤。毛蟲同地氣多育，木鬱於下，火失其生。羽蟲雖生不育，然同天氣安靜無損，木尅土。倮蟲耗壬寅壬申木乘木運，其傷益甚。

陽明燥金司天，少陰君火在泉，十年於後。

丁卯酉年陽明司天，少角少陰君火在泉。（角與在泉同熱，藥宜多用清化。）

木承木，木不及，主微風，木虛金勝，主清歲會，火復主熱。

同天木不及，司天金勝之，金兼木化得政，同正商。是年木衰金亢，火復之，則炎暑流火，濕物皆燥，草木焦枯，下體復生，生既遲，旋花旋實，人病寒熱瘡瘍。木不及，又上臨陽明，金亢甚，草木早衰，得火土主時，土無所制，化氣乃急，夏至秋再榮。

巳卯酉年陽明司天，少宮少陰君火在泉。（宮與上同清，温宜多用。）

土不及，木尅雨減風多。

後天是年木尅土，則烈風飄揚，金復木則蒼乾散落，木甚金復，則收氣峻而草木凋，蟲食甘黃。病應於脾，食少失味。草木得木氣，發極榮美，然土氣不充，雖秀不實多粃。

辛卯酉年陽明燥金司天，少羽少陰君火在泉。（羽與上同清，藥宜熱化多。）

主寒水不足，土勝主雨，木復主風。

後天

癸卯酉年陽明燥金司天，少徵少陰君火在泉。（徵與下同熱，藥宜清化多。）

三火合主熱，火不及，水勝主寒，土復主雨，歲會。

同天火不及，司天金得政，同正商。

　　△乙△卯△酉△年陽△明燥金司天，少商少陰君火在泉。（商與上同清，藥宜熱化多。）

　　金氣三合歲會天符，太乙天符。

　　同天金不及，司天金助之，同正商。

　　初氣（初氣土恐爲五氣木所抑，則土鬱，風烈土埃其驗也。人病脾胃，治宜補土伐木，丁卯丁酉猶甚。）太陰土主水尅之。始大寒亥初初刻，終驚蟄酉初四刻。合初運：丁木尅土，巳土同，辛水被尅，癸火生土，乙金被生。

　　太陰用時，時寒，氣濕，陰始凝。金司天，氣始肅，因氣肅而水冰，因陰凝而寒雨化。主風客濕，風陽濕陰，爲患木尅土，土尅水，脾腎受傷，病中熱脹，面目浮腫，善眠鼻衄嚏欠，嘔浸黃赤甚則淋。

　　二氣少陽火主君火。始春分酉正初刻，終立夏未正四刻。合二運：丁火同，巳金被尅，辛木生火，癸土被生，乙水尅火。

　　相火用事於春分後，主氣君火，陽乃布，入乃舒，物乃生榮。二火交熾，臣位干君，疫癘大至，民善暴死。

　　三氣陽明金主火尅之。始小滿申初初刻，終小暑午初四刻。合三運：丁土生金，巳水被生，辛火尅金，癸金同，乙木被尅。

　　金用事，涼乃行，然主火當令，燥熱交合，至三氣之末，主太陰，客太陽，燥極而熱矣。陽盛時行金令民病寒熱。

　　氣交夏至後立秋前。金司天，下火尅之，陽尚令，寒暑大行，火盛多陽少陰，至燥極化爲雨澤，然後主厚濕聚之處，燥極而澤矣。天氣地氣，金火相持，勝復互作，陰陽擾亂。病咳嘔塞，寒熱發暴，振慄癃閉。

　　四氣（四氣水恐爲初氣土所抑，則水鬱，濕而熱蒸其驗也，鬱久而發，甚爲冰雹，民病注下內熱，導水則愈。）太陽水主土受尅。始大暑午正初刻，終白露辰正四刻。

　　水用事，於濕土旺時，寒雨降。四氣後，在泉君火所主，而寒水臨之，水火相犯，病暴仆震慄，譫語，妄言，少氣，嗌乾，引飲心痛，□癰腫瘡瘍，瘧疾骨萎，便血，皆心腎病也。

　　四氣五氣合四運：丁金生水，金尅木；巳木被生，木同；辛土尅水，土被尅；癸水同，水生木；乙火被尅，火被生。

　　五氣厥陰木主金尅之。始秋分巳初初刻，終立冬卯初四刻。

　　風木用事，得在泉火溫，春令反行，草木反榮。無病。

五氣終氣合五運：丁水生木，水剋火；巳火被生，火同；辛金剋木，金被剋；癸木同，木生火；乙土被剋，土被生。

終氣少陰火主水剋之。始小雪卯正初刻，終小寒丑正四刻。

少陰主事，陽氣布，候反溫，蟄蟲見。水不冰，病瘟。

巳上十年白露早降，寒雨害物，然金盛火衰，土亦弱矣。味甘色黃之物，必生蟲，人應之，脾受邪也。後半年，火氣晚治，白谷乃屈，赤谷稍登。君火在地，寒物不生。羽蟲同地氣多育，介蟲同天氣無損，然地剋天，介蟲亦不成。癸卯癸酉，火乘火運，介傷亦甚。

總治法：上苦小溫苦火化治金。中丁木辛和金化和水；巳土甘和補土；辛未苦和以火溫中；癸火醎溫醎以治火，溫補不足；乙金苦和苦火治金，和補不足。下醎寒以水治火，醎治君火，苦治燥金，然苦必辛，本年火盛金盛，辛從金化，以求其平也。歲半前燥金氣斂，宜汗散之；歲半後君火過熱，宜清之。

卯酉年，金在天，宜清化矣，而暑熱尚多，春多熱，是寅申之火有餘未退也，火反災矣，瀉相火可也。上年少陽不退位，必秋後有熱，西風遲至，金衰多病。

司天金在先，木受其剋，毛蟲乃死，應歲半前；在泉火氣居後，金受其制，介蟲殃應歲半後。歲半前多涼，人多肋目筋病；歲半後多熱，人多寒熱病。

太陽寒水司天，太陰濕土在泉，十年於後。

戊辰戌年太陽寒水司天，太徵太陰濕土在泉。（徵與上下寒濕異，藥亦可濕化燥化。）

火主熱暑火亢水承，水氣薰蒸。病熱鬱。

同天火過司天水制之，火得其平同正徵。

庚辰戌年太陽寒水司天，太商太陰濕土在泉。（商與上下同寒濕，藥宜燥熱不宜寒濕。）

金主涼寒霧露病燥背悶瞀，胸脹滿。

先天

壬辰戌年太陽寒水司天，太角太陰濕土在泉。（角與上下異寒濕，藥可用寒濕。）

木主風木亢金承，主摧拔，病眩掉目瞑。

先天

△甲△辰戌年太△陽寒水司天，太△宮太陰濕土在泉。（宮與上下同寒濕，宜燥熱忌寒。）

歲會三合土，土生陰雨，土過木承，主震驚飄驟，病濕下重。

先天土勝水衰，濕大行，泉湧河衍，濕甚木承之，風雨大至，土崩潰，人應之，先傷腎，後傷脾，脾腎衰者病。一土尅水，病腹痛清厥體重煩。肌痿足痿，四肢不舉。

△丙△△辰戌△年太△陽寒水司天，太△陰濕土在泉。（羽與上下同寒濕，藥宜多用燥熱寒濕大忌。）

水氣合天符。水主寒冽，冰雪霜雹。病大寒留於谿谷。

先天

初氣（初氣火恐為二氣水所抑，則火鬱，黑氣勝肜雲，欲暖忽冷其驗也，甚則冰雹驗之，久則鬱熱化疫，治宜發火抑冰，丙辰丙戌尤甚。）少陽火主木生之。始大寒寅初初刻，終驚蟄子初四刻。合初運：戊火同，庚金被尅，壬木生火，甲土被生，丙水尅火。

相火用事，當上年君火二火之交，氣大溫，草早榮。客火主木，風火相搏，人病癘。身熱頭痛，嘔吐，肌腠瘡瘍，疿疹。

二氣陽明金主火尅之。始春分子正初刻，終立夏戌正四刻。合二運：戊土生金，庚水被生，壬火尅金，甲金同，丙木被尅。

金用事，大涼至，而火氣抑。清寒漠於中，陽氣不行，人病氣鬱中滿。

三氣太陽水尅主火。始小滿亥初初刻，終小暑酉初四刻。合三運：戊金生水，庚木被生，壬土尅水，甲水同，丙火被尅。

水用事，寒氣行，雨乃降。寒氣下臨，心氣上從，寒水侮陽，人病寒，反熱中，癰疽注下，心熱瞀悶，不治者死。

氣交夏至後立秋前。寒政大舉，澤無陽焰，寒盛火鬱，鬱極必發，待旺時而至。夏至後，相火旺時，寒水之客勝其主，時而至矣。交於四氣，則太陰用事，濕化大布，澤流萬物，寒敷於上，火鬱而發，雷震於下，寒濕之氣，持於氣交。火鬱為病，人病寒濕，肌肉萎不收，濡泄血溢。

四氣（四氣水恐為二氣金所抑，則木鬱，春涼其驗也，鬱久至旺時必發，發則風烈，庚辰庚戌，金運尤甚。人病在肝，當於春分前後治之。）厥陰木尅主土。始大暑酉正初刻，終白露未正四刻。

　　木客加土主，風濕交爭，雨化爲風。木值大暑時，木能生火，人病大熱，以客勝主。脾土受傷，人病少氣，肉萎足萎，注下赤白。

　　四氣五氣合四運：戊水生木，水尅火；庚火被生①，火同；壬金尅木，金被尅；甲木同，木生火；丙土被尅，土被生。

　　五氣少陰火尅主金。始秋分申初初刻，終立冬午初四刻。

　　君火用事，陽復化，以土在泉而得火化，物乃長成。人亦無病。

　　五氣終氣合五運：戊木同，木尅土；庚土被尅，土同；壬水生木，水被尅；甲火被生，火生土；丙金尅木，金被生。

　　終氣太陰土尅水主。始小雪午正初刻，終小寒辰正四刻。

　　土在泉，濕令行，陰凝太虛，郊野埃昏，寒風大至。濕令而風至，風能勝濕，則反矣。人爲倮虫，從土化也，風木非時加，則土化者，當不育，人多胎孕産病。

　　巳上十年寒在天，水尅火應，其年多寒，寒束火，病多衄嚏；濕在地，土尅水應，其年多濕，病多痺重。

　　總治法：上水治以苦温。中戊火甘和庚金上苦熱、中辛温、下甘熱；壬木酸和甲土苦温丙水醎温。下土治以甘温。濕以燥之以治下，寒宜温之以治上味用苦者從火化，治寒以熱也。庚年上下異治者，金屬凉，温熱以防凉過也。

　　辰戌年，水在天，宜寒化矣，而燥尚多，春生清冷，但清不大寒，是卯酉之氣有餘，陽明不退位也，燥反灾矣，瀉金可也。濕在地，燥物不生，倮虫同地氣多育，鱗虫受制不成，然同天氣已成者，安静無損。甲辰甲戌，土乘土運，鱗虫受傷。

　　厥陰風木司天，少陽相火在泉，十年於後。

　　巳巳亥年厥陰風木司天，少宮少陽相火在泉。（藥宜平和。）

　　少宮主小雨風勝主多風，金復主清。

　　同天土不及司天木勝之，木兼土化同正角。是年土虛木乘，風大行，木盛則草木榮茂，然成實在土，土不充，雖秀不實，人病瀉，體重腹痛，肌肉瞤，善怒。火在下，水不冰，蟄虫見，火司地，故水不能用，而金氣不得復，木得專其令矣。

　　辛巳亥年厥陰風木司天，少羽少陽相火在泉。（藥氣平和，藥宜平和品。）

---

　　① 生，原作“水”。

主寒土勝主雨，木復主風。

後天

△癸△巳亥年厥陰風木司天，少徵△少陽△相火在泉。（風熱少過，藥宜清涼。）

三火合歲會水勝主寒，土復主雨。

後天

乙巳亥年厥陰風木司天，少商少陽相火在泉。（藥宜平和。）

主涼火勝主熱，水復主寒。

同天金不及司天木制之，得政同正角。是年金虛火乘，炎火大行，金不勝木，草木暢茂，人病金受火邪，嚏嘔血注。收氣後時，堅芒之谷不成，火亢水復則寒雨暴至，災傷萬物，繼以冰雹、霜雪，丹谷不成，人病陰厥格陽，而反上行，爲無根之火，頭腦口舌俱病，甚則心痛。

△丁△△巳亥△年厥陰△風木司天，少角△少陽相火在泉。（風熱少過，藥宜清涼。）

木氣合天符主小風，金勝主清，金復主熱。

同天木不及司天木助之，同正角。

初氣（初氣金恐爲四氣終氣火所抑，欲涼忽熱其驗也，則金鬱，人病咽乾，引飲脇痛目盲，治宜理金清火。）陽明金尅主木。始大寒巳初二刻，終驚蟄卯初四刻。合初運：巳土生金，辛水被生，癸火尅金，乙金同，丁木被尅。

金用事，寒蕭殺氣至，金主傷肝，人多筋攣。

二氣太陽水尅火主。始春分卯正初刻，終立夏丑正四刻。合二運：巳金生水，辛木被生，癸土尅水，乙水同，丁火被尅。

水用事，寒不去，有雪，水冰，殺氣化，霜降，寒雨數至，然以水客加火主，其氣不應陽復化。客寒外加火應則病熱中。

三氣厥陰木生主火。始小滿寅初初刻，終小暑子初四刻。合三運：巳水生木，辛火被生，癸金尅木，乙木同，丁土被尅。

木司天用事，風時舉雨微，風木之病，泣出耳鳴掉眩。

氣交夏至後立秋前。木在上，風生高遠，火在下，炎熱從之。土氣得溫，雲雨作，濕化行，風甚則燥甚，燥勝則熱復，風燥火熱，勝復更作。

熱病行於下，風病行於上。

四氣（四氣火恐爲二氣水所抑，則火鬱，□□其驗也，鬱久至旺時必發，發則□熱化疫，人多病渴泄，去其火熱立已。）少陰火生主土。始大暑子正初刻，終白露戌正四刻。

火客加土主濕熱大行，人病黃疸腑腫。

四氣五氣合四運：巳木生火，木尅土；辛土被生，土同；癸水尅火，水被尅；乙火同，火生土；丁金被尅，金被生。

五氣太陰土生主金。始秋分亥初初刻，終立冬酉初四刻。

客主生金，燥濕更勝，沉陰乃布，寒氣及體，風雨乃行。

五氣終氣合五運：巳同火，同火；辛金被尅，金被尅；癸木生火，木生火；乙土被生，土被生；丁水尅火，水尅火。

終氣少陽火主水尅之。始小雪酉正初刻，終小寒未正四刻。

相火在泉，陽大化，蟄虫見，水不冰，地氣大發，草乃生，人乃舒。時寒氣熱，人病溫癘。

巳上十年木在天，木尅土應，多體重骨痿，目轉耳鳴，病，火在地尅金，其年多熱。

總治法：上木治以辛凉從金化治木。中巳土甘和土虛補之；辛水苦和從火以溫水之寒；癸火醎和治火，補火不足；乙金酸和收金，補金不足；丁木辛和制木。下火醎寒從水化治火。辛以調上，以金治木也；和以治中，補其不及也；醎以調下，以水治火也。相火虛實多難辨，慎之無妄犯也。

巳亥年木在天，宜風化矣，而寒尚多，是辰戌寒水之氣有餘未退也。木欲當令，而寒水未去，春必寒，是春失其時也，木失其正，人多肝筋攣病。若三春內，寒去風行，水猶治天，否則灾大至。火在地，寒物不生。毛虫同天氣無損，羽虫同地氣多育，火制金化，介虫不成。火在泉則木爲退氣，毛虫亦不育。

六甲年運（凡運太勝者用〇，凡運不及者用△，凡運有泄得中者用▲）土太過：甲〇子火金合土，甲〇午▲火金合土，甲△寅△土中盛下虛，甲〇申▲土中盛下虛，甲〇辰〇土太盛，甲〇戌〇土太盛。土勝侮木尅水，色黃而兼白黃者，所勝之色也；白者，水之母也。子母氣必相應，故兼見也。

濕大行，泉湧河衍，涸澤生魚。濕甚，風木乘之，風雨大至，土崩潰，鱗見於陸。人應之，先傷腎，後傷脾，腎脉衰者病。土勝尅水，人多病腹痛，清厥，體重，煩宛，萎足，四肢不舉。

六乙年運[①]金不及：乙△丑土水合金，乙未土水合金，乙▲卯金氣合，乙▲酉金氣合，乙巳金虛火尅木盛，乙亥同上。

金不及，火乘之，炎火大行。金不勝木，草木暢茂，火氣獨旺，燥爍大行。人病金受火邪，衂嚏便血注下，收氣後時堅芒之穀不收。火亢水復，則寒雨暴至，繼以冰雹霜雪，灾傷萬物，丹穀亦不成矣。人病陰厥格陽而反上行，爲無根之火，頭腦口舌俱病，甚則心痛。使夏有炎爍燔燎之變，則秋有冰雹霜雪之復。無勝者無復。

六丙年運水太過：丙○子水會尅火，丙○午同上，丙○寅兼水火不大寒，丙○申同上，丙○辰○水太盛；丙○戌○同上。

水勝尅火，病身熱心煩，燥悸陰厥上下，譫妄心痛。上半年猶不甚，甚則水自病，腹大，脛腫，喘咳，盜汗，惡風。水勝土復，大雨至，霧朦鬱。人應之，先傷心，後傷腎。至丙辰丙戌，上臨太陽，雨冰雪霜不時降，濕氣變物。陰盛陽衰，反尅脾土，腸鳴溏泄，食不化。若水侮火，則心失其職，病渴而妄冒，心脉衰者病。

六丁年運木不及：丁△丑△木太不及，丁○未同上，丁○卯木太不及，丁△酉△同上，丁▲巳木不及有助，丁亥同上。

木不及，金乘之，草木晚榮，甚則剛木碎裂，柔木萎乾。病金尅木，中清肋痛，小腹痛，木失令不生火，病腸鳴溏泄。是年涼雨時至。木運不及，土無所制，虫食甘黃。人病支癈風癱，癰腫瘡瘍。金盛火復，多飛蠹、蛆雉，火氣所化也。火運年尤多。金勝木，則肅殺，火復則炎烈。木鬱發，則雷霆。

六戊年運火太過：戊○子○火大過無制，戊○午○同上，戊○寅○火太甚，戊○申○同上，戊▲辰木制火不過；戊▲戌同上。

火過傷金，人病瘧咳，熱甚則胸痛肋滿，肩背痛，身熱骨痛。火盛金衰，水必乘之，多雨水霜雪。人應之，先傷肺，後傷心。

六巳年運土不及：巳▲丑土虛有助，巳▲未同上，巳卯土不及，巳△酉

---

① 運，原無。

同上，巳△巳△土太不及木勝，巳△亥△同上。

　　土不及，木乘之，風大行，木盛則草木榮茂。然誠實在土，土不充，雖秀不實，病瀉，體重，腹痛，肌肉瞤，善怒。土虛水無畏，蟄蟲早附。上臨厥陰，下見相火。水不冰，蟄蟲見。火司地，故水不能用。而金氣不得復，木得尚其令矣，人亦康而病少。巳卯、巳酉，木勝土，振拉飄揚。金復木，則蒼乾散落。四季有大風，木尅土也。秋肅殺霜霆，金復木也。無勝則無復。

　　六庚年運金太過：庚○子金過有助，庚○午同上，庚▲寅金過火刑之，庚申同上，庚○辰金過無刑，庚○戌同上。

　　金勝傷肝，病肋，小腹痛，目赤，眥瘍，耳無聞。甚則火復，肺自病，咳逆，肩痛。金病不生水，至下部皆病。金盛木衰，草木蒼乾，凋隕。金盛火乘，人應之，先傷肝，後傷肺。

　　六辛年運水不及：辛△丑▲水上虛下盛；辛△未▲同上，辛卯水不及，辛酉同上，辛巳水太虛，辛亥同上。

　　水不及，土乘之，濕大行。水衰則火土同化，故火氣用事，化乃速。暑雨數至，黑谷不成，人多下部病。土亢木復，大風暴發，草偃木零，生長失時，黃谷亦不登。人病面色時變，筋骨拘攣，肉瞤，目視眈眈，風疹外發，心腹痛。

　　六壬年運木太過：壬○子木過，壬○午同上，壬○寅○木太盛，壬○申○同上，壬辰木過無制，壬戌同上。

　　木太過，天風多。人病脾，甚則多怒肝痛，歲半後稍微，胃脉弱則病進。木盛土衰，太虛之中，雲物飛動，草木不甯。木勝金承，甚至草木凋落，太白星明，則金氣復矣。人應之，先傷脾，後傷肝。子午寅申四年，木有餘而火司天，是子居母上，氣逆當病吐利，辰戌年不在例。

　　六癸年運火不及：癸△丑△火太不及，癸△未△同上，癸△卯火合歲會，癸▲酉同上，癸▲巳火虛有助，癸▲亥同上。

　　火不及，水乘之。寒大行，物不能茂於上，但榮於下。寒甚陽衰，榮美乃折。人病火不及，陰邪盛而心氣傷，肋滿痛，背痛，目朦，胸腹大，甚則肋背腰相引痛。水亢土復，埃鬱大雨，土反尅水。人病鶩溏，腹滿不食，暴攣痿痺，足不任身。水勝火，則凝慘溧冽。土復水，則暴雨霖霆。火鬱發，則雷霆震驚。使夏有慘凄凝冽之勝，則不時有埃昏大雨之復。無勝則無復。

附三因成方，每逢五運年分宜以諸方爲主

但三因定例諸方，原爲病與歲運相符而設。倘不合歲運，又當以雜病治法，則不必拘凝成方。余謂醫貴活潑變通，務宜首重望聞問切，細查寒熱虛實，以及何經受症。辨證既真，用藥自當。余每見貫用寒凉者，貫用溫熱者，貫用補者，貫用瀉者，如此之流，皆不能洞悉陰陽之玄微耳。

六甲年敦阜之紀歲土太過，雨①濕流行，腎水受邪，民病腹痛，清厥，意不樂，肌肉萎足痿，脚下痛，中滿食減，四肢不舉。宜附子山茱萸湯。土運太過曰敦阜。

附子山茱萸湯附子（炮）、山茱萸各一錢半，半夏、肉豆蔲各一錢二分，木瓜、烏梅肉各一錢，丁香、藿香各七分半。右剉作一劑，入薑七片，棗二枚，水煎服。

六丙年漫衍之紀歲水太過，寒氣流行，心火受邪，民病身熱心燥，陰厥上下中寒，譫妄心痛，喘咳寢汗。宜黃連茯苓湯。水運太過曰漫衍。

黃連茯苓湯黃連、赤苓各一錢二分半，麥門冬、車前子、通草、遠志各七分半，半夏、黃芩、甘草各五分半。作一貼，入薑七片，棗二枚，水煎服。

六戊年赫曦之紀歲火太過，暑氣流行，肺金受邪，民病瘧，少氣咳喘，血溢血泄，身熱骨痛爲浸淫。宜麥門冬湯。火運太過曰赫曦。

麥門冬湯麥門冬、白芷、半夏、竹葉、鍾乳粉、桑白皮、紫菀茸、人參各一錢，甘草五分。右剉作一貼，入薑三片，棗二枚，水煎服。

六庚年堅成之紀歲金太過，燥氣流行，肝木受邪，民病脇與小腹痛，耳聾目赤，胸脇痛，引小腹、尻、陰、股、膝、髀、腨、胻、足皆痛。宜牛膝木瓜湯。金運太過曰堅成。

牛膝木瓜湯牛膝、木瓜各一錢，白芍藥、杜仲、枸杞子、黃松節、兔絲子、天麻各七分半，甘草五分。右作一貼，入薑三片，棗二枚，水煎服。

六壬年發生之紀歲木太過，風氣流行，脾土受邪，民病飱泄，食減體重，煩寃腸鳴，脇痛支滿。宜苓朮湯。木運太過曰發生。

---

① 雨，原無，據《黃帝內經·素問》氣交變大論篇補。

苓术湯白茯苓、白术、厚朴、青皮、乾薑（炮）、半夏、草果、甘草各一錢。右剉作一貼，入薑三片，棗二枚，水煎服。

六乙年從革之紀歲金不及，炎火盛行，民病肩背瞀重，鼽嚏咳喘，血便注下。宜紫菀湯。金運不及曰從革。

紫菀湯紫菀茸、白芷、人參、黃芪、地骨皮、杏仁、桑白皮、甘草各一錢。右剉作一貼，入薑三片，棗二枚，水煎服。

六丁年委和之紀歲木不及，燥乃盛行，民病中清，胠脇小腹痛，腸鳴溏泄。宜蓯蓉牛膝湯。木運不及曰委和。

蓯蓉牛膝湯肉蓯蓉、牛膝、木瓜、白芍藥、熟地黃、當歸、甘草各一錢。右剉作一貼，入薑三片，烏梅一個，水煎服。

六巳年卑監之紀歲土不及，風氣盛行，民病飧泄霍亂，體重腹痛，筋骨繇併，肌肉瞤痠，善怒。宜白术厚朴湯。土運不及曰卑監。

白术厚朴湯白术、厚朴、半夏、桂心、藿香、青皮各一錢，乾薑（炮）、甘草（炙）各五分。右剉作一貼，入薑三片，棗二枚，水煎服。

六辛年涸流之紀歲水不及，濕乃盛行。民病腫滿身重，濡泄，足痿，清厥，腳下痛。宜五味子湯。木運不及曰涸流。

五味子湯五味子、附子（炮）、巴戟、鹿茸、山茱萸、熟地黃、杜仲（炒）各一錢。右剉作一貼，入薑七片，食鹽少許，水煎服。

六癸年伏明之紀歲火不及，寒乃盛行。民病胸痛脇滿，膺背肩胛兩臂內痛，鬱冒，心痛暴瘖。宜黃芪茯神湯。火運不及曰伏明。

黃芪茯神湯黃芪、茯神、遠志、紫河車、酸棗仁（炒）各一錢。右剉作一貼，入薑三片，棗二枚，水煎服。

六十年十二支辰合六氣主病成方皆三因所定。

子午之歲少陰君火司天，陽明燥金在泉，氣化運行先天。宜正陽湯。

正陽湯白薇、元參、川芎、桑白皮、當歸、白芍、旋覆花、甘草（炙）各一錢。右剉一貼，入薑五片，水煎服。

丑未之歲太陰濕土司天，大陽寒水在泉，氣化運行後天。宜備化湯。

備化湯木瓜、茯神各一錢半，牛膝、附子（炮）各一錢二分半，熟地黃、覆盆子各一錢，甘草七分。右剉一貼，入薑五片，水煎服。

寅申之歲少陽相火司天，厥陰風木在泉，氣化運行先天。宜升明湯。

升明湯紫檀香、車前子（炒）、青皮、半夏、酸棗仁、薔薇、甘草各一錢。右剉一貼，入薑五片，水煎服。

卯酉之歲陽明燥金司天，少陰君火在泉，氣化運行後天。宜審平湯。

審平湯遠志、紫檀香各一兩半，天門冬、山茱萸各一錢二分半，白朮、白芍、甘草各一錢。右剉一貼，入薑五片，水煎服。

辰戌之歲太陽寒水司天，太陰濕土在泉，氣化運行先天。宜靜順湯。

靜順湯白茯苓、木瓜各一錢二分半，附子（炮）、牛膝各一錢，防風、訶子、乾薑（炮）、甘草（炙）各七分半。右剉一貼，水煎服。

巳亥之歲厥陰風木司天，少陽相火在泉，氣化運行後天。宜敷和湯。

敷和湯半夏、五味子、枳實、白茯苓、訶子、乾薑（炮）、陳皮、甘草（炙）各一錢。右剉一貼，入棗二枚，水煎服。

五　運　說

五運非五行也，言五行之化運也。五行土運爲尊，故甲配土，土生金而乙屬之，金生水而丙屬之，水生木而丁屬之，木生火而戊屬之，火生土而巳又屬之。自甲至癸，環數輪會，故甲巳合而成土化，乙庚合而成金化，丙辛合而成水化，丁壬合而成木化，戊癸合而成火化。原夫天地初分之後，黔氣橫於甲巳，素氣橫於乙庚，元氣橫於丙辛，蒼氣橫於丁壬，丹氣橫於戊癸。天干星野，運度恰符，蓋化者生之謂，猶夫婦陰陽合而化生也，故甲尅巳土，庚尅乙，丙尅辛，壬尅丁，戊尅癸，皆有夫婦之義。而所生之子，各有不齊，土生象母，金生象父，皆稟同屬之氣以生；水生於天一地六，爲嫡父嫡母；木生於本生之木，而又□□父位；火生既非嫡父母，又非同屬。而以癸水爲之祖，發源獨長，試詳言之。巳化土爲同屬，而反兼勝巳之化者，制生化也，建中湯建化脾土，而以芍藥爲甲木，以甘草爲巳土，即其義也。庚化金爲同屬，而又兼巳勝之化者，木無尅制，即土氣受凌，而金失其化源，且木無所制，則火熾灼金，而金氣亦死，故乙木受制於庚金，而反爲金之化源，木沉金浮，即其義也。水生於金，金寒則水不生，必火合而水生，與河洛之義相侔，故凡水不足者，宜補肺金，古人用乾姜一分，象天一也。木生於水，然水寒木亦不生，故合丁火之化，所以木鑽之得火，而絞之得水也，且丁壬合化，火得水制，又不至於禍發自焚。而我生者，反爲生我之源矣。乃若火爲氣，統領一身，而化於水者，水爲萬物之元，而火生其中，坎中之陰陽是也，故海中常見火，而海水混濁，土氣兼之，土爲萬物之母，故水土合而化火。盖凡虛則補母之義，腎不足則補肺，丙辛化水也，肝不足則滋腎，丁壬化木也，肺不足則補脾，益脾必先制木，而後脾益，乙庚化金也，脾不足則補命門。火生於木，火盛而燼成土。甲巳化土也，火雖寄□於木，從無心虛補肝之説。凡陽虛不足者，惟有溫煖中氣，用八味等丸補龍雷之火，所謂益火之瀉中氣者，土氣也，戊癸化火也。

六　氣　説

六氣者，三陰三陽之氣也。地以五爲制，故運統一歲於四時之表。天以六爲節，故氣分六位於一歲之中。六位以少陰君火爲尊，故子屬少陰。火生土而丑屬太陰，主氣相火司運，少陽次於少陰，而太陰反居少陽之次，客氣依序流傳，太陰次於少陰，故丑屬太陰，而少陽居太陰之次，則寅屬之，故於長夏五六月間，謂之火土混雜。民多脾病，由是土生金而卯屬陽明，水生木而巳屬厥陰，木又生火而午屬少陰，如是環數，故子午年則少陰司天，丑未年太陰司天，寅申少陽司天，卯酉陽明司天，辰戌太陽司天，巳亥厥陰司天。而少陽與陽明相上下，太陰與太陽相上下，少陽與厥陰相上下。內惟少陽厥陰上下，無尅制之異。若少陽陽明火金受尅，太陽太陰水土相制，則氣化異同而病機多變矣。夫三陽三陰，亦五行耳。而氣有六者，水居一，火居二也。且厥陰風木，風亦火也。

陽明燥金，燥亦金也。太陰濕土，濕成熱也。故凡民病火症居多，中寒者十之一二耳。

一氣中有五運一運中有六氣說

一氣中有五運者，如子午少陰司天，而有甲丙戊庚壬十年分運之類。一運中有六氣者，如甲巳土運，而有甲運六年巳運六年遍十二支之氣是也。二者相配並行，或相背馳，或相偏勝，或各有餘不足。倘非窮理達變，將執司天之說而運氣不驗，執運氣之說而司天不驗，毋怪乎人皆視爲可已之書而弃焉不講也。內經氣交變詳言歲運，六元正紀詳言司天，至於合變之理，則未之多及，惟天符歲運，稍爲合說。止舉其偏勝之一端，而餘可類推也。蓋司天與氣運相符者，曰天符；氣運與年辰相會者，曰歲會；司天運氣年辰三合者，曰太乙。中天符病速危，中歲會病徐持，中太乙病暴死。正以歲會者，特與年辰相會，尚有司氣爲之主，猶爲氣之平，中其病者徐緩。天符者奉天司令恣行邪瘧，故中病者速危。太乙三合則其氣偏勝之極，而爲暴死無疑矣。然大抵論其義如此。或如戊子日，戊爲火運，子爲火氣，亦是天符，此日得病者困半。戊午日，戊爲火運，午爲火支，又爲火氣，即太乙也。諸可類推，豈曰太乙年，即一年之病皆速死，而無生理者乎？

主　氣　說

主氣者，六節之常紀，静而有守位者也。水位乎北，則火應位於南，故少陽退處於少陰之後，以主南方之位。蓋以五行之生數爲序，非如司天之氣，以三陽三陰爲序，而太陰與太陽爲上下也。由是君火位於東南，土位於西南，木位於東北，金位於西北。木爲生氣之始，故以十二月大寒日交木令，爲初氣；二月中春分日交君火，爲二氣；四月中小滿日交相火，爲三氣；六月中大暑日交土令，爲四氣；八月中秋日交金令，爲五氣；十月中小雪日交水令，爲終氣。夫天地之數五，而火增一氣者，陽常有餘，陰常不足也。又可見天地之氣熱多於寒，火倍於水，而人之病化可推也。且以人身而言，五氣者，五臟之本氣也，雖有他氣加臨，而必以本氣爲之主。譬如主當寒令，雖有二火加臨，不過曰寒熱時至；主當暑政，雖有寒令爲客，不過曰涼氣間發。豈暑竟變爲寒，而寒竟變爲熱乎？是故脾病者死於春，肺病者死於夏，腎病者死於季，肝病者死於秋，心病者死於冬。蓋尚言主氣之勝尅也，亦可稍救尚任司天之惑矣。

客 氣 說

客氣者，逐年司氣輪行，而居於主氣之上，動而不息者也。客承天命，統部其方，主爲之下辟，如直指巡①方，臬藩郡守皆爲之下也。客勝主，順天行命爲從；主勝客，天命不行爲逆。然謂之曰勝，從與逆皆病也，必同氣相得，乃爲和平。如客水主木爲順，客木主水，子居母上爲小逆。惟君相二火雖一氣，又君位臣則順，臣位君則逆。如少陰司天，其三之氣爲君位臣，但火令大行。陽明司天，其二氣爲臣位君，即病癘暴死。至於太陽司天，其三氣客爲寒水，火應無熖。而民病反爲熱中，可見火不宜遏，凡用寒涼降火者，反内熾也。又按主氣一位即六氣輪居，如厥陰初氣風木，少陽居之爲瘟疫，陽明居之爲霧露，太陽居之爲寒洌，厥陰居之爲大風，少陰居之爲熱風，時氣流行，太陰居之爲風雨、陰凝，所以有三十六氣之變幻也。是六氣皆足爲一氣之病，其在人身，則五臟皆足爲一臟之病也。

---

① 巡：同“巡”。

四間氣説

上下二節，統盛一年；左右四節，專盛於一部者，何也？盖司天在泉，正當天地之中，其升降常在中國相持，故爲一年之統盛，餘四節各居四分，惟治令一方所居之氣，隨春令西行，夏令北行，秋令東行，冬令南行，入歸中國盛之。故四節冬隨四時之令，獨盛於一步。若夫勝復作，而出位變常，雖不居治令之列，亦入中國往復。且間氣之設，逐年輪行，原爲客氣言之，若主氣，則上下左右，一定不遷。惟客氣臨之，乃生舛錯，有如厥陰居上。初之客氣爲陽明燥金，臨於主氣之風木，在風木則爲春令之西行，而在燥金則爲西方之氣東行，而預洩於中國，其隨春令西行者語其常，燥金之東行，乃加臨之變，諸氣皆然，且如金氣預洩至秋時，主氣亦減薄。此理從無發者，如是類推，則三十六氣變幻。義難悉舉，惟有識者盡其奧焉。

六步時進有差説

土旺四時，其在人身，五臟皆以胃氣爲本。四時之脉，皆宜帶緩固矣。至如春宜帶沉，夏宜帶弦，秋宜帶數，冬宜帶濇，後世雖精於胗候者，曾未之究焉。夫陽之動，始於温，盛於暑；陰之動，始於清，盛於寒。春夏秋冬，各差其分。故冬至四十五日，陽氣微上，陰氣微下；夏至四十五日，陰氣微上，陽氣微下。微之爲言漸也，言其進必以漸。而脉氣之應，亦與同法，故曰春不沉，夏不弦，秋不數，冬不濇，是謂四塞。言五臟之氣，閉塞無所運行矣，況又有母氣絶之理乎。

勝氣有復有不復説

勝氣有二，有我勝者，有勝我者。其爲勝我則多復，爲我勝則不復也。蓋運氣有太過不及之異，司氣有淫勝反勝、相勝之殊。淫勝者，本氣內淫；反勝相勝者，言六位之左右，乘虛而勝。其乘天地之虛而勝者，爲反勝；左右自相乘者爲相勝也。太過淫盛，爲變之盛；不及反盛相盛，爲變之虛。勝之變病，皆在已所勝之藏，如木盛則脾病，其勝乃本氣有餘而勝，故不爲他氣報復。虛之變病，皆已所不勝者，乘虛勝之，而本藏病。勝極，則已所生者，報復其盛，而勝者之藏亦病。如木虛則金勝，而肝病，勝則火復金仇，而肺亦病也，其勝乃乘我之虛而勝，勝之根本不固，故輒爲他氣報復，至氣交變，論太過之氣，亦云甚則必復。如太過而脾病，甚則爲搖落，而木亦自病。蓋所謂太過者，原邪盛太過，即自開受敵之地矣。勝復之説，可不詳與！

各氣皆成於土説

五運論中央濕土云，其性靜兼，謂兼寒熱溫凉之氣也。《白虎通》云：脾之爲言并也，謂四氣并之也。故冬之寒至丑月，則陰結層冰；夏暑至未月，則陽熖電掣；秋清至戌月，則霜清肅殺；春溫至辰月，則風煽和舒。落書數，天一地六，藏五於六；地二天七，藏五於七；天三地八，藏五於八；地四天九，藏五於九；天五地十，藏五於十。五者土數也。故經有肝之脾胃虛、肺之脾胃虛等例，又有春胃微弦曰平、但弦無胃則死等例。總而言之，有胃氣則生，無胃氣則死。此東垣之學，所以獨暢一家之言，而爲百世師也。

火土混雜說

天氣以風暑濕火燥寒爲次，而濕居火前。地氣以木火土金水爲次，而土居火後。蓋在天爲氣，以三陰三陽少壯老爲次，太陰畢而後始少陽，致濕居火前。在地成形，以五行之形相生爲次，火運畢而後生土，致土居火後。周天分野，戊火連申，夾未土於中；癸火連寅，夾丑土於中。所以火土勢不能不混雜，而土旺常在長夏火熱之候也。丹溪發明濕熱相火爲病十居八九，及有濕鬱生熱，熱久生濕之論，殆非無本。

地宜合天氣說

中原地形，居高則寒，處下則熱。嘗試觀之，高山多雪，平川多雨，高山多寒，平川多熱。中原之地，凡有高下之大者，東西南北各三分也。其一者，自漢蜀江南至海也；二者，自漢江北至平遥縣也；三者，自①平遥北山至蕃界北海也。故南大熱，北分大寒，中分寒熱兼半。南北分外，寒熱尤極，即登高山頂，則南面北面寒熱懸殊，榮枯倍異。又東西高下之別亦有三，其一自汧源縣西至沙洲，二自開封至汧源，三自開封東至滄海。故東分大溫，西分大涼，中分溫涼兼半。溫涼分外，溫涼尤極，變爲大暄大寒。約其大凡如此。然九分之地，其中有高下不同，地高處則燥，下處則濕，此一方之中小異也。以氣候驗之，春氣西行，秋氣東行，冬氣南行，夏氣北行。以中分校之，自開封至汧源，氣候正與曆候同。以東行校之，自開封至滄海，每一百里，秋氣至晚一日，春氣

---

① 自，原作"至"，據上下文改。

發早一日。西行校之，自汧源縣西至蕃界①漬石，其南向及東南西北向者，每四十里，春氣發晚一日，秋氣至早一日；北向及東北西南者，每十五里，春氣發晚一日，秋氣至早一日。南行校之，以形有北向及東北西南者，每十五里，陽氣行晚一日，陰氣行早一日；南向及東南西北川，每一十五里，熱氣至早一日，寒氣至晚一日；廣平之地，則每五十里，陽氣發早一日，寒氣至晚一日。北行②校之，以形有南向及東南西北者，每二十五里，陽氣行晚一日，陰氣行早一日；北向及東南西北川，每一十五里，寒氣至早一日，熱氣至晚一日；廣平之地，則每二十里，熱氣行晚一日，寒氣至早一日。大率如此。然高處峻處，冬氣常在，平處下處，夏氣常在，觀其雪零草茂則可知矣。然地土固有弓形、蛇形、月形，地勢不同，生殺榮枯，地同而天異。凡此之類，有離向、丙向、巽向、乙向、震向處，春氣早至，秋氣晚至，早晚校十五日；有坤向、丁向、庚向、兌向、辛向、乾向、坎向、艮向處，則秋氣早至，春氣晚至，早晚亦校二十日。是所謂帶山之地也，審觀向背，氣候可知。

五運所主譜色谷虫畜果味象

木③角肝膽 同 蒼麻毛雞李酸有筋物；
火徵心小腸命門 同 丹麥羽馬杏苦有膚物；
土宮脾胃 同 黃稷倮牛棗甘有肉物；
金商肺大腸 同 白稻介雞桃辛有殼物；
水羽腎膀胱 同 元豆鱗猪栗醎有骨物。

---

① 界，原作"暑"，據《素問·五常政大論》改。
② 行，原作"形"，據上下文改。
③ 木，原作"术"。

六氣十二變譜

　　時化、司化、氣化、德化、生化、布化氣變行令，病厥陰和平、風府、風搖風生終肅。金承木，毛虫生化飄怒大凉；金承木，撓動迎隨，筋急肋痛，少陰暄熱，火府物榮熱生中寒。水承火，羽虫榮化大暄寒；水承火，高焰燻腸疹身熱、驚惑、惡寒、戰慄、譫妄、悲妄、岫巇、語笑。太陰埃溽，雨府雲雨濕雨飄注。水承土，倮虫濡化雷霆驟注烈風，沈陰白埃晦暝積飲痞滿，霍亂吐下，身重胕腫。少陽炎暑，熱府蕃長火生蒸溽。水承火，薄羽茂化飄風燔燎霜凝，電光彤雲嚏嘔、瘡瘍、驚燥、瞀昧、暴病、喉痺、耳鳴、暴注、瞤瘛、暴死。陽明清勁，殺府露霧凉生終燥。火承金，介虫堅化散落溫，烟埃霜浮虛甌病，肋痛中錯。太陽寒零，寒府藏密寒生中溫。土承水，鱗虫藏化寒雪冰雹白埃，堅芒屈伸不利，腰痛，寢汗，痙病，流泄，汗不出。

五鬱之發之治譜

　　土鬱之發雷殷震驚，黃黑埃霾，化爲白氣，飄驟沖決，洪水漫衍，雲奔雨府，霞擁朝陽，山澤挨昏。注將發，則雲橫天山，蜉蝣生滅，爲先兆。時在大暑六月中後。

　　之病主心腹脹，腸鳴下利，甚則心痛肋塡，嘔吐霍亂，痰飲注下，胕腫身重。

　　之治奪之土畏壅滯，滯在上者吐之，在中者伐之，在下者瀉之。

　　金鬱之發大凉乃舉，草樹浮烟，霧露數起，草木蒼乾，山澤焦枯，土凝霜鹵。將發，則夜雪白露，林莽聲淒，爲先兆。時在秋分八月中後。

　　之病欬逆，心肋滿引少腹，善暴痛，不可反側，嗌緊，面隙色惡。

　　之治泄之斂閉燥塞，金之盛也，或解表，或破氣，或通便，皆是也。

　　水鬱之發大寒，川澤嚴凝，寒氣如霧，結爲霜雪，甚則黃黑昏翳。將發，則太虛黑色微黃，散亂微見而隱，于平旦候之。其發在二火前後。

　　之病寒客心痛，腰膉痛，關節不利，屈伸不便，厥逆，痞堅腹滿。

之治折之水之本在腎，其標在肺，其傷在陽分，其反尅在脾胃，水性善流，宜防渙溢。折之之法，養氣可以化水，治在肺也；實土可以制水，治在脾也；壯火可以勝水，治在命門也；自強可以帥水，治在腎也；分利可以泄水，治在膀胱也。

木鬱之發太虛埃昏，雲亂大風，屋發木折，天山一色，或爲濁色，黃黑雲塵，橫雲不起，雨無常期。將發，長川草偃，柔葉翻動，見底，樹有聲虎嘯。

之病胃脘痛，肋滿，膈不通，咽不下，甚則耳鳴眩轉，目不識人，善暴僵仆。

之治達之木喜調暢，在表者疏其經，在裏者疏其臟，使氣得通行可也。

火鬱之發二氣三氣時，水凝冰雪，則鬱矣。其發也，炎火大暑，山澤燔燎，林木流津，廣廈騰烟，水泉乾枯，蔓草焦黃，風熱交熾。而無雨，夜亦極熱。時在未申月，熱極而雨濕至矣，火生土也。

之病少氣，瘡瘍癰腫，肋腹胸背，面首四肢，憤悶胸脹，瘍痱嘔逆，瘛瘲胃痛，骨節動，注下溫瘧，腹中暴痛，血溢，精液少，目赤心熱，甚則瞀悶，懊憹暴死。

之治發之凡火所居，其有結聚斂伏者，不宜蔽遏，因其勢而解之、散之、升之、揚之可也。

天地淫勝病治譜

寅申年厥陰在泉，風淫於內，塵土飛揚，草早荂。木勝尅土，病洒洒振寒，呻欠，心肋滿痛，不食，咽背腹脹，噫氣身體重。

巳亥年厥陰司天，風淫所勝，太虛風暗雲亂，寒生春氣，流水不冰。金承木，則清肅行而蟄虫不出。木尅脾土，則胃脘痛，肋滿，不食，舌強，食嘔，腹脹，泄瀉，水閉，脾弱者急補之。

土弱水強之勝，大風數舉，倮虫不滋。耳鳴頭眩，木邪陽胃，憒憒欲吐，胃膈如塞，肝邪聚，則胠肋氣并，邪侵小腸，則化熱而小便黃赤，在上則胃脘痛，兩肋滿，在下則飧泄，小腹痛，注下赤白，皆木尅土也。

土勝木復之復，偃木飛沙，倮虫不榮。肝邪實，則少腹堅滿。肝主筋膜，則裏急暴痛。肝邪乘胃，上凌於心，而陽氣泄，則厥心痛，汗發，脾受肝傷，則飲食不入，入而復出。風淫所致，則掉眩，風甚兼金化，則手足清厥。

之客巳亥年，厥陰司天，風木之客，加於厥陰少陰少陽之主。若客勝，則木氣上動而風邪盛，耳鳴掉眩，甚則欬。寅申年，在泉，風木客，加太陰陽明太陽主，肝木受制於下，內爲關節不利，痙强拘瘲，外爲不便。

之主巳亥年，厥陰司天，主勝，則火夾木邪。在相火則胸肋痛，心包所居也；在君心火，則舌難言，心開竅於舌也。寅申在泉，上金水之主勝，則制木客，則筋骨腰腹時痛。

卯酉年少陰在泉，熱淫於內，焰浮川澤，陰處反明，蟄虫不藏。病火氣奔，則腹中鳴；火炎上，則氣上冲胸；火乘肺則喘，不能久立，寒熱，皮膚痛。熱甚陰虛，則目瞑，畏陽光；熱乘陽明，則齒痛腮腫；金水受傷，陰陽爭勝，則寒熱如瘧。熱在下焦則小腹痛，熱在中焦則腹大。

子午年少陰司天，熱浮所勝，火行其政，陰承之，大雨且至。火炎尅金，則胸熱，咽乾，右肋滿，皮膚痛，寒熱咳喘，血出，溺色變。甚則瘡瘍胕腫，肩背痛，肺氣虛者急補之。

金弱火强之勝，炎暑至，木乃津，草乃萎。火勝，心下熱而善饑。熱乘小腸，臍下反痛。火氣遊上焦，則腹滿痛，遊下焦，則溏泄，利血尿赤。

金勝火復之復，水流不冰，熱氣大行，介虫不福。火盛炎上，則煩燥鼽嚏；火在陰，則小腹絞痛；火在喉，則嗌燥身熱；火居二便則泄，小便閉。火必傷金，則咳而皮膚痛，暴瘖。心火自傷，則心痛，鬱冒，不知人事。水火相爭，則洒淅惡寒，振慄譫妄。寒已而熱，熱亡津液，則渴，熱傷精則少氣，骨萎，便閉，外爲浮腫，噫氣，痱疹，瘡瘍，癰疽，痤痔，傷肺，則咳而鼻淵。

之客子午年，少陰司天，君火之客，加於木火三氣之主。客勝則火在上焦，熱居頭項肌表，耳聾目瞑，胕腫血溢，瘡瘍。卯酉年在泉，君火客，加土金水主，客盛則腰尻下部痛，熱溲便變，胕腫不能久立。

之主子午年，少陰司天，主勝則木火爲邪，則心肝爲病，心熱煩燥，肋痛肢滿。卯酉年在泉，若土金水主勝，則君火受制，發厥心痛，發熱膈中痹，多汗身寒。

辰戌年太陰在泉，草乃早榮，濕淫於內。病寒濕乘心，則飲積心痛。土邪尅水，則三焦火勝，咽腫喉痹，小腹腫痛，不得小便。

丑未年太陰司天，濕淫所勝，沉陰且布，雨多物傷。土尅水，胕腫，骨痛陰痹，腰脊頭項痛，時眩，大便難。陰氣不用，唾有血，心如懸，腎虛者急補之。

水弱之勝，雨數至，濕化行。濕邪勝，則火內鬱，故中外瘡瘍，甚則肋病心痛。熱恪於上，則頭痛，喉痹項强。若無熱而濕獨勝，則濕氣內鬱，寒迫下焦，痛留巓頂，互引眉間。胃脹滿，濕下流，則小腹滿，腰重强，內濕則清濁不分，故注泄。濕鬱則熱生，故足溫，頭重，足胕腫。飲發於中，胕腫於上。

　　水勝之復，大雨時行，鱗見於陸。濕傷同氣，則體重中滿，飲食不化；濕從寒化，則陰氣上厥，胸中不便；濕侵脾肺，則飲發於中，欬喘有聲；濕在三陽，則頭頂痛重而掉瘈尤甚。寒濕內動，則嘔而唾吐清液。甚則土邪傳腎，竅泄無度。

　　之客丑未年，太陰司天，濕土客加木火主。若客勝，則濕熱上升，首面浮腫而喘。辰戌年在泉，濕土客加金水主。客勝則痿下重，濡泄，不時發腫，小便數。

　　之主丑未年，太陰司天，若主勝，則風侵脾，胸滿，食已而瞀。辰戌年在泉，主勝，則寒木侮土，逆滿，食飲不下，甚則爲疝。

　　已亥年少陽在泉，火淫於內，焰熱大至，熱極生寒。病熱傷氣分，則注白；傷血分，則注赤。熱在下焦，則便血。其餘諸病與少陰同。

　　寅申年少陽司天，火淫所勝，溫氣流行，金政不平。火勝尅金，客熱勝，水不能制，頭痛，發熱惡寒而瘧，皮膚痛，色變黃赤，傳而爲水，身面腫，腹滿，泄下瘡瘍，唾血，心煩，鼻衄。肺虛者急補之。

　　金弱火勝之勝，暴熱消爍，草萎水涸，介蟲乃屈。熱客於胃而上行則煩心心痛，目赤欲嘔，嘔酸善饑，耳痛，下行則溺赤。火盛傷陰，則善驚譫妄。熱陷下焦，則小腹痛，二便赤白。

　　金勝火復之復，大熱枯燥。火乘心肺，則驚瘈咳衄；表裏皆熱，則便數憎風。火炎於上，則形色變而逼血妄行，故面如浮埃，目瞤口糜，嘔逆，血溢血泄。風火相薄，則發瘧，惡寒而慄。火消津液則渴，火在心則便赤，在脾則便黃。水道不通而腫，甚則火傷金而咳血。

　　之客寅申年司天，畏火客，加木火主。客主互勝，火在上焦，則丹疹瘡瘍嘔逆，喉痺頭痛咽腫，耳聾血溢瘈瘲。已亥年在泉，相火客，加土金水主。客勝則火居陰分，下焦熱，腰腹痛，惡寒下白。

　　之主寅申年司天，主勝則胸滿，咳仰息，甚而有血手熱。已亥年在泉，主勝則陰盛格陽，熱反上行，心痛發熱，格中而嘔。

　　子午年陽明在泉，金氣淫盛，霧暗如霧，清冷晦暝。金尅肝胆，則嘔苦太息，肋痛，不能轉側，甚則咽乾，面塵，體無膏澤，足面熱。

　　卯酉年陽明司天，燥淫所勝，木晚榮，草晚生，木生菀於下，草焦上首。金尅肝，左肋痛，中寒瘧咳，腹鳴清泄，肋痛，不可轉側，嗌乾面塵，腰痛，男疝女小腹痛，目昧，眥瘍，痤癰。肝虛者補之。

　　木弱金勝之勝，大涼蕭殺，華英改容，毛虫乃殃。金勝尅木，則左肋痛。清在下則溏泄，在上則嗌塞，在小腹則爲癲疝。燥勝，則肺生心痛，或爲陰瘍，爲隱曲不利，互引陰股，筋肉得寒則爲急痹，血脉得寒則經不行。血滯而妄行，或爲血泄。表寒不行，則皮膚痞腫；裏寒爲滯，則腹滿食減。陰寒在下，反載陽於上，故熱反上行。頭項腦户目内眥，爲痛如脱。寒入下焦，則命門陽衰，故大便濡泄。

　　之復，水凝雨冰，羽虫死。心胃生寒，胸中不利。寒在膈間，則心痛痞滿。寒併於上而陽神虚，則頭痛善悲。胃中寒，則眩昏食減。寒歸水藏，則腰痛，屈伸不便。寒侵君火，則小腹控睪。寒水侮土，則噦噫清水，而善忘善悲。

　　之客辰戌年司天，寒水客，加木火主。客勝則寒氣在上，胸中不利，涕出而咳。丑未年在泉，寒水客，加金水主。水居水位，故寒復内餘，則腰尻痛，屈伸不利，股脛足。

　　之主辰戌年司天，主勝則火因膝中痛。寒覆陽氣欲達，而喉嗌鳴。丑未年在泉，水居水位，故不言主客之勝。

六氣淫盛復客主治法譜五臟治法

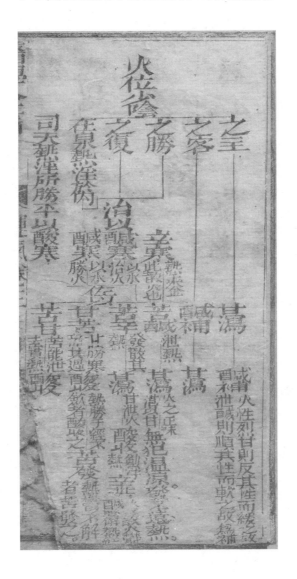

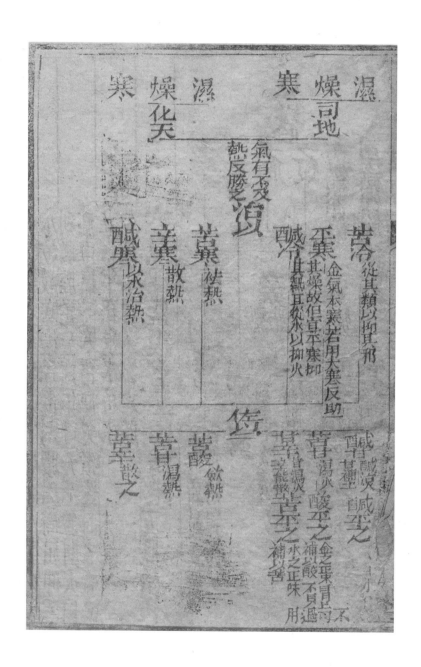

濕 燥 寒　司地

濕 燥 寒 化天　司天

氣有不及

熱盛勝之須

苦冷從其類以抑其邪

平寒（金氣本寒若用大熱反助）

甚寒其燥故但宜平寒抑

鹹冷甚熱其熱從水以抑火

苦冀 祛熱

辛冀 散熱

鹹冀 以水治熱

佐二

鹹酸 歛熱

苦辛 瀉熱

苦鹹 散之

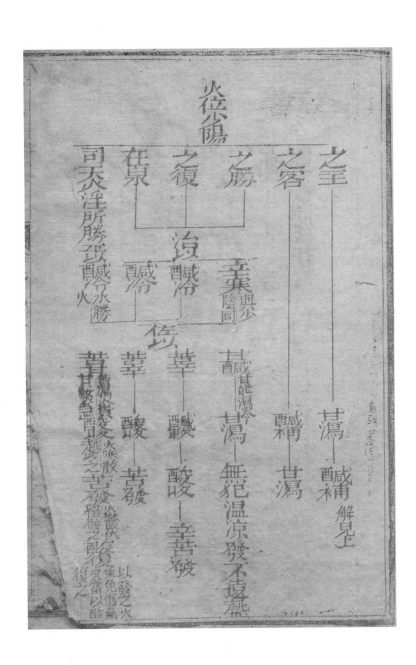

木位厥陰

之至　之勝　之復　在泉

司天風淫所勝平以辛涼

治酸美寒甲子傅

甘濕

辛涼　辛佐金　佐以苦甘

甘　補

辛凉風勝凉　散盧邪　酸瀉

苦　甘　甘緩　酸瀉

甘緩　甘緩木性惡酸瀉瀉肝之實

辛　苦勝辛過甘緩　辛散風邪盛散之　酸瀉

酸瀉瀉均酸　辛苦散之木之苦味　酸瀉

本性非酸則反其性而斂之
辛補故為瀉辛則助其發生之氣

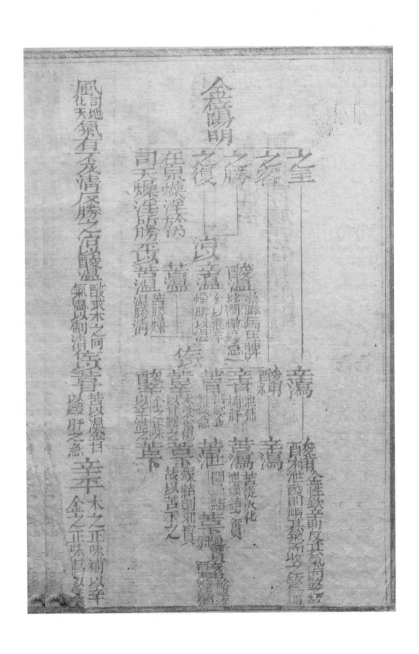

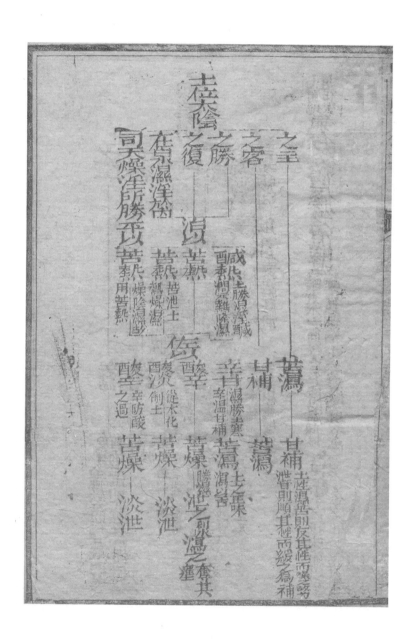

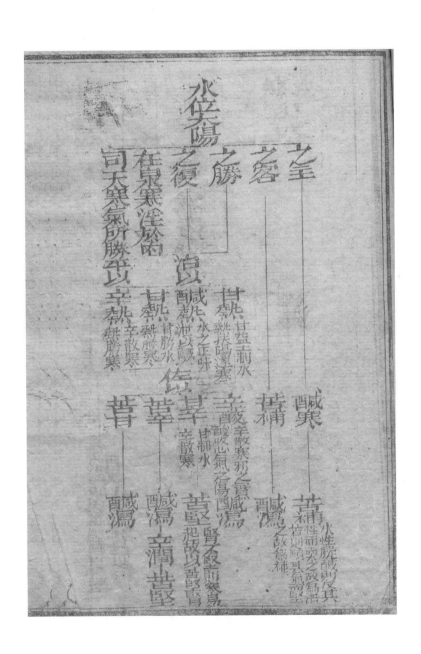

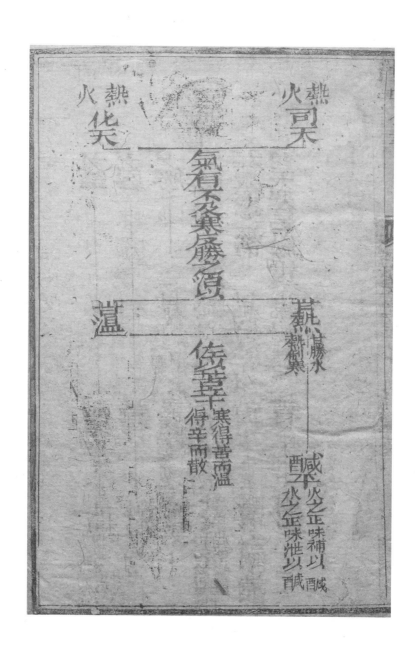

剛柔失守三年化疫癘譜

【假如】甲子年，上年癸亥厥陰司天不退，則甲子少陰司天不遷正。如歲半前多風，少熱其徵也。甲子在泉，陽明巳卯也。巳屬土，因甲名；卯屬金，因陽明。司天之甲，雖未遷正於上，在泉之巳，巳得位於下矣。以癸亥年之司天，臨甲子年之在泉，則上癸下巳，不相和合。癸巳相會，甲失其位，雖陽土，而氣已虛。

【土疫即瘟疫病】土虛則受木勝，金必復之。如當復之時，木必稍退，而本年司天之少陰至矣。木反助火尅金，其復必微，而土益受傷，則甲巳之土皆失守。土鬱之久，後三年化成疫。晚至丁卯，早至丙寅，土疫至也。疫之大小善惡，詳其年之司天在泉，或盛或衰，及太乙之有犯否。又癸亥年在泉，少陽不退位，則甲子年在泉，陽明不遷正。後半年多溫少涼，其徵也。甲雖正位於上，巳不正位於下，則甲與戊對矣，亦爲土虛，便有勝復，亦三年化癘。土鬱將至，恐傷水臟，當先補腎愈，而次泄土氣以去其鬱，戒夜行，遠行，疫可免也。

【水疫加寒疫陰症同】丙寅相火司天，如上年太陰不退，則相火不正。木年在泉，辛巳厥陰，巳正位矣。乙辛不合，則水虛而土勝木復，風雨多也，此爲丙辛失守。後三年成水疫，早戊辰晚巳巳，甚速微徐，同前。上年在泉不退，本年在泉不遷正者亦如之，則小有勝復，亦作癘也，餘同前。水邪將至，恐傷火臟，當先補心愈，次泄腎氣，戒大喜情慾，忌思慮勞神可免也。

【金疫】庚辰剛柔失守，化金疫同前。但木年在泉不正，金虛火勝，水宜復。而太陰氣至，水不得行，或無復也。雖無復亦化癘。金邪將至，恐傷木臟，當先補肝，次泄肺氣，神雖静，戒大怒。

【木疫即風溫病】壬午剛柔失守，化木疫同前。木邪將至，恐傷土臟，當先補脾，次泄木氣，神宜静，戒大醉歌樂，忌飽食生冷氣，戒滯飽，無久坐，食戒太酸，味宜甘淡。

【火疫即瘟疫熱病】戊申剛柔失守，化火疫同前。火邪將至，恐傷金臟，當先補肺，次泄火氣，神欲静，戒悲傷。

傷寒瘟疫論

傷寒瘟疫多起於不藏精，及辛苦饑餓之人。①

---

① 下文底本脫。

卷之四

四 診 總 義

夫望聞問切，乃醫家要旨。若僅以脉爲診，誠恐以寒爲熱，以熱爲寒，以表爲裏，以裏爲表，顛倒錯亂，未有不傷人性命者乎。經曰：望而知之謂之神，是以目察五色也；聞而知之謂之聖，是以耳識五音也；問而知之謂之工，是以言審五病也；切而知之謂之巧，是以指別五脉也。明此四診，萬舉萬全。古者分醫爲十三科，曰大方脉，曰小方脉，曰婦人科，曰傷寒科，曰風科，曰眼科，曰口齒咽喉科，曰瘡瘍科，曰針灸[①]科，曰正骨科，曰金鏃科，曰祝由科，曰養生科。各精一科曰專科，俱精者曰全科。孫真人曰病有四百四種，余謂總不越乎三因：外因六淫，風、寒、暑、濕、燥、火也；内因七情，喜、怒、憂、思、驚、恐、悲也；不内不外因者，飲食勞倦，跌打損傷也。此外又有六慾者，皆從心之所向也。耳聽聲音，眼觀物色，鼻聞香氣，舌貪滋味，心帷大地，意幄萬方，此六慾，皆損人三世鍾靈之真性也。由此觀之，四診審十三科之秘旨，三因統萬病之根源。業醫者，首宜熟悉，臨症變通，運用之妙，存乎一心而已矣。

---

① 灸，原作"炙"。

望 颜 色

《內經》舉目爲察色之要。人有宗氣、榮氣、衛氣、臟腑經絡之氣，充周磅礴，包舉一身，如海之載地以出也，分之則各有所主，合之則出於一源。所謂一源者，以腎主水，水主氣，生稟厚重者則多壽，淺薄者則夭折。凡人動作紛紜，無非氣之貫徹也，但氣不可見，而所見者色耳。《素問》經曰：青欲如翠羽，不欲如敗草；黃欲如蟹腹，不欲如枳實；赤欲如雞冠，不欲如衃血；白欲如豚膏，不欲如枯骨；黑欲如烏羽，不欲如烟煤。《靈樞》經曰：肺病色白而毛敗，心病色赤而絡脉溢，肝病色蒼而爪枯，脾病色黃而肉蠕動，腎病色黑而齒稿。《壽夭剛柔篇》曰：凡相五色之脉，方廣光滑者吉，耳輪枯暗者凶①。赤色出於兩顴，大如拇指，雖愈必死。黑色出於天庭，大如拇指，必不病而死。凡額赤者心熱病，左頰赤者肝熱病，右頰赤者肺熱病，頤赤者腎熱病。滿面通紅而氣盛者火也，紅而兼黃者濕熱也。有病而兩頰似桃花者，仲景謂之載陽症，下虛故也。色白者氣虛也，白兼黃者血虛也，黃兼青者陽虛也。面目浮腫者，肝腎弱也。兩顴紅如胭脂者，相火動也。無病而天庭見黑色者大凶，有病而赤脉貫瞳子者必死。若面如烟煤者，準頭翕翕而孔張者，是肺絶之候。有等馬脾風，因寒邪客於肺俞②，寒化爲熱，閉於肺金，則胷高氣促，肺脹喘滿，兩脅扇動，陷下作坑，鼻孔扇張，神氣悶亂，喉中作聲，急治必愈，勿悞③認肺絶。外感氣色多暗滯，內傷氣色多姣嫩。其人瘦而色黃者病在榮分，肥而色白者病在衛分。鼻準赤者脾肺熱也，鼻孔氣粗者內有熱，準頭冷者內有寒。《金匱》經云：鼻頭色黃，小便必難。色青爲痛，色赤爲風，色黑爲寒，鮮明者有留飲。又云：色黃者有濕熱。肺受風則鼻塞，肺受寒則鼻

---

① 凶：同"凶"。

② 俞，原作"愈"。肺俞，穴位名。

③ 悞：同"誤"。

流清涕。肺有風熱則鼻流濁涕，風熱之極，其孔必張，煩躁不寐。氣息喘急者，必鼻衂。鼻孔黑如烟煤者、鼻孔乾燥無涕者，陽毒熱深也。鼻孔出冷氣滑而黑者，陰毒冷極也。凡產婦鼻起黑氣或血衂者，爲胃敗肺絕之候，古方以人參、蘇葉、製附子服之，多有得生者。凡病人口乾而焦者，邪在肌肉。脣口俱赤腫者，肌肉熱甚也，脣口俱青黑者，冷極也。口苦者心熱也，亦有肝移熱於膽而口苦也。口甜者脾熱也。口淡者胃熱也。口醎者腎熱也。口酸者肝熱也。口辛者肺熱也。口臭者胃熱也。口乾者脾熱也。又有脾胃氣弱，木乘土位而口酸者。又有膀胱移熱於小腸而口糜爛者。口燥咽乾者腎熱也。口噤難言者或爲痓，或爲痰厥，或爲中風，或爲中寒，不相等也。上脣有瘡爲狐，蟲食其臟；下脣有瘡爲惑，蟲食其肛。病人脣舌捲①，脣吻反青，人中滿，環口黧黑，口張氣直無返，或如魚口，均爲難治之症。有口脣瞤動，因脾胃受肝風之侮，脾虛不能收攝也，亦屬難治。古方有以柴胡、防風、荊芥、山栀、苡芒、赤小豆、生甘草、當歸水煎服愈，一方苡芒、赤小豆、防己、甘草煎服愈。脣白者，主吐涎嘔逆，諸失血症也。脣黃者，主②脾受積熱也。脣紅紫者，主蟲嚙積痛也。脣口舌胎有斷紋者，難治之症。齒燥無津液者，是陽明熱極。前板齒燥兼脉虛者，是中暑。齒如熱者病難治。舌生白胎，是熱聚丹田，寒留胸膈，半表半裏小柴胡症也。黃胎者胃腑有邪熱也，宜下之。舌有黑胎、燥而生芒刺者爲熱極，宜下。舌有黑胎、光滑而有津液者，直中寒症，宜溫。若舌生黑刺洗去復生者，難治。舌捲、舌鞕③、舌强、舌短縮，神氣昏亂，語言不清者，皆危候也。亦有陰陽易病，舌吐數寸者，危惡已極。耳紅者吉，枯槁者凶。耳薄而黑、耳薄而青、耳薄而白、耳焦如炭色者，皆爲腎敗。耳聾、耳中痛，皆少陽症也，半表半裏，當和解之。耳聾、舌捲、脣青者，皆厥陰症也，宜溫之，此症最重。目熱則昏暗，

---

① 捲：同“卷”。

② 主：原無，據上下文補。

③ 鞕，同“硬”，原作“鞭”。

水足則目明。邪未傳裏，則目如常；邪已傳裏，則目黃目赤。開目欲見人者，陽症也；閉目不欲見人者，陰症也。目瞑者，將衄血也；目睛黃者，將發黃也。目反上視者、眼胞忽然陷下者、橫目斜視者、瞪目直視者，爲五臟已絕之症也。凡雜病忽然雙目不明者，氣脫也。經云：氣脫者目不明。此氣虛也，丹溪用人參膏主之。經又云：脫陰者目瞀。此血脫也。邪熱則下之，血虛則補之，以救腎水也，此症最重。凡病人臥向裏者陰，向外者陽也。仰臥者多熱，覆臥者多寒。伸腳者爲熱，踡腳者爲寒。多喜衣被者多寒，揭去衣被揚手露足者多熱。病人身重不能轉側者，危也；手足搐搦角弓反張者，痙也。若頭重視身，此天柱倒而元氣敗也。若頭搖而不止，髮直如粧，頭上攛者，皆絕症也。凡病人循衣摸床，兩手撮空者，此神去而魂亂也。凡病人皮膚潤澤者生，枯槁者死。大肉盡脫者危，左乳下氣海動應衣者不治。口浮白沫者、汗出如油者皆凶。至若熱結膀胱、胃有燥糞而譫語者，下之可生。凡久病而不改平日容顏者，雖困無害。病劇而色漸轉蒼黃者，爲欲愈。然望皮外甚易，望皮裏甚難，是必習見其人、察其言語動靜而後斷以生死，庶不蹈於風鑑之流也。

聞聲音譫語者亂語無倫，鄭聲者止語一事。

《內經》本宮商角徵羽五音，呼笑歌哭呻五聲，以此參五臟表裏虛實之病。五氣之邪，其謂肝木在音爲角，在聲爲呼，在變動爲握。心火在音爲徵，在聲爲笑，在變動爲憂。脾土在音爲宮，在聲爲歌，在變動爲噦。肺金在音爲商，在聲爲哭，在變動爲咳。腎水在音爲羽，在聲爲呻[①]，在變動爲慄。大凡言語清亮如洪鍾者，即在貧賤憂患中，而可卜其爲有福也；若重濁短促，則知其不祥矣。凡脾病者，氣不足以息；肺病者，喘急太息；肝病者，多怒罵詈；心病者，發狂喜笑；腎病者，言

---

① 呻，原作"伸"，據《醫門法律》卷一改。

語退縮。由是聽聲而知五臟病也。《金匱》謂：語聲寂寂然喜怒乎者，骨節間病；喑喑然不徹者，胷膈間病；啾啾然細而長者，喉中病。是又以聽聲而知三焦之病也。經又謂：聲如甕中①出者，是傷濕也；言而微，終日乃復言者，此氣奪也；罵詈不避親疎者，神明亂也。余每聽其言出爽快者，爲外感。聲怯而細者，是内傷。裏有燥糞者，多譫語。中氣不足者，是鄭聲。其人長大而聲細者，壽年不永。人身矮小而聲音洪者，壽年必高。久病而聲不改者，其中氣猶在。初病而即聲嘶不語者，必元氣受傷。至於男女老幼之音，雖愚人亦能隔垣而知之也，而况於醫乎。

問　病　情

問者，問其得病之所由來也。禮曰：入國問俗，入家問諱，上堂問禮，臨病人問所便。便者，欲知飲食起居，如何則煩惱，如何則快活，且以占中臟之虛實，如平日可食寒涼，則知用藥不宜辛熱；如平日可食辛熱，則知用藥不宜寒涼。再又問其起病是何日，病重是何時，現今口渴否，心煩否，腰脊痛否，骨節酸否，胸脇脹滿否，大小便利否，能飲食否，能安睡否，曾經服藥否，曾有宿疾否。男人問其有房事否，有鬱氣否。女人問其有胎孕否，有淫帶癥瘕崩漏否。童子問其有積滯否，有吐瀉否，曾受恐嚇否。勞役人問其汗出多否，曾受饑寒濕熱否。安逸人問其有拂逆否，曾傷酒色財氣否。此皆可以直問，惟寡婦閨女尼僧，隱情不可問者，必於尊人前轉爲致意，體貼人情，則問者不費力，而聽者不厭煩。孫真人曰：未診先問，最爲有準。蘇東坡云：只圖病愈，不欲困醫。二公之語，有功於世大矣。醫者必須細問，病者務宜實剖，如婦人叶孕，男子失精，不肯直言，悮事非小。今特勸人保重性命，有事要明言，醫者好着意，則不至於錯悮。

---

① 中：此字下原衍“中”字，删。

切　脉　理

孫真人曰：天地之内，以人爲貴。頭圓象天，足方象地。天有四時，人有四肢；天有五行，人有五臟；天有六極，人有六腑；天有八風，人有八節；天有九星，人有九竅；天有十二時，人有十二經脉；天有二十四氣，人有二十四俞；天有三百六十五度，人有三百六十五骨節；天有日月，人有眼目；天有晝夜，人有寤寐；天有雷電，人有喜怒；天有雨露，人有涕泣；天有陰陽，人有寒熱；地有泉水，人有血脉；地有草木，人有毛髮；地有金石，人有牙齒。皆稟四大五常，假合成形。釋氏論曰：地水火風，和合成人。筋骨肌肉，皆屬乎地；精血津液，皆屬乎水；呼吸温煖，皆屬乎火；靈明活動，皆屬乎風。是以風止則氣絕，火去則身冷，水竭則無血，土散則身裂。釋氏四空之說，皆一血氣也。脉者，血氣之神也，人亦與天地參矣。夫醫者，司人之性命也；脉者，醫之大業也。醫雖小道，所任非輕。不知天地之造化者，不足以言醫；不讀古今之書者，不足以知醫。《内經》之法，大要察色、按脉、審時、辨症，驗陰陽之多寡，識寒熱之假真，審定内外臟腑經絡、新久虛實、痰食血氣，方以脉合之。總之，望、聞、問、切四者不可失一。如證與脉合，或正治或從治。有症脉不合者，又當審其輕重，辨其真假。有諸内必形諸外，氣血盛者脉必盛，氣血衰者脉必衰，無病者脉必正，有病者脉必乘。大凡人身以精氣神爲本。水歸腎部，脉應兩尺，爲先天之木，人身之根蒂也。水爲天乙之精，滋萬物者也，木賴水生，火宜水濟，土喜水潤，金愛水清，是以腎水一臟而應木、火、土、金四臟也。經曰：人無兩尺，必死不痊。胃爲水穀之海，五臟六腑之太源也。飲食入胃，其精華上榮於肺，肺爲腎母，水既得生，四臟有賴。由是觀之，一身血氣，全憑胃氣所生。經曰：食穀則昌，絕穀則亡。其脉應右手關前一分，爲氣口，爲人命之主，以決死生，總宜和緩。土爲萬物之母，故曰後天，金賴土生，水得土而關瀾，木得土而栽培，火生土而洩其炎氣，是以土一臟而應金、水、木、火四臟也。河洛五十居中，辰戌丑未散於四方也，明矣。不特關前一分宜和緩，六部之中皆宜和緩。若胃氣無而兩尺有，飲食稍進，尚可挽回。如胃氣絕而兩尺無，如油盡燈燼，雖盧扁不能。爲醫師者，可不盡心於四診，以全人之性命也。

診脉部位圖式

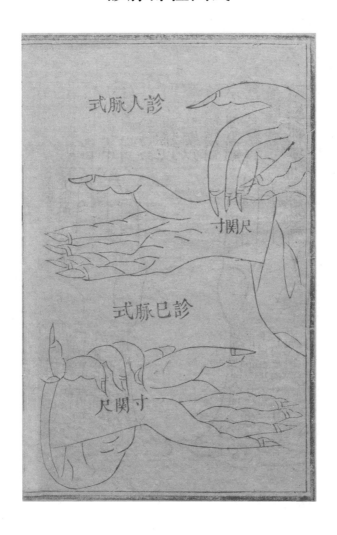

按素問以左寸決心與膻中
左關決肝與膽左尺決腎與
膀胱小腸也右
寸決肺與胸中
右關決脾與胃
有尺決大腸命
門三焦腎外以
輕按候腑内以
重按候臟然兩
手六部皆肺經
也人食穀入胃
氣歸於肺故以
肺經六部以決五臟六腑之病
源右關前一分氣口以占終身

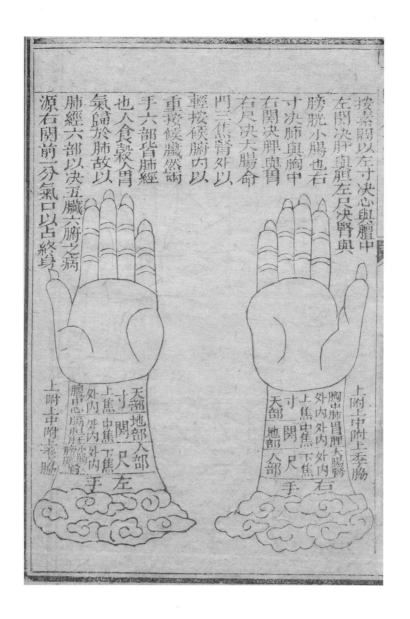

天部 地部 人部
寸 關 尺
上焦 中焦 下焦
外内 外内 外内
膻中 心肝 膽腎 膀胱
上附上 中附上 季脇
左 手

上附上 中附上 季脇
胸中肺 胃脾大腸 腎
外内 外内 外内
上焦 中焦 下焦
寸 關 尺
右
天部 地部 人部
手

新增四言脉訣從正

《四言脉訣》，始於宋南康紫虛隱君崔嘉彥希範所著。蓋以初學脉理未諳，得此可爲誦習。故後蘄州李言聞、雲間李士材、海鹽馮楚瞻，皆於己著集内，將此刪鮮，註刻篇末，業已行世，而黄宫繡又揀附《求真》之末。獨惜尚有駁雜未清之處，爰取諸家並士材改本，加意增删，俾文義簡明，脉症悉賅[①]，庶讀者一目瞭然，而不致有煩缺之憾耳。

血脉寸口

脉爲血脉，百骸貫通。大會之地，寸口朝宗。

脉者，血脉也。血脉附氣，周於一身，循環無已，故百骸皆資貫通，而兩寸爲各經諸脉大會之地。《脉要精微論》曰：診法常以平旦，陰氣未動，陽氣未散，飲食未進，經脉未盛，絡脉調勻，氣血未亂，乃可診有過之脉。然營衛之氣，晝則行陽，夜則行陰，至平旦皆會於寸口，平旦者，寅時也。然肺處至高之位，形如華蓋，凡諸臟腑各經之氣，無不上蒸於肺，而於寸口之地宗而朝之耳。

下指

診人之脉，令仰其掌。掌後高骨，是名關上。

醫者覆手，大指着病人高骨之處，隨以中指對抵，以定關部。至於尺寸，則以前後二指着定。如病人長，則下指宜踈；病人短，則下指宜密。

寸關尺

關前爲陽，關後爲陰。陽寸陰尺，先後推尋。

手大指根至盡處曰魚際，至高骨止有一寸，故以寸名。手肘至内彎曰尺澤，尺澤至高骨却有一尺，故以尺名。關者界於尺寸之間，故有關名。經曰：身半以上，同天之陽；

---

① 賅，原作“該”，據《脉理求真》卷二改。

身半之下，同地之陰。故以關前①之寸爲陽，以候上焦；關後之尺爲陰，以候下焦；關處前後之中，以候中焦。凡診必先從寸至關，從關至尺，定其先後，推其理而尋其象也。

胞絡即膻中

胞絡與心，左寸之應。惟膽與肝，左關所認。

膀胱及腎，左尺爲定。胸中及肺，右寸昭彰。

胃與脾脉，屬在右關。大腸並腎，右尺斑斑。

男子之脉，左大爲順。女子之脉，右大爲順。

男尺恒虛，女尺恒盛。

按：古臟腑脉②配兩手，皆以《內經》所立脉法爲定，而不敢易。左爲陽，故男左脉宜大；右爲陰，故女右脉宜大。寸爲陽，故男所盛在陽，而尺恒虛；尺爲陰，故女所盛在陰，而尺恒盛③。

部位④

人迎氣口，上下相對。一肺一胃，經語莫悖。

神門屬腎，在兩關後。

人迎脉在俠喉兩傍一寸五分，胃脉循於咽喉而入缺盆。凡胃脘⑤之陽，是即人迎之氣之所從出。故診⑥人迎之脉，亦在右關胃腑胃陽之處，而可以卜在上頭項及外感之疾也。氣口在魚際之後右寸，肺朝百脉，肺主氣。故診氣口之脉，即在右寸肺臟肺陰之部，而可以卜在中在胸內傷之疾也。統論皆可以候臟腑之氣，《靈樞》《素問》言之甚明，並無左右分診之說。叔和悖而更之，議之者多矣。人之精神，寄於兩腎。故兩腎脉無，則其神已滅，而無必生之候矣。

---

① 前：原無，據《脉理求真》卷二補。

② 脉：原無，據《脉理求真》卷二補。

③ 恒盛，原作"虛"，據《脉理求真》卷二改。

④ 部位：原無，據目錄補。

⑤ 脘，原作"腕"。

⑥ 診，原作"胗"，據《脉理求真》卷二改。

七診

脉有七診，曰浮中沉。上下左右，七法推尋。

浮於皮毛之間，輕取而得曰浮，以候腑氣。中於肌肉之間，畧取而得曰中，以候胃氣。沉於筋骨之間，重取而得曰沉，以候臟氣。上於寸前一分取之曰上，以候咽喉中事。下於尺後一分取之曰下，以候少腹腰股脛膝之事。合之左右兩手共爲七診，以盡其推尋之力焉。

九候

又有九候，曰浮中沉。三部各三，合而爲名。

每部五十，方合於經。

五臟之氣各足，則五十動而一息，故候必以五十爲準。每手三部各三，共爲九候，合之應得四百五十之數，兩手共得九百之數。

臟脉

五臟不同，各有本脉。

左寸之心，浮大而散。右寸之肺，浮濇而短。

肝在左關，沉而弦長。腎在左尺，沉石而濇。

右關屬脾，脉象和緩。右尺相火，與心同斷。

五臟各有平脉，平脉即本脉。知其本脉無乖，而後知病脉之故也。

胃氣

四時百病，胃氣爲本。

胃爲水穀之海，資生之本也。凡病診得脉緩和勻，不浮不沉，不大不小，不疾不徐，意思悠悠，便爲胃氣。不拘四季，得食則生，不得則死。今人混將時令尅應推尋過極，殊失胃氣之本矣。

調息

凡診病脉，平旦爲準。静虛凝神，調息細審。

平旦飲食未進，經脉未動，絡脉調勻，氣血未亂，可診有過之脉。至於醫家亦須永無思慮，以静以虚，調其氣息，凝神指下，精細詳審，以求病之所歸耳。

遲數[①]

　　一呼一吸，合爲一息。脉來四至，平和之則。

　　五至無疴，閏以太息。三至爲遲，遲則爲冷。

　　六至爲數，數則爲熱。轉遲轉冷，轉數轉熱。

　　醫以己之呼吸調勻定息。如一呼一吸，得脉四至，是即和平之準則也。五至何以無疴，蓋以人之氣息長短不一，每於三息五息之候，必有一息之長，故曰太息。如醫一息而診他人脉來五至，此非病脉之急，是醫氣息長也，故五至不爲有疴。惟脉一息三至，即爲遲慢不及；六至，即爲急數太過。若至一至二至，則爲轉遲轉冷；七至八至，則爲轉數轉熱；而非壽生之脉矣。

浮沉

　　遲數既明，浮沉須別。浮沉遲數[②]，辨内外因。

　　外因於天，内因於人。天有陰陽，風雨晦明。

　　人喜怒憂，悲思恐驚。

　　天之六氣淫人，如風淫則病在末[③]，陰淫則病在寒，明淫則病在暑，雨淫則病在濕，晦淫則病在燥，陽淫則病在火，是外感六淫，名外因也。人之七情傷人，如喜傷心，怒傷肝，憂傷肺，思傷脾，恐傷腎，驚傷膽，悲傷心，是内因也。蓋外因者，感天地淫勝之氣，而人之氣血調和焉能感受，稍有不足，外邪必侵，此感人自不能避也。至若七情，皆從内生，在人自招，果能飲食有節，起居有常，不妄作勞，每日胸中一團太和元氣，七情從何而生也，七情無太過，病亦從何日而起也。

浮沉遲數見症

　　浮表沉裏，遲寒數熱。沉數裏熱，浮數表熱。

　　浮遲表寒，沉遲冷結。

---

① 遲數：原無，據目録補。

② 浮沉遲數：原無，據《脉理求真》卷二補。

③ 末，原作“木”，據《脉理求真》卷二改。

此提浮沉遲數四脉之綱，以分在表在裏寒熱各見之症也。

浮統七脉

　　　　浮脉法天，輕手可得。泛泛在上，如水漂木。
　　　　有力爲洪，來盛去悠。無力爲芤，有邊無中。
　　　　遲大爲虛，仔細推求。虛極則散，渙漫不收。
　　　　浮小爲濡，如綿浮水。濡甚則微，若有若無。
　　　　更有革脉，芤弦合看。共是七脉，皆於①浮候。

　　此是以浮脉爲題，統七脉之綱領，而取洪芤虛散濡微革七脉之兼乎浮者統彙於下也。浮脉應於肉分肌表，故輕手取之即見，正如木漂水面之意。洪脉來極盛大，按之有力，去則稍衰，正如波濤洶湧，來盛而去則悠耳。芤則浮沉易見，而中豁然空虛，故有着蔥之喻，亦非中候絕無，但比之浮沉二候，則覺無力。虛則雖浮且大，而按之無力，且更遲緩。散則虛浮無力，按之則無，正如楊花飄散，比於虛脉更甚。濡則浮小而軟，如綿浮水。微則浮取欲絕不絕，若有若無，較之濡脉軟小更極。革則浮多沉少，外急内虛，正仲景所謂弦則爲寒，芤則爲虛，虛寒相搏，其名曰革之意。

沉統五脉

　　　　沉脉法地，如石在水。沉極則伏，推筋至骨。
　　　　有力爲牢，大而弦長。牢甚則實，愊愊而強。
　　　　無力爲弱，狀如細綿。細極爲細，如蛛絲然。
　　　　共是五脉，皆於沉看。

　　此以沉脉提綱，而取伏牢實弱細五脉之兼乎沉者彙於下也。沉脉②應於筋骨，故必重按乃得，正如石之墜于水裹之意。伏則沉之至極，故必推至筋骨始見。牢則沉大弦長，按之有力，不似革脉浮取強直，而中則空。實則三部皆堅，而力更甚於牢。弱則沉極細軟，却極分明。細則沉細直軟更甚於弱，故比狀如蛛絲。

―――――――――

　　① 於，原作“爲”，據《脉理求真》卷二改。
　　② 脉，原作“細”，據《脉理求真》卷二改。

遲統四脉

遲脉屬陰，一息三至。有力爲緩，少駛於遲。

往來和勻，春榆相似。遲細爲濇，往來極滯。

遲有一止，其名曰結。遲止有常，應作代看。

共是四脉，皆於遲測。

此以遲脉提綱，而取緩濇結代四脉之兼乎遲者統彙於下也。遲爲往來遲慢①，故一息而見三至。緩則往來和勻，軟若春榆，即是胃氣之脉。濇則遲滯②不利，狀如輕刀刮竹。代則遲而中止，不能自還，但止有定數，而不愆期。

數統四脉

數脉屬陽，一息六至。往來流利，滑脉可識。

有力爲緊，切繩極似。數時一止，其名爲促。

數如豆粒，動脉無惑。共是③四脉，皆於數得。

此以數脉提綱，而取滑緊促動四脉之兼乎數者統彙於下也。數則往來急數，故一息而見有六至。滑則往來無滯，有如珠之走盤。緊則緊急有力，狀如弦緊彈手，故有切繩之喻。數時一止爲促，狀如疾行而蹶。數而兩頭俱俯，中間高起，有似豆粒厥厥動搖，是謂之動。

別脉有三

別脉有三，長短與弦。不及本位，短脉可原。

過於本位，長脉綿綿。長而端直，狀似弓弦。

此長短與弦三脉，非浮沉遲數可括，故別列於此。短者，上不通於魚際，下不通於尺澤，有短縮不伸之意。長者，通尺澤魚際，上下皆引，有迢迢過於本位之情。若弦則勁直不撓，有似弓弦，不似緊脉弦急彈人。

---

① 慢，原作"漫"，據《脉理求真》卷二改。

② 滯，原作"濇"，據《脉理求真》卷二改。

③ 是：《脉理求真》作"爲"。

脉有主病兼見

　　　　一脉一形，各有主病。脉有相兼，還須細訂。

有一脉之形象，必有一脉所主之病。有兼見之脉象，即有兼見之症，可細就其兼見之脉。

以例其症耳。

浮脉見症

　　　　浮脉主表，腑病所居。有力爲風，無力血虛。
　　　　浮遲表冷，浮數風熱。浮緊風寒，浮緩風濕。
　　　　浮虛傷暑，浮芤失血。浮洪虛火，浮微勞極。
　　　　浮濡陰虛，浮散虛劇。浮弦痰飲，浮滑痰熱。

浮雖屬陽，主表主腑，但浮而見洪數弦滑有力之脉，固屬主火主風主痰；若浮而見遲緩芤虛微濡與散無力之脉，又爲主虛主濕主冷主暑主危之象矣。故脉當視所兼以爲辨別。下文倣此。

沉脉見症

　　　　沉脉主裏，爲寒爲積。有力痰食，無力氣鬱。
　　　　沉遲虛寒，沉數熱伏。沉緊冷痛，沉緩水畜。
　　　　沉牢固冷，沉實熱極。沉弱陰虛，沉細虛濕。
　　　　沉弦飲痛，沉滑食滯。沉伏吐利，陰毒積聚。

沉雖屬陰屬裏，然沉而見遲緊牢緩細弱諸脉，方謂屬虛屬寒屬積屬聚；若沉而見實數諸脉，則沉更不謂屬陰，又當自陰以制其火以除其熱也。

遲脉見症

　　　　遲脉主臟，陰冷相干。有力爲痛，無力虛寒。

遲雖屬陰，仍當以有力無力分其寒實寒虛。蓋寒實則爲滯爲痛，而寒虛則止見其空虛之也。

數脉見症

數脉主腑，主吐主狂。有力實熱，無力虛瘡。

數雖屬陽，仍當以有力無力分其熱實熱虛。蓋熱實則必爲狂爲燥，而熱虛止見其虛瘡之耳。

滑濇脉症

滑司痰飲，右關主食。尺爲畜血，寸必吐逆。

濇脉少血，亦主寒濕。反胃結腸，自汗可測。

滑司痰飲，而亦有主食主血主吐之分。濇本血少，而亦有寒濇濕濇之別。但血枯則上必見反胃，而下必見腸結；腸結胃反，則水液自爾不行，而上逆爲汗之勢矣。

長短脉症

長則氣治，短則氣病。浮則風癎，沉短痞塞。

長爲肝經平脉，故未病脉長，是爲氣治。短即肺之平脉，若非右寸及於秋見，則必有氣損之病矣。至長獨於浮見，則爲風火相搏而癎以生；短以沉見，則爲虛寒相合而痞以成。

大小細脉見症

細則氣衰，大則病進。濇小陰虛，弱小陽竭。

脉以和平爲貴。凡脉細如蛛絲之狀，其氣自屬衰弱；大而滿溢，應指有力，是爲病勢方張。至於三部皆小，較細顯極而脉濇不快，是爲精血虛損。血既少而脉不大，又脉痿弱不起，是爲陽氣衰弱。皆當分別審視。

洪微脉症

洪爲熱極，其傷在陰。微爲氣衰，其損在陽。

浮洪表實，沉洪裏實。陽微惡寒，陰微發熱。

洪爲熱極，其傷在陰，但當分其表裏。微爲氣衰，其損在陽，又當分其陽分陰分，以別惡寒發熱之治也。

緊緩脉症

緊主寒痛，有表有裹。緩主平和，兼見須慮。

緩滑痰濕，緩大風虛。緩濇血傷，緩細濕痺。

浮緊則爲寒閉於表，必有身痛頭痛惡寒等症可察。沉緊則爲寒束於裹，必有肚腹脹滿逆痛等症可察。緩爲虛，大爲風，緩大脉見，則爲風虛。緩爲食①停，細爲氣滯，緩細脉見，其痺必生。緩爲氣衰，濇爲血損，緩而見濇，其損必甚。緩則濕滯不消，滑則痰飲內蓄，緩與滑見，則濕必停，而痰益②甚。

促結脉症

陽盛則促，肺癰熱毒。陰盛即結，疝瘕積鬱。

數而有止曰促，非陽盛乎，故有肺癰熱毒之症；遲而有止曰結，非陰盛乎，故有疝瘕積鬱之症。

弦動脉症

弦脉主飲，木侮脾經。陽弦頭痛，陰弦腹疼。

動主搏擊，陰陽不調。陽動汗出，爲痛爲驚。

陰動則熱，崩中失血。

脉弦而土必虛，則濕自無土制而痰以生。故弦而在於寸，寸主上焦，其痛必在於頭；弦在於尺，尺主下焦，其痛必在於腹。動爲陰陽不和，動見於寸，則心肺受累，而驚痛與汗自至；動見於尺，則腎水受累，而崩中失血自生。

革代脉症

虛寒相搏，其名曰革。男子失精，女子漏血。

若見脉代，真氣衰絕。膿血症見，大命必折。

傷寒霍亂，跌打悶絕。瘡疽痛甚，女胎三月。

革脉由於精血虧損，故爾脉空不實，而見男子失精女子漏血之症。至於脉代而絕，

---

① 食，原作"濕"，據《脉理求真》卷二改。
② 益，原作"亦"，據《脉理求真》卷二改。

及或膿血症見，未有不死。惟有傷寒霍亂，跌僕瘡疽，痛甚胎産見之，以其暴傷暴閉，勿作死治之也。

脉候吉函

脉之主病，有宜不宜。陰陽順逆，吉函可推。

病有陰陽，脉亦有陰陽，順應則吉，逆見則函。下言脉症相應順逆，總不出乎此理以爲之貫通也。

中風類中脉

中風之脉，却喜浮遲。堅大急疾，其函可知。

類中因氣，身涼脉微。類中因痰，脉滑形肥。

類中因火，脉數面赤。

風有真中類中之各別。真中雖屬實症，而亦由虛所招，故脉喜其浮遲，而忌堅急，恐其正虛邪勝，決無生也。類中非風中，因症相似，故症脉各以類見。而不能以一致耳。

傷寒脉

傷寒熱病，脉喜浮洪。沉微濇小，症反必函。

汗後脉靜，身涼則安。汗後脉燥，熱盛必難。

始自太陽，浮緊而濇。及傳而變，名狀難悉。

陽明則長，少陽則弦。太陰入裏，沉遲必兼。

及入少陰，其脉遂沉。厥陰熱深，脉伏厥冷。

陽症見陰，命必危害。陰症見陽，雖困無害。

中寒緊濇，陰陽俱緊。法當無汗，有汗傷命。

病陽脉宜見陽，病陰脉宜見陰。故傷寒熱病，自不宜見洪數之脉，與傷寒汗[1]後，更不宜見脉燥之象耳。即云寒邪傳變，名狀莫悉。與陰寒直中，陰陽俱緊，脉不一端。然大要陽得陰脉，脉與症反，命必危殆。若陰症而見浮大數動洪滑之陽，其脉雖與症相反，在他症切忌，而傷寒邪氣初解，病雖危困，亦未有害。惟傷寒汗出症虛，而脉反見

————————————

[1] 汗：原無，據《脉理求真》卷二補。

陰陽俱緊，是其元氣已脱，脉氣不和，非吉兆也。

風濕脉

　　　　傷風在陽，脉浮而滑。傷風在陰，脉濡而弱。

　　　　六經皆傷，或弦而數。陽不浮數，反濡而弱。

　　　　陰不濡弱，反浮而滑。此非風寒，乃屬温濕。

　　　　若止濡緩，或兼細濇。此非風濕，更屬濕着。

　　風爲陽邪，風傷則脉自有浮滑弦數之象。但風有傷於陰，則浮與滑自不克見，以陽
爲陰所閉也。反是多因風爲濕阻，故又名爲風濕。如至浮數俱無，獨見濡緩細濇，定知
爲濕所淫，所當分別以視也。

暑熱脉

　　　　陰陽俱盛，熱病之徵。浮則脉滑，沉則數濇。

　　　　中暑傷氣，所以脉虚。或弦或細，或芤或遲。

　　　　脉雖不一，總皆虚類。

　　凡脉而見陰陽俱盛者，未有不因熱邪充溢之故。所以脉浮而滑，其熱必挾有飲。脉
沉數濇，其熱必傷於陰。若暑則多氣虚不固，以至暑得内襲，而脉亦虚不振。即或體有
不同，脉見芤弦細遲。然要皆屬虚類，而不可實攻耳。

瘟疫脉

　　　　瘟脉無名，變見諸經。脉隨病見，不可指定。

　　疫邪伏於募原，時出時没，其脉變換不定，故但隨其所見以爲指耳。

瘧脉

　　　　瘧則自弦，弦即瘧候。兼遲則寒，兼數則熱。

　　　　代散脉見，其體則折。

　　瘧因風木邪盛凌土而濕不化，致①挾停痰積飲而成，故脉始見自弦；再於兼見之

---

① 致，原作"故"，據《脉理求真》卷二改。

中，別其寒熱酌治，則病自愈。惟代散脉①見，則命必絕矣。

痺脉腳氣脉

風寒濕氣，合爲五痺。浮濇與緊，三脉乃偹。

腳氣之脉，其狀有四。浮弦爲風，濡弱爲濕。

遲濇爲寒，洪數爲熱。痛非外因，當於尺取。

滑緩沉弱，隨脉酌治。

五痺腳氣等症，總不越乎風寒及濕三者以爲之害。即或内淫爲熱，亦不越乎四者以爲之伏。惟有痛非外因，而脉或於尺部而見，或滑、或緩、或沉、或弱，則又在於隨脉酌施，而不可以風寒濕治也。

勞倦内傷虛脉

勞倦内傷，脾脉虛弱。汗出脉燥，治勿有藥。

勞極諸虛，浮軟微弱。土敗雙弦，火炎則數。

虛症而見虛脉，此順候也。若汗出而脉反燥，是爲大逆，尚有何所可治乎。故弦數最爲虛症切忌之脉也。

脹滿積聚黃疸脉

痞滿滑大，痰火作孽②。弦伏中虛，微濇衰薄。

脹滿之脉，浮大洪實。細而沉微，岐黄無術。

水腫之症，有陰有陽。陰脉沉遲，陽脉洪數。

浮大則生，沉細勿藥。五臟爲積，六腑爲聚。

實強可生，沉細難愈。黃疸濕熱，洪數偏宜。

不妨浮大，微濇難醫。

痞脹水腫積聚黃疸，雖其病因不同，形症各別；然終宜見有餘之脉，則眞氣未絕，

---

① "則病自愈。惟代散脉"：原無，據《脉理求眞》卷二補。
② 孽，原作"蘗"，據《脉理求眞》卷二改。

而治尚可愈矣。若至細小沉濇，形實氣餒，將何有藥可施乎，故皆爲逆。

鬱悶氣閉諸痛脉

鬱脉皆沉，甚則伏結。或代或促，知是鬱極。

胃氣不失，尚可調治。氣痛脉沉，下手便知。

沉極則伏，濇弱難治。亦有沉滑，是氣兼痰。

心痛在寸，腹痛在關。心腹之痛，其類有九。

細遲速愈，浮大延久。兩脇疼痛，脉必雙弦。

緊細而弦，多怒氣偏。沉濇而急，痰瘀之愆。

疝屬肝病，脉必弦急。牢急者生，弱急者死。

腰痛之脉，必弦而沉。沉爲氣滯，弦損腎元。

兼浮者風，兼緊者寒。濡細則濕，寒則閃挫。

頭痛之病，六經皆有。風寒暑濕，氣鬱皆侵。

脉宜浮滑，不宜短濇。

弦急弦沉伏濇緊細，皆是痛症氣症鬱症本領。但痛極者，則脉必沉必伏。有瘀者，則脉必濇。因濕者，則脉必濡。因痰者，則脉必滑。因風者，則脉必浮必弦。因寒者，則脉必緊。因濕者，則脉必滯必弱。因熱者，則脉必數。因於痛極陰陽告絶者，則脉必疾。因於積極而痛者，其脉必牢，須以胃氣不失爲要。故痛症而見其脉浮大，最屬不宜；短濇弱急，亦屬不利；惟得沉緊遲緩乃治。但頭痛外感，非屬内傷，其脉又宜浮大，最忌短濇，所當分別而異視也。

嘔吐泄瀉霍亂脉

嘔吐反胃，浮滑者昌。弦數緊濇，結腸者亡。

飽逆甚危，浮緩乃宜。弦急必死，代結促微。

吐瀉脉滑，往來不勻。沉脉必沉，沉遲寒侵。

沉數火熱，沉虛滑脱。夏月泄瀉，暑濕爲殃。

脉與病應，緩弱是形。微小則生，浮弦則死。

霍亂之脉，代則勿訝。遲微厥逆，是則可嗟。

泄瀉下痢，沉小滑弱。實大浮數，發熱則惡。

　　吐宜浮緩浮滑，瀉宜沉小沉滑，吐瀉交作，則脉必見往來不匀，雖暴見代不妨。如其吐見弦急，瀉見浮弦，並吐瀉交作而見遲微厥逆，皆屬不治，故以必死爲斷也。

醋雜吞酸痰飲脉

　　　　醋雜噯氣，審右寸關。緊滑可治，弦急則難。
　　　　吞酸之脉，多弦而滑。沉遲是寒，洪數是熱。
　　　　痰脉多滑，浮滑兼風。沉滑兼寒，數滑兼熱。
　　　　弦滑爲飲，微滑多虛。滑而兼實，痰在胸膈。
　　　　結芤濇伏，痰固中脘。

　　醋雜噯氣本屬脾氣不運，故切忌脉弦急，恐木尅土故也。吞酸有寒有熱，隨症所見以爲分別，故以沉遲洪數分之。痰脉因不一端，滑是本象。惟有風則浮，有寒則沉，有熱則數，有飲則弦，虛弱則微，結於胸膈爲實，固於中脘，則見結芤濇伏之爲異耳。

淋閉遺精便結脉

　　　　小便淋秘，鼻色必黃。實大可療，濇小知亡。
　　　　遺精白濁，當驗於尺。結芤動緊，二症之的。
　　　　微數精傷，洪數火逼。亦有心虛，寸左短小。
　　　　脉遲可生，急疾便夭。便結之脉，遲伏勿疑。
　　　　熱結沉數，虛結沉遲。若是風燥，右尺浮起。

　　淋秘脉見濇小，精血已敗，死亡至矣，此脉見不及者之必死也。遺濁雖有微數洪數短小之分，然急疾脉至，又非所宜，故曰便夭，此脉太過者之必死也。若在便閉，裏氣不通，固應遲伏；然風寒濕①熱，當於脉遲脉數脉浮分辨，不可混同而罔治也。

咳嗽喘急脉

　　　　咳嗽多浮，浮濡易治。沉伏而緊，死期將至。
　　　　喘息擡肩，浮滑是順。沉濇肢寒，均爲逆症。

---

① 濕，原作"與"，據《脉理求真》卷二改。

咳嗽肺疾，脉浮爲宜，兼濡亦爲病氣將退。若使沉伏與緊，便與病反，故曰必死。喘症無非風痰内湧，當以浮滑爲順。若至肢寒沉濇，亦非吉兆，故曰爲逆。

火熱三消骨蒸痿癖脉

火熱之脉，洪數爲宜。微弱無神，根本脱離。

三消之脉，數大者生。細微短濇，應手堪驚。

骨蒸發熱，脉數爲虛。熱而濇小，必損其軀。

痿因肺燥，必見浮弱。寸口弱沉，發汗則錯。

火症應見火脉，故三消骨蒸，須以數大爲生。反是而見短濇微弱，豈其宜乎。痿症本因肺燥血虧，脉浮尚不宜汗，豈有宜於寸口脉沉之候乎。

失血脉

諸症失血，皆見芤脉。隨其上下，以驗所出。

脉貴沉細，浮大難治。蓄血在中，牢大則宜。

沉細而微，速愈者稀。

失血脉宜見芤，主空故也。故脉最宜沉濇而忌浮大，反是則逆矣。若至蓄血，最宜牢實而忌沉細，以血未損故也。反是峻劑莫投，故曰難愈。

驚悸顛狂癇癲脉

心中驚悸，脉必代結。飲食之悸，沉伏動滑。

癲乃重陰，狂乃重陽。浮洪吉象，沉急凶殃。

癇宜虛緩，沉小急實。若但弦急，必死不失。

驚悸非屬心氣①虧損，即屬有物阻滯，故脉必見代結。若因飲食致悸，則有沉伏動滑之象，所當審也。癲狂二症爲病尚淺，故宜浮洪而惡沉急，反是則爲病氣入骨。癇宜虛緩，以其中有痰沫之故。弦急獨見，是爲真臟脉出，安望其再生也。

---

① 心氣：原無，據《脉理求真》卷二補。

耳齒口舌喉痺脉

　　　　耳病腎虛，其脉遲濡。浮大爲風，洪動爲火。

　　　　沉濡爲氣，數實爲熱。若久聾者，崗[1]於腎責。

　　　　暴病浮洪，兩尺相同。或兩尺數，陰虛上衝。

　　　　齒痛腎虛，尺脉濡大。齒痛動搖，尺洪火炎。

　　　　右寸關數，或洪而弦。非屬腎虛，腸胃風熱。

　　　　口舌生瘡，脉洪疾速。若見虛脉，中氣不足。

　　　　喉痺之脉，兩寸洪盛。上盛下虛，脉忌微伏。

　　耳病屬腎，腎開竅於耳，須以浮風、洪火、濡氣、數熱、久聾爲辨。如其是暴非久，又以兩尺浮弦相同爲驗耳。齒雖屬腎，齒齦屬胃，故辨齒痛象，須以尺濡、尺洪斷其虛實，寸關洪數與弦，斷其腸胃風熱，未可盡以腎求也。口舌生瘡，必與洪疾爲實，虛則多屬中氣不足。喉痺症屬上實，脉以寸盛爲順。若見微伏，真氣以絶，故曰大忌。

中惡鬼祟蟲毒脉

　　　　中惡腹脹，緊細乃生。浮大[2]爲何，邪氣已深。

　　　　鬼祟之脉，左右不齊。乍大乍小，乍數乍遲。

　　　　中毒洪大，脉與病符。稍或微細，必傾其身。

　　　　蟲傷之脉，尺沉而滑。緊急莫治，虛小可怯。

　　中惡宜於緊細，以其邪氣未深之故；反是則邪盛正衰，非其宜也。鬼祟出没不定，故脉有難以追求。中毒脉見洪大，是與病應，以毒主陽故也。稍見微細，真氣絶矣，豈其宜乎。蟲傷脉多沉滑，以其蟲伏於内者故耳。緊急固見傷甚而陰陽離隔，虛小亦恐真氣已損，皆爲有慮。

婦人尺脉

　　　　婦人之脉，尺宜常盛。右手脉大，亦屬順候。

　　　　尺脉微遲，經閉三月。氣血不足，法當溫補。

────────────

①　崗：同“端”。

②　大，原作“犬”，據《脉理求真》卷二改。

　　　婦人尺脉，微弱而濡。年少得之，無子之兆。

　　　長大得之，絕孕之徵。因病脉濡，有孕難保。

　　婦人以血爲主，故尺宜常盛，而右脉宜大。故尺遲則經必閉，微弱而濡，在有孕故不克保，況無孕乎？

崩漏疝瘕淋閉脉

　　　崩漏不止，脉多浮動。虛遲者生，實數者死。

　　　疝瘕之脉，肝腎弦緊。小便淋閉，少陰弦緊。

　　崩漏不止，已屬血動不歸，再見實數，則腎之真氣已絕，所以不宜見也。疝瘕主於肝腎，弦急是即疝之徵也。淋閉主於少陰，故少陰弦緊，亦是淋閉之見也。

婦人孕脉

　　　婦人有子，陰搏陽別。少陰動甚，其胎已結。

　　　滑疾不散，胎必三月。但疾不散，五月可別。

　　　陽疾爲男，陰疾爲女。女腹如箕，男腹如釜。

　　寸陽尺陰，陰脉搏指，與陽寸之脉迥然各別，即有子之徵。心爲手少陰經，心主血，若胎已內結，則少陰之脉，勢必往來流利，厭厭如豆之動。疾即數類，滑而且數，按之不散，是其精血已聚，故有三月之胎。滑脉不見，但止疾而不散，是其骨肉已成，脉無滑氣，故有五月之胎。陽疾爲男，左手脉屬陽，故主男；陰疾爲女，右手脉屬陰，故主女。女胎如箕，女胎腹形如箕之圓也；男胎如釜，男胎腹形如釜，上小而下大也。又嘗試之，凡診婦人心肝脾三部脉洪滑流利，定主有子。蓋女子以血爲主，心生血，脾統血，肝藏血，三部血足，有子之兆也。大凡孕子至五六月，乳必高起，乳房有核，左乳核多主男，右乳核多主女。盧雲乘云：尺脉沉實爲男，坎中滿也；尺脉浮虛爲女，離中虛也。

妊娠脉

　　　妊娠之脉，實大爲宜。沉細弦急，虛濡最忌。

　　　半産漏下，脉宜細小。急實斷絕，不祥①之兆。

---

　　① 祥，原作"詳"，據《脉理求真》卷二改。

凡有孕娠，外感風寒。緩滑流利，其脉自佳。

虛濇燥急，其胎必墮①。胎前下痢，脉宜滑小。

若見疾濇，其壽必夭②。

　　妊娠脉宜實大，以其實者故也。沉細弦急，皆爲損胎墮胎之兆，最爲切忌。半産漏下，脉見細小，是與病應。若胎漏既絶，脉又急實，真氣已離，豈能生乎。妊娠感冒，脉宜流利，以其胎氣未損者故耳。虛濇燥急，是於胎氣有損，故不宜見。有胎下痢，脉宜滑小，而忌疾濇，以疾則氣已離，以濇則血已傷，主壽夭也，故有妊婦下痢，脉貴滑小者吉也。

胎前産後脉

臨産之脉，又宜數滑。弦細短數，最屬不利。

産後沉小，微弱最宜。急實洪數，岐黃莫治。

新産傷陰，血出不止。尺不上關，其命即喪。

新産中風，熱邪爲殃。浮弱和緩，與病相當。

小急弦濇，傾刻身亡。

　　臨産脉亂滑數，是即胎動之應。若弦細短數，則於胎中有損，最爲不利。産後胎兒已下，肚腹空虛，實數不與症應，故曰不治。新産出血不止，尺脉不能上關，乃元氣下脫，不死何待。至於中風脉見和緩，內氣未動，故曰相當。如至小急弦濇，則內氣已絶，無復生矣。

久病脉

男子久病，當胗③於氣。脉強則生，脉弱則死。

女子久病，當胗於血。脉弱則死，脉強則生。

　　久病則真氣多損，故以強弱以辨生死。但男子則當以氣爲胗，以男主於氣也。女則當以血爲胗，以女主於血故也。右寸脉強，則氣未損，故曰可生。左寸脉強，則血未竭，故曰不死。

---

① 墮，原作"隨"，據《脉理求真》卷二改。

② 夭，原作"天"，據《脉理求真》卷二改。

③ 胗：同"診"，診察。

斑疹痘症脉

斑疹之脉，沉而且伏。火盛於表，陽脉浮數。

熱盛於裏，陰脉實大。痘疹弦直，或沉細遲。

汗後欲解，脉澀如蛇。伏堅尚可，伏弦堪嗟。

斑疹脉見沉伏，以毒本未①伸泄者故耳，仍須以脉數實辨其表裏。痘疹最宜外出，不宜內伏，故弦直細遲猶可升托，即伏不弦，猶可內解。若至伏弦，則毒内入已深，不能外出，所以堪嗟。

癰疽脉

癰疽未潰，脉宜洪大。及其已潰，洪大宜戒。

肺癰已成，寸數而實。肺痿之脉，數而無力。

肺癰色白，脉宜短澀。浮大相逢，氣損無失。

腸癰實熱，滑數可必。沉細無根，其死可測。

未潰屬實，洪大宜矣。潰後則虛，而脉猶見洪大，豈其宜乎。肺癰已成，寸實無慮，以膿在肺未除故也。肺痿則肺葉焦痿，脉數無力，亦所應見。惟肺癰幾作，肺氣虛損，其色應白，則脉亦當短澀，方與症應。若見浮大，知是氣損血失，賊邪乘金，最非吉兆。腸癰本屬實熱，必得滑數，方云無事。若見沉細，是謂無根，喪期在即。

奇經八脉衝脉

奇經八脉，不可不察。直上直下，尺寸俱牢。

中央堅實，衝脉昭昭。胸中有寒，逆氣裏急。

疝氣攻心，支滿溺失。

奇經者，不在十二經之内，故以奇名。直上直下，弦長相似，尺寸俱牢，亦兼弦長，中央堅實，是明胸中有寒，故見逆氣裏急之症。如疝氣攻心，正逆急也。支滿，脹也。溺失者，衝脉之邪於腎也。

督脉

直上直下，尺寸俱浮。中央浮起，督脉可求。

---

① 未，原作"末"，據《脉理求真》卷二改。

腰背疆^①痛，風癇爲憂。

直上直下，則弦長矣；尺寸俱浮，中央亦浮，則六部皆浮，又兼弦長矣；故其見症皆屬風象。大抵風傷衛，故於督表見之；寒傷營，故於衝裏見之。

任脉

寸口丸丸，緊細實長。男疝女瘕，任脉可詳。

寸口者，統於寸關尺三部而言，非專指寸一部而言也。丸丸，動之之貌。緊細實長，因寒實於其內而見之也。男疝女瘕，即所謂苦少腹遶^②臍，下則陰中切痛也。

陽蹻^③陰蹻帶脉

寸左右彈，陽蹻可決。或癇或瘛，病苦在陽。

尺左右彈，陰蹻可別。或癲或瘛，病苦在陰。

關左右彈，帶脉之訣。病主帶下，腹脹腰冷。

左右彈者，緊脉之象。陽蹻主陽絡，故應於寸而見浮緊而細。陰蹻主陰絡，故應於尺而見沉緊。帶脉狀於束帶，在人腰間，故應于關而見浮緊。緊主寒，故三脉皆見寒症。如陽蹻則或見爲厥仆倒地身軟作聲而癇，及或筋緩而伸爲瘛，蓋癇動而屬陽，陽脉主之。陰蹻則或見爲語言顛倒舉止錯動而癲，及或筋急而縮爲瘛，蓋癲靜而屬陰，陰脉主之。帶則病發腰腹，而有腹脹腰冷帶下之症。

陰維陽維脉

尺外斜上，至寸陰維。其病在裏，故苦心痛。

尺內斜上，至寸陽維。其病在表，故苦寒熱。

從右尺手少陽三焦，斜上至寸，手厥陰心包絡之位，是陰維脉也。從左尺足少陰腎經，斜至寸上，手太陽小腸之位，是陽維脉也。二脉皆載九道圖中。斜上不由正位而上，斜向大指，名爲尺外；斜向小指，名爲尺內。二脉一表一裏，在陰維主裏，則心痛；陽維主表，則見寒熱是也。

---

① 疆：古同“彊（强）”。

② 遶：同“繞”。

③ 蹻：同“蹻”。

反關脉

有反關脉，動在臂後。別由列鈌①，不干證候。

反關本於有生之初，非病脉也，故曰不干證候。其脉不行寸口，由②列鈌絡入臂後手陽明大腸之經。不順行於關，故曰反關。凡見關上無脉，須令病人覆手以取之始見。

心絕脉

經脉病脉，業已昭詳。將絕之形，更當③度量。

心絕之脉，如操帶鈎。轉豆躁疾，一日可憂。

經曰：脉來前曲後居，如操帶鈎，曰心死。前曲者，謂輕取則堅強而不柔。後居者，謂重取則牢實而不動。如持革帶之鈎，全失冲和之氣。但鈎無胃，故曰心絕。轉豆者，即經所謂如循薏苡子④累累然，狀其短實堅強，真臟脉也。又曰：心絕，一日死。

肝絕脉

肝絕之脉，循刀責責。新張弓弦，死在八日。

經曰：真肝脉至，中外急如循刀刃。又曰：脉來急溢勁，如張弓弦，曰肝死。又曰：肝絕，八日死。

脾絕脉

脾絕雀啄，又如屋漏。一似水流，還同杯覆。

舊訣曰：雀啄連來四五至，屋漏少刻一點落。若流水，若杯覆，皆脾絕也。經曰：脾絕，四日死。

肺絕脉

肺絕維何，如風吹毛。毛羽中膚，三日而號。

經曰：如風吹毛，又曰肺死。又曰：真肺脉至，如以毛羽中人膚。皆狀其但毛而無

---

① 鈌：古與缺通。列缺，天門也。
② 由，原作"出"，據《脉理求真》卷二改。
③ 當，原作"堂"，據《脉理求真》卷二改。
④ 子，原作"予"，據《脉理求真》卷二改。

胃氣也。又曰：肺絶，三日死。

腎絶脉

　　腎絶如何，發如奪索。辟辟彈石，四日而作。

　　經曰：脉來如奪索，辟辟如彈石，曰腎死。又曰：腎絶，四日死。舊訣：彈石硬來尋即散，搭指散亂如解索。正謂此也。

命絶脉

　　命脉將絶，魚翔鰕①游。至如②湧泉，莫可挽留。

　　魚翔似有又似無，鰕遊静中忽一躍。經云：渾渾革至如涌泉，綿綿其去如弦絶。皆死脉也。

　　凡診人之脉，貴乎平旦。正百脉朝宗於肺，斯時可診。若五十動一止，合於經常，不病之脉也，何也。易曰：大衍之數五十。河洛皆五十居中，乃天地生成之數。人稟天地之氣以生，故脉氣亦必合於天地，三才同一氣也。若四十動一止，一藏無氣，主四歲死。三十動一止，二藏無氣，主三歲死。二十動一止，四藏無氣，主一歲死。不滿十動一止，五藏無氣。若更乍數乍疎，止而不能即還，則可期短死，一歲之内，必難生也。醫者，能造乎得心應手之妙。如風中鳥跡，水上月痕。苟非智慧辨才，烏能測識其微於一毫端上哉。

動 止 脉 歌

　　一動一止兩日死，兩動一止四日絶，三動一止六日亡，四動一止八日事，五動一止只十日。十動一止一年去，春草生時即死期。二十一動

---

　　① 鰕：同"蝦"。

　　② 如，原作"於"，據《脉理求真》卷二改。

二年住，清明節後始命亡。三十動止三年次，立秋節後病則危。四十動
止四年次，小麥一熟赴輪回。

新增脉要簡易便知

浮　如水漂木。主表實，亦主裏實虛。

沉　重按乃得在筋骨間。主裏實，亦主裏虛。

遲　一息三至。主虛寒，亦主實熱。

數　一息六至。主實熱，亦主虛寒。

長　指下迢迢長而上至魚際，下至尺澤。主氣治，亦主陽盛陰虛。

短　兩頭縮縮寸不通魚際，尺不通尺澤。主氣損，亦主中窒。

大　應指滿溢長而無力。主邪盛，亦主正虛。

小　三部皆小指下顯然。主氣虛，亦主内實。

洪　來盛去悠既大且數。主熱極，亦主内虛。

微　按之模糊似有似無，浮中沉亦然。主陰陽氣絶，亦主邪閉。

實　舉指逼逼舉按皆強。主熱實，亦主寒實。

虛　豁然浮大浮見。主氣血空虛。

緊　勁急彈手彈如轉索。主寒閉，亦主表虛。

緩　來去和緩。主無病，亦主實熱虛寒。

濡　如絮浮水浮見。主氣衰，亦①主外濕。

弱　小弱分明沉見。主氣虛，亦分陰陽胃氣。

芤　按之減小浮沉皆有，中取減小。主血虛。

弦　端直而長浮沉皆見。主木盛土衰，亦看兼脉。

滑　往來流利數見。主痰飲，亦主氣虛不統。

濇　往來艱濇遲見。主血虛，亦主寒濕熱閉。

---

① 亦：原無，據上下文補。

動　兩關滑數如珠。主陰陽相搏。

伏　着骨始得較沉更甚。主邪閉，亦分痰火寒氣。

促　數時一止。主陽邪內陷。

結　遲時一止。主氣血漸衰，亦主邪結。

革　浮取强直，按之中空。主精血虛損。

牢　沉取强直搏指沉伏之間。主寒實。

疾　一息七八至。主陽亢，亦主陽浮。

細　細如蛛絲。主氣虛，亦主熱結裏虛。

代　止歇有時。主氣絕，亦主經隧有阻。

散　來去不明。主氣散。

督　輕取弦長而浮六脉皆見。主風傷身後總攝之陽，脊强不能俯仰。

衝　按之弦長堅實六脉皆是。主寒傷身前衝要之陰，故氣逆裏急。

任　緊細而長六脉形如豆粒。主寒傷身前承任之陰，故少腹切痛。

陽維　右尺內斜至寸而浮。主①邪傷一身之表②，故寒不能自持。

陰維　左尺外斜至寸而沉。主邪傷一身之裏，故心中失志。

陽蹻　兩寸左右彈浮緊細。主邪傷左右之陽，故腰背苦痛。

陰蹻　兩尺左右彈沉緊細。主邪傷左右之陰，故少腹切痛。

帶脉　兩關左右彈滑而緊。主邪傷中腰帶束之處，故腰腹痛。

有力　久按根底不絕非堅勁搏指。主病無害，亦防氣逆。

有神　光澤潤滑穩厚③肉裏，不離中部。主病治，亦防痰畜。

胃氣　脉緩和勻意思悠悠。主病愈，亦忌穀食減少，寸口脉平。

---

① 主：此字下原衍"主"字，刪。

② 表，原作"裏"，據《脉理求真》卷三改。

③ 厚：《脉理求真》卷三作"濃"。

卷之五

經 絡 要 義

凡察病之原，或外因六淫所感，或内因七情所傷，以及不内不外因，審在何臟何腑經絡，方用引經藥餌，時師往往不察。間或有云，外科針灸所用，即傷寒六經傳變，中風臟腑辨別，痿痹痙癇等症，總因臟腑經絡而傳。舉此數端，餘可類推矣。孫真人云：初病治經，久病治絡。近觀葉天士先生，亦祖此法。醫者不明臟腑經絡部位，不辨引經藥性原流，從何下手？而望聞問切四端，皆不越乎臟腑經絡，故會録於左，以俟後之業斯道者，易於入醫門矣。

臟 腑 全 圖

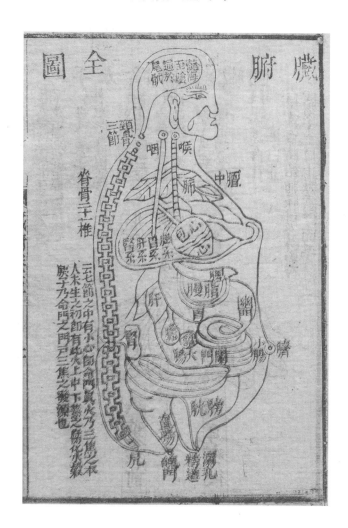

手太陰肺經臟圖

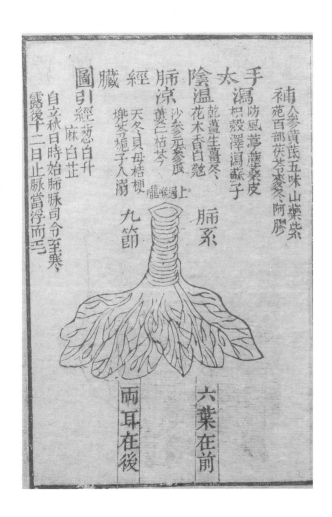

補　人參 黃茋 五味 山藥 紫菀 百部 茯苓 天麥冬 阿膠

手　防風 葶藶 桑皮
瀉　枳殼 澤瀉 瀉蘇子

太
陰　乾薑 生薑 薑冬、
溫　花木香白蔻

肺　沙參 元參 貝
涼　母仁 栀芩、

經　天冬 貝母 桔梗
　　塊苓 栀子 入溺

臟　　九節

圖引經 葱白升
　　　麻白芷

經　喉嚨上
肺系

六葉在前

兩耳在後

自立秋日時始肺脉司令至寒、
露後十二日止脉當浮而□

肺 臟 經 文

經云：肺者，相傳之官，治節出焉。其形四垂，附着於脊之第三椎，中有二十四空，行列分布，以行諸臟之氣，爲臟之長，爲心之蓋。又云：是經常多氣少血。《難經》曰：肺重三觔三兩，六葉兩耳，凡八葉，主臟魄。《中藏①經》曰：肺者，生氣之原，乃五臟之華蓋。張介賓曰：肺葉白瑩，謂爲華蓋，以覆諸臟。虛如蜂窠，下無透竅，吸之則滿，呼之則虛，一呼一吸，消息自然，司清濁之運化，爲人身之橐籥②。是經從胸走手，左右各十一穴，其華在毛，充在皮，通秋氣，如天清之上浮。又云：金得水而浮，其配辛金。每日寅時，百脉朝會於肺。故凡診人之脉，貴乎平旦，至於用藥，其味辛，其色白，凡藥味辛色白者入肺。肺主收而惡燥，當以清凉爲貴。

手太陰肺經歌註

手太陰肺脉中焦起，下絡大腸肺與大腸相爲表裏，胃口行胃之上脘即賁門。上膈屬肺從肺系即喉管，橫從腋下臑內縈膊下對腋處名臑，音柔。前於心與心包脉行少陰心主之前，下肘循臂骨上廉臑盡處爲肘，肘以下爲臂。遂入③寸口上魚際關前動脉爲寸口，大指後肉隆起處名魚，魚際，其間穴名，大指內側爪甲根少商④穴止。支絡還從腕後出臂骨盡處爲腕，接次指交陽明經大腸。此經多氣

---

① 藏，原作“臟”。
② 橐籥（tuó yuè），同橐龠，冶器也。
③ 入，原作“八”，據《脉理求真》卷三改。
④ 商，原作“商”，據《脉理求真》卷三改。

而少血，是動則爲喘滿咳_{肺主氣}。膨膨肺脹鉠盆痛_{肩下橫骨陷中名鉠盆，陽明}_{胃經穴}，兩手交瞀_{音茂}爲臂厥。肺所生疟咳卜氣，喘渴_{金不生水}，煩心_{心脉}_{上肺}，胸滿結_{肺布胸中}。臑臂之内前廉痛，爲厥或爲掌中熱_{脉行少陰心主之}_{前，掌心勞宫穴，屬心包}。肩背痛是氣_{盛有餘絡脉交於手，上肩背}，小便數_{而欠}_{便頻而短}或汗出_{肺主皮毛}。氣虛亦痛_{肩背寒痛}，溺色變_{母病及子}，少氣不足以報息_{肺虛}。

手陽明大腸腑圖

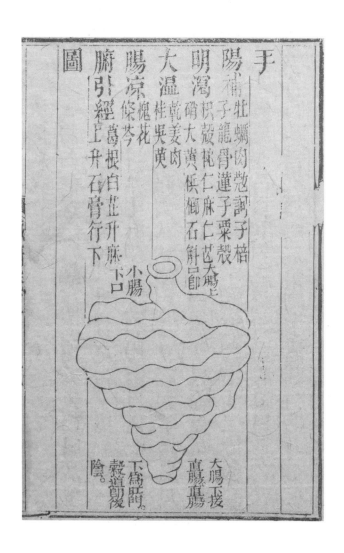

大 腸 經 文

經云：大腸者，傳送之官①，變化出焉。又云：廻②腸當臍左廻十六曲，大四寸，徑一寸寸之少半，長二丈一尺，受穀一斗，水七升半。又云：廣腸附脊以受廻腸，乃出滓穢之路。大八寸，徑二寸寸之大半，長二尺八寸，受穀九升三合八分合之一。是經多氣少血。《難經》曰：大腸重二觔十二兩，肛門重十二兩。張介賓曰：按廻腸者，以其廻疊也；廣腸者，即廻腸之更大者；直腸者，又廣腸之末節，下連肛門也。大腸左右各二十穴，從手走頭，配庚金爲肺之腑。卯時諸經脉流入大腸，其色味與肺同。

手陽明大腸經歌註

手陽明經大腸脉，次指內側起商陽本經穴名。循指上廉出合谷俗名虎口穴，兩骨兩指岐骨間兩筋中間行手背外側兩筋陷中陽谿③穴。循臂入肘外廉行臑外廉，肩髃音隅，肩端兩骨前廉柱骨傍上出膀胱經之天柱骨，會於督脉之大椎。會此六陽經皆會於大椎。故經文云上出於柱骨④之會上下入缺盆內肩下橫骨陷中，絡肺下膈屬大腸相爲表裏。支從缺盆上入頸，斜貫兩頰下齒當。挾口人中鼻下溝泑交左右，上挾鼻孔盡迎香本經穴終，交足陽明。此經血盛氣亦盛，是動齒痛頸亦腫。是主津液病所生大腸主津，目黃大腸內熱，口乾無津，鼽衄

---

① 官，原作"宮"，據《素問·靈蘭秘典論》改。

② 廻：同"回"。

③ 谿：同"溪"。

④ 骨，原作"會"，據《脉理求真》卷三改。

動觥，音求，鼻水，衄，鼻血，喉痹金燥。痛在肩^①前臑，大指次指痛不用不隨人用，皆經脉所過^②。

足陽明胃腑圖

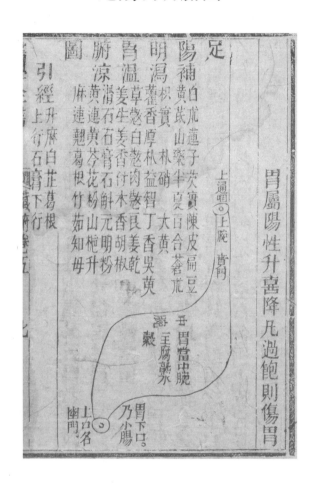

---

① 肩，原作"扁"，據《脉理求真》卷三改。
② 過，原作"用"，據《脉理求真》卷三改。

胃腑經文

經云：脾胃者，倉廪之官，五味出焉。又云：胃者，水穀氣血之海也。又云：大一尺五寸，徑五寸，長二尺六寸，横屈①受水穀三斗五升，其中之穀，常留二斗，水一斗五升而滿。又云：是經多氣少血。《難經》曰：胃重二觔一兩。張介賓曰：胃之上口，名曰賁門。飲食之精氣，從此而上輸於脾肺，宣布於諸脈②。胃之下口，即小腸上口，名曰幽門。是經左右各四十五穴，從頭走足，配戊土。胃屬陽，得降爲和，和則脾益上升而健運矣，其色味與脾同，爲脾之腑也。每日辰時，諸經流注於胃。

足陽明胃經歌註

足陽明胃脉鼻額起山根，下循鼻外入上齒。環唇俠③口交承漿下唇陷中，頤後大迎頰車裹腮下爲頷，頷下爲頤，耳下爲頰車。大迎，頷下穴名。耳前髮際至額顱，支循喉嚨缺盆入。下膈屬胃絡脾宫相爲表裏，直者下乳俠臍中。支者起胃口循腹裏，下行直合氣街逢即氣衝。遂由髀關抵伏兔下膝臏挾膝兩筋爲臏，一曰膝蓋，循徑外廉下足跗足面中指通。支從中指入大指，厲兑之穴經盡矣交足太陰。此經多氣復多血，振寒呻欠呻吟呵欠而顔黑。病至惡見火與人血氣盛而熱甚，忌聞木聲心惕惕陽明土惡木也。閉户塞牖④欲獨處，甚則登高而歌棄衣走。賁奔響腹脹脉循腹裏，水火相激而作聲爲骭厥足脛⑤爲骭，狂瘧温淫及汗出陽明法多汗。鼽衄口喎並唇胗音軫，唇瘍。脉挾口環唇，

① 屈，原作“曲”，據《靈樞·平人絶穀》改。
② 脈：同“脉”。
③ 俠：同“夾”。
④ 牖（yǒu）：窗户，門户。原作“牑”，據《脉理求真》卷三改。
⑤ 脛，原作“揑”，據《脉理求真》卷三改。

頸腫喉痺循頤循喉腹水腫①土不制水。膺乳膺窗、乳中、乳根，皆本經乳間穴膝臏股伏兔膝上六寸肉起處，骭外足跗②上皆痛。氣盛熱在身以前陽明行身之前，有餘消穀溺黃甚。不足身以前皆寒，胃中寒而腹脹壅。

足太陰脾臟圖

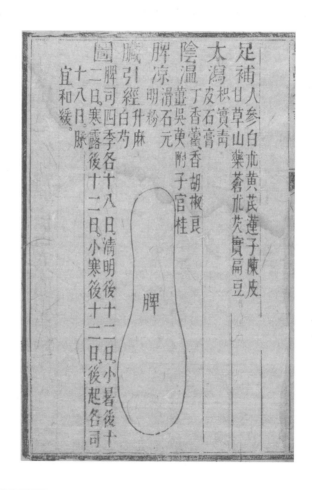

足補人參白朮黃芪蓮子陳皮
甘草山藥蒼朮茯實扁豆
大瀉枳實石膏
青寒

陰溫薑丁香藿香胡椒莨
溫明粉

脾涼滑石元

臟引升白芍
經麻

圖脾司四季各十八日。清明後十二日。小暑後十
二日。寒露後十二日。小寒後十二日。後起各司
宜十八日。和緩。脉

脾

---

① 腫，原作"種"，據《脉理求真》卷三改。

② 跗，原作"附"，據《脉理求真》卷三改。

脾　臟　經　文

　　經云：脾胃者，倉廩之官，五味出焉。又云：諫議之官，知周出焉。又云：形如刀鐮，與胃同膜，而附其上之左俞，當十一椎下。聞聲則動，動則磨胃而主運化。其合肉也，其榮唇也，開竅於口。又云：是經多氣少血。《難經》曰：脾重二觔三兩，廣扁三寸，長五寸，有散膏半觔，主裹①血，溫五臟，主藏意與智。《中藏經》曰：脾主消磨五穀，養於四旁。脾屬陰土，配巳土，得升則健，健則水穀入胃而下降矣。土有長養萬物之能，脾有安和臟腑之德。通氣於四季，各司十八日。其華在唇四白，其充在肌。主四肢，為胃行津液。是經左右各二十一穴，從足走腹。每至巳時，諸脉流注於脾經。其色黃，其味甘，凡藥色黃味甘者，並入脾與胃，為胃之臟也。脾主統血。

足太陰脾經歌註

　　太陰脾脉起足大指，循指內側白肉際。過核骨後孤拐骨。張景岳曰：非也，即大指後圓骨內踝前脛旁曰踝，上腨腨，音善，足肚也；亦作踹，音短，足踝也。然經中二字通用循脛膝股裏。股內兼廉入腹中，屬脾絡胃相為表裏上膈通。俠咽連舌本舌根也散舌下，支者從胃上膈注心宮。此經血少而氣旺，是動即病舌本強上聲。食則嘔出胃脘痛，心中喜噫即噯而腹脹。得後與氣大便噯氣快然衰病衰，脾病身重脾主肌肉不能動搖。瘕泄瘕積泄瀉水閉及黃疸脾濕，煩心心痛即胃脘痛食難消食不下。強立股膝內多腫脾主四肢，不能臥因胃不和。

---

　　① 裹：同“裏”。

手少陰心臟圖

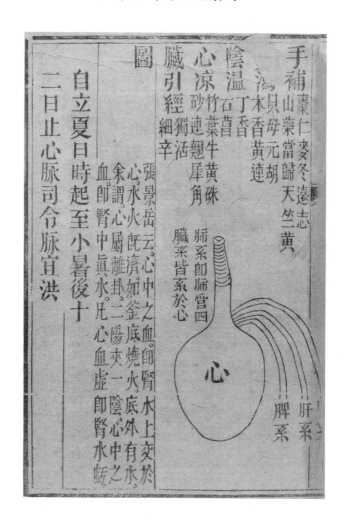

心　臟　經　文

經云：心者，君主之官，神明出焉。又云：心居肺管之下，膈膜之上，附着脊之第五椎，其合脉①也，其榮色也，開竅於耳，又曰開竅於舌。又云：是經少血多氣。《難經》曰：心重十二兩，中有七孔三毛，盛精汁三合，主藏神。張介賓曰：心象尖圓，形如未開蓮花。其中有竅，多寡不同，以導引天真之氣。下無透竅，上通乎舌，共有四系，以通四臟。心外有赤黃脂裹，是爲包絡。心下膈膜，與脊脇周廻相着，遮蔽濁氣，使不得上熏心肺，所謂膻中也。蓋爲心血之主，通于夏，爲小腸之臟，其華在面，充在血脉。又云：心有拱照之明。凡命門之火，與三焦分佈之心，無不悉統於心，而受其裁，故曰：君火其色赤，其味苦，配丁火。凡藥色赤味苦者，入心。每日午時，諸脉流注於心。是經左右各九穴，從胸走手。

手少陰心經歌註

手少陰心脉起心經，下膈直絡小腸承相爲表裏。支者挾咽繫目系，直者從心系上肺騰。下腋循臑後廉出，太陰脉心主心胞之後行行二脉之後。下肘循臂內後廉抵掌後，銳骨之端掌後尖骨小指停少冲穴，交手太陽。此經少血而多氣，是動咽乾少陰火，脉俠咽心痛應。目黃脇痛繫目出脇渴欲飲，臂臑內後廉痛掌熱蒸。

---

① 合脉，原作“脉合”，據《刺灸心法要訣》卷四改。

手太陽小腸腑圖

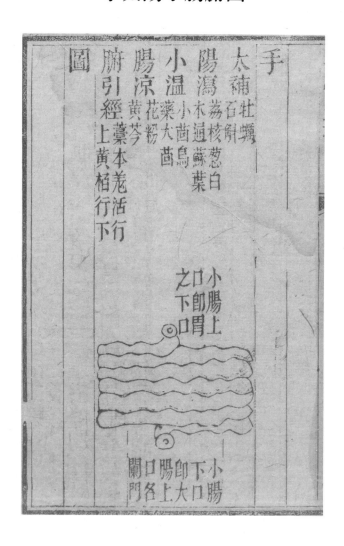

小腸經文

經云：小腸者，受盛之官，化物出焉。又云：小腸後附於脊，前附於臍上，左廻疊積十六曲，大二寸半，徑八分分之少半，長三丈二尺，受穀二斗四升，水六升三合合之大半。又云：小腸上口在臍上二寸近脊，水穀由此而入，復下一寸，外附於臍，爲水分穴，當小腸下口，至是而泌別清濁，水液滲入膀胱，滓穢流入大腸。又云：是經多血少氣。《難經》曰：小腸重二觔十四兩。是經左右各十九穴，從手走頭。每日至未時，諸經流注於小腸。其色味與心同，爲心之腑也。

手太陽小腸經歌註

手太陽經小腸脉，小指之端起少澤本經穴。循手外側上腕①臂骨盡處爲腕出踝中掌側腕下銳骨爲踝，上臂骨下廉出肘內側。兩骱之間臑外後廉，出肩解脊傍爲臂，臂②上兩角爲肩解而繞肩胛肩下成片骨。交肩之上入鈌盆肩下橫骨陷中，直絡心中循嗌咽。下膈抵胃屬小腸小腸與心爲表裏，支從鈌盆上頸頰。至目銳眥入耳中至本經聽宮穴，支者別頰復上䪼音拙，目下。抵鼻至於目內眥內角，絡顴交足太陽接。嗌痛頷腫循咽循頸頭難回不可以顧，肩似拔兮臑似折出肩循臑。耳聾目黃腫頰間入耳至骨上頰，是所生病爲主液小腸主液。頸頷肩臑肘臂痛，此經少氣而多血。

---

① 腕，原作"脘"，據《脉理求真》卷三改。小字注文"脘"徑改。
② 臂，原作"脊"，據《脉理求真》卷三改。

足太陽膀胱腑圖

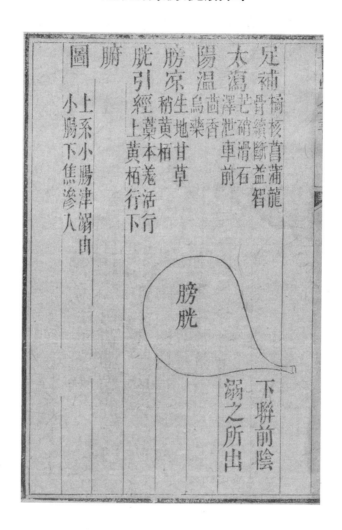

足補橘核葺蒲蘢　益智

太瀉芒澤瀉硝滑石車前

陽溫烏藥茴香

膀涼生地黃栢甘草

胱引經上藁本黃栢羗活行下黃栢行下

圖腑 上系小腸津溺由小腸下焦滲入

膀胱

下聯前陰　溺之所出

膀胱經文

經云：膀胱者，州都之官，津液藏焉，氣化則能出矣。又云：膀胱當十九椎，居腎之下，大腸之前。有下口，無上口。當臍上一寸水分穴處，爲小腸下口，乃膀胱上際，水液由此別廻腸，隨氣泌滲而入。其出入皆由氣化，入氣不化，則水歸大腸而爲泄瀉。出氣不化，則閉塞下竅而爲癃腫也。是經多血少氣。《難經》曰：膀胱重九兩二銖，縱廣九寸，盛溺九升九合，口廣二寸半。《内景圖説》曰：胃之下口曰幽門，傳於小腸，至小腸下口曰闌門，泌別其汁，精者滲出小腸而滲入膀胱，滓穢之物則轉入大腸。膀胱赤白瑩净，上無入竅，止有下口，出入假三焦之氣化施行。是經左右各六十七穴，從頭走足。每日申時，諸經流注於膀胱。又壬屬膀胱，其色味與腎同，爲腎之腑也。

足太陽膀胱經歌註

足太陽經膀胱脉，目内眥上額交巔。支者從巔入耳上角，直者從巔絡腦間。還出下項循肩膊肩後之下爲膊，挾脊去脊各一寸五分，行十二俞等穴抵腰循膂旋脊傍爲膂。絡胃正屬膀胱腑相爲表裏，一支貫臀入膕傳從腰脊下中行，行上中下髎等穴，入膕委中穴，膝後曲處爲膕。一支從膊①別貫胛膂肉爲胛，挾脊去脊各三寸，行附分、魄户、膏肓等穴循髀髀樞，股外爲髀合膕行與前入膕者合。貫腨足肚出踝脛傍曰踝循京骨本經穴，足外側赤白肉際，小指外側至陰全交足少陰。此經少氣而多血，頭痛脊痛腰如折。目似脱兮項似拔，膕如結兮腨如裂。痔脉入肛瘧太陽瘧狂癲疾並生癲狂篇亦有刺太陽經者，衄衊太陽經氣不

---

① 膊，原作"傅"，據《脉理求真》卷三改。

能循經下行，上冲於腦而為衄衂目黃而淚出。頤項背腰尻膕腨尻，苦高切，病若動時皆痛徹以上病皆經脉所過。

足少陰腎臟圖

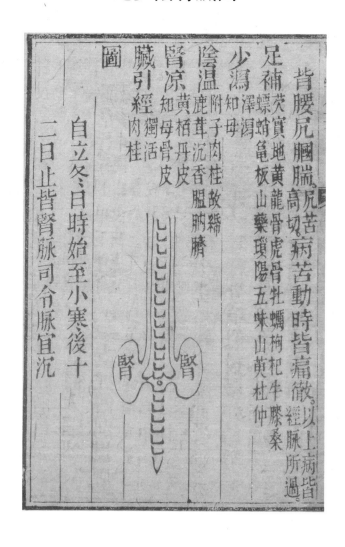

腎　臟　經　文

經云：腎者，作强之官，伎巧出焉。又云：腎附於脊之十四椎下。是經常少血多氣。其合骨也，其榮髮也，開竅于二陰。《難經》曰：腎有兩枚，重一觔二兩，主藏精與志。《中藏經》曰：腎者精神之舍，性命之根。張介賓曰：腎有兩枚，形如豇豆。相並而曲，附於脊之兩傍，相去各一錢五分；外有黃脂包裹，各有帶二條，上條系於心，下條趨脊下大骨，在脊骨之端，如半手許；中有兩穴，是腎帶經絡處，上行脊髓至腦中，連於髓海。書曰：腎藏志，屬水，爲天一之源，主聽，主骨，主二陰。又曰：諸寒厥逆，皆屬於腎。又曰：腎中之水，則能行脊至腦而爲髓海，泌其津液，注之於脉，以榮四末，内注臟腑，以應刻數，上達皮毛爲汗、爲涕、爲唾，下濡膀胱爲便、爲液，周流一身爲血，則是腎中之水，實爲養命之原，生人之本。惟是腎無水養，則腎燥而不甯，水無火生，則水窒而不化，爲膀胱之臟。是經左右各二十七穴，從足走腹。每日至酉時，諸經流注於腎。腎爲癸水，其味鹹，其色黑，凡藥味鹹色黑者皆入於腎。

足少陰腎經歌註

足腎經脉屬少陰，斜從小指趨足心涌泉穴。出於然骨一作谷，足内踝骨陷中循内踝，入跟足後踝上腨腨内廉尋。上股内後廉直貫脊會於督脉長強穴，屬腎①下絡膀胱深相爲表裏。直者從腎貫肝膈，入肺②挾舌本循喉嚨。支者從肺絡心上，注於胸膻中交手厥陰心胞。此經多氣而少血，是動病饑不欲食腹内饑而不嗜食。咳唾有血脉入肺故咳。腎主唾，故見血喝喝喘腎氣奔，目䀮䀮瞳

---

① 腎，原作“督”，據《脉理求真》卷三改。
② 肺，原作“脉”，據《脉理求真》卷三改。

仁屬腎心懸脉絡心，水不濟火坐起輒坐而欲起，陰虛不甯。善恐心惕惕如人將捕之腎志恐，咽腫舌乾兼口熱少陰火。上氣腎水溢而爲腫心痛或心煩脉絡心，黃疸腎水乘脾土，或爲女勞疸，腸澼腎移熱於脾胃大腸，或痢或便血及痿骨痿厥下不足，則上厥。脊股後廉之內痛，嗜臥少陰病，但多寐。足下熱痛切。

手厥陰心包絡圖

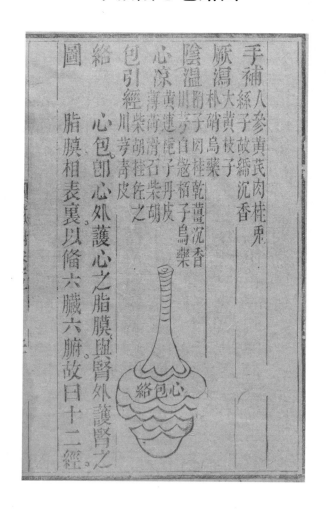

心包絡解

張介賓曰：心包一臟，《難經》言其無形。滑壽曰：心包一名手心主。以臟象校①之，在心下橫膜之上，豎膜之下。其與橫膜相粘，而黃脂裹者，心也。脂膜②之外，有細筋膜如絲，與心肺相連者，心包也。此説爲是，凡言無形者非。《靈蘭秘典論》有：十二官，獨少心包一官。而有"膻中者，臣使之官，喜樂出焉"二句。今考心包藏居膈上，經始胸中，正值膻中之所，位居相火，代君行事，實臣使也。此官即此經之謂歟。又云：包絡即膻中，爲相火，代君行事，即心外之黃脂膜也，其色味與心同。每日戌時，諸經流注於包絡。是經左右各九穴，從胸走手。

手厥陰心包經歌註

手厥陰經心主標，心包下膈絡三焦心包與三焦爲表裏。起自胸中膻中支者出脅，下腋③三寸循臑内迢。太陰肺少陰心中間走，入肘下臂兩筋超掌後兩筋橫骨陷中。行掌心勞宮穴從中指出中冲穴，支從小指次指交小指内之次指，交三焦經。是經少氣原多血，是動則病手心熱肘臂攣急，腋下腫，甚則支滿在胸脅；心中憺憺，時大動，面赤，目黃，笑不歇。是主脉所生病者心主脉，掌熱心煩心痛掣皆經脉所過。

---

① 校，原作"較"，據《刺灸心法要訣》卷四改。
② 膜，原作"膓"，據《刺灸心法要訣》卷四改。
③ 腋，原作"液"，據《脉理求真》卷三改。

手少陽三焦腑圖

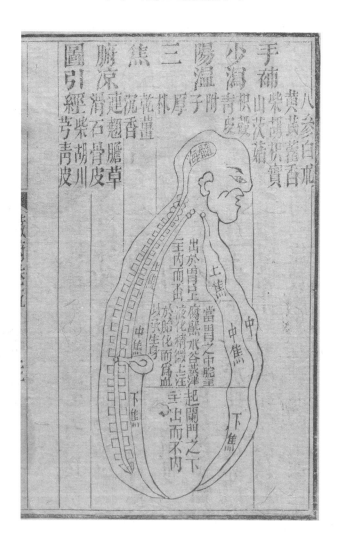

三焦經文

經云：上焦如霧，中焦如漚，下焦如瀆。又云：三焦者，決瀆之官也，水道出焉。又云：是經少血多氣。《中藏經》云：三焦者，人之三元之氣也，號曰中清之府。總領五臟六腑，營衛經絡，內外、左右、上下之氣也。三焦通則內外、左右、上下皆通也。其於周身灌體，和內調外，榮左養右，導上宣下，莫大於此也。馮楚瞻云：兩腎中間有堅脂，似脂非脂，似肉非肉，俗名胰子，乃人物之命門，三焦發原處也。魏西園云：張三錫《經絡考》、陳無擇《三焦圖説》，皆指護腎之脂膜，爲言與手厥陰相爲表裏，而後人復非之，不知上中下乃三焦氣化之所周流，是三焦之用也。而三焦之本體，是即護腎之脂膜也。考《內經》七節之中有小心。又云：火居兩腎之中，爲人生命生物之源。但人僅知腎之所藏在水，而不知其兩腎之中，七節之間有火寓。吳鶴皋曰：此火行於三焦，出入肝膽，聽命於天君，所以温百骸，養臟腑，充九竅，皆此火也，爲萬物之父。故曰天非此火不能生物，人非此火不能有生。此火一息，猶萬物無父，故其肉衰而瘦，血衰而枯，骨衰而齒落，筋衰而肢倦，氣衰而言微矣。此皆命門火衰之説也。彥按：三焦與命門，同一火也。蓋命門乃先天一點真火，藏蓄於二腎之中，七節之內，寂然無形，營衛一身。上中下三焦位分，故名三焦。則見命門爲體，三焦爲用，而胰子乃三焦之根源，爲命門之門户也。又云色味與腎同。每日亥時，諸經流注於三焦，其經左右各二十三穴，從手走頭。

手少陽三焦經歌註

手少陽經三焦脉，起手小指次指間無名指關冲穴。循腕表手背出臂外之兩骨天井穴，貫肘循濡外上肩。交出足少陽膽之後，入鈌盆布膻中傳兩乳中間。散絡心包而下膈，循屬三焦表裏聯三焦與心包爲表裏，支從膻中鈌盆出，上項出耳上角巔。以屈下頰①而至頔，支從耳後入耳緣。出走耳前過膽經客主人穴交兩頰，至目銳眥外角膽經連交足少陽。是經少血還多氣，耳聾嗌腫及喉痺少陽相火。氣所生病氣分三焦心包皆主相火汗出多火蒸爲汗，頰腫痛及目銳眥。耳後肩臑肘臂外，皆痛癈及小次指小指次指不用。

---

① 以屈下頰，原作"以症下煩"，據《脉理求真》卷三改。

足少陽膽腑圖

圖　腑引經下行　膽凉竹茹　陽溫陳皮川芎　少瀉柴胡青皮　足補龍膽草
　　柴胡本經　黃連　牛夏生薑　　　　　　　　木通
　　川芎上行青皮

臂外皆痛癈及小次指指不用

少瀉柴胡青皮

火汗出多爲汗。小指次

相汗出多。火燕。頰腫痛及目銳皆。耳後肩臑肘

膽

膽腑經文

經云：膽者，中正之官，決斷出焉。又云：是經多血少氣。又曰：凡十一臟皆取決於膽。《難經》曰：膽在肝之短葉間，重三兩三銖，長三寸，盛精汁三合。《中藏經》曰：膽者清净之府，號曰將軍，主藏而不瀉。又曰：膽狀如瓶，無出無入，屬甲木，爲肝之腑也。膽虛則目昏，吐傷膽倒，則視物如倒。是經左右各四十四穴，從頭走足。每日子時，諸經流注於膽。

足少陽膽經歌註

足少陽膽之一經，起於兩目銳眥邊。上抵頭角下耳後，循頸行手少陽前三焦。至肩却出少陽後，入鈌盆中支者分。耳後入耳耳前走，支別銳眥下大迎①胃經穴在頷前一寸三分動脉陷中。合手少抵於頔目下下，下加頰車下項連。復合鈌盆下胸膈貫膈，絡肝屬膽表裏縈相爲表裏。循脅裏向氣街出俠臍四寸動脉，繞毛際入髀厭橫橫入髀厭，即髀樞。直者從鈌盆下腋，循胸季脇過章門脇骨下爲季脇，即肝經章門穴。下合髀厭即髀樞髀陽外循髀外行太陽陽明之間，出膝外廉外輔骨，即膝下兩傍高骨緣。下抵絕骨出外踝外踝以上爲絕骨，少陽行身側，故每言外，循跗足面入小次指間。支者別跗入大指，循指岐骨出其端足大指本節後爲岐骨交肝經②。此經多氣而少血，是動口苦膽汁上溢善太息木氣不舒。心脅疼痛轉側難，足熱足外反熱，面塵體無澤木鬱不能生榮。頭痛頷痛銳眥痛，鈌盆腫痛亦腫脅。馬刀俠癭頸腋生少陽瘡瘍堅而不

---

① 大迎，原作"人迎"，據小字注文及《脉理求真》卷三改。
② 岐骨交肝經，原作"交骨交於脛"，據《脉理求真》卷三改。

潰，汗出少陽相火振寒多瘧疾少陽居半表半裏，故瘧發寒熱，多屬少陽。胸脇髀膝外脛絕骨，外踝皆痛及諸節皆經脉所過。

足厥陰肝臟圖

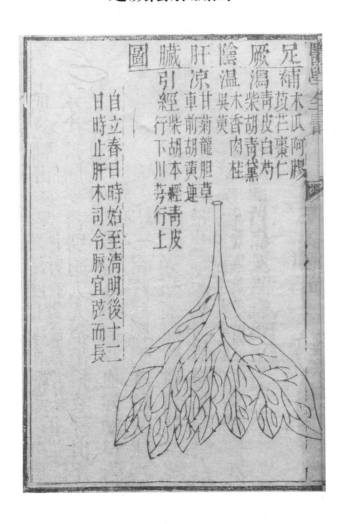

肝臟經文

經云：肝者，將軍之官，謀慮出焉。又云：肝居膈下，上着脊之九椎下。是經常多血少氣。其合筋也，其榮爪也。主藏魂，開竅於目。其系上絡心肺，下亦無竅。《難經》曰：肝重二觔四兩，左三葉右四葉，凡七葉。肝之爲臟，其治在左，其藏在右脅右腎之前，並胃着脊之第九椎。又曰：肝藏血，人臥則血歸於肝。若血不歸肝，則睡不甯。肝屬乙木，木爲生物之始，故言肝者，無不比類於木，謂其肝氣勃勃，猶百木之挺植，肝血之灌注，猶百木之敷榮。昔人云肝無補法。非無補也，蓋肝氣常過，肝血不及。而四物用白芍以平肝氣養肝血，且六味滋陰即補肝也。詎知肝氣不充，是猶木之體嫩不振而易折也。其色青，其味酸，凡藥味酸色青者入肝。是經左右各十三穴，從足走腹。每日丑時，諸經流注於肝。

足厥陰肝經歌註

足厥陰肝脉所終，大指之端毛際叢起大敦穴。循足跗①上廉上內踝中封穴，出太陰後脾脉之後入膕中內廉。循股陰入毛中繞陰器，上抵小腹俠胃通。屬肝絡膽相爲表裏上貫膈，布於脅肘循喉嚨之後。上入頏顙咽顙，本篇後又云絡舌本連目系，出額會督項②巔逢與腎會於巔百會穴。支者復從目系出，下行頰裏交環唇。支者從肝別貫膈，上注於肺乃交宮交於肺經。是經血多而氣少，腰痛俯仰難爲工不可俛③仰。婦少腹痛男潰疝脉抵小腹環陰器，

---

① 跗，原作"附"，據《脉理求真》卷三改。

② 項：《脉理求真》卷三作"頂"。

③ 俛：同"俯"。

嗌乾脉絡喉嚨脱色面塵蒙木鬱。胸滿嘔逆及飱泄木尅土，狐疝遺尿肝虛或閉癃肝火。

十二經釋義①

愚按：十二經絡，皆爲人身通氣活血之具。不可不爲辨論，以究病情之起端，邪氣之勝復，氣血之盈虧，則臨症索病，自有其樞，而不爲其惑矣，此經絡義之不容忽也。玩書有言，直行爲經，旁行爲絡。一似經絡之義，業已盡是。詎知人身經絡，其理推究靡窮，有可分論而見其端者，有可合論而得其意者。其分論而見，蓋以經起中焦，常隨榮氣下行而上。絡起下焦，恒以附榮氣上行而下。經起中焦，則經氣之上升，是有過於其絡。絡起下焦，則絡氣之下降，實有越於其經。故經多以氣主，而絡多以血主也。經主於氣，故凡外邪之入，多於經受，而絡常處於後；絡主於血，故凡經邪之滿，轉溢於絡，而絡始得以受。是以經常處實，絡常處虛。絡得由經而實，而絡亦不得以虛名也。經因受邪最早，故症多以寒見，而脉寸浮而緊；絡亦受邪稍緩，故症多因熱成，而脉常見尺數而濇。經則隨行上下，邪本易受，而開發最易；絡則邪伏隱僻，邪即難入，而升散維艱。即經有言絡處經外，邪入先自絡②始；然既由絡入經，而經流連不散，則邪又溢於絡，而見纏綿不已，故經與絡又各自病。是其各別之勢，有不相混如此。以經絡通同③而論，則經與絡，雖各本於臟氣之受，然究不越人身大氣以爲鼓運，故流行不悖。設非大氣磅礴，則彼盛此衰，生氣有阻，其何以爲長養元氣之自乎。此其會通之妙，又有不容或忽如此。是以初病多責於經，久病多責於絡。久病而

---

① 原無，據目録補。

② 絡，原作“終”，據《脉理求真》卷三改。

③ 同，原作“用”，據《脉理求真》卷三改。

再流連不解，則又多責於經之奇。以故仲景註爲傷寒論法，多以經傳立解。孫思邈著爲千金等書，多以絡病久病立説。即今姑蘇葉天士，祖孫思邈，作爲臨證指南集，亦以久病活絡爲要，皆與經絡不悖。第其經穴衆多，其中錯綜分行，自非纂誦，難以記憶。因閱備要所釋古本歌訣，頗有便世，用是附於臟腑經文之末以爲採擇，非惟初學得此，可以誦習；即老醫得此，亦可以爲臨證之一助也。

十二經大畧録此以便誦記 附用身經絡長短並穴總多寡暨量人身尺法

手太陰肺經，裏。
手少陰心經，裏。
手厥陰心包經，裏。
手太陽小腸經，表。
手少陽三焦經，表。
手陽明大腸經，表。

足太陰脾經，裏。
足少陰腎經，裏。
足厥陰肝經，裏。
足太陽膀胱經，表。
足少陽膽經，表。
足陽明胃經，表。

　　手之三陰經脉，從胸走手，每經兩分，左右並行，各長三尺五寸，共計二丈一尺，五十八穴。手之三陽經脉，從手走頭，每經兩分，左右並行，各長五尺，共計三丈，一百二十四穴。足之三陰經脉，從足入腹，每經兩分，左右並行①，各長六尺五寸，共計三丈九尺，一百二十二穴。足之三陽經脉，從頭走足，每經兩分，左右並行，各長八尺，共計四丈八尺，三百一十二穴。

　　奇經八脉，長短穴數。督任二經脉，各單行，前任脉後督脉，中行，各長四尺五寸，共計九尺，督脉二十七穴，任脉二十四穴。陰蹻陽蹻經脉，從足至目，單行，各長七尺五寸，共計一丈五尺，陰蹻經脉四穴，

───────────

① 並行：原無，據上下文補。

陽蹻經脉二十穴，共計二十四穴。衝經脉二十二穴。帶經脉六穴。陽維經脉三十二穴。陰維經脉十二穴。

以上十二正經暨奇經八脉共計一十六丈二尺，共計七百六十三穴。

量人身長短經脉尺寸法

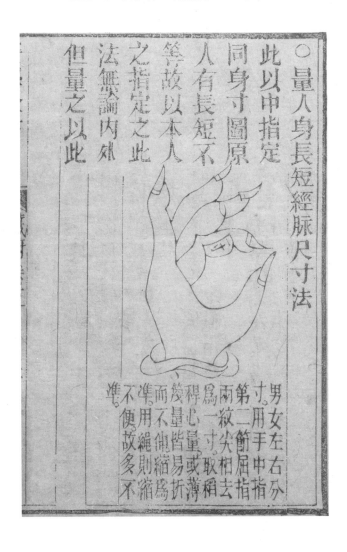

十 五 絡 脉

手太陰之別絡，名曰列鈌。起於腕上分間，並太陰之經，直入掌中，散入魚際。其病實則手銳掌熱，瀉之；虛則欠欶，小便遺數，補之。去腕寸半，別走陽明也。

手少陰之別絡，名曰通里。去腕一寸，別走太陽，循經入於心中，繫舌本，屬木系。實則支膈，瀉之；虛則不能言，補之。

手厥陰之別絡，名曰內關。去掌二寸，兩筋間，別走少陽，循經上繫於心包絡心系。實則心痛，瀉之；虛則頭強，補之。

手太陽之別絡，名曰支正。上腕五寸，別走少陰，其別者，上走肘，絡肩髃。實則節弛肘癈，瀉之；虛則生疣，小者如指痂疥，補之。

手陽明之別絡，名曰偏歷。去腕三寸，別走太陰，其別者，入耳，合於宗脉。實則齲聾，瀉之；虛則齒寒痺痛，補之。

手少陽之別絡，名曰外關。去腕二寸，外繞臂，注胸中，別走手厥陰。實則肘攣，瀉之；虛則不收，補之。

足太陽之別絡，名曰飛揚。去踝七寸，別走少陰。實則鼽窒，頭背痛，瀉之；虛則鼽衄，補之。

足少陽之別絡，名曰光明。去踝五寸，別走厥陰，下絡足跗。實則厥，瀉之；虛則痿躄，坐不能起，補之。

足陽明之別絡，名曰豐隆。去踝八寸，別走太陰；其別者，循脛骨外廉，上絡頭項，合諸經之氣，下絡喉嗌。其病氣逆則喉痺，卒瘖，實則狂癲，瀉之；虛則足不收，脛枯，補之。

足太陰之別絡，名曰公孫。去本節之後一寸，別走陽明；其別者，入絡腸胃，厥氣上逆，則霍亂。實則腸中切痛，瀉之；虛則鼓脹，補之。

足少陰之別絡，名曰大鍾。當踝①後繞跟②，別走太陽，其別者，並經上走

---

① 踝，原作"腂"，據《針灸大成》卷七改。
② 跟，原作"跋"，據《針灸大成》卷七改。

於心包下，外貫腰脊。其病氣逆煩悶，實則閉癃，瀉之；虛則要痛，補之。

足厥陰之別絡，名曰蠡溝。去內踝五寸，別走少陽，其別者，循脛上睾，結於莖。其病氣逆則睾腫，卒疝，實則挺長，瀉之；虛則發痒，補之。

任脉之別絡，名曰屏翳。上鳩尾，散於腹。實則腹皮腫，瀉之；虛則癢搔，補之。

督脉之別絡，名曰長強。俠膂上項，散頭上，下當肩胛左右，別走任脉，入貫膂。實則脊強，瀉之；虛則頭重高搖，補之。

脾之大絡，名曰大包。出淵液下三寸，布胸脇。實則身盡痛，瀉之；虛則百節盡皆縱，補之。

凡此十五絡者，實則必見，虛則必下，視之不見，求之上下。人經不同，絡脉異所別也。

奇經八脉釋義

愚按：奇經八脉，前人論之詳矣。考諸時珍有言，八脉陽維起於諸①陽之會，由外踝而上行於衛分，陰維起於諸陰之交，由內踝而上行於營分，所以爲一身之綱維也。陽蹻起於跟中，由外踝上行於身之左右，陰蹻起於跟中，循內踝上行於身之左右，所以使機關之蹻捷也。督脉起於會陰，循背而行於身之後，爲陽脉之總督，故曰陽脉之海。任脉起於會陰，循腹②而行於身之前，爲陰脉③之承任，故曰陰脉之海。衝脉起於會陰，夾臍而行，直衝於上，諸脉之衝要，故曰十二經之海。帶脉橫圍於腰，狀如束帶，所以總約諸脉者也。是故陽維主一身之表，陰維主一身之裏，以乾坤言也。陽蹻主一身左右之陽，陰蹻主一身左右之陰，以

---

① 諸：原無，據《脉理求真》卷三補。

② 腹，原作“股”，據《脉理求真》卷三改。

③ 脉，原作“器”，據《脉理求真》卷三改。

東西言也。督主身後之陽，任衝主身前之陰，以南北言也。帶脉橫束諸脉，以六合言也。又考張潔古有云：蹻者，捷疾也。二脉起於足，使人蹻捷也。陽蹻在肌肉之上，陽脉所行，通貫六腑，主持諸表，故名爲陽蹻之絡。陰蹻在肌肉之下，陰脉所行，貫通五臟，主持諸裏，故名爲陰蹻之絡。觀諸所論八脉，雖在十二經絡之外，因別其名爲奇，然亦可爲正經正絡之輔。蓋正經猶①於地道之溝渠，奇經猶於溝渠外之湖澤。正經之溝渠不涸，則奇經之湖澤不致甚竭；正經溝水既滿，則奇經之湖澤必溉。所以昔人有云：臟氣安和，經脉調暢，八脉之形無從而見，即經絡受邪，不至滿溢，與奇經無預。若經絡之邪熱既滿，勢必溢與奇經。如天雨降下，溝渠滿溢，霶②需妄行，流於湖澤之意，正自相符。且諸經皆爲臟腑所配，此則自爲起止③，不與正經之例相同，故奇經又爲十二經之約束。是以傷寒之邪，有從陽維而始傳次三陽，有從陰維而始傳次三陰，並臟氣內結，邪氣外溢，竟從奇經先受。然此由邪入內，而不於奇是留，非若十二經熱滿之必見有溢奇經之日也。時珍云：醫而知乎八脉，則十二經十五絡之大旨得；仙而知乎八脉，則龍虎升降玄牝幽微之竅妙得。又曰：醫不知此，罔探病機；仙不知此，難安爐鼎。旨哉斯言，錄此以爲醫之一助。

奇經八脉歌註汪昂增補

任脉起於中極底臍下四寸，穴名中極。任脉起於其下，二陰之交會陰④之穴。任由會陰而行腹，督由會陰而行背，以上毛際行腹裏行中極穴。上於關元臍下三

---

① 猶，原作“由”，據上下文及《脉理求真》卷三改。
② 霶：同“滂”。
③ 起止，原作“正起”，據《脉理求真》卷三改。
④ 會陰，原作“陰會”，據汪昂《經絡歌訣》改。

寸穴名至咽喉，上頤①循面入目是絡於承泣。衝脉起氣街並少陰腎脉，俠臍上行胸中至任脉當臍中而上，督脉俠臍旁而上。皆出《素問·骨空論》。衝爲五臟六腑海衝爲血海，五臟六腑所禀氣。上滲諸陽經灌諸精上出頏顙，從下衝上取兹義故名衝。亦有並腎下行者，注少陰絡氣街②出。陰股內廉入膕中膝後曲處，伏行骭骨內踝際。下滲三陰肝、脾、腎灌諸絡，以温肌肉至跗指循足面，上涌泉，入足大指。此段出《靈樞·順逆肥瘦篇》。督脉起少腹骨中央，入繫廷孔女人陰廷溺孔之端，即窈漏穴絡陰器。合篡③二陰之交名篡至後別繞臀，與臣陽絡太陽中絡少陰比與膀胱、腎二脉相合。上股內後廉貫脊屬腎行，上同太陽起目內眥。上顙交巔絡腦間，下項循肩髆內仍俠脊。抵腰絡腎此督④脉並太陽而行者循男莖男子陰莖，下篡亦與女子類。又從少腹貫臍中央，貫心入喉頤及唇環唇。上系目下中央際，此爲並任此督脉並任脉而行者亦同衝脉。大抵三脉同一本衝、任、督三脉，皆起於會陰之下，一原而三岐，異名而同體，《靈》《素》言之每錯綜《靈樞⑤·五音五味篇》：衝脉、任脉，皆起於胸中，上循背⑥裏。是又言衝、任行背。故經亦有謂衝脉爲督脉者，古圖經有以任脉循背者謂之督，自少腹直上者謂之任，亦謂之督。今人大率以行身背者爲督，行身前者爲任，從中起者爲衝。然考任⑦、督二經所行穴道一在身前，一在身後，而衝脉居中則無穴道，似當以此説爲正。督病少腹上衝心痛，不得前後二便不通衝疝攻此督脉爲病同於衝脉者。其在女子爲不孕衝爲血海，任主胞胎，嗌乾脉衝因嗌遺尿及痔癃絡陰器合篡間，此督脉爲病同於衝、任者。任病男疝內結七疝女瘕帶帶下瘕聚即婦人之疝，衝病裏急氣逆冲血不足故急，氣有餘故逆。此段出《素問·骨空論》。督者，督領諸經之脉也；衝者，其氣上衝也；任者，女子得之以任養也。蹻陰蹻脉乃少陰腎之別脉，

---

① 頤：同“頤”。

② 街，原作“衝”，據汪昂《經絡歌訣》改。

③ 篡，原作“纂”，據汪昂《經絡歌訣》改，下同。

④ 督，原作“腎”，據汪昂《經絡歌訣》改。

⑤ 樞，原作“素”，據汪昂《經絡歌訣》改。

⑥ 背，原作“皆”，據汪昂《經絡歌訣》改。

⑦ 任：原無，據汪昂《經絡歌訣》補。

起於然骨_{足內踝大骨之下}照海穴_{至內踝}。直上陰股入陰間，上循胸入缺盆過。出人迎前_{胃經頸旁之動脉處}入頄_顴䪼_{目內眥}睛明穴，合於太陽陽蹻和陽蹻之脉_{始於膀胱經之申}①脉穴，足外之踝下陷中。此段出《靈樞·脉度篇》。此皆《靈》《素》説奇經，帶及二維未説破。

---

① 申，原作“中”，據汪昂《經絡歌訣》改。

卷之六上

通 治 門

内府秘授青麟丸

此丸通治男婦小兒内外一百四十八症，照引服之，無不神驗。此濟世之仙丹，須誠心而炮製。錦紋大黃十觔，多則加倍。先以米泔水浸透，切片晒乾，再入無灰酒拌浸三日，取出晾①大半乾聽用，以後各汁拌蒸晒，一十五次而功成。

第一次將大黃入甑内，先以側栢葉墊底蓋固，蒸三炷香，取起晒乾，後每次用栢葉墊甑底蒸，臨起去栢葉不用，次次如是蒸法。

第二次用菉荳②，每大黃一觔，菉荳四兩，水煮汁去荳，將汁拌大黃透，俟汁不流，入甑蓋固，蒸三炷香，取起晒乾。

第三次用大麥，去净毛並砂土淘過，每大黃一觔，用大麥四兩，水煎濃汁去麥，將汁拌大黃透，俟汁不流，如前墊底蓋固，蒸三炷香，取起去栢葉不用，將大黃晒乾。

第四次用黑料豆，每大黃一觔，用黑豆四兩，洗淘砂土净，煎濃汁去豆，將汁拌大黃透，俟汁不流，如前墊底蓋固，蒸三炷香，取起去栢葉不用，將大黃晒乾。

第五次用槐嫩枝葉，每大黃一觔，槐枝葉四兩，水煎濃汁，去槐不用，將汁拌大黃透，俟汁不流，如前墊底蓋固，蒸三炷香，取起去栢葉不用，將大黃晒乾。

第六次用桑葉，每大黃一觔，桑葉四兩，水煎濃汁，去桑葉不用，將汁拌大黃透，俟汁不流，如前墊底蓋固，蒸三炷香，取起去栢葉，將汁拌大黃晒乾。

第七次用桃葉，每大黃一觔，桃葉四兩，水煎濃汁，去桃葉不用，將汁拌大黃透，

---

① 晾，原作"琼"。
② 菉荳：即緑豆。

俟汁不流，如前墊底蓋固，蒸三炷香，取起去柏①葉不用，將汁拌大黃晒乾。

第八次用車前草，每大黃一觔，車前草四兩，洗净，水煎濃汁，去車前不用，將汁拌大黃透，俟汁不流，如前墊底蓋固，蒸三炷香，取起去栢葉不用，將大黃晒乾。

第九次用厚朴，每大黃一觔，厚朴四兩，水煎濃汁，去厚朴不用，將汁拌大黃透，俟汁不流，如前墊底蓋固，蒸三炷香，取起去栢葉不用，將大黃晒乾。

第十次用陳皮，每大黃一觔，陳皮四兩，水煎濃汁，去陳皮不用，將汁拌大黃透，俟汁不流，如前墊底蓋固，蒸三炷香，取起去栢葉不用，將大黃晒乾。

第十一次用半夏，每大黃一觔，半夏四兩，水煎濃汁，去半夏，將汁拌大黃透，俟汁不流，如前墊底蓋固，蒸三炷香，取起去栢葉不用，將大黃晒乾。

第十二次用白朮片，每大黃一觔，白朮四兩，水煎濃汁，去白朮，將汁拌大黃透，俟汁不流，如前墊底蓋固，蒸三炷香，取起去栢葉不用，將大黃晒乾。

第十三次用香附米，每大黃一觔，用香附米淘净，搗爛，水煎濃汁，去香附不用，將汁拌大黃透，俟汁不流，如前墊底蓋固，蒸三炷香，取起去栢葉不用，將大黃晒乾。

第十四次用黃芩，每大黃一觔，黃芩四兩，水煎濃汁，去黃芩不用，將汁拌大黃透，俟汁不流，如前墊底蓋固，蒸三炷香，取起去栢葉不用，將大黃晒乾。

第十五次用無灰酒，拌大黃透，俟酒不流，如前墊底蓋固，蒸三炷香，取起去栢葉不用，將大黃晒乾。

以上大黃，共蒸製一十五次。畢，晒乾爲極細末，每觔入牛乳二兩、藕汁二兩、梨汁二兩、生薑汁二兩、清童便二兩、煉蜜六兩，和大黃末，同搗爲丸，梧子大，大人每服三錢，小兒每服一錢，照後引服之，無不立效。

頭腦雖疼，身不發熱，舌乾作渴。係火痰，薄荷湯下。

頭疼連牽兩眉稜疼。無表症亦係痰火，宜薑皮燈草湯下。

頭左邊疼。柴胡湯下。

頭右邊疼。桑白皮湯下。

---

① 柏，原作“桃”。

頭兩太陽疼。白芷、石膏各二錢，煎湯下。

頭頂疼。藁本三錢，升麻一錢，煎湯下。

頭時時作眩作暈。乃痰火，燈心湯下。

眼初起痛異常。先服羌活、白芷各一錢二分，枳殼（炒）八分，川芎一錢，白菊一錢，生大黃三錢，陳皮八分，赤芍七分，甘草四分，紅花三分，蔥白二根，水煎熱服，次日服丸藥。

害眼久不愈。歸身一錢，甘菊一錢，煎湯下。

眼勞碌即疼，內見黑花。龍眼肉七個，煎湯下。

鼻上生紅瘡紅點。係心火上薰肺經，桑白皮、燈心煎湯下，非二十劑不效。

鼻孔生瘡。枇杷葉（刷洗去毛盡）三錢，煎湯下。

耳暴聾。燈心煎湯下。

耳鳴。乃心腎不足痰火生焉，淡鹽湯下。

耳內作癢。燈心煎湯下。

口舌生瘡。乃胃火上升，竹葉燈心煎湯下，冬季減竹葉。

口脣腫硬生瘡。生甘草稍三錢，煎湯下。

舌腫脹滿口。火出心經，茯苓燈心湯下。

咽喉腫痛津唾難咽。桔梗、甘草等分，煎湯下。

單雙喉哦。牛膝煎湯下。

齒痛。石膏、升麻各三錢，煎湯下。

老年牙常痛。虛火也，燈心煎湯下。

左癱右瘓。秦艽二錢，生薑一錢，煎湯下。

吐血。紅花一錢，煎湯，兌好童便一酒杯下。

嗽血。麥門冬（去心）三錢，煎湯下。

吐紫血成塊。名爲蓄血，紅花三錢，歸尾一錢，煎湯，兌好童便一酒杯下。

齒縫出血。名齒衄，甘草稍三錢，煎湯下。

鼻血不止。名鼻衄，燈心煎湯下。

從高墜下，跌傷蓄血在內，不思飲食。蘇木五錢，搥碎煎湯，入童便半酒杯，生酒醇①子一酒杯煎好，送丸服五錢。

溺血人壯實，並平日喜飲食煎炒者。燈心煎湯送下。

溺血人老體弱。乃膀胱蓄血，腎水不足，宜早服六味地黃丸，晚服此丸，淡鹽湯下，以愈爲度。

膏粱之人，自奉太謹，又諸煩勞，心腎不交，溺血於盆中，少頃如瘕如絮。用牛膝一兩煎湯，下丸三錢。

溺血管中作痛者。麥冬（去心）三錢，木通五分，滑石一錢，煎湯下。

大便糞前下血。名近血，當歸、生地、白芍、川芎各一錢，煎湯下。

大便糞後下血。名遠血，炒槐花、地榆（酒洗）各一錢，煎湯下。

阿純血帶紫者。紅花煎湯下。

阿純鮮血者。當歸煎湯下。

遺精。淡鹽湯下。

白濁。燈心湯下。

淋症。燈心湯下。

淋兼痛者。海金砂三錢，煎湯下。

胸膈有痰火。燈心煎湯，兌薑汁一匙下。

胃脘作痛，飲食減少。薑湯下。

傷寒發散出汗後，餘熱未清。白滾水下。

傷風咳嗽發汗後，熱已清，仍咳嗽者。薑湯下。

久嗽服諸藥不效，兼有痰者。陳皮一錢，薑皮五分，煎湯下。

久乾咳嗽者。麥冬（去心）一錢，煎湯下。

咳嗽吐黃痰者。生薑煎湯下。

咳嗽吐白痰者。蘇葉煎湯下。

久嗽聲啞者。訶子肉、麥冬（去心），煎湯下。

發熱久不退者。柴胡煎湯下。

---

① 醇："浮"的異體字。

煩渴飲水不休者。燈心或繰絲湯下。

痢疾初起單紅者。梹榔、紅花煎湯下。

痢疾單白者。生薑煎湯下。

痢疾紅白相兼者。薑皮、燈心煎湯下。

久痢不止者。炙甘草煎湯下。

噤口痢。陳老米煮湯下。

胸中作嘈。薑皮煎湯下。

胸中作酸。生薑煎湯下。

胸中時痛時止，口吐酸水。橘餅半個，煎湯下。

傷寒後胸膈不開，百藥不效。陳香櫞一個，河水二碗煎一碗，去渣露一宿，煨熱送丸下。

翻胃嘔吐。煨薑湯下。

乾嘔。生薑煎湯下。

吐痰涎。薑汁兌滾水下。

背心時常作痛作冷，伏天亦怕冷。此乃五臟所系之處多停痰，煨薑煎湯下。

眼眶上下如烟煤色者。痰也，生薑汁兌滾水下。

肥人善飲無病，忽然昏沉如醉，或蹲下不能起，眼中生黑花，乃痰也。生薑湯下。

胸膈飽滿。生薑汁兌滾水下。

水腫初起者。赤芍、麥冬（去心），煎湯下，久病不宜服。

噎膈年至五十，仙方不治，惟此藥可救。用白芍（酒炒）、熟地、川芎、當歸各一錢，煎湯送下。

中暑。薑皮、燈心煎湯下。

中熱。香薷煎湯下。

暑瀉。香薷煎湯下。

寒伏暑霍亂。羌活煎湯下。

陰陽不和霍亂。生薑煎湯下。

傷酒。乾葛煎湯下。

哮喘。大腹皮煎湯下。

濕痰流注。初起者宜服，生薑湯下；久病忌服。

盜汗。浮小麥煎湯下。

自汗。元肉煎湯下。

驚悸、怔忡。石菖蒲煎湯下。

不寐。山棗仁煎湯下。

心神不安，夜夢顛倒。茯神、遠志煎湯下。

小便不通。燈心煎湯下。

老年痰火夜不能寐，氣急。真廣皮三錢煎湯，兌生磨廣木香五分下。

時常遍身作痒，癗①塊如紅雲。乃風熱也，久之則成屬風，用甘菊三錢煎湯送下。

癲狂。燈心煎湯下。

眼目歪邪，出言無緒。罵詈不堪，頃刻又好，乃心胸經絡間有痰，遇肝火薰蒸，痰入心竅，故昏沉狂言，少刻心火下降即甯，茯苓三錢煎湯下，必數十劑愈。

咳嗽吐痰，腥臭如膿血。胸中隱痛有形，肺癰也，苡仁一合煎湯下。

小腸癰腹痛，臍間出膿水。小便短少，燈心煎湯下。

大腸癰肛門墜痛，登廁無糞。下紅白水如痢疾，槐花煎湯下。

遍身筋骨疼痛，四肢無力，不能舉動，痛徹骨髓，反側艱難。用木通一兩，水二碗煎一碗，每服丸四錢，木通湯下。

黃疸眼目皮膚如金色。茵陳三錢，煎湯下。

年老大便燥結。當歸三錢，煎湯下。

蠱脹。忌鹽醋醬麵食魚鱠，用大腹皮煎湯下。

婦女經水不調。白芍（酒炒）、當歸、川芎、熟地各一錢，煎湯下。

婦女骨蒸發熱。骨皮煎湯下。

婦女潮熱盜汗。浮小麥煎湯下。

---

① 癗：同"瘰"。

婦女胸膈不寬。香附三錢，煎湯下。

婦女胃脘①時作痛。牛蒡湯下。

婦女胸膈痰涎。生薑湯下。

婦女噯氣不思飲食。悶悶不樂，乃憂鬱之疾，香附五錢，生薑三片，煎湯下。

婦女行經紫色腹痛。蘇木三錢，煎湯兌生薑汁三匙下。

婦女經行發熱遍身作痛。益母草五錢，煎湯下。

婦女行經作渴。麥冬（去心）三錢，煎湯下。

婦女赤帶下。燈心煎湯下。

婦女白帶下。生薑湯下。

婦女手足心發熱。益母五錢，煎湯下。

孕婦小便不通。燈心煎湯下。

孕婦遍身發腫。大腹皮煎湯下。

產後惡露不盡，腹中作痛。益母草五錢，水煎兌童便半酒杯下。

產後頭眩目暗。白芍（酒炒）、當歸（酒洗）、川芎、熟地各一錢，煎湯下。

產後大便不通，肛門壅腫。當歸三錢，紅花一錢，煎湯下。

產後小便不通。木通煎湯下。

產後胸膈不開。益母草三錢，香附三錢，煎湯下。

產後發熱。白芍（酒炒）、川芎、當歸、熟地各一錢，益母草三錢，煎湯下。

產後嘔吐不止。藿香煎湯下。

乳汁不通。王不留行煎湯下。

小兒初生啼聲未出，急將口內污血拭净。用生甘草五分，調前藥七厘灌下，能去一切胎毒，凡小兒後症，俱用前治，加辰砂、麝香，另裹黃蠟爲丸。

小兒胎驚。薄荷煎湯下。

小兒胎黃。茵陳煎湯下。

小兒胎熱。燈心煎湯下。

---

① 脘，原作"腕"。

小兒吐乳。生薑湯下。

小兒睡臥不甯，夢中啼哭。鈎籐、薄荷各三錢，煎湯下。

小兒身上如紅雲。外以朴硝、大黃等分，爲細末，雞子清調搽，内服前丸，燈心煎湯送下。

小兒痢疾諸症，照前欵下用引，凡引減少。非比大人。

小兒疳疾。如心疳、舌紅發熱、體瘦、小便短少、好吃辛辣之物、面赤，茯苓一錢，燈心五分，煎湯下。小兒疳疾有五，須辨症用引。

小兒肝疳。面必青、體瘦、目黃、性急、發熱不止、小便黃赤、喜食酸物，銀柴胡煎湯下。

小兒脾疳。面黃體瘦、大便瀉、唇生瘡、喜食甜物或泥土、或飲食無厭好睡，炙甘草一錢，大棗二枚，煎湯下。

小兒肺疳。面白肌瘦、小便如米湯、鼻流清涕、週身毛孔直竪，桑白皮煎湯下。

小兒腎疳。面黑體瘦、頭髮直竪、小便多、熱不退、喜吃醎物，黑料豆煎湯下。

小兒傷風，熱退作渴。薄荷煎湯下。

小兒虫疾。苦楝樹根皮三錢煎湯下，兒若小者，減至一錢五分，須於初旬，虫頭向上。

小兒痧後，久嗽不止。枇杷葉三大片（刷洗去毛净），煎湯下。

小兒痧後，發熱不止。銀柴胡三錢，煎湯下。

小兒夏日中暑。香薷煎湯下。

小兒霍亂，吐瀉腹痛。藿香煎湯下。

小兒小便不通。燈心煎湯下。

小兒大便燥結。生蜂蜜三匙，滾水冲下。

小兒瘧疾。檳榔一錢，蘇葉一錢，煎湯下。

小兒暑瀉。燈心五分，煎湯下，寒瀉與脾虛忌服。

小兒角弓反張。天麻煎湯下。

小兒急驚風。鈎籐、薄荷各一錢，煎湯下。

小兒慢驚風。人參三分，鈎籐一錢，煎湯下。

小兒喘症。燈心煎湯下。

小兒夭吊。薄荷、鈎籐煎湯下。

小兒黃疸、重舌、糖疳。均用燈心煎湯下。

小兒或久雨乍晴，蹲地頑[1]耍。濕氣入於陰中，陽物腫痛，蒼朮三錢，煎湯下，外用韭地蚯蚓糞涼水調裹自愈。

凡月內小兒，一丸作三次服。以上小兒諸症，悉加水飛硃砂，並麝香，用黃蠟裹固，免洩香氣。

紫金錠

專治暴中風、寒、暑、濕邪暈欲倒，霍亂吐瀉，攪腸烏沙，心腹疼痛諸般危症，一切山嵐瘴氣，水土不服，解毒療瘡利關竅，通治百病神效。

山茨菇二兩（焙），五倍子二兩（去虫、焙），續隨子一兩（去殼油），紅芽大戟一兩半（去骨、焙），硃砂三錢（水飛），明雄黃三錢（水飛），麝香三錢（另研，合藥時加）。

右各爲極細末，於五月五日午時或天月德日修製，和勻一處，糯米飯調和，木槌石臼中搗千餘下，光潤爲度。每錠重一錢，輕病一錠，重病二錠。照引服，忌婦人雞犬。

一切飲食藥毒、蠱毒、瘴毒。自死六畜肉毒、菌毒，用涼水磨服。

一南方山嵐瘴氣，烟霞霧氣，厲疫中人。用涼水磨服。

一癰疽、發背、對口、疔瘡、天泡。無名腫毒、蛀節、紅絲疔、梅瘡，涼水磨塗。

一陰陽二毒，傷寒心悶。狂言亂語，胸膈痞塞，邪毒瘟疫，煩亂發狂，喉閉喉風，俱用薄荷待冷磨服，并山嵐瘴氣、瘟疫、痧脹腹痛，同服法。

一赤白痢疾，肚腹泄瀉急痛。霍亂絞腸痧及諸痰喘，並用薑湯磨服。

一心氣痛，及諸氣痛。用無灰酒磨服，或薑湯磨亦可。

一男婦急中顛邪，喝叫奔走，鬼交鬼胎鬼氣魘。失心狂亂、羊兒、豬顛、

---

① 頑：通"玩"。

五癇諸風，俱用石菖蒲煎湯磨服。

一中風中氣。口眼喎斜、牙關緊急、言語蹇澀、筋攣、骨節痛難行，用酒磨頓熱服。

一切惡蛇、瘋犬、毒蛇。溪澗諸惡等虫傷人，隨即發腫，攻注遍身，毒氣入裏，昏迷喊叫，命在須臾，俱用酒磨灌下，並塗患處，再吃葱湯一碗，盖被出汗立甦。

一新久瘧疾臨發時。取①東流水，煎桃梛枝磨服。

一小兒急慢驚風。五疳五痢，脾病黃腫，瘡癤，牙關緊急，薄荷湯磨兌蜜服，外塗。

一牙痛水磨塗患處，再少含良久咽下。

一小兒因父母遺毒。生下百日内，皮塌爛班②，穀道眼眶爛，涼水磨塗，內服。

一打撲損傷，用松打碎炒焦，入無灰酒冲磨服。

一湯火傷，用東流水磨塗傷處。

一年深月久頭脹頭痛，太陽偏正頭風。及時病愈後，毒氣攻腦作脹者，俱用葱酒磨服，仍塗兩太陽穴上。

一婦女經水不通。紅花煎湯磨服。

一傳尸癆瘵，諸藥不能禁止。涼水磨服，或檀香煎湯磨服。

一遇天行疫症，延街及相傳遍染者。桃根煎湯磨濃汁抹入鼻孔，次服少許，任入病者之家，斷不致傳染。

一凡服此丹。大人用一錢，虛弱者減半。小兒未週歲者，每服五厘或一分。一二歲者，服二三分，或吐或利，即效。勢重者，連服二錢以取通利後，用溫粥補之。孕婦忌服。時常佩帶能除疫癘邪崇，誠濟世衛身之寶也。

許真君七寶如意丹

治一切雜症，遠行必須，治瘧疾腹痛其效如神。

---

① 取，原作“去”。
② 班：通“斑”。

　　川烏（麵包煨，去皮尖），川連，人參，乾薑（煨），白茯苓（去皮），肉桂（去粗皮），桔梗，厚朴（薑炒），川椒（去子並閉口炒），吳茱（鹽湯泡一宿，洗），柴胡，紫菀（洗净），大黑附子（童便煮，去皮臍），巴豆（去殼心膜油），當歸（酒洗），木香（生），石菖蒲，牙皂（去皮弦）。

　　右十八味，各一兩，外加梹榔一兩，各爲極細末，稱準，於五月五日午時或天月德上吉日，雞犬不聞處，如法炮製，合藥用麵糊爲丸，梧子大，硃砂爲衣，晒乾收貯，遇病照引服之。

　　一瘟疫熱病。三五丸井水下。

　　一十種水氣。五丸茯苓湯下。

　　一黃疸。五丸茵陳湯下。

　　一嵐瘴不服水土。三丸黑棗湯下。

　　一誤吞毒藥。九丸温無灰酒下。

　　一消渴、泄瀉。三丸無灰温酒下。

　　一諸痢、大小便閉。七丸酒下。

　　一酒毒便血。三五丸温無灰酒下。

　　一陰症傷寒。九丸薑汁湯下。

　　一鬼崇邪氣。七丸黑棗湯下。

　　一顛狂。五丸、九丸黑棗湯下。

　　一腸中氣塊痛。五丸煨薑湯下。

　　一痞積。五丸莪术煎湯下。

　　一腰背痛。五丸鹽湯下。

　　一蠱脹。五七丸甘草湯下。

　　一五癉。五丸、七丸桃枝湯下。

　　一五淋。五丸燈心湯下。

　　一赤痢。五丸黃連湯下。

　　一白痢。五丸甘草湯下。

　　一反胃膈食。五七丸蓽澄茄湯下。

一腸風臟毒。三丸陳米湯下。

一疝氣腫墜。三丸茴香湯下。

一諸痔。三丸淡明礬湯下。

一陰陽二毒，傷寒傷風。三五丸薄荷湯下。

一麻瘋癱瘓。五丸、七丸荊芥湯下。

一偏正頭風。五丸、七丸荊芥湯下。

一虫積。五丸、七丸、三丸使君湯下。

一紫白癜風。五丸、七丸溫酒下。

一風痰、風癬。五丸、七丸溫酒下。

一喉閉、腮腫。五丸、七丸溫酒下。

一丹瘤、瘰癧。五丸、七丸溫酒下。

一心氣疼痛。五丸、七丸生薑湯下。

一腹中成塊疼痛不止。五丸、七丸皂莢湯下。

一丹毒、癰疽。五丸、七丸溫酒下。

一疔瘡。五丸、七丸溫酒下。

一膈氣、食積。五丸、七丸生姜湯下。

一心腹膨脹。五丸、七丸生薑湯下。

一氣喘、咳嗽。三丸、五丸生薑湯下。

一鶴膝。五丸、七丸溫無灰酒下。

一粒金丹

治男婦小兒諸症。其效難以悉述，照後引服之，無不立驗。

明雄五錢，巴豆（去油）五錢，乳香（去油）一錢半，木香一錢半（生），陳皮一錢半，牙皂（去皮弦）一錢半，沒藥（去油）一錢半。

右各爲細末，稱準，醋糊爲丸黃豆大，水飛硃砂爲衣，照後引服。每用一丸，小兒減半。

一心疼。生薑湯下。

一心急痛。五靈脂湯下。

一虫心痛。梹榔煎湯下。

一血山崩。槐花湯下。

一口眼喎斜。當歸湯下。

一諸瘡傷寒，遍體腫痛。俱用麻黃湯下。

一血脉不調。紅花湯下，蘇木湯下。

一咳嗽。杏仁七枚（去皮尖）煎湯下。

一三十六種風症并狗咬。俱用防風湯下。

一吐痰、白痢、內傷肚脹。俱用生薑湯下。

一乾血癆。黑豆、紅花煎湯下。

一產後血不調。紅花湯下。

一中暑。冷水下。

一嘔吐。薑湯下，或乳香湯下。

一產後熱。白芍湯下。

一小兒驚風。薄荷湯下。

一宿食停滯。米飲下。

一頭疼。清茶湯下。

一紅痢。甘草湯下。

一吐瀉。乾薑湯下。

一赤白帶。紅花酒下。

一小兒喉風。硃砂爲末，滾水冲下。

一傷酒。白糖湯下。

一腰疼。杜仲湯下。

一腹疼。艾醋湯下。

一積聚。黃酒下。

一大便閉澀。皂角湯下。

一咽喉痛。雄黃研末，滾水冲下。

凡小兒不能吞丸，研細送下。

洋虫治諸症方

解毒用。冰片、麝香研冲二十四個。

生瘡。棗子、薄荷湯下四個。

心氣不足。薄荷、燈心湯十三個。

氣痛。硃砂七厘，研細滾酒冲九個下。

痢疾。紅棗湯下十三個。

久痢。栗殼（去筋，炙）、艾葉薄荷湯下七個。

肚疼。薑湯下八個。

疳瘰症。棗子酒下二十四個。

頭風疼痛。薄荷、燈心湯下九個。

急驚風。薄荷湯下八個。

泄瀉。三日燒酒下五個。

無名腫毒。陳皮湯下二十四個。

上膈痛。白酒下三個。

中風。酒煎棗子下十八個。

男婦傷寒。燈心、桃仁、薑湯下廿①四個。

心氣痛。梹榔湯下九個，或木香湯下。

頭痛。薄荷湯下四個。

感冒傷寒。桃仁（去皮尖）湯下十一個。

生產不下。棗子湯下十二個。

黃腫。空心半夏湯下四個。

眼腫。薄荷湯下五個。

黃痧心氣痛。砂仁、梹陳湯十一個。

---

① 廿，原作"甘"。

黄病。薄荷、棗子、燈心湯下十一個。

遺精。煅牡蠣二兩，右蓮子、山藥各五錢，煎湯下二十四個。

痧症。薄荷湯下五個。

吐血。棗子、燈心湯下二十四個。

對心瘡。陳皮、薄荷、燈心湯下二十四個。

發水毒。薄荷、燈心下十個。

酒食傷。温滾酒下九個。

脚傷。薄荷、燈心湯下五個。

走傷。白酒下九個。

傷食。白酒下五個。

小兒疳疾。雞内金（煅）、艾葉六分、燈心六莖湯下四個。

收養洋虫法。用竹筒一個，將糯穀晒乾，炒米去殼，先將炒米入筒，不必滿，方放洋入内，臿①塞筒口，候虫長變，宜暖，冬天隨帶身邊。有虫糞宜擇去。

神效寸金丹

治諸症，照後引服之，無不應驗。

烏藥、防風、羌活、前胡、砂仁（去殼）、厚朴（姜汁炒）、藿香、半夏（薑汁、明礬漂數日，炒）、紫蘇、薄荷、蒼术（米泔浸炒）、香附（薑汁拌炒）、白芷、陳皮、川芎、木香（生剉研後入）、赤苓以上各一兩，炙草一兩半，白蔻（去壳）二兩，草菓（去壳）一兩。

右各如法炮製爲極細末，另用神麯十四兩，多搗生薑汁，打神曲爲丸，水飛硃砂二兩爲衣，每錠重一錢二分，陰乾。大人每服一二丸，小兒半丸，以愈爲度。

一男婦老幼中風、中寒、中暑。口眼歪邪，牙關緊閉，俱用生薑湯下。

一傷寒時疫，頭疼脊强，惡寒發熱。葱薑湯下。

---

① 臿：同"纸"。

一霍亂絞腸痧，吐瀉腹痛。薑湯下。

一初瘧、久瘧。桃枝湯下。

一瀉痢膿血，肚痛飽脹。木香湯下。

一傷食生冷、飽悶噯氣，不服水土。生薑湯下。

一途間中暑，眼黑頭疼。涼水調灌即解。

一小兒傷寒傷食，發熱不解。清米飲下。

六合定中丸

治諸病如神，照後引服。

蘇葉四兩，木香一兩（另研），川木瓜二兩，枳殼二兩（麵炒），藿香葉四兩，赤苓二兩（去皮），厚朴二兩（薑炒），檀香一兩（另研），香薷四兩，辰砂一兩（水飛爲衣），生甘草一兩。一方加青蒿四兩，製半夏二兩，杏仁（去皮尖）二兩，減辰砂。每錠重二錢。

一霍亂吐瀉積滯下痢。溫水化下。

一受暑。香薷四分，鮮扁豆三個，煎湯化下。

一感冒風寒。生薑湯化下。

一霍亂吐瀉。東壁土二錢，白蔻仁五分，煎湯化下。

一中暑傷熱。井水化下。

一水瀉。蒼术（米泔浸炒）五分，煎湯化下。

一頭痛惡寒。荊芥、白芷各五分，煎湯化下。

一瘧疾。木通五分，檳榔一錢，烏梅一個，煎湯化下。

一白痢。滑石一錢，白术（土炒）五分，煎湯化下。

一赤痢。川芎五分，當歸一錢，桃仁五分（去皮尖），煎湯下。

一赤白痢。大黃二錢，煎湯化下。

右除孕婦忌服外，大人每服一丸，小兒服半丸，無不應驗。

靈應丸

理氣化積。奪造化有通塞之功，調陰陽有補瀉之妙。久堅沉痼磨之自消，暴積乍留導之即去，百發百中。

南木香、丁香（去泡）、青皮（去穰、生）、橘紅、沉香、檀香、砂仁（去壳）、香附、黄連以上各二錢半，莪术（煨）、山稜（煨）各五錢，半夏曲三錢，以上十二味爲極細末聽用。巴豆去壳，滚水泡、去心膜，用好米醋二兩五錢，浸一時，慢火於銅杓内熬至醋乾，用五錢，研如泥，同前藥研匀，再入後烏梅膏，巴豆乾止用。烏梅四錢五分，烏梅膏附。烏梅肉洗净去核，用二兩，瓦上焙乾，五錢，用上好米醋二兩，調烏梅末畧清，慢火熬成膏，入前藥同拌匀。

右和匀，用白麵八錢，打糊爲丸，蘿蔔子大，每服四五丸，壯實者加二三丸，五更空心陳皮湯下。

一不欲大便。津下。

一知所積物。以木汁湯下。

一停食飽悶。枳殼湯下。

一因食吐不止。以津咽下即止。

一婦人血氣痛。當歸湯下。

一赤痢。甘草湯冷送下。

一白痢。干姜湯温送下。

一心痛。石菖蒲湯下。

一諸氣痛。生薑陳皮湯下。

一小腸氣痛。大茴香煮陳酒温下。

一小兒疳疾。冷米飲下三丸。量小兒歲數加減。

一霍亂吐瀉。津液咽下立愈。

一翻胃傷食嘔吐。津液咽下。

一瀉後飲冷米湯。即止。

一水瀉。冷水送下。

此藥力大，遇熱湯則行，遇冷水則止瀉。孕婦忌服；切不可多服。

太乙救苦丹

盧[①]祖師解毒避瘟丹。此方蘇州府知府陳大尊鵬年傳救活無數，疫

---

① 盧，原作“虚”。

病驗遇方，余任羅田縣醫學訓科時，乾隆四十四年六月，奉撫憲鄭札示做施，果神驗。

麻黃（十六兩，去根節，晒，取净末）一兩五錢。

新會皮（四十兩，焙，取净末）三十兩廣皮。

杜蘇葉（二十兩，晒，取净末）一兩五錢。

金銀花（四十五兩，晒，取净末）三十兩。

升麻（五十兩，焙，取净末）三十兩。

錦紋大黃（四十兩，炒，取净末）三十兩。

桔梗（五十兩，焙，取净末）三十兩。

香附（二十六兩，炒，取净末）二十一兩。

廣藿香（五十兩，不見火，取净末）三十兩。

川楛子（二十七兩，焙，取净末）二十一兩。

廣木香（十九兩，不見火，取净末）十五兩。

山豆根（二十四兩，去蘆根，焙，取末）十五兩。

丹參（一百一十兩，焙，取净末）六十兩。

半夏（二十兩，滾水泡七次，煮，晒，取净①末）十五兩。

飯赤豆（七十五兩，焙，取净末）六十兩。

滑石（飛，取净末）十四兩。

明雄黃（三十四兩，老坑者佳，水飛，晒乾，取净末）三十兩。

山茨菇（四十五兩，處州産有毛者真，去毛，焙，取净末）二十一兩。

蒼术（二十四兩，晒，正茅山者佳，糯米泔浸三日，取）十五兩。

鬼箭羽（一百六十兩，炒，取净末）六十兩，草藥店賣。

劈砂（十一兩，瓜仁面佳，水飛净，晒，取净末）十兩。

紅芽大吉肉（杭州産者佳，去净骨，十七兩，焙，取净末）十二兩。

千金子（五十兩，新者佳，去殼，去油，取净末）十二兩。

北細辛（二十四兩，去葉泥，净，晒，不見火，取净末）十二兩。

---

① 取净：原無。

川烏（五十兩，煨，去皮臍，晒乾，焙，取末）十二兩。

雌黃（十四兩，千葉者佳，水飛淨，取淨）十二兩。

川真麝香（三兩一錢，研，去皮渣，不見火，取淨末）三兩。

以上各爲極細末，另包，包上寫明。擇日和勻，又搗篩，上藥計二十七味，選上好道地者，擇辰日，龍虎日，天德、月德、黃道上吉日，齋戒盛服，精心修合。各照前淨末，分兩不可輕重，君臣相配，合式爲效，陳設拜禱，重合勻，以糯米糊和之，石卷木搥，搗千餘下。勿令婦人雞犬孝服，并不潔等人見之。用範子印成錠，每錠重一錢，作三次用之。

一天行時疫。用絳囊盛之，懸之當胸，或繫左肘，諸邪退避，即與受疫人同床無患。

一邪已中人。伏藏未發，暑見寒熱恍惚，喉燥昏迷，狂悶頭痛，薄荷煎湯磨服。

一陰陽二毒，傷寒心悶。狂言亂語，胸膈壅滯，邪毒發，薄荷煎湯磨服。

一霍亂腹痛。絞腸痧，或汗、或吐、或下，可保平安，薄荷煎湯磨服。

一中蠱毒。狐狸鼠莽，惡菌河豚毒，死牛馬肉毒，鳥獸肉毒，薄荷煎湯磨下。

一小兒急慢驚風。五疳五痢，癮疹瘡瘤，并昏憒不醒①，牙關緊閉，用以薄荷湯磨服。

一中風中氣。口眼歪斜，言語蹇澀，牙關緊急，筋攣骨節腫，手足痛，行步難，好燒酒磨服。

一婦人腹中結塊，并月經過期不至，腹內作疼，或爲邪所交，腹中作痞，俱用好燒酒磨服。

一男婦頭暈。急中顛邪，鬼氣狂亂，喝叫奔走，并失心、羊頭諸顛等風，好酒磨服。

一頭疼太陽痛。用好酒末服，外用薄荷煎酒，前藥搗作餅如錢，貼兩太陽穴。

一瘧疾臨發時。取東流水，煎桃枝湯磨服。

一傳屍癆瘵，并女子爲屍虫所噬。俱用清水磨服。

一自縊落水頭上皆煖者。及怪迷死未隔宿者，皆用涼水磨灌。

---

① 醒，原作"惺"。

一赤痢痢血，凉水磨服。一白痢用薑湯磨服。

一心脾痛。酒磨服，或淡薑湯磨服。

一牙齒疼痛。用酒磨塗患處，及含少許，緩慢咽下。

一諸痔并便毒堅硬未成膿者。若痛二便難者，清水磨服。

一癰疽發背，無名疔毒，對口天蛇頭及一切惡瘡。用淡酒磨服，外以凉水磨塗敷。

一諸風癮瘮，赤腫。諸瘤未破時，皆用以淡酒磨服，即以冷水磨塗瘡上，多塗愈妙。

一湯火傷，鼠傷，蜈蚣傷，蛇傷。俱用凉水磨塗，淡酒磨服。

補遺。凡癰疽瘡瘍已潰者忌服塗，孕婦忌服。凡飲食中毒、瘴氣、邪瘧、惡痢，皆用桃桝枝湯磨服。凡婦人鬼胎鬼氣，皆用紅花酒磨服。凡病起倉卒、中風、五癎、中惡、傳注、溺死、縊死、厭魘、胸中尚熱者，冷水磨灌，如口緊，則從鼻灌。此藥乃衛身之寶，萬勿火烘，鹽滓汗污穢觸，凡血癆忌服。

蓬萊丸

治男婦老幼，一切感冒，瘟疫時照引服。大人服一丸，小兒、孕婦、虛人半丸。

蒼朮八兩（米泔浸三日，去毛，切，陳壁土炒），枳實六兩（麩炒），柴胡六兩，廣皮六兩，半夏六兩（薑製），黃芩六兩，厚朴六兩（薑汁炒），查肉（炒）六兩，萊菔子（炒）六兩，羌活六兩，蘇葉六兩，木通六兩，硃砂（水飛）五錢，明雄一兩（水飛）。

右共爲極細末，新荷葉煎湯和藥晒乾，再用神曲六兩，打糊搗爲丸，重三錢，硃砂、明雄爲衣陰乾。

一頭痛。發熱惡寒，周身骨疼，葱薑湯下。

一咳嗽痰喘。生薑汁兌滾水化下。

一中暑。香薷煎湯化下。

一紅白痢疾。木香磨兌梹榔湯下。

一瘧疾。生薑汁兌滾水化下。

一霍亂吐瀉。藿香、砂仁煎湯化下。

一腹痛水瀉。赤芍、車前煎湯化下。

一飽悶。木香磨兌陳皮煎湯化下。

一不服水土。藿香湯化下。

一山嵐瘴氣，積聚蠱毒。梹榔煎湯化下。

一諸病不識病原。白滾水化下。

赤金丹

神治百病，各隨引下，程氏。

蒼术（米泔浸，炒）二兩，木香一兩（生，另研），硃砂（水飛）五錢，血竭（研）五錢，明雄一兩（水飛，晒乾），炙草一兩（研末），乳香（去油）五錢，沒藥（去油）五錢，沉香（剉研）五錢，麝香一錢，冰片一錢，赤金三十張（爲衣）。

右各爲極細末，煉蜜丸，菉豆大，外用金箔爲衣，陰乾收貯，磁瓶封固於高燥處，恐致霉濕。大人空心服五丸，小兒三丸，白滾水下，服後盖煖睡一時，忌生冷暈腥。

一傷寒感冒。葱白湯下。

一胸膈膨脹。陳皮湯下。

一乳蛾。井花水下。

一腫毒。升麻大黃湯下。

一小便不通。竹葉湯下。

一大便不通。火麻仁、大黃湯下。

一瘧疾。杏仁（去皮尖）湯下。

一赤痢。甘草湯下。

一白痢泄瀉。薑湯下。

一赤白痢。烏梅湯下。

一頭痛。川芎湯下。

一霍亂。藿香湯下。

一小兒驚風。薄荷湯下。

一胃氣痛。艾醋湯下。

一經水不調。丹參湯下。

一小兒不能服藥。研細，抹乳頭上半丸。

回生至寶丹

治諸病如神，鄭鎮臺得自東洋者。

膽星、明雄（水飛，晒乾）、琥珀（燈心同研）、硃砂（水飛，晒乾）、全蝎、冰片以上各二錢，巴豆霜一錢，麝香二分。

右爲極細末，神曲糊爲丸，如黍米大。大人用一分；小兒論大小，三四厘以至七八厘；孕婦忌服。

一感冒風寒。薑湯下。

一瘟疫。新汲水下。

一中風不語。薑湯下。

一霍亂吐瀉。絞腸痧，薑湯下。

一中暑。涼水下。

一大小便不利。燈心湯下。

一紅痢。茶下。

一食積。麥芽湯下。

一風痰頭眩。薑湯下。

一婦人血崩及月經不止。墨磨童便下。

武威丸

即武威太守劉子南能辟疾病，惡氣百鬼，虎狼蛇虺蜂蠆諸毒，五兵白刃，盜賊卤害等事。

螢火虫一兩，鬼箭羽一兩，蒺藜一兩，明雄二兩，雌雄二兩，羖羊角（煅存性）一兩半，明礬二兩（煅），鉄錘柄（入手拏之處燒焦）一兩半，以上俱爲細末，加雞子、黃丹、雄雞冠一具，和搗千餘下，加①杏仁。作三角絳囊盛五丸，帶於男左臂上，從軍繫腰中，居家掛户上，甚避盜賊也。

神枕法

昔泰山有老翁，失其名字。漢武帝東巡，見一老翁鋤於道傍，背上有白光高數尺。帝怪而問之，翁對曰：有道士者教臣服棗、飲水、絕穀，并作神枕法，中有三十二物。其中有二十四物善，以當二十四氣；其八物毒，以應八風。臣行之轉少，白髮還黑，墮齒復生，日行二百里。臣今年一百八十矣，不能弃世入山，顧戀子孫，復還食穀，已二十餘年，猶得神枕之力，往不復老。武帝視其顏狀常如五十許人，驗問鄰人，皆云信然。帝乃從受其方，而不能隨其絕穀、飲水也。

作枕方：用五月五日、七月七日取山林栢以爲枕，長一尺二寸，高四寸，空中容一斗二升，以栢心赤者爲蓋，厚二分，蓋致之令密②，又當使可開閉。又鑽蓋上爲三行，每行四十孔，凡一百二十孔，令容粟米大。用藥川芎、當歸、白芷、辛夷、杜衡、白术、藁本、木蘭、川椒、桂皮、乾薑、防風、人參、吳萸、白芩、荊實、肉蓯蓉、飛廉（時珍云：與漏蘆相等）、栢實、苡仁、款冬花、白薇、茶椒、蘼蕪，凡二十四物，以應二十四氣；加毒者八物，以應八風，烏頭、附子、藜蘆、皂莢、芮草、礬石、半夏、細辛。凡三十二味，各一兩，皆剉，以毒藥上安之滿枕中，用布囊以衣枕。枕之百日，面有光澤，一年體中諸疾一一皆愈而身盡香。四年白髮變黑，齒落復生，耳目聰明。神方驗效，不傳非其人也。武帝以問東方朔，答云：昔女廉以此傳玉青③，玉青以傳廣成子，廣成子以傳黃④帝。近有穀城道士淳⑤于公以此藥枕，年百餘歲而頭髮不

---

① 加，原作“如”。
② 密，原作“蜜”，據《飲膳正要》卷二改。
③ 青，原作“清”，據上下文及《飲膳正要》卷二改。
④ 黃，原作“皇”，據《飲膳正要》卷二改。
⑤ 淳：同“淳”。

白。夫病之來皆從陽脉起，今枕藥枕，風邪不侵，人宜矣。又須以布囊衣枕上，當復以韋囊重包之，須欲臥枕時乃脫去之。詔賜老翁匹帛，老翁不受，曰：臣之於君，猶子之於父也，子之知道以上之於父，義不受賞。又臣非賣道者，以陛下好善，故進此耳。帝止而更以諸藥。

見《雲笈七①籤》。

呂真人達元散

治傷寒感冒、疫癘、痘疹、初覺無名腫毒、卒感心疼、冷氣、喉閉、乳蛾、瘧疾、時行赤眼、內外吹乳等症神效。秘傳得一利者不效。

白犀角一兩（通稍白者佳，鎊②），山茨菇一兩（去皮，剉細），麻黃一兩（去根節，切細），朴硝一兩（鎗過凈牙），血竭一兩（小瓜者佳，擊碎）。

右五味各稱準，合一處，生薑自然汁拌濕，分十八分，各用烏金帋包裹外。用熟紅棗二觔去核，搗如泥，丸如彈子大，擺砂盆蓋密，上下加火，烟盡爲度，候冷取出凈帋包，其藥如黑炭者佳。將藥和勻，每一錢加冰片二分，研極細，磁瓶收貯，黃臘封固，勿令洩氣。宜端午日合，或天醫日合，須於潔凈之處修合，必先發有陰陽之人，僧尼內使勿先與也。

每用以銀鑽蘸麻油沾藥點兩大眼角，男先左、女先右，合目踡腿側臥蓋被，出汗後吃清米清湯稀粥。忌濕麵、暈腥、生冷、氣惱③、勞碌、房事。如瘟疫，日久不汗，用此藥先吹鼻、次點眼，蓋被覆臥，半炷香即汗。用陳米飲調養一日後食稀粥，二三日即全愈。

① 七，原作"上"。

② 鎊：削也。

③ 惱，原作"腦"。

卷之六下

中風門風乃四時八方之氣，常以冬至日自坎而
起。候其八方之風，從其鄉而來者，主長養萬物；不
從其方來者，爲賊風，害萬物。體虛者中之曰中風。

經曰：脉微而數，中風使然。微者，正氣虛也，數者，邪氣勝也。
風邪中人，六脉多沉伏，亦有脉隨氣奔，指下洪盛者。挾寒則脉帶浮遲，
挾暑則脉虛，挾濕則脉浮濇。總之浮遲易治，急疾數甚難療。中風之症，
皆因心火暴甚，腎水不能以制之。本水不足以勝火，則痰火一發，重者
不治，輕則癱瘓之病，所由作也。蓋風爲百病之長，善行而數變，乘虛
而入，當辨四中。口眼喎邪，肌膚不仁，邪中絡也；左右不遂，筋骨不
周，邪中經也；昏不識人，便溺阻隔，邪中腑也；神昏不語，唇反涎出，
邪中臟也。然中腑者多，着四肢可治；中臟者多，滯九竅難治。西北之
土厚風高，真中者多；東南地土低濕，類中者多。審其虛熱虛寒，初中
宜急掐人中，俟甦，吹通關散於鼻取嚏，有嚏可治，無嚏難治。口噤者，
用開關散擦牙軟之自開，倘不能開，用順氣搜風化痰之藥，從鼻灌入。
痰涎壅盛者，用吐痰法。如虛寒者，宜温而補之；虛熱者，清而補之。
治風之法，全在解表、攻裏、行中道，三者盡矣，俟痰清火息之後，方
可通血脉，助真元，辨明施治。雖沉疴能起，又有不治之症，宜細審之。
口開者心氣絶，遺尿者腎氣絶，撒手者脾氣絶，鼻鼾者肺氣絶，眼合者
肝氣絶。髮直吐沫，眼睛直視，聲如拽鋸，油汗如雨，動止筋痛，大便
洞泄，皆難治之症也。凡中風榮衛實者，宜小續命湯、換骨丹；榮衛虛
者，宜黃芪五物湯，加減用之。左半身不遂，用四物湯；右半身不遂，

用四君子湯；左右不遂，用八珍湯。皆宜加竹瀝、鈎籐、薑汁，與大秦艽湯合用更妙。然而醫不執方，全在審症用藥，變而通之，存乎一心而已矣。凡中藏五絕之症，本屬不治，見死不救，何爲仁術。用大劑理中湯灌之及灸臍下，雖曰不治，亦可救十中之一，若服他藥，即不可救矣。

通關散　南星、半夏、牙皂（去皮弦）、遼細辛、南薄荷皆生用，各等分，爲極細末，磁瓶收貯封固。用時少許吹入鼻孔内，有嚏可治，無嚏肺絕多死。

開關散　烏梅肉、生南星各等分，加冰片少許，爲末，擦牙其噤可開。一方生明礬、食鹽各等分爲末，擦牙即開。

薰鼻法　巴豆油帋捲牙皂末，燒烟薰鼻内，人事自省。

解語法　取龜尿點在舌下，言語自易。取龜尿法：下用葉托龜，用鏡照龜，尿自出。一法置龜於荷葉上，以豬毛入龜鼻，戳之尿自出。

吐痰法　牙皂四條（去黑皮弦，灸黃）、生明礬一兩，共爲極細末，溫酒調服三錢，徐徐灌下。一方藜蘆爲細末，淡薑湯送下，如不愈，加甘草煎湯，又送吐出即止。

化痰法　中風氣絕、心頭尚煖者，急用多年古石灰（古塔、古殿上者爲上），用一合研末。水煎一盞，傾出澄清，竅口灌之，痰下自甦。

中風中暑中痰中氣乾霍亂即絞腸痧症　用生薑汁、童便各一鍾，和匀，灌下即安。

中風不省人事　急進此藥服之，免成廢人。用扁柏葉一握，葱白連根一握，細研如泥，無灰酒煎二十沸，去渣温服。如不飲酒，作四五次服。

中風丹方　荆芥穗爲細末，無灰酒下三錢妙。婦人產後中風口噤，手足瘈瘲，角弓反張，或血暈，四肢强直，荆芥穗（微炒）爲細末，黑豆淋酒調下三錢極妙，或加入當歸，入酒少許，水煎灌下。附婦人產即省後中風方。

中風風痰危急　湯水不下，一服立解立效。方用廣木香三錢，膽礬一錢，麝香一分，爲細末，葱汁調灌下即甦。一方香油一杯，生薑汁半盞，和勻，灌下即痰去立愈。

中風口喎　改容膏敷口喎絶妙。用蓽薐子（去殼）一兩，真冰片三分，共搗膏，左邪敷右，右邪敷左。寒月加乾薑、附子各一錢，共爲末，作餅敷之妙，正即去之。

中風口喎　用夜飛大蜣螂加冰片共研敷之，左喎敷右，右喎敷左。一方鱔魚血少加冰片和勻，如前敷法效。一方新礦灰醋調敷之妙，凡敷正則去之，猶恐其扯歪。

中風不語　香油二兩，雞子一個（打開去殼），合油調勻，灌之即愈。一方治中風强直不語，獨活一兩，酒一碗半炒，大豆一撮投入盖固，俟温服，再服即瘥。

卒中　厥暴撲，口噤不開，藥難入咽。用烏梅肉二錢，牙皂一錢（去皮弦），研末，二味同搗作丸，擦牙自開。一法用艾灸[①]兩夾車即開。

---

① 灸，原作"炙"。

一以蘇合香丸擦牙亦開。

小續命湯 通治八風五痺痿厥等疾，以一歲爲總，六經爲別，春夏加石膏、知母、黃芩，秋冬加附子、官桂、芍藥，又於六經別藥內，隨症細分加減，自古名醫，不能越此也。然而宜慎者，官桂、附子、麻黃。若果中經、中絡之人，形氣必虛，方可服之。如虛而內熱者忌服，須審實用之。此方治榮衛實者宜之。

麻黃、炙草、川芎、杏仁（去皮尖）、防己、人參、白芍、官桂各一兩，附子五錢（炮），防風一兩五錢，黃芩一兩。

右除附子（去皮臍）、杏仁外，另研後入，右皆爲粗末。每服五錢，水一盞半，生薑五片，煎至一盞，去渣，稍熱，食前服。易老六經加減法：中風無汗惡寒，本方中麻黃、杏仁、防風各加一倍；中風有汗惡風，本方中桂枝、芍藥、杏仁各加一倍；上二症皆太陽中風也。中風有汗身熱不惡寒，本方中加知母、石膏各一錢四分，去附子；中風身熱有汗不惡風，本方中加葛根、桂枝、黃芩各一倍；上二症皆陽明經中風也。中風無汗身涼，本方中加附子一倍，乾薑、甘草各一錢，此症乃太陰經中風也。中風有汗無熱，本方中加桂枝、附子、甘草各一倍，此少陰經中風也。中風六經症混淆，繫之於少陽厥陰，或肢節攣痛，或麻木不仁，本方中加羌活、連翹各一錢半。如精神恍惚，加茯苓、遠志。如心煩多驚者，加犀角五錢。如骨節間煩痛有熱者，去附子，倍芍藥。如骨節間冷痛有寒者，倍加桂枝、附子。如躁①悶小便澀者，去附子，倍芍藥，煎兌竹瀝一合服。如臟寒下痢者，去防己、黃芩，倍附子，白术一兩。如熱痢，不可用附子。如腳軟，加牛膝、石斛各一兩。如身痛，加秦艽一兩。如腰痛，加桃仁、杜仲各五錢。如失音，加杏仁（去皮尖）一兩。如歌笑妄語，加麻黃三兩，人參、桂枝、白术各二兩，去附子、防風、生薑，加當歸一兩。如自汗者，去麻黃、杏仁，加白术。春加麻黃一兩，

①躁，原作"燥"。

夏加黄芩七錢，秋加當歸四兩，冬加附子五錢。

三化湯　治臟腑俱中風，便尿阻隔不利。用厚朴、大黄、枳實、羌活各等分，右剉一貼，每服一兩，水煎服。二三次，微利即止。（易老）

換骨丹　治中風喎斜癱瘓及暗風風癇。

蒼术（米泔浸炒）、槐實（蒸晒）、桑白皮（蜜炙）、川芎、白芷、威靈仙、防風、首烏、人參、蔓京各一兩，苦參、五味、木香各五錢，龍腦、麝香各五分。

右爲末極細，以麻黄煎膏和搗萬杵，每一兩分作十丸，硃砂爲衣，每取一丸，磨溫酒半盞，以物合定，不透氣，食後臨臥一呷嚥之，衣覆取汗，即瘥。歌曰：我有換骨丹，傳之極幽秘，疎開病者心，扶起衰翁臂[①]；氣壯即延年，神清自[②]不睡，南山張仙翁，三百八十歲。槐皮芎术芷，仙人防首蔓，十件各停勻，苦味香減半，龍麝即少許，硃砂作衣纏，麻黄煎膏丸，大小如指彈，修合在深房，勿令陰人見。夜臥服一粒，遍身汗津滿，萬病自消除，神仙爲侶伴。

黄芪五物湯　治心清、言語蹇澀、舌軟無力難言、身不痛、半身不遂、手足無力、不能動履，此係榮衛不足之病，宜服，屢試屢驗。若舌強難言、神氣不清，乃痰火爲病，不宜服此方。經曰：榮虛則不仁，謂皮膚不知痛痒也；衛虛則不用，謂手足不爲人用也。

黄芪六錢（蜜炙），白芍三錢（酒炒），桂枝三錢（嫩者），生薑三錢，大棗四枚（去核），水煎服。

右方治榮衛虛，用黄芪君以補衛，桂芍臣以補榮，佐[③]姜·棗以和榮

---

① 臂，原作"背"，據《仁齋直指方論》卷三改。
② 自，原作"目"，據《仁齋直指方論》卷三改。
③ 佐，原作"左"。

衛。如左半身不遂，則加當歸以補血；如右半身不遂，則倍黃芪以補氣。手軟倍桂枝，足軟加牛膝，筋軟加木瓜，骨軟加虎骨，元氣虛加人參，陽氣虛加附子，如外感風邪盛又宜羌活愈風湯補而散之也。

羌活愈風湯　治肝腎虛，筋骨弱，語言難，精神昏憒，是中風濕熱內弱者，是爲風熱體重也，或瘦一臂肢偏枯，或肥而半身不遂，或恐而健忘，喜以多思，思忘之道，皆精不足也。故心亂則百病生，心靜則萬病息。此藥能安心養神，調陰陽無偏勝。

羌活、甘草、防風、防己、黃芪（蜜炙）、蔓荆①子、川芎、獨活、細辛、枳殼（麩炒）、麻黃、骨皮、人參、知母、白芷、白菊、當歸（酒洗）、杜仲（薑炒）、秦艽、薄荷葉、柴胡、枸杞子、半夏（薑炒）、熟地、厚朴（薑炒）、前胡上各二兩，黃芩（酒炒）、白茯各二兩，肉桂一兩，蒼术（米泔浸炒）、石膏（生）、生地、芍藥（酒炒）各四兩。

右㕮咀，每服一兩，水二盞，生薑三片，空心煎服，臨臥煎渣服。空心一服，吞下二丹丸，謂之重劑；臨臥一服，吞下四白丹，謂之輕劑。假令一氣之微汗，用愈風湯三兩，加麻黃一兩，勻作四劑，每服加生薑五七片，空心服，以粥投之，得微汗則佳。如一旬之通利，用愈風湯三兩，加大黃一兩，亦分作四服，如前臨臥服，得利爲度。此藥常服之，不可失於四時之輔。如望春大寒之後，本方中加人參、半夏、柴胡，謂迎而奪少陽之氣也。如望夏穀雨後，本方中加石膏、黃芩、知母，謂迎而奪陽明之氣也。如季夏之月，本方中加防己、白术、茯苓，謂勝脾之濕也。如初秋大暑之後，本方中加厚朴、藿香、肉桂，謂迎而奪太陰之氣也。如望冬霜降之後，本方中加附子、肉桂、當歸，謂勝少陰之氣也。此雖四時加減，更宜臨酌宜也。

二丹丸　治風邪健忘，養神定志和血。內安心神、外華腠理，得睡。

---

① 荆，原作“京”。

人参、硃砂（水飛）、石菖蒲、遠志各五錢，茯神、麥冬（去心）、甘草（炙）各一兩，天冬（去心）、丹參、熟地各兩半。

右爲細末，煉蜜丸，桐子大，每服五十丸至一百丸，空心食前服。

四白丹　治中風多昏冒，緣氣不清利也。

白术（土炒）、人参、香附（酒炒）、白苓、砂仁、甘草、防風、川芎各五錢，白芷一兩，知母（去毛，酒炒）、細辛各二錢，白檀香一錢半，藿香一錢半，羌活、薄荷、獨活各二錢半，麝香、牛黃、龍腦各五分，甜竹葉量加。

右極細末，煉蜜爲丸，每兩作十丸，臨臥嚼一丸，煎愈風湯送下。

如神散　治半身不遂仙方，鄭總幾傳。

細辛、白芷、川芎、草烏（去皮臍）、川烏（去皮臍）、白术（土炒）、當歸各一兩，蒼术（米泔浸炒）、牛膝（酒洗）、天麻（煨）、魚鰾（蛤粉炒珠）、山甲（炮）、白花蛇（酒浸微炒）各五錢，硃砂（水飛）、明雄（研）各三錢。

右爲極細末，每服一錢五分，臨臥時熱黃酒送下，盖暖出微汗，三四服即愈爲度。忌發物，避風。

烏藥順氣散　治風氣攻注、四肢骨節疼痛、遍身頑麻及療癰瘓、言語蹇澀、脚氣、步履多艱、手足不遂。先宜服此，以疎氣逆。

白芷、川芎、甘草（炙）、枳殼（麩炒）、桔梗各一兩，麻黃（去節）、陳皮（去白）、烏藥各二兩，乾薑（炮）、白僵蚕（炒，去嘴）各五錢。

右爲極細末，每服三錢，水一盞，生薑三片，紅棗一枚，煎服送下。

神仙解語丹　治中風不能語言。

白附子（炮）、石菖蒲（去毛）、遠志（去心，甘草水炒）、天麻、全蝎（甘草水洗，去尾）、羌活、膽星各一兩，木香（生）五錢。

右爲極細末，麵糊丸，龍眼大，每服一丸，薄荷湯下。

大秦艽湯　治中風外無六經之形症，内無便溺之阻隔，知血弱不能養筋，故手足不能運動，舌強不能言語，宜養而筋自柔。經云：治風先治血，血行風自滅。

秦艽一錢，炙草、川芎、當歸、芍藥、羌活、獨活、防風、黃芩（酒炒）、白芷、生地、熟地、白术、白苓各七分，細辛五分。

水二盞煎，如遇天陰，加薑七片；如煩渴，加石膏一錢；如心下痞滿，加枳實五分；如春夏並加知母一錢。

秘方　治癱瘓如神。熟牛骨内髓一碗，煉熟蜜一觔，二味濾過，入炒麵一觔，炒乾薑末三兩，拌匀，丸如彈子大。一日服三四丸，細嚼温酒下，大效。

牛黃清心丸　此藥專治痰厥、昏暈不醒、口噤痰喘及小兒驚風發搐、五癇等症極效。

膽星一兩（薑炒）、白附一兩（煨）、鬱金五錢、川烏兩半（麵煨）、半夏一兩（皮硝湯炮五次，皂莢湯炮五次，明礬湯炮五次，晒乾爲末）。

右五味共爲細末，用臘月黃牛膽三個，取汁和藥，仍入膽内，紮口懸風簷下，至次年取胆内藥一兩四錢，加度過芒硝水飛辰砂、硼砂各一錢，片腦、麝香各一分，研極細末，合在一處，稀糊丸如芡實大，金箔爲衣，薑湯下。

上池飲　治一切中風左癱右瘓、半身不遂、口眼喎斜、語言蹇澀、呵欠噴嚏、頭目眩暈、筋骨時痛、頭痛或心中怔忡、痰火熾盛，此乃血氣太虛，脾胃虧損，有痰有火，有風有濕。總治諸風之神方也。

人参、茯苓（去皮）、白芍（酒炒）、生地（薑汁炒）、熟地（薑汁炒）、南星（薑汁炒）、半夏（薑製）、陳皮（鹽水洗）、天麻（炒）各一錢，當歸（酒洗）、川芎各一錢二，白术（炒）一錢半，牛膝（酒洗）、棗仁（猪心血炒）、黃芩（酒炒）各八分，羌活、防風各六分，紅花（酒洗）、烏藥、炙草各四分，黃栢（酒炒，夏月倍）三分，桝桂六分（冬月倍）。

右剉一劑。水煎，入竹瀝、薑汁，清旦時溫服。如語言蹇澀，加石菖蒲，此方神效。然中風一症，預以速治，次以補劑調理。如陰血虛而賊風襲之，則左半身不遂，宜以四物湯加竹瀝、鈎籐、薑汁以補血為主。如元氣虛而賊風襲之，則右半身不遂，宜用六君子湯加竹瀝、鈎藤、薑汁以補氣。如左右手足皆不遂，宜以八珍湯加竹瀝、鈎籐、薑汁神效。

追風祛痰丸 治諸般中風顛癎風狂，世人患此病者甚多，此藥最效。

白附子（麵包煨）、防風（焙）、天麻（炒）、僵蚕（炒，去絲嘴）、牙皂（炒）各一兩，全蝎（炒）五錢，木香（生）五錢，明礬（煨）、川連各三錢，南星三兩（白礬、牙皂煎湯，浸一宿），人參一兩，白术（土炒）一兩，半夏（牙皂、生薑各二兩，搗碎泡湯，浸三日）六兩。

右為極細末，薑汁和飴糖為丸，梧子大，每服七八十丸，薑湯下。

奪命散 治卒中風、涎潮氣閉、牙關緊急、眼目上視、破損傷風、搐搦作潮及小兒急驚並治。此方治風痰頑結、諸藥不效者，當以此猛烈之劑，一服立愈。

南星、葶藶、白芷、半夏（湯泡去皮）、巴豆（去殼不去油）各等分生用。

右為極細末，每服五分，生薑自然汁一匙調下。牙關緊急，湯劑灌不下者，此藥輒能治之。小兒以利痰或吐為愈。

蘇合香丸 此藥專治男婦中風中氣、口眼喎斜、不省人事或卒中暴心疼、鬼魅惡氣、霍亂吐利、時氣瘴瘧、赤白暴痢、瘀血月閉、疝癖疔腫、驚癎、小兒吐乳、大人狐狸等病。

沉香（剉研）、木香、丁香（去花）、香附米、白檀香（剉研）、麝香、犀角（剉研）、冰片、蓽撥、安息香（酒熬膏）、乳香（去油）、沒藥（去油）、白术（土炒）、訶子肉、蘇合油、硃砂（水飛）。

右為極細末，入片麝香、安息香拌勻，蜜丸，重一錢，黃蠟封固。

大人溫無灰酒化服一丸，小兒半丸，或用絳絹袋帶一丸於當胸，一切邪神不敢近。

大神效活絡丹 專治風濕諸痹、口眼喎斜、半身不遂、行步艱難、筋骨拘攣、手足疼痛。此藥宣通經絡，和暢氣血。

白术（土炒）、赤芍、硃砂（水飛）、細辛、沒藥（去油）、殭蠶（炒）、竹黃、龜板（酒炙）、乳香（去油）、丁香、烏藥、青皮（麩炒）、香附、白苓、虎脛骨（酒炙）、當歸（酒洗）、白蔻（去殼炒）、沉香（剉研）以上十八味各一兩，白花蛇（酒浸焙）、麻黃（去節）、防風、炙草、官桂、烏稍蛇（酒浸焙）、草蔻、羌活、元參、天麻、何首烏、黃芪、熟地、大黃、藿香、川黃連、白芷、川芎、鼠屎（即兩頭尖）共十九味各二兩，黑附子（童便製，去皮臍）、狗脊（去毛）上二味各一兩，全蝎（去毒）、葛根、威靈仙（酒浸）、牛黃、片腦上五味各二兩五錢，血竭、犀角（剉研）二味各七錢半，地龍（去土）、麝香、松香（煉白）上三味各五錢。

右爲極細末，蜜丸，金箔爲衣，每丸重一錢，黃臘包皮，溫酒化開，隨症[1]上下，食前後服。

史國公藥酒 專治左癱右瘓、口眼歪斜、四肢麻痹、筋骨疼痛，又治三十六種風、二十四種氣，無不立愈。

防風一兩，秦艽四兩，萆薢（酥炙）二兩，羌活二兩，虎骨（酒炙）二兩，當歸（酒洗）三兩，牛膝二兩，枸杞五兩，白术（土炒）二兩，晚蠶沙（炒）二兩，杜仲（薑炒）三兩，鱉甲（酒炙）二兩，白茄根（蒸）八兩，蒼耳子（去刺）四兩，松節（搥碎炒去油）二兩。

右用燒酒二十觔，糯米酒十五觔，生絹袋盛药入罎[2]内封固，重湯煮三炷香，隨量飲之。一加白花蛇四兩亦佳。

———————————

① 症：原無。

② 罎：同"壇"。

酒浸藥仙方 凡患風疾，四肢不舉，服之三日舉手梳頭，七日漸舒，十日行步，半月遍身依舊覺得輕健，眼目更明，大有神效。

甘菊、防風、羌活、杜仲（薑汁炒）、牡蠣（煆研）、花粉、丹皮、紫菀、菖蒲（石上者佳）、白蒺藜（去刺）、人參、牛子（炒研）、枸杞子各半兩，桔梗、白花蛇、白术、山萸（去核）、白苓、官桂、晚蠶沙、遠志（去心）、牛膝各二錢半，乾薑、熟地、虎脛骨（酒炙研末）、狗脊（去毛，焙）、天雄（炮，去皮）、萆薢、附子（童便製）、牛蒡根、蛇床子、栢子仁、兔絲子、續斷、肉蓯蓉（酒洗，去甲膜）、芍藥、石斛各三錢。

右各要川廣好者，依方揀擇爲粗末，用新絹袋盛藥，用新小甕一個，入藥放內，以無灰酒二斗，將酒藥浸之，封固，春夏浸二七日、秋冬浸三七日開甕。早晨臨午晚三時，令病人自取冷酒三杯或三盞，依時服之。每服不過一盞，不多服，亦不可添減，亂開酒甕。久病服者不過一月，近者十日，輕者五日見效。不問男女小兒，骨節疼痛，四肢浮腫，眼目昏暗，半身不遂，言語蹇澀，口眼喎斜，中風失音，一並治之。

侯氏黑散 治中風四肢煩重，心中惡寒不足者。此治中風之第一方也。

甘菊四兩，白术（土炒）、防風各一兩，細辛、茯苓、牡蠣（煆研）、人參、白礬（生）、桔梗、當歸、乾薑、川芎、桂枝各三錢，黃芩（生）二錢。

右十四味杵爲末，篩研極細，無灰酒服方寸匙，日三服，初服二十日，用酒調服。忌一切肥肉大蒜，常宜冷食，六十日止。積藥於腹中不下也，熱食即下矣。

秘傳藥酒方 治男女風濕疼痛、手足麻木將成癱瘓之症。

白芷、桔梗、白芍（炒）、川芎、麻黃、茯苓、半夏（製）、肉桂（去粗皮）、甘草各一兩，陳皮、厚朴（薑汁炒）、枳殼（麩炒）、當歸、木瓜、檳榔各一兩半，牛膝二兩，蒼术（米泔浸）四兩，杜仲（酒炒）二兩，烏藥二兩，獨活一兩半。

右用火酒五十觔，將藥入絹袋，裝縶入罈，酒浸封固。重湯煮三炷香，取起放土地上，退火毒。早午晚飲之。

牛黄清心丸 治諸風癱瘓，瘦瘓不隨，語言蹇澀，心怔健忘，恍惚去來，頭目眩昏，胸中煩鬱，痰涎壅盛，精神昏憒。

牛黄一兩二錢，麝香、龍腦、羚羊角各一兩，當歸（酒洗）、防風、黃芩、麥冬（去心）、白术（土炒）、白芍各一兩半，明雄黄八錢，白苓、柴胡、桔梗、杏仁（去皮尖）、川芎各一兩二錢半，甘草五兩，肉桂（去粗皮）、大豆卷、阿膠各一兩七錢半，白薇七錢半，蒲黄、人參、神曲各一兩半，犀角末一兩，山藥七兩，金箔一千二百片（内四百片爲衣），大棗一百枚（蒸熟，去核、皮，研爛如膏）。

右爲極細末，煉蜜與棗膏丸，每兩作十丸，用金箔爲衣，每服一丸，溫酒化下，食遠服。

滌痰湯 治中風痰迷心竅，舌强口不能言。

人參、竹茹各七分，甘草五分，枳實（麩炒）一錢，石菖蒲八分，橘紅一錢，南星（薑煮）二錢，茯苓一錢半，半夏（泡七次）二錢。

右水二盞，生薑五片，煎八分，食前服。

貝母瓜蔞散 治肥人中風，口眼喎斜，手足麻木，左右俱作痰治。

川貝母、瓜蔞仁、荆芥穗、南星（炮）、防風、羌活、黃栢、半夏（湯泡七次）、黃芩、黃連、白术（土炒）、陳皮、薄荷、炙草、威靈仙、花粉各等分。

右每服水二盞，薑三片，煎八分，至夜服。

虎脛骨酒 治半體偏枯，手足攣拳。

石斛、防風、當歸、杜仲（炒）、石楠葉、牛膝、川芎、續斷、狗脊（燎，去毛）、菌芋葉、巴戟（去骨）、虎脛骨（酥炙）各一兩研。

右剉入絹袋，裝紮入罈，加酒一斗封固，漬十日。每熱服一盞，無時。

健步虎潛丸　治中風左癱右瘓、手足不能動、舌強蹇澀、言語不清，與上池飲兼服神效。

黃芪（鹽水炒）、當歸（酒洗）、枸杞各一兩半，人參、茯神（去皮木）、石菖蒲、遠志（甘草水浸，去骨）、棗仁（炒）、獨活（酒洗）、羌活、苡仁（炒）、防風（酒洗）、木瓜各一兩，龜板（酒炙）一兩半，破故紙（鹽酒炒）一兩半，白芍（鹽酒炒）、牛膝（酒洗）、杜仲（鹽酒炒）、麥冬（去心）、虎脛骨（酥研）、知母麵（酒炒）、白术（土炒）、熟地、生地各二兩，黃柏（人乳拌鹽酒炒）三兩，五味子、沉香各五錢，大附子（童便浸三日，麵包煨，去皮臍，切四片，童便浸煮乾）五錢。

右爲極細末，煉蜜和猪脊髓五條和爲丸，如梧子大，每服百丸，空心淡鹽湯、溫酒任下。

仙傳黑虎丹　治男婦氣血衰敗、筋骨寒冷、外感風濕，傳於經絡手足麻木、筋骨疼痛，久則成左癱右瘓，口眼歪斜，中風不能步履。

蒼术（切片）、草烏（切片，醋煮）、生薑各四兩，生葱（蓮鬚研）二兩。

右四味和一處，拌勻醃之，春五夏三秋七冬十日，每日拌一次，候醃數足晒乾入藥後服。

靈脂、乳香（去油）、沒藥（去油）各一錢二分半，川甲（炮）五錢，自然銅（火煅醋碎七次）二錢五分。

右同前藥爲極細末，好米醋糊丸，梧子大，每服三十丸，空心熱酒送下。如婦人血海虛冷，肚腸疼痛，臥時淡醋湯下，只服二三十丸，不可多服，服後不可飲冷水，孕婦忌服。如女人雞爪風，十指搐搦，服黑虎丹效。又方：灸左右膝骨兩傍各有一小窩，共四穴，各灸三壯，爪風即愈。

洗癩瘓秘方

蛤蚧一個，麻黃四兩，川烏一兩，草烏二兩，透骨草四兩，防風四兩，大鹽四兩，艾葉一把，槐條四兩，白花蛇二錢，紫花地丁五錢。

右用水二桶煎，中大缸半埋在地，入水溫時，坐上洗。再用水二桶煎渣，候冷時，再入熱水，或一日，或一夜，臨出時，用水澆頂心數次，再用芥末稀貼患處，紙絹裹。熱坑上睡，汗出盡爲度。忌早起，飲食就臥。甚妙。

七枝湯　治年久癩瘓並筋骨疼痛。

槐、桃、柳、椿、楮、茄枝、蘄艾各一握。

右煎水三桶，大盆蒸浸洗，如冷又添熱水，以被蓋臥出汗避風。未愈再洗幾次，神效。

洗癩瘓秘方　四肢不順，筋骨拘攣。

椿槐桃李並茄禾，桑柘草蔴共一鍋。不論遠年與近日，洗後風痰盡消磨。

右各枝等分，煎水兩桶，於避風處熱薰，洗數次即愈。

蒸癩瘓神方　蒸中風左癱右瘓以及筋骨疼痛，悉皆效驗。

醇酒三升，晚蠶沙五斗（酒、沙拌匀入木甑，蒸之聽用）。

須於暖室無風處，將地掃淨，鋪大油紙於地，候受風癩瘓或筋骨疼痛之人在此，方將蠶沙鋪於油紙上，上用單布臥丹鋪之，俟蠶沙不致傷肉，方將所患之處臥之蓋被蒸有汗爲妙。如虛甚人，宜多人照應，恐太熱傷肉，又不宜太冷[①]，全在無過不及之間。如一次尚未痊疴，間二日，又加酒三升，拌蠶沙如前，小心蒸之，立愈。

酒客中風　忌用桂枝。酒客内多熱，不特此也，凡内熱忌用桂附辛

---

① 冷，原作"泠"。

熱之藥，悞服桂附如火上添油，全在認症。果內虛寒，必須用之，真回天之力。

凉膈散　治心火上盛，膈熱有餘。目赤頭眩、口瘡唇裂、吐衄、涎唾稠粘、二便淋閉、胃熱發癍，小兒驚急潮搐、瘄疹黑陷，大人諸風瘈瘲、手足掣搦、筋攣疼痛，皆宜服之，即立見效。

方見二卷瀉火之劑。

青州白丸子　治男婦手足癱瘓，中風痰涎壅塞、嘔吐痰涎、口眼喎斜，一切風疾及婦人血風、小兒驚風等症，並宜服之。

方見二卷瀉火之劑。

瀉青丸　治中風自汗、昏冒、發熱不惡寒、不能安臥，此是風熱燥煩之故也，宜服之。

方見二卷瀉火之劑。

防風通聖散　治一切風熱者，宜服。

方見二卷表裏之劑。

三生飲　治卒中，昏不知人，口眼喎斜，半身不遂，并痰厥氣厥。

方見二卷祛風之劑。

類中風①**初服方**　治類中風內熱生風及痰，口眼喎斜。宜清熱順氣、開痰以救其標，忌用風燥之劑。

真蘇子（炒研）、橘紅、花粉、天冬（去心）、鮮沙參、甘菊各三錢，川貝（去心，研）、白芍（炒）各四錢，麥冬（去心）五錢，連翹（去心）二錢，天麻一錢，甘草七分。

---

① 風，原無，據目錄補。

右剉一劑。河水二鍾半，煎一鍾，加竹瀝一杯、霞天膏、童便，饑時服，日服二劑，服十劑。加生地三錢，服四劑。加牛膝四錢、黃柏二錢，服八劑。減連翹，加石斛三錢五分、五味子七分、白扁豆二錢、葛根八分，服十劑。去連翹、天麻、葛根、扁豆四味，加蓮肉四十粒，服十劑。

類中風二服方

天冬（去心）三錢，麥冬（去心）五錢，生地五錢，白芍四錢，牛膝（酒蒸）五錢，炙草一錢，川貝（去心）二錢，花粉二錢，蓮肉四十粒，棗仁（炒研）六錢，真蘇子（炒）三錢，黃柏一錢半，甘菊二錢半，橘紅二錢，鮮沙參三錢，五味八分。

右一劑。河水三鍾，煎一鍾，空腹服，日服一劑，至十劑換方。

類中風三服方

天冬（去心）三錢，元參二錢，黃柏一錢半，麥冬（去心）五錢，真蘇子二錢半，橘紅二錢半，茯苓三錢，甘菊二錢半，花粉二錢，鮮沙參三錢，川貝（去心）三錢，五味子七分，生地四錢，棗仁（炒研）五錢，甘草（炙）一錢半，白菊（酒炒）四錢，牛膝（酒洗）五錢，蓮肉六十粒。

右用河水三鍾，煎一鍾，空心日服一劑，服十劑。去花粉，服六劑。去元參，加石斛三錢，服三十劑，自然全愈。

類中風①桑麻丸　治內火生風將愈調理丸方。

胡麻仁三觔（即黑芝蔴），桑葉三觔（酒拌蒸、晒），何首烏三觔（九蒸九晒，人乳拌至加倍），蒼术二觔（米泔浸洗净，刮去皮，拌黑豆蒸，又拌蜜酒蒸，又拌人乳蒸，凡三次蒸時烘晒乾氣方透），牛膝二觔（如法），甘菊二觔，懷生地三觔，天冬（去心，酒蒸）二觔，栢子仁二觔，黃柏一觔，甘枸杞二觔。

---

① 風，原無，據目錄補。

右各如法製爲末，煉蜜丸，梧子大，每空心淡鹽湯下六錢，早晚二服。

類中全愈調理丸方

人參（人乳浸飯上蒸，切片，烘乾）十兩，五味子（打碎，蜜蒸，烘乾）十兩，山萸肉（去核，酒蒸）八兩，**沙蒺藜**（一半炒爲末，一半打糊和藥）十二兩，巴戟（如法去骨，以甘菊、枸杞同酒浸蒸晒乾）八兩，蓮鬚（金黃色者良）六兩，枸杞子（人乳潤過烘乾）十二兩，川牛膝（去蘆，酒蒸）十兩，天冬（去心）六兩，蓮肉（去心，每粒分作五六塊，瓦器內炒焦黃，忌鉄）十二兩，白茯苓（如法人乳拌晒）八兩，黃栢（蜜炙）四兩，砂仁（炒）二兩，懷生地十二兩，鹿角霜（酥拌炒研如飛麵）十二兩，鹿茸六兩（火燎，去毛，切片，酥炙），兔絲子末八兩，加甘菊花六兩。

右爲極細末，煉蜜同蒺藜子糊丸，如梧子大。每服六錢，空心各一服，淡鹽湯送下，百發百中。

類中風右半身不遂　右屬氣虛。附左半身不遂、左右皆不遂。

白蒺藜、甘菊、人參、天冬、橘紅八兩，何首烏（如法）、麥冬（去心）、黃芪（蜜炙）、漆葉（酒拌，九蒸九晒）各一觔，白茯苓（水澄）、白芍（酒炒）、牛膝（去蘆，酒蒸）各十二兩，川續斷十兩。

右爲極細末，煉蜜丸，梧子大，空心滾水下五錢，忌食萊菔、牛肉、牛乳。若在左者屬血虛，宜加歸身、熟地、鹿角膠、栢子仁各一觔，杜仲八兩（酥炙）。如火盛多痰肺金有熱者，去人參，加青蒿、鱉甲各十二兩。如左右臂俱轉掉不便者，亦用此方。

六味地黃丸　治類中風等症因房勞者名曰內風，房勞過度則真精暴亡，舌本欠柔，語言不利，水竭而心火過甚，水勝火氣怫鬱，心神昏目，筋骨不用而卒倒無所知也，或一肢偏枯，或半身不遂，或口眼喎斜，言語蹇澁，悉宜此方服之。如右尺補相火，依原方加製附子、肉桂各二兩，神效。

補中益氣丸① 　治類中風水虧火旺，脾胃或虛或久病，攻伐太過。此二方兼服乃王道，平和之劑，萬全之功。

吹鼻取嚏能解語方　中風不省，用蛇皮燒灰二分，研極細末，加生、熟明礬各二分半，共爲極細末，每以二三分吹鼻得嚏即省，醒後又吹即能言。

預防中風門

病之生也，其機甚微，其變甚速，達士知機，思患而預防之，庶不至於膏肓，即中風一症，必有先兆。中年人但覺兩臂麻木，或大指次指麻木不仁，或兩眉稜骨疼或手足少力，肌肉微掣，三年內必有暴病，急宜屏除一切膏粱、厚味、動火生痰之物，及審實氣血孰②虛，因時培養，更宜遠色戒性，清虛靜攝，庶得有備無患之妙。肥人更宜加意，有力者，人參湯加竹瀝煎膏，日日呷之，方保無虞；或搜風順氣丸，或滾痰丸，防風通聖散，竹瀝枳术丸，竹瀝化痰湯，稀薟丸，稀薟膏，隨便擇服。大抵中年以後，多有此水虧火盛，熱極生風，法當先治火順氣，次固本培元，間服六味地黃丸，更妙。古方多用辛散，大非所宜。

搜風順氣丸　治上實下虛，腰脚疼痛，肢體麻木，大便燥結，小便赤澀，腸風痔漏，言語蹇澀，手足不仁，服之可預防中風。
方見二卷潤燥之劑。

---

① 丸，原作"湯"，據目錄改。
② 孰，原作"熟"。

防風通聖散　治一切風寒暑濕，飢①飽勞役，内外諸邪所傷，氣血怫鬱，表裏三焦俱實，憎寒壯熱，頭目昏運，目赤睛痛，耳鳴鼻塞，口苦舌乾，咽喉不利，唾涕稠粘，咳嗽上氣，大便秘結，小便赤澀，瘡瘍腫毒，折跌②損傷，瘀血便血，腸風痔漏，手足瘈瘲，驚狂譫妄，丹瘤癮疹。

方見二卷表裏之劑。

晚服竹瀝枳朮丸　尚治痰火，清氣除濕，祛眩暈，療麻木，開鬱。平常服之能預防中風，甚效。

白朮（土炒）、蒼朮（鹽水炒）各二兩，枳實（麩炒）、半夏（薑汁泡，炒）、白茯苓、陳皮、黃芩（酒炒）、當歸（酒洗）、川連（薑汁炒）、山查（炒）、白芍（酒炒）、南星（薑汁炒）、白芥子（炒）各一兩，人參五錢，木香二錢，神曲六兩（炒研篩，另包聽用，神曲生研，打糊稠粘，不必炒）。

右爲極細末，加薑汁一碗，竹瀝一碗，打神曲糊爲丸，梧子大，每服百丸，薑湯下。

竹瀝化痰湯　治一切痰壅虛風，四肢不舉。脾胃虛弱之人，宜服此以健脾胃化痰，神效。

人參、白朮（土炒）、茯苓、陳皮、半夏（薑汁炒）、炙草、麥冬（去心）各一錢，玉竹二錢，竹瀝（一酒杯，入熱藥兌服）。

右一劑。生薑一片，水煎好，兌竹瀝服。

稀薟丸　治諸風，能驅風濕，通利經絡，健脾胃，壯筋骨。久久服之，可免中風患。

---

① 飢，原無，據《醫方集解》補。
② 跌，原作“鉄”，據《醫方集解》改。

稀薟草（紅梗者佳，採葉，去枝梗）酒拌蜜調勻，柳木甑蒸三炷香，取出晒一日，再拌蜜酒甑内蒸晒，如前九次蒸晒，爲末，煉蜜爲梧子大。每服三錢，滾水下，其功甚大，難以悉述。

稀薟膏 治三十六種風、七十二般痰。久服和血脈，壯筋骨，進飲食，行步如飛，延年却病，最爲神效驗。

稀薟草（紅梗者，取嫩葉，去枝梗，水洗净）五十觔，入大砂鍋，盛水熬汁，絹濾净汁，加蜂蜜四觔，醇酒醝子五觔，熬成膏如漆，磁甑收貯，每用白滾水調服二三匙，神妙。

卷之七

傷　寒　門

　　漢長沙太守南陽張仲景先生著《傷寒論》，立三百九十七法、一百一十三方，詳且備矣，迄今一千五百七十餘年，皆稱爲醫中之聖而集大成者也。詳六經傳變，辨外感内傷，病在表者汗之，病在上者吐之，病在裏者下之，病在半表半裏者和解之，寒者温之，熱者清之，虚者補之，此法不特治傷寒，即雜病亦不能出此範圍矣。蓋傷寒者寒從外襲，閉其皮毛，而内熱不能發洩，寒邪一至，先從足太陽膀胱；太陽爲三陽之表，而脈連風府，從頭項下肩髆①夾脊抵腰。經曰：一日太陽受之，頭項痛，腰脊强。二日足陽明胃經受之，陽明主肌肉，其脈夾鼻絡於目，故身熱目痛而鼻乾，不得臥也；不得臥，胃不和也。三日足少陽膽經受之，其脈循脇絡於耳，故胸脇痛而耳聾，此三陽經絡受其寒邪，尚未入於臟，邪在表可汗而已。四日足太陰脾受之，太陰脈布胃中，絡於嗌，故腹滿而嗌乾。五日足少陰腎經受之，少陰脈貫腎，絡於肺，繫舌本，故口燥舌乾而渴。六日足厥陰肝經受之，厥陰脉循陰器，而絡於肝，故煩滿而囊縮也。按日相傳者，舉其大槩②也。諸經見證者，皆循經絡而傳也。兩感傷寒者，一日表裏同病也。如太陽與少陰同病，則頭痛腰脊强、口乾煩滿；陽明與太陰同病，則身熱譫語與腹滿不欲食；少陽與厥陰同病，則耳聾、囊縮而厥。兩感傷寒者，任是神手，十中可痊一二。其不兩感

---

①　髆：同“膊”。
②　槩：同“概”。

者，七日太陽病衰，頭痛少愈；八日陽明病衰，身熱少愈；九日少陽病衰，耳聾微聞；十日太陰病衰，腹減如故則思飲食；十一日少陰病衰，渴止不滿，舌乾已而嚏；十二日厥陰病衰，囊縱少腹微下，大氣皆去，病日已矣。帝曰：治之奈何？岐伯曰：治之各通其藏脈，病日衰已矣。其未滿三日者，可汗而已；其滿三日者，可泄而已。此特道其常耳。《正理論》云：脈大浮數，在表可汗；脈實沉數，在裏可下。故日數雖多，有表症者必汗；日數雖少，有裏者必下。當以表裏爲辨，不可以日數拘也。

傷寒陽熱之症，傳經之邪變態不一。非比陰寒之邪中在一經，不復傳變。若辨之不精，則汗、吐、下、溫、清、補之治一差，死生反掌矣。今之庸工，好用熱劑，而不知涼藥之妙且難也；不特不知國運，并執甯過溫熱；毋過寒涼之説，偏於溫熱，又多矯枉過正之論。此等惡習，皆由不知天時國運之理。古人云：不知天地人者，不可以爲醫。

傷寒十六證辨

冬感寒邪，即病曰傷寒。伏藏至春，感春溫之邪束發曰溫病。春不發至夏，感暑邪束發曰暑病。

傷寒者，寒傷榮血，脈必浮而緊，頭痛發熱，無汗惡寒。

傷風者，風傷衛，脈必浮而緩，頭痛發熱，有汗惡風。

傷寒見風者，既傷於寒，復感風邪，惡寒不燥，其脈浮緩。

傷風見寒者，既傷於風，復感寒邪，惡風煩躁，其脈浮緊。（四症冬月感寒邪病曰正傷寒。）

溫病者，冬受寒邪，來春乃發，發熱頭疼，不惡寒而渴，脈浮數。

溫瘧者，冬受寒邪，復感春寒。

風溫者，冬受寒邪，復感春風，頭痛身熱，自汗身重，嘿嘿欲眠，語言難出，四肢不收，尺、寸脈俱浮。

温疫者，冬受寒邪，復感春温時行之氣。

温毒者，冬受寒邪，春令早熱，復感其邪。（以上五症皆冬傷於寒而病發於春，皆有温之名也。）

熱病者，冬傷於寒，至夏乃發，頭疼身熱惡寒，其脈洪盛。

傷暑者，暑熱爲邪，自汗煩渴，身熱脈虛。

傷濕者，感受濕邪，身重而痛，自汗，身不甚熱，兩脛逆冷，四肢沉重，胸腹滿悶。

風濕者，既受濕氣，復感風邪，肢體重痛，額汗脈浮。

痙者，身熱足寒，頭項強急，面赤目赤，口噤頭搖，角弓反張。若先受風邪，復感於寒，無汗惡寒，爲剛痙；先受風邪，復感於濕，惡風有汗，爲柔痙。

類傷寒五證辨

一曰痰，中脘停痰，憎寒發熱，自汗胸滿，但頭不痛項不強，與傷寒異耳。

一食積，胃中停食，發熱頭痛，但身不痛，氣口緊盛，與傷寒異耳。

一虛煩，氣血俱虛，煩躁發熱，但身不痛頭不痛，不惡寒，脈不浮緊，與傷寒異耳。

一脚氣，足受寒濕，頭痛身熱肢節痛，便閉嘔逆，但脚痛，或腫滿，或枯細，與傷寒異耳。

一內癰，脉浮數，當發熱而惡寒，若有痛處，飲食如常，畜積有膿也。胷中痛而欬，脉數，咽乾不渴，濁唾腥臭，肺癰也。小腹①重，按之痛，便數如淋，汗出惡寒，身皮甲錯，腹皮腫急，脈滑而數，腸癰也。

---

① 腹，原作"便"。

胃脘①痛，手足不可近，胃脈細，人迎盛者，胃脘癰也。以人迎盛而認傷寒，禁其飲食，必死。

表　證　辨

表症發熱惡寒惡風，頭痛身痛，腰脊強，目痛鼻乾，不眠，胸脇痛，耳聾，寒熱吐，脈浮而大，或緊或緩。有汗，脈必浮緩無力，主表虛；無汗，脈必浮緊，主表實。

裏　證　辨

裏症不惡寒反惡熱，掌心、腋下汗出，腹中鞕滿，大便不通，腹痛腹鳴，自利，小便如常，譫語潮熱，咽乾口渴，舌乾煩滿，囊縮而厥，唇青舌卷，脈沉細或沉實。腹鳴，自利不渴，唇青舌卷，無熱惡寒，下利清穀，身痛，脈沉微，裏虛也。腹中鞕，大便閉，譫語潮熱，腹痛，不惡寒反惡熱，掌心、腋下有汗，咽燥腹滿，裏實也。若表裏俱見，屬半表半裏。表裏俱無，不可汗下，小柴胡湯加減。

陰　證　辨

陰症身靜，氣短少息，目不了了，鼻中呼不出吸不入，水漿不入，二便不禁，面如刀割，色青黑，或喜向壁臥，閉目不欲見人，鼻氣自冷，

---

① 脘，原作"腕"。下同。

唇口①不紅，或白或青或紫，手足冷，指甲青紫，小便白或淡黃，大便不實，手按重無大熱，若陰重者，冷透手也。陰毒者，腎本虛寒，或傷冷物，或感寒邪，或汗吐下俊變成陰毒。頭痛，腹中絞痛，身體倦怠而不甚熱，四肢逆冷，額上手背有冷汗，恍惚身痛如被杖，虛汗不止，鄭聲嘔逆，六脈沉微，或尺衰寸盛。五日可治，六七日不可治。陰症似陽者，煩躁面赤，身熱咽痛，煩渴，脈浮微，手足冷，大便泄，小便清，昏沉多眠，又有身熱反欲得衣，口不渴，指甲黑。此陰於內，真陽失守也。

陽　證　辨

陽症身動，氣高而喘，目睛了了，呼吸能往能來，口鼻氣熱，面赤唇紅，口乾舌燥，譫語，能飲冷水，身輕如常，小便赤，大便閉，手足溫，指甲紅。陽毒者，邪熱深重，失汗失下，或悮服熱藥，熱毒散漫，舌卷焦黑，鼻中如烟煤，咽喉痛甚，身面錦斑，狂言直走，踰墻上房，登高而歌，弃衣而走，脉洪大滑促，五日可治，六七日不可治。或昏𠻳咬牙，見鬼神，吐濃血，藥入即吐。陽症似陰者，手足冷，大便閉，小便赤，煩悶，昏迷不眠，身寒却不欲衣，口渴，指甲紅，脈沉滑，或四肢厥冷。此陽極於內，真陰失守也。

六經見證治法

太陽經證

足太陽膀胱受病，必循經而見頭項痛，腰脊強，發熱惡寒，惡心。

---

① 口，原作“日”。

假如先起惡寒者，本病。已後發熱者，標病。若見頭痛，惡寒發熱，不拘日數多少，表實無汗，脈浮緊有力，爲傷寒。寒傷榮血，宜表散，冬月正傷寒，用升陽發表湯，即麻黃湯加減也，西北人多宜，東南人稍虛者，用加減香蘇散亦可。如頭痛，惡寒發熱，表虛自汗，脈浮緩無力，爲傷風。風傷衛，冬月正病，宜桂枝加減湯，亦宜西北人服，而東南人亦用香蘇散加減用之。春秋無汗，用羌活冲和湯發表，或用香蘇散亦妙。春秋有汗，亦用加減羌活冲和湯，或用加減香蘇散。夏月無汗，用神术散；有汗，用加減羌活冲和湯。生生子云：金生平以冲和湯加柴胡，總治傷風各經之活套，用加減香蘇散亦妙。

陽明經證

足陽明胃受病，必目痛鼻乾，不眠，微惡寒。先起目痛，惡寒身熱，是陽明經本病。已後潮熱自汗，譫語發渴，大便實者，正陽明胃府標病。目痛鼻乾，微惡寒身熱，脈微洪，爲經病，宜用柴葛解肌湯，即加減葛根解肌湯。如渴而有汗不解者，如神白虎湯，即加減白虎湯。如潮熱自汗，譫語發渴，揭去衣被，揚手擲足，斑黃狂亂，不惡寒反怕熱，大便實者，輕則大柴胡湯，重則三承氣選用，俱在秘方六一順氣湯內，加減用之。

少陽經證

足少陽膽受病，必耳聾脇痛，寒熱嘔而口苦。假如先起惡寒身熱耳聾脇痛者，本病。已後嘔而舌乾口苦者，標病。緣膽爲清净之府，無出無入，病在半表半裏之間，脈必弦數，宜用小柴胡湯加減和解治之，再無別方。此經有三禁，不可汗、吐、下也。若治之得法，有何壞症？

太陰經證

足太陰脾受病，腹滿自利，津不到咽，手足溫者。假如先起腹痛咽乾者，本病。已後身目黃者，標病。內有寒熱所分，不可混治。自利不渴或嘔吐者，屬臟寒，脈見沉而無力，宜溫之，用加味理中湯，重則回陽救急湯。腹痛咽乾發黃者，屬府熱，脈見沉而有力，宜下之。腹滿咽乾、手足温、腹痛者，桂枝大黃湯；身目發黃者，茵陳大黃湯。

少陰經證

足少陰腎受病，舌乾口燥。假如先起舌乾口燥者，本病。已後譫語，大便實，標病。至陰經則難拘定法，或可温而或可下。陰分直中者寒症，傳經者熱症。大要口燥舌乾而譫語，大便實，或繞臍硬痛，或下利純①清水，心下硬痛者，俱是邪熱燥屎使然，宜用白虎湯、六一順氣湯治之。無熱惡寒，厥冷倦臥，不渴，或腹痛嘔吐，瀉利沉重，或陰毒，手指甲唇青，嘔逆絞腸，身如被杖，面如刀刮，戰慄者，俱是寒邪中表使然，急用四逆湯、真武湯温之。

厥陰經證

足厥陰肝受病，煩滿囊縮者是。假如先起消渴煩滿者，本病。已後舌卷囊縮者，標病。亦有寒熱兩端，不可概②作熱治。煩滿囊縮，消渴者，屬熱；脉沉實者，亦屬熱。舌卷大便實，手足乍寒乍熱者，急用六一順氣湯下之。口吐涎沫，或四肢厥冷不温，過於肘膝，不渴，小腹絞痛，嘔逆者，脈必沉遲，急用加味理中湯温之；如脈浮緩者，病自愈。

宜汗

頭痛項強，肢節腰背俱強，身痛拘急，惡寒發熱，無汗，脈浮數、浮緊，皆可汗。若汗後不解，仍發熱脈浮，須再微汗之。

忌汗

無表症者不可汗。脈沉不可汗。尺脈遲不可汗。脈微弱者，雖惡寒

---

① 純，原作"繩"。
② 概，原作"慨"。

不可汗。咽喉閉塞者不可汗。諸動氣者不可汗。淋症不可汗。亡血虛家不可汗。厥者不可汗。汗家不可重汗。太陽與少陽併病，頭痛項強，或眩冒心下痞，不可汗。脉弦細，頭痛而熱，屬少陽，不可汗。

宜吐
病在膈上者可吐。汗下後虛煩懊憹①者可吐。

忌吐
脈虛不可吐。厥逆者不可吐。膈上寒，乾嘔者，宜温不宜吐。

宜下
汗後不解，邪傳胃府，可下。潮熱腹痛，脈實，可下。陽明多汗，譫語，有燥糞，可下。潮熱，手足腋下汗出，譫語者可下。吐後腹滿可下。凡臍腹硬，或痛不可按者可下。下後不解，臍腹硬痛，可再下。結胸脈不浮可下。少陰病下利清水，其色青者，心下必痛，口乾者可下。太陽症熱結膀胱，小便不利，小腹急結，其人如狂者，畜血也，可下。陽明證其人喜忘，大便黑，必有瘀血，可下。陽明無汗，小便不利，心中懊憹，必發黃，可下。

忌下
表未解者不可下。腹脹可按而減者不可下。諸虛者不可下。陽微者不可下。咽中閉塞者不可下。諸動氣者不可下。脈弱者不可下。脉浮大者不可下。小便清白者不可下。陽明病面赤，心下雖鞕滿，不可下。

---

① 憹：同“惱”。

傷寒結胸痞滿辨治

傷寒結胸者，今人不分已下未下，便呼爲結胸，與枳桔湯，反成真結胸者有之。殊不知乃因下早而成，未經下者，非結胸也，乃表邪傳至胸中，未入於府証，雖滿悶，尚爲在表，正屬少陽部分，當以小柴胡加枳桔以治其悶。如未效，則以本方對小陷胸湯，一服豁然。若因下早而成者，方可用陷胸湯，分淺深從緩而治之，不宜太峻，此乃清道至高之分，若過下之，則傷元氣也。太陽症無汗，此寒傷榮血，治當發表，若悞下之，榮血重傷而成痞滿。太陽証有汗，此風傷衛氣，治當實表，若悞下之，衛氣重傷而成結胸。脈浮大者，未可下，猶帶表証。若結胸症、煩躁悉具者，必死。

察舌胎驗證治法

心氣通於舌胎者，外邪與痰飲留結而成也。凡病邪在表，舌必無胎，及其入裏，則生胎矣。胎色淺白，病猶輕也。胎黃而濇，內有熱也。黃而帶滑，內有濕也。若猶白而轉黃，由黃而轉黑，病勢重矣。實熱重，則煤黑焦枯，或生芒刺，其人口臭氣粗，喜冷惡熱，此是陽火爍乾津液，應在承氣諸湯着想。虛寒重，則紫黑滑潤，不渴不煩，亦無芒刺，其人閉目嗜臥，少氣懶言，此是陰陽虧竭，應在理中諸湯着想。既有舌胎而口苦者，是心移熱於胆而肝脾虛也，口燥者是真陰不足而肝腎虛也，此其大槩也。

證驗舌胎治法

舌見白胎滑者，邪入裏也。丹田有熱，胸中有寒，乃少陽症，半表半裏也。宜小胡湯及梔子豉湯。

舌見純紅色，熱蓄於內。不問何經，宜透頂清神散治之。牙皂、細辛、白芷、當歸各等分，右爲細末，令病人仰頭噙水一口，以藥少許鼻內，吐去水取嚏，未嚏再吹。凡入瘟疫家，不拘已患未患者，皆宜用之。

舌見紅色，內有黑形如小舌者，乃邪熱結於裏也。君火熾盛，反兼水化。宜凉膈散、大柴胡湯下之。

舌見紅色有小黑星者，熱毒乘入胃，蓄熱則發斑矣。宜元參升麻葛根湯即元參升麻湯加葛根、化癍湯解之。

舌見淡紅中有大紅星者，乃少陰君火熱之盛也。所不勝者，假火勢以侮脾土，將欲發黃之候也。宜用茵陳五苓散治之。

舌見紅色，尖見青黑色者，水虛火實，腎熱所致。宜用竹葉石膏①湯治之。

 舌見淡紅色，而中有一紅暈，沿背純黑，乃餘毒遺於心胞之間，與邪鬱結。二火亢極，故有是症也。宜以承氣湯下之。

 舌見紅色，更有裂紋如人字形者，乃君火燔灼，熱毒炎上，故發裂也。用涼膈散。

 ②舌見紅色，更有紅點如虫蝕之狀者，乃熱毒熾甚。火在上、水在下，不能相濟故也。宜用小承氣湯下之。

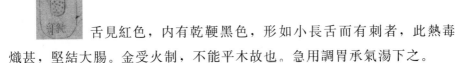 舌見紅色，內有乾鞕黑色，形如小長舌而有刺者，此熱毒熾甚，堅結大腸。金受火制，不能平木故也。急用調胃承氣湯下之。

 舌見紅色，內有黑紋者，乃陰毒厥於肝經。肝主筋，故舌

---

① 膏，原作"羔"，據《敖氏傷寒金鏡錄》改。
② 色，應作"舌"。

見如絲形也。宜用理中合四逆湯温之。

舌見黑盡，水尅火明矣。患此者，百無一治之症。黑舌有二：黑而焦無津液者，火極似水也，杜學士所謂薪爲黑炭之意，宜凉膈散以瀉其陽；黑而滑有津液者，水來尅火也，即曾[①]醫士用理中湯以消陰翳。更以老生薑切片，擦其舌，色稍退者可治，堅而不退者不治。

舌見白尖黃根，其表症未罷，須用解表，然後乃可攻之。如大便秘者，用凉膈散加硝黃泡服。小便澀者，用五苓散加木通合益元散，加薑汁少許，以白滚水調。

舌見弦白心黑而脈沉微者難治，脈浮滑者可汗，脈沉實者可下。始病即發此色，乃危殆之甚也，速進調胃承氣湯下之。

舌尖白胎二分、根黑一分，必有痛惡寒。如飲水不至甚者，五苓散；自汗渴者，白虎湯；下利者，解毒湯。此亦急症也。

舌見白胎中有小黑點亂生者，尚有表症，其病來之雖惡，宜凉膈散微表之。表退即當下之，宜用調胃承氣湯。

---

① 曾，原作"會"，據《景岳全書》卷七改。

舌見如灰色，中間更有黑暈兩條，此熱乘腎與命門也，宜急下之，服解毒湯，下三五次，遲則難治。如初服，量加大，黃酒浸泡。

舌見微黃色者，初病得之，發譫語者，由失汗，表邪入裏也。用汗下兼行，以雙解散加解毒湯兩停主之。附雙解散加解毒湯方：防風、川芎、當歸、白芍、大黃、麻黃、連翹、芒硝、荊芥、白术、支子各五錢，石羔、桔梗各一兩，甘草二兩，滑石三兩。一方加桂枝，右每服一兩，水一鍾半，生薑三片，不拘時服。

舌見白胎外有微黃者，必作泄，宜服解毒湯。惡寒者，五苓散服之。

舌見微黃色者，表症未罷，宜小柴胡湯合天水散主之。可下者，大柴胡湯下之。表裏雙除，臨症審而用之。

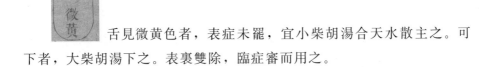

舌見黃色，初必白胎而變黃也，由表而傳裏，熱已入胃，宜急下。若下遲必變黑色爲惡症，爲亢害鬼賊，邪氣深也，不治。宜用調胃承氣湯下之。

舌左白胎而自汗者不可下。宜用白虎湯加人參三錢服之。

舌右白胎滑者，病在肌肉，爲邪在半表半裏，必往來寒熱。用小柴胡湯和解之。

舌左白胎滑，此臟結之症，邪併入臟，難治。

舌見四圍白中黃者，必作煩渴嘔吐之症。兼有表者，五苓散、益元散兼服須待黃盡，方可下。

舌見黃而有小黑點者，邪遍①六府，將入五②臟也。急服調胃承氣湯下之，次進和解散，十救四五也。

舌見黃而尖白者，表少裏多，宜天水散一服，涼膈散二服合進之。脈弦者，宜防風通聖散。

---

① 遍，原作"偏"，據《敖氏傷寒金鏡録》改。
② 五，原無，據《敖氏傷寒金鏡録》補。

舌見黃而澀有膈瓣者，熱已入胃，邪毒深矣。心火煩渴，急用大承氣湯下之；若身熱發黃者，用茵陳湯；下血用抵當湯；水在脇內用十棗湯；結胸甚者用大陷胸湯；痞用大黃瀉心湯。

舌見四邊微紅中央灰色者，此由失下而致。用大承氣湯下之，熱退可愈。必三四下方退，五次下之而不止者不治。

舌見四邊中央皆黃而滿、舌黑點亂生者，其症必渴譫語。脈實①者生，脈濇者死。循衣摸②床者不治。若下之，見黑糞亦不治。宜用大承氣湯。

舌見兩邊黃中黑至尖者，熱氣已深，兩感見之，十有九死。惡寒甚者，亦死。不惡寒而下利者，可治。調胃承氣湯主之。

舌見外淡紅心淡黑者，如惡風，表未罷，用雙解散加解毒湯相半，微汗之，汗罷急下之。如結胸煩躁、目直視者，不治。非結胸者，可治。

---

① 實：《敖氏傷寒金鏡錄》作"滑"。

② 摸，原作"抹"，據《敖氏傷寒金鏡錄》改。

舌見灰色尖黃，不惡風寒脈浮者，可下之。若惡風寒者，用雙解散加解毒湯主之。三四下之，見糞黑不治。

舌見灰黑色而有黑紋者，脈實，急用大承氣湯下之；脈浮渴欲飲水者，涼膈散解之。十可救其二三。

舌根微黑中淡紅尖黃。脈滑者，可下之；脈浮者，當養陰退陽；若惡風寒者，微汗之，用雙解散；若下利，用解毒湯。十生八九也。

舌根微黑，尖黃隱見或有一紋者。脈實，急用大承氣湯下之；脈浮渴飲水者，用涼膈散解之。十可救其一二。

以上三十六舌，乃杜青碧治傷寒驗證之捷法，臨證用心處之，百無一失。

察傷寒死證詩曰

兩感傷寒不須治，陰陽毒過七朝期。里癥下厥與上竭，陽病見陰脈者危。

舌卷耳聾囊更縮，陰陽交及抹尋衣。重暍除中皆不治，唇吻青兮①
面黑鼃。

咳逆不已並臟結，溲便遺尿俱難醫。汗出雖多不至足，口張目陷更
何爲。

喘不休與陰陽易，離經脈見死當知。結胸証具煩躁甚，直視搖頭是
死時。

少陽症與陽明合，脈弦長大救時遲。汗後反加脈燥疾，須知藏厥命
難追。

蝦游屋漏幷雀啄，魚翔彈石解繩推。更有代脈皆不救，已上諸症死
無疑。

傷寒腹痛

不辨寒熱，將冷水一碗與飲之，其病稍緩者屬熱，當用涼藥清之，
清之不已，遶②臍硬，大便結實，急用寒藥下之。其或飲水痛甚者，則
屬寒，當用溫藥和之，和之不已，四肢厥冷，嘔吐瀉利，急用熱藥溫之。

傷寒吐血

傷寒吐血不止，用韭菜取汁磨京墨③呷之。如無韭汁，用雞子清磨
墨呷之亦可。蓋赤屬火，黑屬水，有相制之理也。

傷寒鼻衄

鼻衄不止，山梔炒黑爲極細末，吹鼻內，外用涼水濕紙④搭於鼻冲，
血止。熱邪傳裏，服藥後，將鹽炒麩皮一升絹包於病人腹上，熨之，藥
氣得熱則行，大便通。

---

① 兮，原作“分”，據《傷寒括要》卷上改。
② 遶：同“繞”。
③ 墨，原作“黑”。
④ 紙：此字下原衍“紙”字，刪。

傷寒舌胎

舌胎不去，用薄荷葉井水浸釭青布於舌上，洗凈後用生薑切厚片，用筷子將薑綁紮一頭，蘸薄荷水，緩緩時時洗去其胎，更以此水噙嗽，免其乾燥之虞。一方舌上白胎厚，用硼砂、雄黃爲細末，水調鵝毛刷上即痊，此肺熱極。一方舌上黑胎，用釭青布包筷子頭，蘸蜂蜜擦磨舌上即退。

傷寒舌出

傷寒舌出過寸許，以冰片半分研末，擦之隨手即愈。一方麻黃煎湯洗凈，用冰片、牛黃、麝香研末，點舌上即收。一方用巴豆一粒（去油），紙捲入鼻。

大頭傷寒

用芙蓉葉、桑葉、車前、赤小豆、白蘞、白芨、大黃、黃連、黃栢、白芷、雄黃、朴硝各等分，爲末，蜜水調敷①腫處。

傷寒溫熱發狂渴不止者

將朴硝（一觔）研細，用水（一盆）用釭青布方圓一尺許（三五塊）浸於硝水中，微攪半乾，搭在病人胸堂并後心上，頻易，冷者搭之，如得睡汗乃愈。

傷寒發汗不出者

用諸葛行軍散發之。一方用生薑搗汁，棉裏，周身搓擦，自出汗良法也。一方用代赭石、乾薑等分爲末，熱醋調塗兩手心，合掌握定，夾於大腿內側，溫覆汗出乃愈。諸葛行軍散治冬月正傷寒，取汗如神，緑

① 敷，原作"掃"。

豆粉、麻黃（去節）、乾薑、陳皮各一兩，爲細末，涼水調服三錢，盖臥汗出即愈。

傷寒壞症

凡傷寒時疫，不問陰陽；老少妊婦，惧服藥餌，困重垂死，脈伏不省人事，七日以①後，皆可服之，此方名奪命散，又名復脈湯。人參一兩，水二碗，緊火熬至一碗，以井水浸冷服之。少頃，鼻梁有汗出，脈復立瘥。

發熱辨證用藥

翕翕發熱，熱在表，用羌活冲和湯。蒸蒸發熱，熱在裏，輕者大柴胡湯，重者承氣湯。半表半裏者，表裏俱熱，而輕于純在裏也，小柴胡湯。三陰發熱，則有腹痛肢冷、脈沉下利爲異，用四逆湯。潮熱屬陽明，一日一發，日晡作熱，陽明內實也，大便鞕者承氣湯，表未罷者小柴胡湯。煩熱兼渴者竹葉石羔湯。心煩不眠者酸棗仁湯。煩而心悸者小建中湯。煩而悶者梔子豉②湯，熱者白虎湯，寒者附子湯。

惡寒辨證用藥 謂不見風亦惡寒，身雖熱不欲去其衣被也。

發熱惡寒者，陽也，宜羌活冲和湯、加味香蘇散。無熱惡寒者，陰也，理中湯。下症悉具，微惡寒者，表未解也，先解表而後攻裏。下後不解，發熱而渴，惡寒，白虎湯。惡寒而嘔，心下痞者，五苓散。汗後惡寒，虛也，芍藥附子甘草湯。背惡寒，表未解也，葛根湯。背惡寒而潮熱，柴胡加桂湯。口渴心煩，背微惡寒，白虎加人參湯。背惡寒，潮熱腹滿，小承氣湯。少陰病口中和背惡寒，附子湯。汗後不解，反背惡寒者，虛也，芍藥甘草附子湯。

---

① 以，原作“已”。
② 豉，原作“鼓”。

惡風辨證用藥<small>密①室無風不惡。</small>

太陽惡風，無汗而喘，麻黃湯。有汗惡風，桂枝湯。吐下後不解，表裏俱熱，時時惡風，燥渴而煩，白虎加人參湯。汗後亡陽惡風者，桂附湯。

自盜汗辨證用藥<small>附頭汗、手足汗。</small>

自汗惡風寒者，桂枝湯。惡寒自汗，表虛也，小建中湯或黃芪建中湯。自汗不惡風寒，表症罷裏症實也，承氣湯。汗多小便利，必津液竭，大便雖鞭，不可攻，宜蜜導。自汗而渴，小便難，五苓散。汗多不止曰亡陽，內服桂枝附子湯；外用白术、藁本、川芎、白芷各一兩，牡蠣（煅，研粉）、糯米粉各二兩，共爲細末，紗袋裝撲周身。盜汗在半表半裏，胆有熱也，小柴胡湯。頭汗者，熱不得越，陽氣上騰，譫語，承氣湯。心下滿、頭汗出，水結胸也，小半夏茯苓湯。頭汗出齊頸而還，發黃也，茵陳五苓散。頭汗出，小便難者死。手足汗，大便燥結，譫語，大承氣湯。寒不能食，小便不利，水穀不分，手足汗者，理中湯。

頭痛辨證用藥<small>太陰少陰有身熱無頭痛，厥陰有頭痛無身熱，若身熱又頭痛，屬陽經也。</small>

頭痛發熱，無汗惡寒，麻黃湯或加減香蘇散。大便六七日不通，頭痛有熱，小便清者，不在裏仍在表也，羌活沖和湯。頭痛甚者必衄，葛根葱白湯、川芎石羔湯。少陽頭痛，小柴胡湯。頭痛寒熱，寸脈大，痰厥也，瓜蒂散。厥陰頭痛，嘔而吐沫，吳茱萸湯。厥陰頭痛，脈微遲爲欲愈，如不愈，小建中湯。陽明頭痛，不惡寒，微惡熱，不大便，調胃承氣湯。

身痛辨證用藥

太陽脈浮身痛無汗，麻黃湯。陽明下症已見但身痛者，表未解也，

---

① 密，原作"蜜"。

麻黄湯。發熱有汗身痛，桂枝湯。陽明脈浮身痛，葛根湯。汗後脈沉遲身痛，血虛也，黄芪建中湯。陰毒嘔逆下利，身痛如被杖，唇青面黑，甘草四逆湯。一身盡痛，發熱惡寒面寒，桂枝湯。一身盡痛，發熱面黄，二便反利，甘草附子湯。一身盡痛，發熱發黄，頭汗出，背強，小便不利，濕也，茵陳五苓散。一身盡痛，發熱面黄，熱結瘀血也，抵當湯。

筋惕肉瞤辨證用藥汗多亡陽，筋肉失養，故惕惕瞤動。

瞤動兼肢冷者真武湯，輕者苓桂甘草白术湯。汗吐下後見此者，先服防風白术牡蠣湯，次服小建中湯。

胸脇滿辨證用藥

胸滿多表症，葛根湯。喘而胸滿，麻黄杏仁石羔湯。脇下痞鞕，羌活冲和湯去棗加牡蠣。胸脇俱滿，或鞕痛或嘔或不大便，舌上白胎，俱用小柴胡湯。邪在胸，汗下之而煩熱，梔子豉湯。胸中痞鞕，氣上冲，喉塞①也，瓜蒂散。陽明少陽合病，下利身熱脇痛，大柴胡湯。汗後心痞，脇滿頭痛，十棗湯。

結胸辨證用藥病發於陽，尚未入裏、因下早引熱入裏成結胸。

脈浮者，先以小柴胡解表，然後下之。按之則痛，小結胸也，小陷胸湯。不按亦痛，大結胸也，大陷胸湯。懊憹躁渴，實熱結胸下，三黄瀉心湯。血結胸者，小腹滿，小便利，抵當湯。飲水不散，水結胸也，小半夏茯苓湯。用陷胸等藥不效者，枳實理中丸。煩亂欲死，宜水漬②法，凝雪湯漬布薄胸中，熱除爲度。

痞辨證用藥滿而不痛，病名曰痞。病發於陰而反下之，因作痞也。

---

① 塞，原作"寒"。

② 漬，原作"清"。

痞輕者通用枳桔湯。胸滿脈濡者，半夏瀉心湯。手足溫，按之濡關上浮者，黃連瀉心湯。乾嘔有水氣者，生薑瀉心湯。下利腹鳴，甘草瀉心湯。胃寒欬逆，理中湯。關脈沉緊，大柴胡湯。

大腹痛辨證用藥<small>大腹痛者，謂胸腹脹滿而痛也。</small>

大腹痛，六七日不大便，腹滿常痛者，承氣湯。腹滿時痛者，桂枝芍藥湯。腹滿吐食，枳桔理中湯。汗後脹滿，厚朴半夏甘草人參湯。腹滿瀧瀧有聲，水與氣也，半夏茯苓湯加桂枝。

少腹滿辨證用藥<small>臍下滿也，胸腹滿爲邪氣，小腹滿爲有物。</small>

小腹滿，小便利，蓄血也，重者桃仁承氣湯，輕者犀角地黃湯。小腹鞕滿，小便自利發狂者，抵當湯。小腹滿，手足厥冷，真武湯。不結胸小腹滿，按之痛，冷結也，灸關元穴，穴在臍下三寸。

腹痛辨證用藥<small>陽邪痛者，其痛不常。陰寒痛者，痛無休歇。按而痛甚爲實，按而痛減爲虛。</small>

右關脈實，腹痛便閉，承氣湯。下太早，因而腹痛，小建中湯。陽脈濇，陰脈弦，腹痛瀉利，建中湯或桂枝芍藥湯。少陰厥逆或利而欬，四逆加五味子乾薑湯。厥陰小腹痛，當歸四逆湯。

咽痛辨證用藥<small>咽痛，少陰症也，不可汗，不可下。甘桔湯爲陰陽通用之藥。</small>

脈陰陽俱緊，主無汗。有汗曰亡陽，屬少陰，當咽痛，猪膚湯。陽毒咽痛，口瘡赤爛，升麻六物湯或蜜浸黃連汁噙。非時暴寒，附於少陰之經，脈弱咽痛，必下利，先用半夏桂甘湯，次服四逆湯。下利咽痛，手足徹冷，無熱症者，理中湯。

脇痛辨證用藥

往來寒熱，脇痛胸痛，小柴胡湯加茯苓。身涼表症罷，乾嘔脇痛者，有水也，十棗湯。

呃逆辨證用藥仲景謂之欬逆即此症也，切勿悮作咳。

脈微細，呃逆，胃寒也，橘皮乾薑半夏生薑湯、丁香柿蒂湯。脈洪大而呃，火上奔，肺不得納，甘草瀉心湯。服藥無效，用齅[1]法，硫黃、乳香[2]等分爲末，酒煎，齅之。失下呃逆，大便實者，小承氣湯。

嘔吐噦辨證用藥嘔者聲物俱出，吐者無聲出物，噦者有聲無物。

太陽陽明合病，當自利，若不利但嘔，葛根加半夏湯。少陽有嘔症，小柴胡湯。嘔而不渴者，豬苓湯、五苓散。先渴後嘔，水停心下，赤茯苓湯。先嘔後渴，此爲欲解，當與水飲，瘥後餘熱在胃而嘔者，竹葉加薑汁湯。太陽少陽合病，自利而嘔，黃芩半夏生薑湯。寒厥嘔而不渴，薑附湯。嘔而發熱，心下急微煩，大柴胡湯。胸中有熱，胃中有邪，陰陽不交，腹痛欲吐，黃連湯、黃連加半夏生薑湯。三陽發熱而吐，俱用小柴胡湯。發熱六七日不解，煩渴欲飲水，入即吐，五苓散。虛熱少氣，氣逆欲吐，竹葉石羔湯。寒多而吐，理中湯。不飲而吐，理中湯去术加生薑。汗下後，胃虛冷吐，乾薑黃連黃芩人參湯。少陰吐者，真武去附子加生薑。吐逆二便秘，厥逆無脈，大承氣湯。心下有水氣，乾嘔身熱微喘或自利，小青龍湯。不發熱，不惡寒，肋痛，乾嘔，十棗湯。自汗頭痛，乾嘔，桂枝湯。乾嘔自利，黃芩半夏生薑湯。裏寒外熱，脈微欲絕，乾嘔，通脈四逆湯。

咳嗽辨證用藥有聲無痰曰咳，有痰無聲曰嗽，有聲有痰曰咳嗽。

太陽症罷，表未解，心下有水氣，乾嘔發熱而咳，小青龍湯。太陽發熱咳嗽，小青龍湯。太陽發熱嘔噦而咳，小柴胡湯。少陽寒熱往來，

---

① 齅：同"嗅"。

② 乳香，原無，據《壽世保元》卷三補。

咳嗽胸脇滿或瀉利，小柴胡湯去參、棗加五味子、乾薑。少陰咳嗽，真武湯。少陰腹痛，小便不利，四肢沉重，咳嗽者，水氣也，真武湯加五味子、細辛、乾薑。

喘辨證用藥

太陽無汗而喘，麻黃湯。太陽陽明合病胸滿而喘，麻黃湯。邪氣壅盛而喘，雖汗而喘不已，宜再發之，麻黃杏子石羔湯。誤下太陽，利不止，喘而有汗，脈促，葛根黃連黃芩湯。太陽汗後，飲多水，停而喘，小青龍湯去麻黃加杏仁；小腹滿加茯苓。太陽下之微喘，表未解也，桂枝湯加厚朴、杏仁。水停心下，腎氣乘心，爲悸爲喘，五苓散。陰喘脈伏而逆，理中湯、四逆湯。喘而氣促腹滿，大柴胡湯。

煩躁辨證用藥

太陽中風，脈浮緊，發熱惡寒，身痛無汗，煩躁，大青龍湯。煩躁消渴，辰砂五苓散。下利咳嘔煩躁，豬苓湯。下利咽痛，胸滿而煩，豬膚湯。自汗煩躁，小便多，芍藥甘草湯。少陰心煩不臥，黃連雞子湯。少陰吐利，手足厥冷，煩躁欲死，吳茱萸湯。下後復發汗，晝則煩躁，夜則安靜，不渴無熱，乾薑附子甘草湯。六七日無大熱，陰盛膈陽，身冷脈細，煩躁不飲水，霹靂散。陰躁欲坐井中，薑附湯。

懊憹辨證用藥懊者煩惱，憹者鬱悶，比之煩躁，殆有甚焉。

汗吐下後，虛煩不眠，甚則懊憹，梔子豉湯。陽明脈浮，咽燥腹滿而喘，發熱汗出，惡熱懊憹，梔子豉湯。陽明病下後，懊憹有燥屎，承氣湯。短氣煩躁懊憹，大陷胸湯。陽明無汗，小便不利，懊憹發黃，茵陳蒿湯。

戰慄辨證用藥

戰者身動，慄者鼓頷，邪欲解也。慄而不戰，陰盛陽虛，宜薑附四逆湯。

悸辨證用藥悸乃心中築築然動，怔忡不安。

脈結代，心悸，炙甘草湯。傷寒三四日，心悸而煩，小建中湯。汗發過多，心悸喜按，桂枝甘草湯。心神不寧，怔忡不卧，安神丸。少陰病厥逆，心下悸，四逆散加桂。飲水多而悸，雖有他邪，亦先治水，茯苓甘草湯。寒熱心悸，小便不利，心煩喜嘔，小柴胡湯。少陽發汗，譫語悸動，小柴胡湯。

渴辨證用藥或因熱耗津液，或因汗下過多。

太陽脈弦而渴，小柴胡加花粉。太陽表不解，有水氣而渴，小青龍去半夏加瓜蔞湯。脇下痛，手足溫而渴，小柴胡去半夏加人參、天花粉。厥陰病，消渴，氣上沖心，茯苓白术甘草桂枝①四物湯。汗下後，寒熱胸脇滿，小便不利，頭汗心煩，渴而不嘔，柴胡桂枝乾薑湯。太陽脈浮而渴，桂枝湯。脈浮發熱，渴欲飲水，小便不利，豬苓湯。少陰下利，咳而嘔渴，煩不得眠，豬苓湯，汗多不可服。汗吐下後，六七日不解，表裏俱熱，惡風大渴，白虎加人參湯。汗後脈大而渴，白虎加人參湯。夏至左右虛煩而渴，發熱不惡寒，竹葉石羔湯。小便不利而渴，必發黃，茵陳五苓散。少陰自利而渴，小便清利，下焦虛寒，甘草乾薑湯。心煩但欲寐，或自利而渴，少陰也，理中湯。陽明脈長而實，有汗而渴，承氣湯。脈沉滑熱實，煩躁而渴，大陷胸湯。

口燥②咽乾辨證用藥引飲曰渴，不引飲曰燥乾。

少陽邪在中焦，口苦舌乾，不甚渴，脈弦，小柴胡湯。口乾，脈浮緊微數，白虎加人參湯。陽明無大熱，背惡寒，口燥咽乾，白虎加人參

---

① 枝：原無。

② 燥，原作"噪"。

湯。少陰病二三日，口燥咽乾，急下之，大承氣湯。

漱水不欲嚥辨證用藥此症屬陽明，熱在經不在府也。

陽明身熱，頭痛脈微，漱水不欲嚥，必發衄，犀角地黃湯；如不止，茅花湯。外症無寒熱，漱水不欲嚥，必發狂，此蓄血也，桃仁承氣湯；甚者，抵當湯。

發狂辨證用藥熱毒在胃併於心，神志不定而狂，少臥不饑，妄言笑，登高而歌，弃衣而走，踰垣上屋。

六七日未得汗，脈洪數，面赤目脹，大熱煩燥，狂言欲走，葶藶苦酒湯。陽毒發狂，斑爛譫語，升麻湯。火劫汗多亡陽，煩燥驚狂，金匱風引湯、柴胡湯加龍骨牡蠣。三陽熱極，脈大身熱，渴而發狂，黃連解毒湯；甚者，承氣湯。汗吐下後虛者，人參白虎湯加辰砂。陽毒發狂，眼赤脈洪口渴，三黃石羔渴湯。血上逆則喜忘，血下蓄則如狂，輕者犀角地黃湯，重者抵當湯。脈弦長而狂，調胃承氣湯。陽勝陰絕，發狂譫妄，面赤咽痛發斑，脈洪實或滑促，宜酸苦之藥，收陰抑陽，大汗而解，葶藶苦酒生艾湯。

譫語辨證用藥胃熱乘心，神識昏冒，妄言不休，實則譫語，虛則鄭聲。譫語者，數數更端，聲高脈實；鄭聲者，只將一事一語鄭重諳復，聲低脈微，極當明辨。

已發汗聲和譫語，柴胡桂枝湯。婦人經水適來，熱入血室譫語，小柴胡湯。譫語不惡寒，反惡熱，白虎湯。煩躁不眠譫語，白虎加梔子湯。三陽合病，腹滿身重，口中不和，面垢譫語，遺尿，脈滑實，不可下，白虎湯。腹滿微喘，口乾咽爛，或不大便譫語，是因火劫，白虎湯。身熱汗出，胃實譫語，或下利譫語，調胃承氣湯。下利譫語，必有燥屎，承氣湯。譫語小便利，大便實，小腹滿，手不可近，爲瘀血，抵當湯。鄭聲脈微，自利厥逆，白通湯。氣虛獨言，脈細弱者，理中湯。

自利辨證用藥

太陽與陽明合病自利，葛根湯，嘔者加半夏。太陽與少陽合病自利，黃芩湯。自利而渴屬少陰，白虎湯。自利下血，栢皮湯。少陰腎虛，客熱下利，咽痛胸滿心煩，豬膚湯。恊①熱自利，臍下必熱，白頭翁湯。溫毒，下利膿血，桃花湯。下後脈數不解，自利不止，必恊熱，當便膿血，犀角地黃湯。自利不渴屬太陰，理中湯。自利清穀脈微，白通湯、四逆湯。自利腹寒痛，手足冷，理中湯或吳茱萸湯。自利不止，理寒下脫，桃花湯、赤石脂禹餘粮之湯。

鬱冒辨證用藥 鬱結而氣不舒，昏冒而神不清。

太陽誤下，利不止，復發汗，表裏俱虛，鬱冒；漬②形爲汗，吐下後復發汗，又與水噦而冒，理中湯。熱而鬱冒不得臥，有燥屎，調胃承氣湯。

瘛瘲辨證用藥 熱極生風，風主動，故瘛瘲③。瘛則筋急而縮，瘲則筋緩而伸，或縮或伸動而不定。

汗出時盖覆不周，腰背手足搐搦，牛蒡根湯。脈浮數，有風熱，防風通聖散。血不養筋，大秦艽湯。

動氣辨證用藥

藏氣不調，肌膚間築築跳動，隨藏所主而見於臍④之左右上下。獨不言當臍者，脾爲中州，以行四藏之津液，左右上下，皆不宜汗下，中州敢輕動乎⑤？此証須手探之，切勿忽也。四旁有動氣，保命四氣散。

---

① 恊，原作“協”。
② 漬，原作“清”。
③ 瘲：原無。
④ 臍，原作“肌”。
⑤ 乎，原作“手”。

剛痙柔痙辨證用藥

太陽中風，重感寒濕而致也。大發濕家汗，則成痙。新産血虛，汗出傷風亦成痙。傷寒頭痛，汗出而嘔，若汗之必發痙。經曰：身熱足寒，頭項強急，惡寒頭熱，面赤背反張，口噤，脈沉細如發癇狀是也。若先受風，復感寒，無汗惡寒爲剛痙。先受風，復感濕，惡風有汗爲柔痙。仰面開目爲陽，合面閉目爲陰。燥渴爲陽，口中和爲陰。脈浮緊數爲陽，沉細濇爲陰。陽痙易治，陰痙難治。通用小續命湯，剛痙去附子，柔痙去麻黃。陰痙厥逆，筋脈拘急，汗多，桂心白术散。閉目合眼，附子防風散。胸滿口噤，臥不着席，咬牙攣急，大①承氣湯。頭項強，小腹滿，小便不利，五苓散。風盛血燥，防風當歸散。

手足厥逆辨證用藥　四肢冷，謂之四逆，即名爲厥也。

厥逆，脈沉細，踡臥惡寒，引衣自覆，不飲水，下利清穀，四逆湯。脈不至者，通脈四逆湯。脈遲弱，理中湯。手足指微冷，謂之清，理中湯。寒熱而厥，面色不澤，用綿衣包手足溫，大汗而解，急服五味子湯。少陰病吐利厥逆，煩躁欲死，吳茱萸湯。厥而有熱，黃耆人參建中湯。厥而渴者，白虎湯。厥而悸，先治其水，茯苓甘草湯。厥而惡熱，不眠譫語，白虎湯。諸陽受氣於胸，邪客則陽氣不施，手足厥逆，脈乍緊心滿而煩，病在胸中，當吐之，瓜蒂散。先發熱而後厥者，手揚足擲煩燥，飲水畏熱，大便秘，小便赤，佛鬱，大抵熱深厥亦深，脈沉滑，頭面有汗，指甲溫，皆伏熱也，大小承氣湯。

頭眩辨證用藥　上虛則眩。

半表半裏，表中陽虛目眩，葛根湯。風家多頭眩，葛根湯。口苦咽乾頭眩，小柴胡湯。陽明頭眩，不惡寒，能食而欬，茯苓白术甘草乾薑湯。太陽病發汗，汗不止，眩冒身瞤動，振振欲僻地，真武湯。

---

① 大，原作"犬"。

衄血辨證用藥鼻出血也。

太陽病衄血，及服桂枝後衄者爲欲解，犀角地黃湯。脈浮大，發熱下利，鼻衄乾嘔，黃芩芍藥湯。衄煩渴欲飲水，水即吐，先服五苓散，次服竹葉石羔湯。自利而衄，麻黃升麻湯。少陽病，但厥無汗而強發之必衄，名下厥上竭，爲難治，當歸四逆湯、黑錫丹。汗後熱退，鼻血不止，新汲井水，草紙數層貼頂上及項脊温則易必止。

吐血辨證用藥

當汗不汗，熱毒深入，故吐血。内有瘀積，桃仁承氣湯、抵當湯。服桂枝後吐血，犀角地黃湯或栢枝湯。血紫黑成塊，脈遲細，口不渴，小便清，理中湯加丹皮。

畜血辨證用藥

太陽病不解，熱結膀胱，發狂，血自下，桂枝湯。熱在下焦，少腹急滿，小便自利，其人如狂，桃仁承氣湯、抵當湯。

下血辨證用藥

太陽病不解，其人如狂，熱結膀胱，血自下者愈；若不愈，桂枝湯。小腹急滿，抵當湯。少陰下血，桃花湯。腹滿身熱，下膿血，黃連阿膠湯、地榆散。

小便不利辨證用藥

已汗復下，小便不利，心煩，小柴胡湯。太陽汗後，脈浮，小便不利，微熱而渴，五苓散。身黃小便不利，腹微滿者，茵陳蒿湯。小便不利，大便乍難乍易，微熱，有燥屎也，承氣湯。潮熱，大便泄，小便不利，柴苓湯。風濕自汗，身重，小便不利，甘草附子湯。熱鬱不通，田螺搗朴硝、少加麝香如泥，貼臍上。寒鬱不通，炒鹽包熨臍下。

小便自利辨證用藥

太陽病小便自利，以飲水多，心下悸，桂枝茯苓甘草湯。身黃小便當不利，今反自利，其人如狂，下焦畜血，抵當湯。熱而小腹滿，應小便不利，今反自利，畜血也，抵當湯。二便俱利，脈沉遲，四逆湯。

小便數辨證用藥 頻來而短少也。

太陽汗吐後，小便數，譫語，調胃承氣湯。太陽自汗，四肢拘急，心煩微惡寒，小便數，甘草乾薑湯、芍藥甘草湯。

發黃辨證用藥

發熱身盡痛，面目俱黃，太陽中濕，連翹赤小豆湯。熱不去，瘀血在裏而黃，小便微利，麻黃連翹赤小豆湯。往來寒熱，身痛發黃，小柴胡加梔子湯。發熱頭汗，渴欲飲水，小便利，大便快，發黃，五苓散加茵陳。小便不利，四肢沉重，似瘧不欲飲，茵陳五苓散。傷冷①脉虛，小便如常，變爲陰黃，理中加茵陳湯。下之太過，脾虛津竭，飲水自傷，此陰濕變黃，茵陳茯苓湯、茵陳四逆湯。

發斑辨證用藥

熱甚傷血，裏實表虛，發爲斑也。斑見紫黑者，十死一生。或陽症誤溫，或當汗失汗，當下失下，或汗下未解，或下早熱邪入胃，或下遲熱留胃中，皆發斑。陽毒結熱，舌卷焦黑，鼻如烟煤，狂言見鬼，面赤錦斑，陽毒升麻湯。赤斑咽痛，玄參升麻湯。表症多者，防風通聖散去硝黃，已②上皆消散。斑出咽痛，猪胆雞子湯，紫雪細細嚥之。赤斑，大青四物湯。通用升麻湯、犀角地黃湯、黃連四物湯。冬煖受邪，至春

---

① 冷，原作"泠"。

② 已，同"以"。

發斑，温毒也，黑膏化毒丹，已上皆解毒也。温毒煩渴，便實腹痛，赤斑，承氣湯。汗下虛極發斑，白虎湯加人參、白术。

狐惑辨證用藥上脣有瘡曰惑，下脣有瘡曰狐。

失汗所致，食少胃空，虫齒五臟，故脣口生瘡。虫食其藏，則上脣生瘡；虫食其肺，下脣有瘡，則虫食其肛，其候齒燥聲啞，惡食，面目乍赤乍白乍黑，舌上白胎，脣黑，四肢沉重，喜眠。清熱，黄連犀角湯；聲啞，桃仁湯。殺虫，雄黄銳散爲膏，納穀道中。通治狐惑，雄黄丸。

多眠辨證用藥

太陽病脈細多眠，外已解也，小柴胡湯。尺寸沉細，但欲寐者，少陰症也，四逆湯。陽脈浮滑，陰脈濡弱，多汗，或發汗後身猶灼熱，喘息多眠，風温也，萎蕤湯。

不眠辨證用藥眠，安臥也。不眠，謂不能臥也。

吐下後不眠，酸棗仁湯。吐下後懊憹不眠，梔子鼓湯。大熱嘔，錯語不眠，黄連解毒湯。少陰病二三日已上，心煩不眠，黄連雞子湯。太陽大汗，胃乾不眠，欲飲水者，少少與之。下後渴而不眠，猪苓湯。脈浮小便不利，不眠，五苓散。下後復發汗不眠，無表症，脈沉，乾薑附子湯。

短氣辨證用藥呼吸短促，不能接續，似喘而不搖肩，似呻吟而無痛。

汗出不徹，故短氣，葛根加人參湯。腹滿短氣，邪在表爲虛，甘草附子湯。風濕相搏，汗出短氣，小便不利，惡風不欲去衣，甘草附子湯。水停心下，短氣，五苓散。乾嘔短氣，汗出不惡寒，此表解裏未和，十棗湯。太陽下之早，心下硬，結胸氣短，大陷胸湯。

蚘厥辨證用藥藏寒，故食即吐蚘也。

亦有熱極。胃中空虛，蚘上求食而吐蚘也，須辨證親切。果熱吐，必須清胃安蚘。寒吐多，熱吐少。胃中虛冷，理中丸或四逆湯，仲景止用烏梅丸。吐蚘而渴，理中湯加大黃入蜜利之。

百合病辨證用藥

似寒無寒，似熱無熱，欲食不食，欲臥不臥，欲行不行，嘿嘿不知所苦，如見鬼狀，小便赤。病後失調，攻下非法，曰百合。百合病通用小柴胡湯加知母、粳米、生薑。一方通治用百合一枚、知母二錢，水煎服。血熱，百合地黃湯。一月不解而渴，百合一觔，水二十碗，漬一宿，煮熱浴身。

陰陽易辨證用藥

男病新瘥，女與之交曰陽易①；女病新瘥，男與之交曰陰易。細考之，即女勞復也。有謂男病愈後因交而女病，女病愈後因交而男病，於理未然，古今未嘗見此症也。証狀體重少氣，少腹裏急，或引陰中拘攣，熱上冲胸，頭重不欲舉，眼中生花，膝脛拘急。通用燒褌散，取女人褌襠近隱處剪燒灰，水調方寸匕，日三服；女病用男褌。新瘥後大②虛，因交復作垂死，獨參湯調燒褌散，多有用參至一二觔而愈者。一有用人參三白湯而通治之，人參二錢，白术、白芍、白苓各一錢五分，炙甘草五分，附子（炮）一錢，棗二枚，水煎服。古用猳鼠屎湯，寒者當歸白术湯。

勞復辨證用藥 非但強力持重，若梳沐微勞及七情皆復也。

脈虛者，補中益氣湯、麥門冬湯。挾外症者，則謂之復，非爲勞也，小柴胡湯。

---

① 易：原無。
② 大，原作"太"。

食復辨證用藥新瘥胃虛，食稍多則復，羊肉及酒尤忌。

腹滿脈實，煩熱便秘，大柴胡湯，輕者二陳湯加山查、麥芽、砂仁、神曲。消導後熱不退，服補中益氣湯。

過經不解辨證用藥十二日當愈，不愈則再傳是爲過經。

潮熱者實也，先與小柴胡，外已解加芒硝。嘔微煩，大柴胡湯。過經譫語脈實，當下調胃承氣湯。

汗後不解辨證用藥或表邪未盡，或邪傳裏，或邪氣乘虛內客。

汗後脉大如瘧狀，再汗之，麻黃湯。汗後心下痞鞕，嘔吐不和，大柴胡湯。大汗大渴，煩而脈大，白虎加人參湯。汗後惡熱脈實，調胃承氣湯。汗後不可更行桂枝。汗出而喘，無大熱者，麻黃杏仁①甘草湯。太陽大汗出，胃乾不眠，欲飲水者，少少與之，若脈浮，小便不利，微熱，消渴，五苓散。汗後脈洪數，煩渴，五苓散。汗後脹滿，厚朴生薑人參湯。汗過多，心悸發顫，桂枝甘草湯。汗後惡寒，表虛也，脈細神倦，芍藥甘草附子湯。太陽汗出不解，發熱，心悸肉瞤，真武湯。汗後身痛，脈沉，桂枝加芍藥人參湯。汗後熱不去，內拘急，四肢疼，下利惡寒，四逆湯。汗後臍下悸，欲作奔豚，桂枝甘草大棗湯。

下後不解辨證用藥

下後熱不去，心中結痛，梔子豉湯。下後心煩腹滿，臥起不安，梔子厚朴湯。太陽桂枝症誤下之，利不止，脈促喘而汗出，表未解，葛根湯、黃連黃芩湯。陽明下之，心下懊憹，梔子豉湯；有燥屎，大承氣湯。太陽下後，脈促胸滿，桂枝芍藥湯。大下後脈沉遲，厥逆下利，咽喉不利，吐膿血，難治，麻黃升麻湯。

---

① 仁，原無。

合病辨證用藥兩經三經齊病不傳者，爲合病。

三陽合病，腹滿身重，口中不和，譫語遺尿，不可汗下，白虎湯。太陽陽明合病，脈浮長，大便鞕，小便利，脾約丸。惡寒者，升麻葛根湯。不惡寒反惡熱，大便通者，白虎湯。不惡寒反惡熱，大便秘，譫語者，調胃承氣湯。喘而胸滿不可下，麻黃湯。嘔不下利，葛根加半夏湯。太陽少陽合病，脈浮弦，脇下鞕，往來寒熱，小柴胡湯。自下利者，黃芩湯。嘔者，黃芩加半夏生薑湯。少陽陽明合病，脈弦長，因發汗，因利小便，胃中燥實，調胃承氣湯。脈長自利者爲順，滑而數者爲負，有宿食，大承氣湯。負者，尅賊也。

併病辨證用藥一經先病未盡，又過一經之傳者，爲併病。或始則二陽合病，後則一陽病衰，一陽邪盛，歸併於一經，二者皆併病也。

太陽陽明併病，太陽病發汗不徹，轉屬陽明，續自微汗出，不惡寒，若面色怫鬱，痛無常處，是陽明復併歸太陽，當再汗，麻黃湯。太陽症未罷，桂枝麻黃各半湯。太陽症罷，但見陽明症者，下之大承氣湯。太陽少陽併病，太陽頭痛，眩冒，心下痞，當刺肺俞、肝俞、大椎，慎勿下。太陽不勝，陽明不負，不相尅爲不順。少陽脈勝，陽明脈負，鬼賊相尅爲逆。

兩感辨證用藥此陰陽同病，表裏並傳，爲禍最速。表裏不可並攻，陰陽難同一法，故曰必死。

兩感者，日傳二經，表裏同病也。如太陽與少陰同病，則頭痛、腰脊強而口乾煩滿也；陽明與太陰同病，則身熱、譫語而腹滿不欲食也；少陽與厥陰同病，則耳聾、囊縮而厥也。東垣以氣實而感之淺者，猶或可治，大羌活湯，此治傳經之兩感也。又如仲景所謂少陰症，反發熱，用麻黃附子細辛湯者，此論直中之兩感也。傳經兩感以解表爲主，而清裏佐之；直中兩感以溫中爲主，而發表次之。此治兩感之大法也，善治者十中可痊一二。又陶氏用冲和靈寶湯。

瘟後昏沉辨證用藥因發汗不透，餘毒在心胞絡也。

發汗出時，蓋覆不周，則汗出不匀，腰背手足搐搦，或冷或熱，牛蒡根散。瘟後腰已下有水氣者，牡蠣澤瀉散。

傷寒伏脈辨

頭疼發熱惡寒，或一手無脈，兩手全無，庸俗以爲陽症得陰脈，便呼爲不治。殊不知此因寒邪不得發越，便爲陰伏，故脈伏必有寒邪，當汗之。

傷寒傳足不傳手辨

傷寒六經，三陰三陽也。足之三陽從頭走足，足之三陰從足走腹；手之三陽從手走頭，手之三陰從胸走手。寒邪一至，先自從表，足太陽膀胱上連風府，爲諸陽之表，自表入裏，理所然也。凡言三陽手足同類，若止傳足，當身足發熱、惡寒、痛楚，何得足手相同？周身受症，舉一可以類推。

傷寒無補法辨

傷寒無補法之句，謬之甚矣，獨不觀仲景立三百九十七法，而治虛寒者，一百有奇；垂一百一十三方，而用人參、桂、附者，八十有奇。東垣、丹溪、節菴亦有補中益氣、回陽返本、益元等湯，未嘗不補也，謂傷寒無補法可乎？夫實者不药可愈，虛者非治弗痊，能察其虛而補救者，握傷寒之要矣。

傷寒類方

加味香蘇散

有汗不得服麻黃，無汗不得服桂枝。今人用此方以代麻黃桂枝湯，深知國運因時制宜，不論冬月正傷寒及春夏秋三時感冒，皆可取效。其麻黃湯若在溫熱之時，則不可妄用；又體虛氣弱，腠理空疎者，亦不可用。其桂枝湯乃治太陽經中風自汗之症，若裏熱自汗者悞用之，則危殆立至。又暑風症，有用白虎湯加桂枝者，桂枝微、石膏重，不相妨也。更有春溫、夏熱之症，自裏達表，其症不惡寒而口渴，則不可用桂枝，宜另用柴葛解肌之類，或以本方加柴葛及清涼之味。大凡一切用藥，必須相天時，審地利，觀風氣，看體質，辨經絡，問舊疾，的確對症，全在望聞問切四診，則病無循情矣。

紫蘇葉一錢半，陳皮、香附各一錢二分，甘草七分（炙），荊芥、秦艽、防風、蔓荊子各一錢，川芎五分，生薑三片。

右剉一劑。水煎溫服，微覆似汗。前症若頭腦痛甚者，加羌活八分，葱白二根。自汗惡風者，加桂枝、白芍各一錢，若在春夏之交，惟恐夾雜溫暑之邪，不便用桂，加白朮一錢五分。若兼停食，胸膈痞悶，加山查、麥芽、蘿蔔子各一錢半。若太陽本症未罷，更兼口渴溺濇者，此爲膀胱府症，加茯苓、木通各一錢半。喘嗽，加桔梗、前胡各一錢半，杏仁七枚。鼻衄或吐血，本方去生薑，加生地、赤芍、丹參、丹皮各一錢半。咽喉腫痛，加桔梗、牛子各一錢半，薄荷五分。便秘加蘿蔔子、枳殼。若兼四肢厥冷，口鼻氣冷，是兼中寒也，加乾薑、肉桂之類。雖有表症，其散藥只用一二味，不必盡方。若挾暑氣，加入知母、黃芩之類。乾嘔發熱而欬，爲表有水氣，加半夏、茯苓各一錢半。時行疫癘，加蒼朮四分。梅核氣症，喉中如有物，吞不入，吐不出者，加桔梗、蘇梗各八分。婦人經水適來，加當歸、丹參。產後受風寒，加黑薑、當歸，其散劑減大半。若稟質極虛，不任發散者，更用補中兼散之治法。

麻黃湯　治太陽頭項痛，腰脊強，脉浮緊，身疼發熱，無汗惡寒，有汗者忌服。此方宜於西北並氣狀之人，若東南腠理不蜜、陰虛內熱者，恐汗多亡陽之患，治寒傷榮。

麻黃四錢（去根節），桂枝二錢（去皮），甘草一錢（炙），杏仁十二枚（泡，去皮）。

右四味原方加葱白三個、生薑三片、淡豆豉一撮，水煎服，微汗避風寒，忌生冷、油膩、五辛、酒、麵。加川芎、白芷、羌活、防風，名升陽發表湯，治此症更妙。酒客忌桂枝，以下做此。

桂枝湯　治太陽中風，脈浮緩，風傷衛，發熱，惡風，汗出，頭項痛，脊強，鼻鳴，乾嘔者宜服，陰虛內熱者、實火者、無汗者並忌服。

桂枝一錢半（去皮），芍藥一錢半，甘草一錢（炙），生薑一錢半，大棗四枚（去核）。

水煎溫服，後食熱稀粥，助微汗即止。如汗不止，加蜜炒黃芪。如喘，加前胡、杏仁。如胸中飽悶，加枳殼、桔梗。加防風、川芎，名疏邪實表湯，治前症更妙。

神白散　治一切傷寒，無論表裏，男女老幼孕婦輕重皆可服之，神效甚捷。

白芷一兩，甘草五錢，生薑三片，葱白三寸，大棗一枚，淡豆豉五十粒。

右作一劑。水二碗，煎一碗，服取汗，不汗[①]再服，如病至十一日未出汗者，皆可服。此藥可卜人之好惡。如煎得黑色，或悮打翻，即難愈；如煎得黃色，必愈。煎時須至誠，忌雞犬婦人。

羌活冲和湯　治春夏秋三時感冒，太陽經暴寒無汗，發熱頭痛，脊強惡寒，脈浮緊，是表症，宜服此方發散，不與冬月正傷寒同治，春溫夏熱秋濕皆宜。

羌活、防風、白芷、甘草、生地、黃芩各一錢，蒼术（米泔漂炒）、川芎各一錢半，細辛五分。

水二鍾，生薑三片，葱白五個，棗二枚，煎服。如胸中飽悶，加枳

---

① 汗，原作"許"。

殼、桔梗，去生地。夏月，加石膏、知母。不作汗，加蘇葉。喘而惡寒
身熱，加杏仁。汗後不解，宜再服。汗下兼行，加大黃。春夏秋三時感
冒非時傷風，亦有頭痛惡寒身熱，脈浮緩，自汗，宜實表，依本方去蒼
术，加白术。汗不止，加蜜炒黃芪，名加減沖和湯。生生子云：余生平
以此沖和湯加柴胡，總治傷風各經之活套也。如加蜜黃芪，汗不止，用
小柴胡湯加桂枝、白芍各一錢，神效。

大青龍湯　治傷寒中風，頭痛，發熱，惡寒，身疼痛，無汗，煩躁，
邪深熱鬱，脈浮緊者，宜服此方，即麻黃、桂枝、越婢三方合爲一方，
而無芍藥。
　　麻黃三錢（去節），桂枝一錢，杏仁五枚（去皮尖，炒），甘草四錢，石膏
三錢。
　　水一鍾半，生薑一片，棗一枚，煎八分，溫服。

小青龍湯　治傷寒解不表，心下有水氣，乾嘔發熱而欬，或渴或利
或噎，或小便不利，少腹滿或喘者，皆宜服之。
　　麻黃、桂枝、芍藥各一錢，甘草、乾薑、細辛各五分，五味十二粒，半
夏一錢（製）。
　　水二鍾，煎八分服。若渴者，去半夏，加花粉一錢。若噎者，去麻
黃，加熟附子八分。小便不利，少腹滿，去麻黃，加茯苓一錢二分；若
喘者，去麻黃，加杏仁一錢五分（去皮尖）。

桂枝麻黃各半湯　治太陽病，脈浮緩，身痛無汗，面色反有熱色者，
未欲解也，餘邪尚鬱，以其不得小汗出、身痒者，皆宜服之。
　　桂枝五錢，芍藥、甘草、麻黃各三錢，杏仁三十個（去皮尖）。
　　水四鍾，生薑三錢，大棗四枚，煎二鍾，分三服。

麻黃升麻湯　治大下後，脈沉遲，尺脈不至，咽喉不利，厥逆，泄

利不止。

麻黄八錢，升麻、當歸各四錢，知母（去毛）、黄芩（炒）、荽蕤各一錢，石膏、白术（炒黄）、芍藥、天門冬（去心）、桂枝、茯苓（去皮）、甘草、乾薑各一錢。

水四鍾，煎二鍾，分三服。

麻黄連翹赤小豆湯　治瘀熱在裏，身自發黄，中濕身痛。

麻黄（去根節）、連翹、甘草各四錢，炙桑皮、赤小豆各一兩二，杏仁三十枚（去皮尖）。

水四鍾，生薑七錢，大棗八枚，煎二鍾，分三服。

桂枝甘草湯　治發汗過多，其人义手自冒心，心下悸欲得按者，此方主之。

桂枝三錢，甘草一錢。

水一鍾，煎八分服。

桂枝芍藥湯　本太陽症，醫反下之，因而腹滿時痛，屬太陰也。

桂枝湯原方，芍藥加一倍。

桂枝附子湯　治太陽病發汗，太過不止，其人惡風，小便難，四肢微急，難以屈伸，風濕身痛，脈浮虛濇者，皆宜服。

桂枝加附子一錢。

柴葛解肌湯　治春温夏熱之症，發熱頭疼，與正傷寒同，但不惡寒而口渴，與正傷寒異。耳又治陽明胃經，身熱鼻乾，目痛不得眠者，皆宜服。

柴胡一錢二分，葛根一錢半，赤芍、知母（去毛）、貝母（去心）各一錢，黄芩、丹皮各一錢半，生地二錢，甘草五分。

　　右一劑。生薑三片，紅棗二枚，水煎服。身痛加蒼术。心煩加淡竹葉十片。譫語加石膏①三錢。本經無汗、惡寒，去黃芩，加麻黃。

　　葛根湯　治太陽病，項脊強几几，無汗惡風，太陽陽明合病，病者必自下利，皆宜葛根湯主之。
　　葛根一錢半，麻黃一錢，桂枝、芍藥、甘草各六分。
　　水二鍾，生薑五片，大棗二枚，煎一鍾服。

　　葛根葱白湯　治已汗未汗，頭痛，皆宜服。
　　葛根、芍藥、知母（去毛）、川芎各一錢，生薑三片，葱白五個。
　　水二鍾，煎一鍾，熱服。

　　葛根半夏湯　治太陽與陽明合病，不下利但嘔者，此方主之。
　　葛根湯加半夏，水煎服。

　　小柴胡湯　治傷寒四五日，往來寒熱，胸滿心煩，喜嘔或渴，或腹中痛，或脇下痞鞕，小便不利，或不渴或欬或耳聾，皆足少陽胆經，宜和解之。一名柴胡雙解散。
　　柴胡三錢，黃芩（炒）、人參、半夏（製）各一錢，甘草（炙）五分。
　　水二鍾，薑三片，棗一枚，煎一鍾，熱服。
　　右方若胸中煩而不嘔者，去半夏、人參，加括婁仁。若渴者，去半夏，加人參。若腹中痛，去黃芩，加芍藥。若脇下痞鞕，去大棗，加煅牡蠣。若心下悸，小便不利者，去黃芩，加茯苓。若不渴外有微熱者，去人參，加桂枝，溫覆取微汗愈。若欬者，去人參、大棗，生薑換乾薑，加五味子。

──────────

　　① 膏，原無。

柴胡桂枝湯 太陽傷寒六七日，發熱，微惡寒，支節疼痛煩，微嘔，心下支節，發汗過多，亡陽譫語不可下，宜此方和其榮衛，以通津液，自愈而亡陽可復。

柴胡二錢，桂枝、人參、黃芩各二錢，甘草、芍藥各七分，生薑五片，棗二枚。

水二鍾，煎一鍾，溫服。

柴胡桂枝乾薑湯 傷寒五六日，已發汗而復下之，胸脇滿，微結，小便不利，渴而不嘔，頭汗出，往來寒熱，心下煩者，此爲未解，宜服。

柴胡一錢半，黃芩、桂枝、乾薑各八分，甘草五分，牡蠣（煅）七分，括蔞根一錢。

水二鍾，煎一鍾，溫服。

柴苓湯 治小便難，微熱，腹痛。

小柴胡湯加茯苓，水煎服。

柴胡加桂湯 治身熱欲近衣，或身熱不渴者，宜服。

柴胡、黃芩、半夏（泡）各一錢，甘草、肉桂各五分。

水二鍾，生薑三片，大棗一枚，煎一鍾服。

五苓散 治小便不利而渴，中暑，煩躁，霍亂。

豬苓、澤瀉、白术（土炒）、茯苓各一錢，肉桂五分。

上爲細末，每服二錢，白湯調下。

辰砂五苓散 治表裏未解頭痛發，心胸鬱悶，唇口乾焦，狂言見鬼，小便閉。

五苓散加水飛辰砂，研細，白湯調服。

小建中湯　治傷寒三四日，心悸而煩，少陰惡寒，手足蜷而濕。

桂枝一錢，芍藥二錢，甘草六分，飴糖三匙，生薑五片，大棗一枚。

水鍾半，煎八分，納飴令化，溫服。

黃芪建中湯　治傷寒身痛，汗後身痛，脈弱，宜服。

黃芪一錢半（蜜炒），芍藥二錢（炒），肉桂一錢（去粗皮），甘草六分，生薑五片，大棗三枚。

水二鍾，煎一鍾，去渣，入飴一大匙，煎一沸服，若微溏利或嘔者，不用飴。

大柴胡湯　治身熱，不惡寒反惡熱，大便秘，宜服。

柴胡一錢二分，黃芩、芍藥各一錢，半夏八分（製），大黃七分，枳實四分。

水二鍾，生薑三片，棗一枚，煎一鍾，熱服。

大承氣湯　治五六日不大便，腹痛，煩渴，少陰口燥咽乾，日晡發熱，脈實，三焦俱有邪。

大黃五錢，芒硝四錢，厚朴二錢（炒），枳實一錢（炒）。

水二鍾，先煎朴、實至鍾半，投大黃煎至一鍾，去渣納芒硝，一沸熱服。

小承氣湯　六七日不大便，腹脹滿，潮熱，狂言而喘，專瀉上焦之痞熱。

大黃四錢，厚朴二錢（炒），枳實一錢（炒）。

水二鍾，煎一鍾，熱服。

調胃承氣湯　治太陽陽明，不惡寒反惡熱，大便秘，譫語，嘔逆，宜服。

大黄（酒洗）六錢，芒硝四錢，甘草一錢。
水鍾半，煎八分，去渣入硝，一沸服。

桃仁承氣湯 治小腹急，大便黑，小便不利，中焦積血也。
桃仁十個，肉桂（去粗皮）、甘草各一錢，大黄二錢半，芒硝一錢半。
水二鍾，煎一鍾，去渣入硝，煎一沸熱服。

梔子豉湯 治吐下後心中懊憹，大下後身熱不去，心中痛。
肥梔子四枚，香豉五錢。
水二鍾，煎梔子至一鍾，入豉煎至七分服。

梔子厚朴湯 治太陽下後腹痛，起臥不安。
梔子五枚，厚朴三錢（炒），枳實一錢（炒）。
水二鍾，煎一鍾，溫服。

豬苓湯 治嘔而渴，心煩不得眠，熱在下焦，小水不利。
豬苓、澤瀉、滑石、茯苓、阿膠各一錢半。
水二鍾，煎一鍾，去渣入阿膠，煎熔，溫服。

黄芩湯 治太陽少陽合病，脇熱下利。
黄芩三錢，芍藥、甘草各一錢。
水二鍾，棗二枚，煎一鍾，熱服。

黄芩芍藥湯 治衂後脈微。
黄芩湯去大棗。

黄芩半夏生薑湯 治乾嘔而利。
黄芩湯加半夏、生薑。

黃連湯 治腹滿痛，大便秘，胸中有熱，腹痛欲嘔。

黃連、甘草、乾薑、芍藥各一錢，人參、半夏（製）各五分，大棗一枚，肉桂五分。

水二鍾，煎一鍾服。

黃連阿膠湯 一名黃連雞子湯，治溫毒下利膿血，少陰煩躁不得臥。

黃連二錢，阿膠一錢半，黃芩、芍藥各一錢，雞子黃二枚。

水二鍾，煎三物至一鍾，去渣入膠，煎一沸，入雞子黃，勻服。

黃連犀角湯 治上下唇生瘡。上唇生瘡曰惑，虫蝕其肺；下唇生瘡曰狐，虫蝕其肛。皆治。

犀角三錢（磨兌），黃連二錢，烏梅四個，木香三分（磨兌）。

水鍾半，煎黃連、烏梅二味至八分，去渣入犀角，木香汁兌服。

黃連解毒湯 治大熱乾嘔，譫語，呻吟，不眠。

黃連三錢，黃芩、黃栢、梔子各一錢。

水二鍾，煎一鍾，熱服。

黃連瀉心湯

黃連、生地、知母各一錢半，甘草五分。

水鍾半，煎八分，熱服。

升麻湯 治汗而喘，小便不利而煩渴。

升麻、蒼术（米泔浸，炒）、麥冬（去心）、麻黃各一錢，黃芩、大青各七分，石膏一錢。

水二鍾，竹葉十片，煎一鍾，以熱服。

升麻葛根湯　治無汗、惡寒、發斑，小兒瘄疹疫癘通用。

升麻、葛根、芍藥、甘草各等分。

水二鍾，煎一鍾，寒多熱服，熱多溫服。

升麻六物湯　治赤斑，口瘄赤爛。

升麻、栀子各一錢半，大青、杏仁（去皮尖）、黃芩各一錢。

水鍾半，葱白三根，煎八分，溫服。

陽毒升麻湯　治陽毒赤斑，狂言，吐膿血。

升麻一錢半，犀角（磨）、麝干、黃芩、人參、甘草各八分。

水鍾半，煎八分，去渣，兌犀角汁服。

元參升麻湯　治咽痛，發斑。

元參、升麻各一錢半，甘草八分。

水鍾半，煎八分，溫服。

白虎湯　治汗後脈洪大而渴，虛煩中暍。

知母三錢，石膏五錢，甘草一錢，粳米一撮。

水二鍾，煎一鍾，溫服。

白虎人參湯　一名化斑湯，治赤斑口燥，煩渴中暍。

即白虎湯加人參。

竹葉石膏湯　治陽明汗多而渴，衄血，渴欲飲水，水入即吐，痊後渴。

竹葉十四片，麥冬（去心）、人參各一錢，甘草四分，石膏三錢，半夏八分，粳米一撮。

水二鍾，煎一鍾，去渣，入生薑汁一匙，兌服。

茵陳湯　治頭汗出，欲發黃。

茵陳蒿三錢，大黃三錢，梔子三錢。

水二鍾，煎一鍾服。

茵陳五苓散　治頭汗出，發黃，秋疫癘及黃疸。

茵陳三錢（爲末），五苓散二錢，每服二錢，米湯調下。

茵陳四逆湯　治陰黃四肢厥冷。

茵陳一錢，甘草一錢半（炙），乾薑一錢半（泡），附子一錢（製）。

水煎，溫服。

大陷胸湯　治大結胸，手不可按，此藥極峻，不可輕用。

大黃四錢，芒硝三錢，甘遂末二分。

水二鍾，煎一鍾，入芒硝煎，一沸去渣，入甘遂末服。

小陷胸湯　治小結胸。

黃連一錢半，半夏三錢，括蔞仁二錢（去殼，研）。

水二鍾，煎一鍾服。

抵當湯　治血結胸，譫語，小腹滿，漱水不欲嚥。

水蛭、虻虫各十枚，桃仁十枚（去皮尖），大黃八錢。

水二鍾，煎一鍾，熱服。

小半夏湯　治水結胸。

半夏四錢，白茯苓二錢半。

水二鍾，煎一鍾，入薑汁少許，熱服。

半夏瀉心湯 心滿痞而不痛者，因傷寒傳入三陰，而未結聚成實，醫早下之，遂致胸中痞悶不舒者，爲痞氣，宜服此方。

半夏（製）、黃芩、乾薑各一錢半，人參、甘草（炙）各五分，黃連一錢，大棗二枚（去核），水煎服。

本方加枳實七分。

半夏生薑湯 治欬逆，水穀不下而嘔吐。

半夏五錢，生薑一兩，水煎服。

半夏桂甘湯 治非時暴寒伏於少陰，脈微弱，次必下利，一名腎寒。

半夏三錢（製），桂枝三錢，甘草三錢。

水薑五片，水煎服。

厚朴半夏甘草人參湯 治發汗後腹脹滿者，謂邪氣已去，而猶腹脹滿，乃虛邪入腹。

厚朴、半夏（製）各一錢，甘草、人參各五分。

水鍾半，生薑五片，煎八分服。

甘草瀉心湯 治傷寒中風，醫反下之，其人下利，日數十行不止，穀不化，腹中雷鳴，心下痞鞕而滿，幹嘔心煩，醫見痞，又下之，痞益甚因胃虛，宜服此。

半夏瀉心湯加甘草。

生薑瀉心湯 治下利，心下痞，腹中雷鳴。

甘草瀉心湯減甘草一半，加生薑一倍。

赤茯苓湯 治厥陰消渴氣上冲，吐下後身振搖肉惕。

赤茯苓、陳皮、人參各一錢，白术（土炒）、川芎、半夏（製）各六分。

水鍾半，煎八分，溫服。

茯苓甘草湯　傷寒厥而心下悸者，汗後汗不止不渴者，皆宜此湯。盖傷寒汗後而渴者，宜服五苓散；汗多亡陽，宜真武湯。今此方用茯苓，恐腎水上泛矣。

茯苓、桂枝各二錢，甘草一錢。

生薑五片，水煎服。

茯苓桂甘白术湯　治傷寒若吐若下後，心下逆滿，氣上衝胸，起則頭眩，脈沉緊，發汗則動經，身爲振振然搖者，宜服。

茯苓三錢，桂枝一錢半，甘草、白术（土炒）各一錢。

水二鍾，煎一鍾，溫服。

四逆湯　治太陰自利不渴，陰症脈沉身痛。

附子三錢（製），甘草、乾薑各一錢半。

水鍾半，煎八分服。

當歸四逆湯　手足厥寒，脈細欲絕者，設脈浮革而腸鳴者，宜服。

當歸、桂枝、芍藥、細辛各一錢，甘草、通草各七分。

水鍾半，大棗二枚，煎七分服。

通脈四逆湯　治少陰病下利清穀，裏寒外熱，手足厥逆，脈微欲絕，反不惡寒，面赤，或腹痛，或乾嘔，或咽痛，或利止脈不出，或汗出而厥者，皆宜服。

四逆湯加甘草一倍。

面色赤者，加葱九莖。腹痛者，去葱，加芍藥。嘔者，加生薑。咽痛者，去芍藥，加桔梗。利止脈不出者，去桔梗，加人參。

真武湯 治太陽症汗後不解，仍發熱，心下悸，頭眩，身瞤動，振振欲擗地者；少陰病，二三四五日，腹痛，小便不利，脈沉，背寒身痛，自利，或大或小便利，或下利，或嘔者，皆宜服。

附子三錢，生薑五錢，白术一錢（土炒），茯苓、芍藥各二錢。

水三鍾，煎鍾半，分二服。若嗽者，加五味子、乾薑、細辛。若小便利者，去茯苓。若下利者，去芍藥，加乾薑。若嘔者，去附子，倍加生薑。

附子湯 治陰症脈沉身痛，少陰背惡寒、口中和。

附子二錢（生），人參、白术、茯苓、芍藥各一錢。

水二鍾，煎一鍾，分二服。

甘草附子湯 治風濕相搏，骨節疼煩，掣痛不得屈伸，近之則痛劇，汗出短氣，小便不利，惡風不欲去衣，或身微腫者，皆宜服之，或大便反快者。

甘草（炙）、附子（製）各一錢，白术（土炒）、桂枝各一錢半。

水二鍾，煎一鍾，溫服。

甘草乾薑湯 治少陰症小便色白，吐逆而渴，動氣下之反劇，身雖有熱，反欲踡臥。

甘草二錢，乾薑一錢，水煎服。

理中湯 治太陰症自利不渴，痰多而嘔，腹痛霍亂。

人參、白术、乾薑各一錢，甘草八分。

水二鍾，煎一鍾服。若臍上築築腎氣動，去白术，加肉桂。吐多者，去白术，加生薑。下多者，還用白术。悸者，加茯苓。渴欲飲水者，增白术。腹中痛者，增人參。寒者，增乾薑。腹滿者，去白术，加附子。小便不利，加茯苓。

附子防風湯　太陽中風，重感寒濕，脈沉細濇，厥逆，筋脈拘急，閉目合眼者，宜之。一名附子防風散。

附子（製）、防風、柴胡各八分，白术一錢半（土炒），桂心、茯苓、乾薑各五分，五味、甘草各四分，生薑五片。

水鍾半，煎八分服。

芍藥甘草附子湯　治汗病不解反惡寒者，虛之故也，下後惡寒亦然。

芍藥、甘草、附子（製）各二錢。

水二鍾，煎八分服。

霹靂散　治陰盛膈陽身冷，脈浮，煩燥，欲飲水。

附子一雙（炮），用灰埋之，取出細研，入真臘茶一錢，同研，分二服。

每服水一鍾，煎六分，入蜜一匙，冷服。

白通湯　治少陰下利者，宜服。

葱白三莖，附子三錢（製），乾薑三錢半。

水鍾半，煎七分服。

正陽散　陰毒面青，四肢厥冷。

乾薑五分，附子一錢（製），甘草五分，麝香一分，皂夾一分。

爲細末，水一鍾，煎五分服。

枳實理中丸　治寒實結胸。

枳實十六枚，乾薑、白术（土炒）、甘草、人參、茯苓各一兩。

共爲細末，蜜丸彈子大，熱湯化下，連進二三丸。

乾薑附子湯　治下後復發汗，晝日煩燥不得眠，夜則安靜，不嘔不渴，無表症，脈沉微，身無大熱者，宜服。

乾薑二錢，附子三錢（製），水煎服。

乾薑黃芩黃連人參湯　治寒氣內格，食入即吐。

乾薑、黃芩、黃連、人參各等分。

水鍾半，煎八分服。

脾約丸　治津液少，大便秘。

大黃、枳實（炒）、白芍（酒炒）、厚朴（薑汁炒）各五錢，火麻仁（去殼）一兩，杏仁（去皮尖，炒）三錢。

爲細末，蜜丸桐子大，每服三十丸，溫水下。

金匱風引湯　治火劫汗亡陽，煩燥驚狂。

大黃、乾薑、龍骨各二兩，桂枝、甘草、煅牡蠣各一兩，凝水石（煅）、赤石脂（煅）、白石脂（煅）、石膏、紫石英（煅）各三兩。

爲粗末，以囊盛之，取三指一撮，井水二鍾，煎一鍾，去渣服。

百合地黃湯　治百合病。

百合七枚，生地（水浸透，搗汁一鍾）。

先以水洗百合，漬一宿，洗去白沫，別以水二鍾，煎取一鍾，入地黃汁一沸，分二服。

犀角地黃湯　治衄後脈微，發狂發黃，失汗成瘀血，大便黑，嗽水不欲咽。

犀角一錢（磨），生地四錢，丹皮、芍藥各一錢。

水二鍾，煎八分，兌犀角汁服。

大青四物湯　一名阿膠大青湯，亦治赤斑。

大青、阿膠、甘草各一錢，豉三錢。

水鍾半，煎八分，入阿膠候鎔，溫服。

黑膏　治溫毒發斑嘔逆，使毒從皮中出。

生地二兩六錢，好豉一兩六錢。

豬膏十兩，合露煎之①，令三分減一，絞去渣，入雄黃、麝香如豆大攪和，分三服，忌蕪荑。

紫雪　治脚氣及暑中三陽，所患必熱，煩燥發斑。

升麻六錢，黃金十兩，寒水石、石膏各四兩八錢，犀角（剉）、羚羊角（銼）、元參、沉香（剉）、木香（研）、丁香（研）各五錢，甘草八錢。

水五鍾，金至三鍾，去金入諸藥，再煎至一碗，去渣，投朴硝三兩二錢，微火煎，梜條勿停手攪，候欲凝，入盆中，更下硃砂（飛）、麝香各三錢，急攪令勻，候冷凝成雪。每服一錢，細細嚥之。

吳茱萸湯　治嘔胸滿吐利，手足厥逆，煩燥欲死。

吳茱萸（泡）、生薑各三錢，人參一錢。

水鍾半，棗一枚，煎一鍾服。

甘桔湯　治少陰咽痛。

桔梗三錢，甘草二錢。

水鍾半，煎八分服。

枳桔湯　治痞症胸滿不痛者。

桔梗、枳殼（炒）各三錢，水煎，熱服。

---

① 煎之，原作"之煎"。

防風白术牡蠣散　治汗吐下後筋惕肉瞤者，先宜服此方，次服小建中湯。

防風、白术、牡蠣（煅）各等分。

爲細末，每服二錢，米飲調服，汗出，服小建中湯。

玉積散　治感冒脚氣，食積，心腹滿痛，嘔吐，背項拘急。

川芎、蒼术、桔梗、橘皮、枳殼（炒）各七分，白芷、官桂、人參各五分、厚朴（炒）、芍藥、茯苓、當歸、乾薑、麻黃、半夏（製）、甘草（炙）五分。

水二鍾，薑三片，葱白三莖，煎八分服。

十棗湯　治痞硬脇痛，乾嘔短氣，汗出不惡寒。

莞花、甘遂、大戟各等分。

水鍾半，先煎大棗十枚，取八分入藥末七分，平旦温服，若病不除，再服五分。

桃花湯　治少陰下利膿血并温青下利。

赤石脂五兩三錢（一半煎用，一半爲末用），糯米三合，乾薑三錢。

水二鍾，煮米令熟，去渣温服，一鍾入赤石脂末方寸匕，日三服，愈止服。

柿蒂湯　治胃寒呃逆脈微細者。

柿蒂、丁香各一錢半。

水鍾半，薑五片，煎八分服之。

烏梅丸　治蚘厥。

烏梅七十五個、細辛、附子、人參、栢皮、桂枝各一兩半，乾薑二兩半，黃連四兩，蜀椒、當歸各一兩。

　　十味各搗末，以苦酒漬烏梅一宿，去核薰之，五升米飯在下，飯熟搗成泥，和勻諸藥，蜜丸桐子大。米飲下十丸，漸加至二十丸，忌生冷滑物。

　　牛蒡根湯　汗不流，是汗出時盖覆不蜜，故腰背手足搐搦。

　　牛蒡根、麻黃、牛膝、天南星各六錢。

　　共爲末，好酒一升同研，以新布濾取汁。用炭半秤燒一地坑通赤，去火令净，投药汁在坑内燒令黑色，取出研細。每酒調服五分，日三服。

　　地榆散　傷寒熱毒不解，晚即壯熱，腹痛便膿血。

　　地榆、犀角、黃連、茜根、黃芩、栀子仁各八分。

　　水二鍾，韭白五莖，煎一鍾服。

　　酸棗仁湯　治汗下後晝夜不得眠。

　　酸棗仁（炒）、甘草、知母（去毛）、麥冬（去心）、白茯苓、川芎各六分，乾薑三分，水煎服。

　　茅花湯　鼻血不止。

　　茅花一握（無花用根）。

　　水三鍾，煎鍾半，分二服。

　　栢皮湯　熱毒入深吐血。

　　栢皮三錢，黃連、黃芩各一錢半。

　　水二鍾，煎一鍾，去渣，入阿膠等分，鎔服。

　　麥門冬湯　治勞復脈虛者。

　　麥冬、甘草各二錢半。

粳米湯鍾半，棗二枚，竹葉十五片，煎八分服。

小續命湯　方見中風。

黑錫丹　治少陰病，但厥逆無汗而強，發之必衄，名下厥上竭，爲難治。宜當歸四逆湯、黑錫丹，治眞頭痛。

沉香、附子（製）、胡蘆巴、肉桂各五錢，茴香、破故紙、肉豆蔻、金鈴子、木香各一兩，黑錫、硫黃（與黑錫結砂子）各一兩。

右爲末，研勻，酒煮，麵糊丸，桐子大，陰乾，每服五錢，空心薑、鹽湯任送下。一方有陽起石五錢，巴戟一兩。

大秦艽湯　方見中風。

補中益氣湯　方見內傷。

藿香正氣散　方見霍亂。

牡蠣澤瀉湯　治瘥後從股以下有水氣。

牡蠣（煅）、澤瀉、蜀漆、商陸、葶藶、海藻、花粉各等分，爲極細末，米飲調服。

猪膚湯　治少陰下利，咽痛，胸滿而煩。

猪膚五兩。

水四鍾，煎二鍾，加白蜜十匙，白粉二合，熬香和令得所，分二服。

白頭翁湯　治協熱而利，渴而下利。

白頭翁、黃栢、秦皮、黃連各一錢半。

水鍾半，煎八分服。

萎蕤湯 治風温冬温春月傷寒。

萎蕤、石膏、葛根、麻黄、白薇、羌活、杏仁、甘草、芎芎各六分，木香五分，水煎服。

猪膽雞子湯 治傷寒五六日出斑。

猪膽三個，苦酒十匙，和匀，煎三沸服。

鱉甲散 治傷寒八九日不瘥，諸藥不效，名曰壞傷寒。

鱉甲（研）、升麻、前胡、烏梅、黄芩、犀角（鎊）、枳實各七分，生地一錢，甘草五分。

水鍾半，煎八分服。

赤石脂禹餘糧湯 治痞而下利不止，當治下焦。

赤石脂、禹餘糧各三錢，水煎服。

葶藶苦酒湯 治發狂煩燥，面赤咽痛，大下傷血，發熱脈濇。

葶藶五錢，苦酒一碗半，艾汁半碗，煎取七分，作三服。

雄黄丸 治狐惑狐疑不決之狀，内熱生虫之候也。上唇生瘡名曰惑，蟲食其肺；下唇生瘡名曰狐，虫食其肛。皆治之。

明雄黄七錢半（研），當歸七錢半（炒），蘆薈二錢半（研），梹榔五錢，麝香二錢半。

右爲細末，煮麵糊丸，桐子大。每服二十丸，粥飲下，日三服。

治䘌桃仁湯 治傷寒失汗，變成狐惑，唇口生瘡，聲啞不出。

桃仁、槐子、艾各三錢。

水二鍾，棗十個，煎一鍾，分二服。

雄黄鋭散　治狐惑唇瘡聲啞。

雄黄、桃仁、苦參、青箱子、黄連。

爲末，艾汁爲丸，如小指尖大，綿裹納下部中。

豭鼠糞湯　治男女陰陽易。

韭根一大握，豭鼠糞十四枚（兩頭尖者是）。

水鍾半，煎七分，去渣，再煎一二沸，溫服。

安神丸　方見驚悸。

瓜蒂散　治寸脈大，胸滿多痰有涎者，病頭痛者，皆宜此方吐之。

瓜蒂（炒）、赤小豆各等分。

二味各搗篩爲末，和水二鍾煮香豉一合作稀粥，去渣。取三分之一和散一錢頓服之，如未吐，少少又加。

大羌活湯　治兩感元氣實感之輕者可治。

防風、羌活、獨活、防己、黄芩、黄連、蒼术（米泔浸炒）、白术（土炒）、甘草（炙）、細辛各三分，知母（去毛）、川芎、生地各一兩。

每服五錢，水二鍾，煎一鍾，熱飲之。未愈，連服三四劑。若有他證，遵仲景法。

陶氏冲和湯　一名冲和靈寶湯，治兩感傷寒，陰陽未分者，以此探之必用。云：頭痛，身熱惡寒，舌燥口乾，以陽先受病者宜服。

羌活、蒼术（米泔浸炒）、防風、川芎、生地、黄芩、柴胡、乾葛、白芷、石膏各一錢，細辛、甘草各三分。

右到一劑。入生薑三片，棗二枚，黑豆三七粒，同煎服。一方加薄荷十片。冬月去黄芩、石膏，加麻黄。

辟邪丸 服此雖與病人同床合被，亦不致傳染。

明雄（研）、丹參、鬼箭羽、赤小豆各二兩。

右爲細末，蜜丸桐子大，空心温水下五丸。

附傷寒捷法

河間雙解散 治四時冬温春温夏熱秋熱正傷寒，用此方能發表①攻裏通治之神劑。

滑石三錢，甘草一錢，石膏、黄芩、桔梗各七分，防風、川芎、當歸、赤芍、大黄、麻黄、薄荷、連翹（去心）、芒硝、荆芥、白术（土炒）、栀子各五分。

此即益元散合防風通聖散。益元散攻裏，通聖散解表，故名雙解。

右入生薑三片，葱白三莖，淡豆豉半合，同煎服，汗下兼行即解。形氣強者，以劑半作一服。形氣弱者，照方分兩服。若初服，因汗少不解，則爲表實，倍加麻黄以汗之。若便鞭不解，則爲裏實，倍加硝黄以下之。凡服連進二三服，必令汗出下利而解也。今人不知其妙，以河間過用寒涼，仲景傷寒初無下法，弃而不用，深可惜也。不知其法神捷，無不應手取效，從無寒中痞結之變，即有一二不解者，非未盡法之善，則必以傳陽明，故不解也。如服雙解散，汗下已通而仍不解者，或汗之不徹，或已傳經治之不及也，照後法治。

表已解裏，有微熱煩渴者，用桂苓甘露飲。方見二卷瀉火之劑，以和太②陽之裏。

若内熱太甚，大熱大煩大渴者，用白虎湯合黄連解毒湯。方見傷寒，

---

① 表，原無。

② 太，原作"大"。

以清陽明之裏。

若表未解，又傳陽明身熱而煩，用柴葛解肌湯。方見傷寒，以解陽明之邪。

若表實無汗，大熱而煩，用三黃石膏湯。方見二卷表裏之劑，以清表裏之熱。

若裏有熱，尿赤而濇者，用涼膈散合六一散。方見二卷瀉火之劑，一散祛暑以清利之。

若胃實潮熱，不大便有微表者，大柴胡湯下之。方見傷寒。

若胃實，不大便無表症者，用三承氣湯下之。

蓋傷寒大病，豈可輕忽，且治傷寒之方可治雜症，治雜症之方不可治傷寒。余所類諸方悉前賢本《內經》而來者一一錄之，間或未甚發明者，稍加注識。余剪劣芒無知識何敢擅類方書，亦不過隨機應變驗症用方而已。

附治傷寒丹方 以備僻壤無醫药之需且不受庸醫之害。

葱薑飲 不論陰陽二症倉卒無药者。

生薑一兩（打碎），葱白十根。

好糯米水酒二碗，煎碗半，熱服，盖煖週身，汗透即解，勿令汗太過。忌油膩。春秋依此方，夏月葱、薑減半，冬月加黑豆二合，煎服尤效。如旅次煎藥不便，用生薑五片，葱白四根，茶葉二錢，泡湯熱服。葱白五根生嚼，飲熱黃酒，汗出愈。

通汗煎 治傷寒感冒皆可用之。

生薑一兩（打碎），葱白（連根）七莖，茶葉一撮，黑糖三錢。

水煎三碗，熱服。盖被出汗，即愈。如無汗，以葱湯催之，然亦不可太過。

上二方《簡易》。

傷寒發狂 元明粉二錢，飛硃砂一錢。共研勻，冷水調服。

傷寒內熱狂躁 吞生雞子一二枚，即時清爽。

傷寒內熱狂邪不避水火 苦參爲末，蜜丸梧子大，每服十丸，薄荷湯下；或爲末，每服二錢，水煎服。

傷寒 傳裏六府實熱，上焦煩渴，心胸悶亂，精神恍惚，口舌乾燥，便秘赤色及中暑等症，不拘男婦老幼，名硃珀益元散。

滑石（白者，水飛，晒）六兩，硃砂（透明者，研，水飛）二錢，甘草（大者，研極細）一兩，琥珀（真者，研極細）三錢。

右各製净，稱準分兩，配合和勻，收貯。每服三錢，冷水調服，或蜜水調服，或燈心、麥冬煎水調服。

椒杏丸 傷寒發汗。
杏仁、胡椒各三十一粒。
共爲末，薑汁爲丸，拿手心一時，自然出汗。虛人亦可用。

橘皮湯 治男婦傷寒并一切雜症，嘔噦手足者。用橘皮四兩，生薑一兩，水二升，煎一升，徐徐呷之，即止。

發散寒邪 胡椒、丁香各七粒，碾碎，以葱白搗膏，和塗兩手心，合掌握定，夾於大腿內側，溫覆取汗則愈。

吳萸熨法 治陰毒傷寒四肢逆冷。吳萸一升，酒拌濕，絹袋二個包蒸極熱，互熨心胸、足心，候氣透痛即止。

蛋托法　治傷寒厥逆腹痛。用雞子蒸熟，去殼，於臍眼内，一時冷則輪換，四五換，陰氣盡收入蛋内，即愈矣。

葱薑熨法　治傷寒結胸。用葱薑搗爛炒熱，布包頻換，熨之亦甚效。

傷寒口乾　生藕汁、生地汁、童便各半碗，重湯炖，温服之。

傷寒呃逆　呃噫日夜不定者，用蓽澄茄、高良薑各等分爲末。每服二錢，水六分，煎十沸，入醋少許服之。

陰毒傷寒腹痛厥逆　極冷煩燥無脈危極甚者，舶上硫黄爲末，艾湯服三錢，就得睡，汗出而愈。

甘豆湯　此方凉心瀉火，利水下氣，活血祛風，消腫解熱，解一切毒。大甘草五錢，黑豆一兩，水煎飲之。一方菉豆煎湯飲之妙。右附丹方原爲窮鄉僻壤無醫少藥之便，且屢試《簡易》丹方，效驗甚速，録於傷寒之末，以備一時之需。

卷之八上

中　寒　門

　　夫寒邪直中三陰，脈必虛而微細緊濇，法當無汗，有汗難生。寒中太陰脾肺二經，則中脘①疼痛，宜理中湯合正氣散同服；如寒甚，脈沉細，手足冷者，附子理中湯主之。寒中於少陰腎心二經，則臍腹疼痛，宜五積散加吳萸；如寒甚，脈沉，手足冷者，四逆湯加吳萸主之。寒中於厥陰肝經，則小腹至陰疼痛，宜當歸四逆湯加吳萸；甚者，倍加附子。中寒比傷寒更甚，傷寒由表傳裏，尚有可緩；中寒直入三陰，若不速治，病在須臾。其源平素氣體虛弱之人，奔馳道路，一時爲寒所中，則口噤失音，四體拘急，疼痛昏沉，不知人事而厥矣。脈必濡而細微，更察指甲面唇青滯，口鼻氣微而冷，鼻尖冷，踡手縮足，閉目咬牙，方是真寒。先用熱酒和薑汁灌之，候少甦，察其病情脈法，治無不愈矣。又有理營煎溫中飲二方變通之妙，急救方治冷極唇青，厥逆無脈，陰囊縮者，急用葱熨法即後方，再以艾作圓灸臍中及氣海、關元穴各三十壯②妙。氣海在臍下一寸五分，關元在臍下三寸。

　　葱熨法　治寒中三陰，一切虛冷厥逆症。

　　葱細切，小麥麩，食鹽二升。

　　右三味用水少許拌勻，分作二次，炒令極熱，用重絹包之，乘③熱

---

　　① 脘，原作“腕”。

　　② 壯，原作“狀”。

　　③ 乘，原作“稱”。

熨臍，左右上下週身擦熨，如冷再炒極熱，如前熨之。葱爛不用，再換新製又熨，但恐太滾傷肌，熨至二便通利，陽回之意方佳。

急救方 治中寒肚痛欲死立刻見效，亦治陰症傷寒。

枯白礬、火硝、胡椒、黃丹各一錢，丁香五分。

共爲細末，老醋調成團子，握（男左女右）手心，以帛絹紮之，出汗而愈。

急救方 治中寒陰症，手足紫黑者。

黑豆三合炒熱，好酒烹滾熱，加葱白連鬚同煎，飲之甚妙。

急救方 治中寒項筋痛連背髀，不可轉側，俗呼爲串氣痛。此係腎經中寒所致，用行氣药不效者。

大附子（製）、官桂、乾薑（炒黑）各等分。

研極細末，每服三錢，滾酒調下，即愈。

三神散 治陰症陰囊縮入，手足厥冷，腹痛脹滿，冷汗大出。

大附子（製）、官桂、乾薑（炒黑）各等分。

研極細末，每服三錢，滾酒調下，即愈。

理中湯 治中寒卒倒昏迷不醒。先用熱酒、薑汁各半灌之，次用此药并治五臟中寒口噤，四肢强直，兼治胃腕停痰，冷氣刺痛等症悉效。

人參、白术（土炒）、乾薑（炮）、炙草各三錢。

水煎服。并治下寒瀉痢，腹痛脹，大便清穀，大吐大瀉之後元氣不接，昏迷等症。寒冷之極者，加大附子（麵包煨，去皮臍）二錢，名附子理中湯。一中寒脈虛而微細，雖燥熱煩渴，用理中湯浸冷服之，若悞用寒凉之药，必死。

囬陽救急湯 治中寒身冷怕寒，四肢厥冷，肚痛吐瀉，無脈者，此寒中陰經也，宜服。

人參、白术（土炒）、白苓、陳皮、半夏（製）、肉桂（去粗皮）、附子（製）、五味、乾薑、甘草各一錢，水煎服。

理營煎 治真陰虛弱，脹滿嘔噦，痰飲惡心，吐瀉腹痛，婦人經遲血滯等症。凡真陰不足，外感寒邪不能解散，或發熱頭疼，面赤舌焦，雖渴而不喜飲冷，背心肢體畏寒，但脈見無力者，悉是假陽之症。若用寒涼攻之，必死。宜速用此湯，照後加減。神效，不可盡述。

新方

熟地八錢，當歸五錢，炙草二錢，乾薑（炒黃）錢半，肉桂一錢一分。水二鍾，煎七分，溫服。

寒甚者，加附子。命門火衰，陰中無陽，加人參。風寒外感，內無火症，加柴胡錢半，連進一二服，其效如神。若寒凝陰盛而邪有難解，必加麻黃三錢，放心用之，此寒邪初感溫散第一方。若背心惡寒，加細辛、附子。若陰虛火盛，宜去薑、桂，以三味加減與之。若脾腎兩虛，水泛爲痰，或嘔或脹，加茯苓、白芥子。若泄瀉不止，去當歸，加山藥、扁豆、吳萸、破故紙、肉蔻、附子之屬。若腰腹疼痛，加杜仲枸杞。若腹滯痛，加陳皮、木香、砂仁之屬。

溫中飲 健脾順氣，理胃表寒，此傅青主之神方也。

白术三錢半（土炒），茯苓四錢半，半夏（製）、炙甘草、附子各錢半（製），乾薑、藿香各二錢，肉蔻、細辛各一錢，草蔻五分，杏仁（去皮尖）五個，烏梅一個。水煎服。

五積散 方見二卷表裏之劑。

四逆湯 方見傷寒。

藿香正氣散 方見二卷和解之劑。

感 冒 門

感冒者，感受四時之風寒也。其症鼻塞清涕，咳嚏頭痛，身微發熱惡寒，所病雖輕，治宜得法。盖風寒感皮毛以入於肺，肺爲嬌臟，寒熱皆非所宜。太①寒則邪凝不出，太熱則火爍金而動血，太潤則生痰飲，太燥則耗精液，太洩則汗出而陽虛，太澁則氣閉而邪結。人皆視爲微疾，不避風寒，不慎飲食，經年累月，病機日深。或成血症，或成肺痿，或成哮喘，或成怯弱，比比皆然。誤治之害，難以悉數。諺云：傷寒不醒變成勞。至言也。然則治之何如？一驅風，蘇葉、荆芥之類；二消痰，半夏、象貝之類；三降氣，蘇子、前胡之類；四和營衛，桂枝、白芍之類；五潤津液，瓜蔞仁、元參之類；六養血，當歸、阿膠之類；七清②火，黄芩、山梔之類；八理肺，桑皮、大力子之類。八者隨其症之輕重而加減之。更宜避風寒，戒辛酸，則庶幾漸愈，否則必成大病。切忌升提辛燥之品，醫者以桔梗、乾薑不效，即以酸收，如五味子之類，則必見血。既見血，隨以熟地、麥冬實其肺，即真勞而斃矣。由此觀之，豈可忽乎哉。但傷寒雖有頭痛，發熱惡寒，氣口脈繁盛而身不痛，與傷寒不同耳，近年此病甚多。

初感捷法 用連③鬚葱白數莖，紫蘇二三錢，連皮生薑三四錢，煎服取汁而愈，庶爲穩當。

---

① 太，原作“大”。
② 清，原作“情”。
③ 連，原作“蓮”。

九味羌活湯 治四時感冒，風寒頭疼，遍身盡痛，腰脊發熱，晝夜不散，不思飲食。一名冲和湯。

羌活、防風、白芷、甘草、生地、黃芩各一錢，蒼术（製）、川芎各錢半，細辛五分。

生薑三片，葱白五個，棗二枚（去核），水煎熱服。

如胸中飽悶，加枳殼、桔梗，去生地。夏月加石膏、知母。無汗加蘇葉。喘而惡寒身熱，加杏仁。汗後不解，再服；汗下兼行，加大黃；如有汗，加白术，減蒼术。如惡心，減黃芩，天寒加麻黃。如自汗不止，加蜜黃芪；再不止，以小柴胡湯加桂枝、白芍（炒）各一錢，如神。生生子孫東宿先生云：余每用加柴胡，乃總治傷風各經之活套也。羌活治太陽肢節疼，大無不通，小無不入，撥亂反正之主也；防風治一身盡痛，聽君將命令而行，隨所引而至；柴胡治少陽頭疼在兩頭角及寒熱、脅痛、耳聾；白芷治陽明頭痛在額；蒼术雄壯，能除足太陰濕氣，使邪不得傳脾；生地治手少陰心熱在內；黃芩治手太陰肺熱在胸；細辛治足少陰腎經苦頭痛不已；川芎治足厥陰頭痛在腦。此方乃易老所製，凡見表症，悉宜服之，不犯三陽禁忌，實解利之神藥也。

和解散 治傷風鼻塞咳嗽、胸脅吊痛、發熱口渴等症，有汗者不宜。

紫蘇、杏仁、陳皮、半夏（製）、前胡、薄荷、葛根、炙草、桔梗、桑白皮（蜜炙）各等分。

生薑三片，葱白三根，棗子一枚，水煎熱服，微汗。風邪重加防風。

參蘇飲 治傷風感冒，發熱頭疼，咳嗽涕稠，疎邪清表，消痰除熱，此治感冒之第一方也。

蘇葉、葛根、半夏、前胡、陳皮、茯苓、枳殼各一錢（炒），木香五分（水磨兑），桔梗、甘草各四分，人參一錢。

薑、棗煎服。如咳嗽加桑白皮、杏仁各一錢，減去木香。肺熱加炒黃芩一錢，虛人加人參一錢。咳嗽甚者，去人參；熱盛喉疼，去半夏，加花粉、酒芩。

救苦丹 治傷寒感冒，頭疼口渴，身熱目脹，筋骨酸痛，一切風寒之症，居家出門皆不可少之药也。

蘇葉四兩，羌活四兩，川芎二兩，生草一兩，黃芩二兩（酒炒），防風二兩，白芷二兩，生地二兩，細辛一兩，蒼术二兩（製），陳皮二兩，葛根四兩，香附三兩（炒）。

共爲極細末，生薑汁打糊爲丸，梧子大，每服三錢，葱湯下；或彈子大，化服。

五積散 治外感寒邪，頭疼身痛，內傷生冷，肚腹脹痛，表裏皆中寒邪也。

白芷、陳皮、厚朴（薑炒）、桔梗、川芎、枳殼（炒）、白芍（酒炒）、茯苓、蒼术（製）、當歸、半夏各一錢（製），乾薑、官桂各五分，麻黃八分，甘草三分，薑、棗煎服。

人參敗毒散 治感冒頭疼身熱及傷風痰涎咳嗽，鼻塞聲重，四時瘟疫熱毒，頭面腫痛，痢疾發熱，諸般瘡症，小兒咳嗽驚風喘，痘疹時行。

羌活、獨活、薄荷、柴胡、前胡、枳殼（炒）、桔梗、茯苓、川芎各二錢，生草五分，人參八分。

水二鍾，生薑三片，葱頭三個，煎服。口渴加黃芩；咳嗽加半夏；熱毒加黃芩、黃連、黃栢、栀子；風熱加荊芥、防風；酒毒加乾葛、黃連；瘡毒加銀花、連翹、生黃芪，去人參；時行痢疾，發熱噤口，加酒炒白芍、黃連，去人參。

香蘇散 神治感冒。一名加味香蘇散，方見傷寒三十頁。

神效寸金丹 見卷六通治。

感冒湯　治時行感冒，發熱身痛，頭暈咳嗽，一服即愈，神方。

厚朴（薑炒）、陳皮、半夏（製）、白芷、桔梗、茯苓各一錢，甘草五分。

生薑三片，葱白三寸，水煎服出汗。腹脹加腹皮。惡心加藿香。頭痛加川芎。食重加枳殼、麥芽。

發散湯　治感冒風寒，發熱惡寒，頭疼身痛，一切時行雜症，神效。

防風、紫蘇、乾葛、前胡、香附（炒）、桔梗各一錢，蒼术（製）、羌活各八分，陳皮、川芎、赤芍、細辛、甘草各三分。

生薑三片，水煎，熱服出汗。如感重無汗，再服一劑，表症自除。

清解散　治感冒汗後身熱心煩，并治大小便閉、身熱口渴等症。

葛根二錢，柴胡、前胡各一錢，赤芍、枳殼（炒）、麥冬（去心）、澤瀉各六分，薄荷、甘草各三分。

生薑三片，燈心七根，水煎服二劑，自愈。汗多加桂枝。熱甚加黄芩、知母、花粉。

發表散　治風寒兩傷，頭疼發熱，口乾鼻涕。

葛根二錢，川芎、黃芩、甘草各一錢。

生薑三片，葱白三根，水煎熱服，出汗自愈。

太上五神茶　治傷風咳嗽，發熱頭疼，傷食吐瀉。

陳茶（六安者良）一觔，山查（蒸熟）、麥芽、蘇葉、陳皮、厚朴、乾薑俱炒各四兩。

磨末，磁器收貯，置高燥處。大人每服三錢，小兒一錢。感冒風寒，葱薑湯下。內傷，薑湯下。水瀉痢疾，加薑水煎，露一宿，次早空心溫服。

四治湯

白沙糖五錢。

傷寒，生薑湯下。傷食，山查湯下。傷暑熱，凉水下。婦人血崩，百草霜湯下。

瘟 疫 門

瘟疫者，感四時不正之氣，皆歲運之乖戾流佈於人間，俗謂之天行時氣也。如春應暖而反寒，夏應熱而反凉，秋應凉而反熱，冬應寒而反溫。非其時，而有其氣，大則流行天下，次則傳染一方。病長幼相似，所以謂之疫也。其邪自口鼻入，內不客臟腑，外不客經絡，舍於伏脊之內，去表不遠，附近於胃，乃表裏分界，是爲半表半裏，《鍼經》所謂橫連膜原是也。凡邪在經爲表，在胃爲裏，今邪在膜原，正當經胃交關之所。病之始發，凛凛惡寒，甚則肢逆，陽熱鬱極而通，則厥回而中外皆熱。始而惡寒，既而發熱，非若傷寒發熱而惡寒也。

瘟疫初起

瘟疫初起，先憎寒而後發熱，日後但熱而不憎寒也。初得之二三日，其脈不浮不沉而數，晝夜發熱，日晡益甚，頭疼身痛。其時邪在伏脊之前，腸胃之後，雖有頭痛身痛，此邪熱浮越於經，不可認爲傷寒表症發汗。邪不在經，汗之徒傷表氣，熱仍不減。又不可卜，此邪不在裏，下之徒傷胃氣，其渴愈甚。宜達原飲以疎之。

達原飲

檳榔二錢，厚朴一錢（薑汁炒），草菓仁五分，知母一錢（去毛），芍藥一錢，黃芩一錢，甘草五分。

午後溫服。右檳榔、厚朴、草菓三味，消滯破結，恊力並逐，使邪氣速離膜原後；四味爲滋液和血、清燥和中之用。邪氣遊溢諸經不同，本方加減法用之。耳聾、脇痛、寒熱，嘔而口苦，邪溢於少陽也，加柴胡一錢。腰背項痛，邪溢於太陽也，加羗活一錢。目痛、眉稜骨痛、眼眶痛、鼻乾不眠，邪溢於陽明也，加乾葛一錢。若不見三陽經症，不必加藥，止照本方。服此藥，邪不傳裏者，一二劑自解。其症候頭疼身痛，發熱而復凛凛，但內無胸滿腹脹等症，穀食不絕，不煩不渴，此邪氣外傳，由肌出表，或自發斑消，或從出汗解。斑有斑疹、桃花斑、紫雲斑；汗有自汗、盗汗、狂汗之異。此病氣使然，不必較論，但求得斑、得汗爲愈疾耳。此邪自外傳，順症也，勿药亦能自愈。

倘其汗出不徹而熱不退者，用白虎湯。

白虎湯

石膏一兩，知母五錢，甘草五錢，炒米一撮。

水煎服。服此藥辛涼解散，或戰汗或自汗而解。盖前服達原飲，毒結漸開，邪氣已離膜原，尚未出表，然內外之氣已通，故多汗、脉長洪而數，故宜白虎辛涼散之也。

倘其斑出不透而熱不退者，宜服舉斑湯。

舉斑湯

白芍、當歸各一錢，升麻五分，白芷、柴胡各七分，川甲二錢（炙黃），生薑三片，水煎服。

倘其斑汗並行而熱不除者，白虎舉斑湯。

白虎湯舉斑湯　二湯合服，斑汗自愈。

斑汗既愈，一二日或四五日後，依前發熱，無胸滿腹脹等症，脉洪而數，此膜原有隱伏之邪，發未盡也。勿藥，一二日間當仍自汗自斑而愈。如不愈，仍用前法治之，然亦少有。至於再愈三發者，更少有也。

若服達原飲而無汗無斑，外亦無頭疼身痛，惟胸膈痞滿，此邪傳裏也。有欲吐不吐者，有得少吐不快者，邪傳裏之上也，宜瓜蒂散吐之。

瓜蒂散

甜瓜蒂一錢，赤小豆二錢（研），生梔仁二錢。

用水二鍾，煎至一鍾，後入赤豆煎至八分，先服四分，一時後不吐，再服，盡吐之。如未盡，煩滿尚存者，再煎服。如無瓜蒂，以淡豆豉二錢代之。此病飲食不能，胸膈煩而腹不滿，吐之則邪減，邪盡病自已。

如心腹脹滿，不嘔不吐，或燥結便閉，或熱結膀胱，或恊熱下痢，或大腸膠閉，此邪傳裏之中，宜用大承氣湯下之。

大承氣湯

大黃五錢，厚朴一錢（薑汁炒），枳實一錢（炒），芒硝二錢，生薑三片。

虛人減半，水煎服。若但上焦痞滿，無便結等症，去芒硝，即小承氣湯也。然雖無結糞而大便粘臭者，亦加之。凡用承氣湯三方，須看虛實，虛者減半。

若不痞滿止便結者，用調胃承氣湯。導去其邪，邪減病自愈。

調胃承氣湯

大黃五錢，芒硝二錢半，甘草一錢，水薑煎服。

若胸膈滿悶，心腹脹滿，下部熱結膠粘者，此上中下皆病也。不可吐，吐之為逆，但仍用承氣湯導之，則上邪順流而下，嘔吐立止，脹滿漸除。

倘吐後下後既愈，二三日或四五日仍如前復發者，在上者仍用吐藥，在下仍用下藥。此為再裏之症，常事也。甚有三發者，亦少有。

若服達原飲後，或病失治，而三陽悉具，裏症亦具，又舌根先白胎，至此時根黃至中央，此表裏分傳也。其症外則身熱頭痛，身疼，腰背項痛，眉稜痛，口苦，耳聾，鼻乾；內則胸腹心膈滿悶，下部熱結。此瘟病常事也，斷不可強求其汗，宜用承氣湯先通其裏，裏邪去則氣通，乘勢盡發於肌表矣。

若表裏症悉去而熱仍不退，此膜原之邪未盡也，宜三消飲。

三消飲

草菓、厚朴、白芍、黃芩、甘草、知母、大黃、乾葛、羌活、柴胡，薑、棗煎服。

服药既愈。三兩日復發者，仍用三消飲。復下復汗，如前而愈，此亦常事也。至有三發者，亦少有。若表邪多裏症少，當治表兼治裏，用三消減大黃一半。

若表病少，裏病多，或吐或下，表病自愈。

若始病但發熱、頭痛、身疼、口苦、鼻乾，而內無裏症，止宜用達原飲加減法。若不見三經病，止於發熱，不用加法。繼而脈洪大數，自汗而渴，邪離膜原，未能出表也，宜白虎湯辛凉解散，邪從汗解，脈静身凉而愈。愈後數日仍前發熱，仍宜用達原飲。至後反加胸滿腹脹，不思食，煩渴，舌上胎刺等症，此由表傳裏也，用達原飲加大黃微利之。久而不去在上者，宜吐方瓜蒂散；在下者宜下，用承氣湯。

若始則發熱，漸加裏病，既用承氣等湯下之，而裏病除。數日內復發熱，反加頭疼身痛，此由裏出表也，脈浮者宜白虎湯。下後熱減不甚，熱雖無頭疼身痛，而三四日後精神不慧，脈浮者，亦用前白虎湯汗之。若服白虎湯不得汗者，因津液枯竭也，加人參，覆卧則汗出而解。

若大下後大汗後，表裏症悉去矣，繼而一身盡痛，身如被杖，甚則不可轉側，週身骨寒而痛，非表症也，當自愈。

瘟疫病備用諸方

芩[①]**連消毒湯**　治天行大頭瘟，發熱頭項腫，或喉痺腫痛。

---

① 芩，原作“黃”。

川芎、黄芩、荆芥、黄連、柴胡、甘草、桔梗、防風、羌活、枳殼（炒）、連翹（去心）、麝干、白芷。

右方先入大黄，利一二次去大黄不用，後加人參、當歸、牛子，生薑煎服。

神术散　治時行風温，寒熱身疼，頭痛咳嗽。

藁本、羌活、甘草、白芷、細辛、蒼术（製）、川芎，薑、棗煎服。

敗毒散　治感冒聲啞，一名浪子瘟。一鄉人感冒咳嗽亦是瘟，并宜此方。

羌活、獨活、前胡、枳殼（炒）、柴胡、茯苓、川芎、乾葛、甘草、桔梗，水薑煎服。

逐瘟湯　治一鄉人多發熱内熱。

此按氣運加減法作丸，名大金丹。作湯服亦可。

黄連（戊癸年倍）、黄芩（乙庚年倍）、黄栢（丙辛年倍）、甘草（甲巳年倍）、山梔（丁壬年倍）、香附、紫蘇、大黄（三倍）。

其方乃五運所製，治疫屬心疼，烏痧脹，絞腸痧，及水瀉痢疾，不服水土等症，神方。右每味二兩，凡爲君者加倍，各味生研極細末，用大黄三兩，熬膏爲丸，彈子大，用硃砂四錢，明雄五錢爲衣，用上好赤金貼丸，宜冬至、夏至日合爲妙。每服一丸，冷水磨服，百發百中之神方也。甲巳化土，甘艸爲君；乙①庚化金，黄芩爲君；丙辛化水，黄栢爲君；丁壬化木，山梔爲君；戊癸化火，黄連爲君。

通治敗毒散　治天行時疫，其症頭面腫大，咽喉不利，舌乾口燥，

———————————

① 乙，原作“一”。

憎①寒壯熱，時氣流行，不問四時瘟疫通用。

防風、荆芥、羌活、前胡、升麻、乾葛、赤芍、桔梗、川芎、白芷、牛蒡子、甘草。

薑、葱水煎，熱服出汗。

甘豆湯　治瘟癘發腫。

大黑豆二合（炒熟），生甘草一錢。

水煎，頻服甚妙。

烏蜜煎　治瘟疫秘方。

烏梅七個，蜜七錢。

水二碗，煎湯服之，立愈。

藍花酒　治大頭瘟如神，奇方。

靛花三錢，酒一鍾，雞子清一個。

攪勻服下甚效。

苦參酒　治瘟病欲死，苦參乃解瘟之聖藥。

苦參一兩。

水二碗，煎一碗，頓服之，或吐或汗愈。

消毒飲　治大頭瘟屢驗。

貫眾三錢，葛根二錢，甘草一錢半，殭蠶一錢，加黑豆十粒，水煎服。

上清丸　治蝦蟆大頭瘟，頭面腫大。內府方。

大黃四兩，薑蚕二兩，薑黃、蟬退各二錢半。

---

① 憎，原作"增"。

共爲極細末，薑汁打糊爲丸，重一錢。大人一丸，小兒半丸，蜜水調服，立愈。

二聖救苦丹　治傷寒瘟疫，內熱煩渴，身熱無汗，大便燥結，並一切積聚。

大黃（酒拌蒸）二兩，牙皂（去皮弦，火煅）一兩。

爲細末，米糊丸，菉豆大。每服二錢，用菉豆湯凉冷送下，取被盖之出汗即愈，便利更妙。

普濟丹　治一切瘟疫，發熱頭疼，瘧痢等症。世德堂方。

無根水，即井中取來不落地。

生大黃一兩半，熟大黃一兩半，殭蚕三兩。

爲細末，生薑汁丸，重一錢。大人一丸，小兒半丸，井水化下。

除瘟救苦丹　專治一切瘟疫時症，傷寒感冒，不論已傳未傳，百發百中。有力者宜修合，以濟人陰德，最大秘傳。

天麻、麻黃、松蘿茶、菉豆粉各一兩二錢，明雄、硃砂、甘草各八錢，生大黃二兩。

共爲極細末，煉蜜丸，彈子大，收磁器內，勿令洩氣。遇症大人每服一丸，小兒半丸，凉水調服，出汗即愈。重者連進二服，未汗之時，切不可飲熱湯、食熱物，汗出之後不忌。

避瘟湯　治時疫不染。秘方。

蒼术三錢三分三厘（製），川芎八錢五分，乾葛一錢三分六厘，甘草一錢六分六厘。

各稱準。薑三片，連根葱頭三個，水二碗，煎八分，空心服。已病者愈，未病者不染也。

避瘟丹 燒之瘟疫不能傳染。《類編》。

乳香、蒼术、細辛、甘松、川芎、降香各一兩。

爲細末，棗肉爲丸，如芡實大，燒之。

治瘟疫 漢陽進士黄亮夢神傳瘟疫方，果救多人。用小便一碗，薑汁一鍾，同煎，一滚服。

治時疫 療時疫者，服大黄良。陳宜中嘗從夢中得此方，夢神人語曰：天灾流行，人多死於疫癘，惟服大黄者生。事見《宋史》。

七物虎頭丸 避瘟殺鬼，除一切疫氣。方出《寶鑒》。

硃砂、明雄各一兩半，鬼臼、皂夾、雌黄各一兩，虎頭骨一兩半。

右爲末，和黄臘爲丸，彈子大，以紅絹袋盛一丸，係（男左女右）臂上，又懸屋四角。如值近境疫作，晦望夜半，各家當户燒一丸，晨起各人户燒一丸，則不致傳染。

務成子螢火丸 見《通治門》。

屠蘇酒 見月令正月。

人參敗毒散 見感冒。

一時疫預宜防之 貫眾大者一個洗净，入吃水缸内，少加明白礬同浸。服此水能遠避疫癘。

一斷瘟疫法 以艾圓灸病人床四角，各一壯，勿使人知，不得染人，秘方也。

一斷瘟疫法 將病人衣入甑蒸之，永不傳染。

一行瘟疫之家誠恐染患 先吃酒數杯，以香油抹鼻孔，至出病人之門，以紙燃，入鼻孔攪之，使嚏三五次，不染。

一方用明雄末塗鼻孔內 行動從容，謹記從客位而進。男子之穢氣出於口，婦人之穢氣出於陰，坐向避之。

一凡入瘟疫之家 常以雞鳴明時，存心念四海神各三七遍，百邪不犯。至病人室內，存心又念三遍，勿出聲默念云：東海神阿明，西海神巨乘，南海神祝融，北海神禺強。此四神念之，又能避火災，避百鬼甚效。

一方用赤小豆 不拘多少，以新布袋盛放，井中浸二日，取出，舉家各服二十一粒，即不染疫。

一方凡往病家 吃大蒜數瓣，飲雄黃酒數杯，避疫。

一時氣熱病 生藕搗汁一碗，入生蜜，和勻服。

一瘟疫痄腮 赤小豆爲末，雞子清調敷效。

一喉下諸般腫痛 蝸牛、飛羅研勻敷之。

一項下熱腫 五葉莓藤搗敷之。

一治風熱腮腫 絲瓜燒存性，研末，水調塗之。

一時氣熱極 大便燥結，用雞子清一個，白蜜一大匙，芒硝二錢，和匀凉水服。

一治瘟疫方　用黑砂糖以罐封固，黃臘封口，用皮紙、棕繩紮緊，臘月間浸糞窖內，二月內取出，天行瘟疫熱狂，絞汁飲之甚良。

一方治瘟疫熱毒　人中黃每以二三錢，水調温服最效。

一治瘟疫大熱之症　大煩大熱，晝夜不退，神思昏迷，口乾舌燥，一切熱症，用人中白、元明粉（研）各一錢，辰砂（水飛）五分，滾水下。

人中黃丸　治四時疫癘。

大黃三兩（尿浸），黃連（酒洗），黃芩，人參五錢，桔梗二兩，蒼术（麻油炒）二兩，防風五錢，硝①石二兩，香附（薑汁拌，勿炒）一兩半，人中黃（如無，坑垢代之）二兩。

神麯糊丸，梧子大，每服七十丸。一方無黃芩。右凡氣虛，四君子湯下。血虛，四物湯下。痰多，二陳湯下。如無人中黃，糞缸岸代之，或用硃砂、雄黃爲衣亦好。入門方通用清熱解毒湯，送二三服。

蝦蟆瘟類傷寒身生濃泡疹子　宜防風通聖散。方見二卷表裏之劑。

元黃避瘟丹　治腫頭傷寒瘟疫。

元參、大黃、連翹、牛蒡子各一錢，黃芩（酒炒）、黃連（酒炒）各二錢半，羌活、荊芥、防風各五分，石膏、桔梗各一錢半，甘草一錢。

食後作二十次，頻服。不用引，水煎。

汗論　瘟疫雜病論。

---

① 硝：同"滑"。

瘟疫不得汗，雖被覆火灼亦無，邪初發，定在半表半裏。至於傳變，有出表者，有入裏者，有表裏分傳者。凡見有表復有裏之病，必先攻裏，裏邪去而後得汗。若裏氣壅滯，陽氣不舒，四肢且厥，安能氣液蒸蒸以達表？此如水注閉其後竅，則前竅不能滑滴。凡見表裏分傳之症，務宜承氣湯，裏氣一通，不得發散，多有自能汗解。不然者，雖大劑麻黃連進，不惟一毫無汗，且加煩燥矣。

戰汗

邪先表後裏，忽得戰汗，經氣舒泄，當即脈靜身冷，煩渴頓除。若應下不下，氣消血耗，欲作戰汗，但戰而不出汗者危，以中氣虧蔽，但能陷降，不能升發也。次日當期復戰，厥回汗出者生，厥不回汗不出者死，以正氣脫，不勝邪也。戰而厥回無汗者，真陽尚在，表氣枯涸也，可使漸愈。戰而不復，忽痙者死。凡戰不可擾動，但可溫覆，擾動則戰而中止，次日當期復戰。

自汗

不因發散，自然出汗，邪欲去也。若身熱大渴，脈長洪而數，宜白虎湯，得戰汗方解。若下後得自汗，數日不止，熱甚汗甚，熱微汗微，此表有留邪，實病也，邪盡汗止；如不止者，柴胡湯佐之，表解汗當自止。設有三陽經症，當照前用本經加減法。若誤認爲表虛自汗，用實表止汗之劑則誤矣。有裏症，時當盛暑，宜白虎湯。若面無神，唇刮白，表裏無陽症，喜飲熱，畏冷脈微，忽自汗爲虛脫。夜發晝死，晝發夜死，急當峻補，補不及者死。大病愈後數日，每飲食及驚動即汗，此表裏虛怯，宜人參養榮湯。

人參養榮湯

人參八分，麥冬（去心）七分，五味子一錢，地黃五分，歸身八分，白芍一錢半，知母七分（去毛），陳皮六分，甘草五分，黃芪（倍加蜜炙）。薑、棗引，水煎服。

盜汗

裹症下後得盜汗者，表有微邪也。凡人目瞑，衛氣行於陰，今內有伏熱，兩陽相搏，則腠理開而盜汗出。若伏熱亦盡，盜汗自止。如不止者，柴胡湯佐之。

柴胡湯

柴胡三錢，黃芩一錢，陳皮一錢，甘草一錢，生薑一錢，大棗二枚，水煎服。

愈後脈靜身涼，數日後反得。盜汗即自汗，屬表虛，宜黃芪湯。

黃芪湯

黃芪三錢（蜜炙），五味子三錢，當歸、白术（土炒）各一錢，炙草五分。如不止，加麻黃根一錢半。

如有熱者屬實，不宜用此方。

狂汗

邪將去而欲汗解，因其人稟素壯，陽氣盛，不能頓開，忽然坐臥不安，發狂燥，少頃①大汗而燥止，脈靜身涼，霍②然而愈。

發癍

邪留血分，裹氣壅塞，則伏邪不得外透而爲癍。若下之，內壅一通，則衛氣疏暢，或表爲癍，則邪外解矣。若下後癍漸出，不可更大下，設

---

① 頃，原作“頓”。
② 霍，原作“盍”。

有宜下症，少與承氣湯緩緩下之。若復大下，中氣不振，癥毒內陷則危，宜托裹舉癥湯。

托裹舉癥湯

白芍、當歸各一錢，升麻五分，白芷、柴胡各七分，川甲二錢（炙黃），水薑煎服。

如下後癥漸出復大下，癥毒忽隱反加，循衣摸①床，撮空理線，脈漸微者危，本方加人參一錢，補不及者死。若未下而先發癥者，設有下症，少與承氣湯，須從緩下。

熱結傍流，久下清水，奪液不得汗

熱結傍流，疫症失下，或挾熱下痢，脈沉，久不下之，致津液枯竭，後雖裹症去矣。脈雖浮，宜汗而不得汗，此爲奪液無汗。然裹邪既去，但得飲食少進，十數日後，中氣和平，當作戰汗而解。

下論驗症舌胎唇口目腹頭二便四逆發狂諸法

舌胎驗法

白胎，邪在膜原也。若變黃胎，邪入胃也，黃胎者宜下。黑胎邪在胃，宜下，下後二三日，黑皮自脫。有一種舌俱黑而無胎，此經氣，非下症也。妊娠有此，陰症亦有此，不可下。下後裹症去，而舌尚黑，胎皮未脫，不可再下。若無下症，設見舌胎離離黑色者危，急宜補之。黑胎燥而無津液者，宜下，勿補。

舌芒刺，熱傷津液，此疫毒最重者，急下之。若老人微疫無下症，舌上乾燥生胎刺，用生脉散生津潤燥，胎刺自去矣。舌裂，日久失下，

---

① 摸，原作"抹"。

多有此症，急下，裂自滿。舌短、舌硬、舌捲，皆邪氣盛，真氣虧損，急下之，舌①必自舒矣。

白砂胎，白胎乾硬如砂皮，急下之。

唇燥裂、唇焦色、唇口皮起、唇臭、鼻孔烟煤

此五者，皆胃熱多有此症，當下。鼻孔烟煤，急下之。若唇皮起，仍用別症互較，慎下之，無遽也。口渴，詳參有下症者下之，邪去而渴自減，若用生津止渴之药，無效也。如大汗，脈長洪而渴，未可下，宜用白虎湯，汗更出而身凉渴止。

目赤、咽乾、氣噴如火、小便赤黑作痛、小便臭、揚手擲足

以上六者，脈沉數，皆内熱也，當下之。

心下滿、心下高起如塊、心下痛、腹脹滿、腹痛按之愈痛、心下脹痛

以上六者，皆宜下，氣通則已。

頭脹痛

詳有下症者，下之。若初起頭痛，別無下症，未可下之。

小便閉

行大便則小便自通，用利水之药無益也。

大便閉

下之無辭。若老人及素弱人，用蜜胆導法。

大腸膠粘

下之自愈。恊熱下利，宜下之。

---

① 舌，原作"古"。

四逆、脈厥、體厥

此氣閉也，宜下之。下後反見此症者，爲虛脫，宜補。

發狂

胃實陽氣盛，宜下之。

下後諸變症

下後脈浮

既下矣，脈浮而微數，身微熱，神思或不爽，此邪熱浮於肌表，雖無汗，宜白虎湯汗解之。若大下數下，脈空浮而數，按之如無，白虎湯加人參，覆杯則汗解。

下後脈浮而數，宜汗不得汗

或遷延五六日脈症不改終不得汗，或其素有虧虛也，亦或利久使然。用加人參白虎湯，得汗而解。

下後脈復沉

既下後脈宜浮，是汗解兆也。今不汗而脈復沉，餘邪復入胃也，宜更下之。

更下後脉再浮

仍當汗解，宜用白虎湯。

下後病愈數日復發熱

此非關飲食勞役，勿歸咎於病人也。此餘邪匿而復發，必然之理，再少下之即愈，勿用大劑也。

下後身反加熱

下後當身涼，今反加熱，此結開而氣通，鬱陽伸越也。即如爐伏火，撥開雖熖，不久自熄。此與下後脈反熱義同。若無下症，而妄下之過早者，其發熱乃病勢，原當逐漸發熱，非因誤用承氣更加發熱也。日後邪氣傳胃，有下症者，宜下之。

下後脈反數

應下失下，口燥舌乾而渴，身熱反減，四肢時厥，欲得近火壅被，此陽氣壅伏也。既下矣，厥回不冷，脈大而加數，舌亦不乾渴，此裏邪去，陽氣暴伸也，宜柴胡清燥湯。

柴胡清燥湯

柴胡、黃芩、陳皮、甘草、花粉、知母。

一方去花粉、知母，加葛根，隨其性而升泄之。

下後數日，舌上復生胎刺

邪未盡也，再下之。胎刺雖未去，但已頓，而熱渴未除，更下之。胎刺既去，日後又熱，仍宜下之。其中或緩或急，或輕劑或重劑，或兼用柴胡清燥湯、犀角地黃湯，至投承氣湯，或宜多與，或宜少與，宜臨症斟酌。

下後病全愈，但腹中有塊，按之痛，氣時作蛙聲

此邪氣盡，而宿結未除也。此不可攻，徒損無益，得胃氣平復，自能潤下。

下後腹滿去，思食知味，而熱未除

脈近浮，此表上有餘邪也，當得汗解。如不汗，以柴胡清燥湯和之。復不得汗者，以漸而解也，勿苛求其汗。

戰汗後復下後越數日，腹痛不止欲作滯下也。勿論已見病未見病，宜芍药湯。

芍藥湯

白芍、當歸各一錢，梹榔二錢，厚朴一錢（薑汁炒），甘草七分，裏急後重加大黃三錢。

紅痢倍白芍，白痢倍梹榔。

下後自汗不止 詳自汗下。**下後盜汗** 詳盜汗下。

下後癍漸出 詳發癍下。**下後癍出復下** 癍反隱，詳發癍下。

下後或數下亡陰

瘟疫有宜下者，不得已數下之，致兩目澀，舌枯乾，津不到咽，唇口燥裂，由其人素多火而陰虧，今重亡津液，宜清燥養榮湯。

清燥養榮湯

知母（去毛）、花粉、歸身、白芍、陳皮、生地（水浸透，搗汁，去渣兌）、甘草，燈心煎服。

如熱渴未除，裏症仍在，宜承氣養榮湯。

承氣養榮湯

知母（去毛）、當歸、白芍、生地、大黃、枳實（炒）、厚朴（薑汁炒），薑煎服。

如表有餘熱，宜柴胡養榮湯。

柴胡養榮湯

柴胡、黃芩、陳皮、甘草、當歸、白芍、生地、知母（去毛）、花粉，薑、棗前①服。

如痰涎湧甚，胸膈不清，宜貝母養榮湯。

貝母養榮湯

知母（去毛）、花粉、瓜蔞仁（去壳）、貝母（去心，研）、橘紅、白芍、當歸、蘇子。

薑引，水煎服。忌參、术。

下後餘熱不能頓除，以膜原之邪未盡，傳胃故也。當寬緩兩日，以柴胡清燥湯緩劑調理。

下後反痞

下後痞應去，而反痞者，虛也。其人素弱，或新病初起，脾失健運故也。再用行氣藥則非矣，宜參附養榮湯。

參附養榮湯

當歸、白芍、人參、炒乾薑各一錢，生地三錢，附子七分（炮）。若果是虛，一服必愈。

虛實宜辨，表雖微熱，脈不甚數，口不渴者，是虛痞②；若潮熱口渴，脈數者，是實痞。實痞宜再下之，用此方則大害。

下後反嘔

下後嘔宜去，而反嘔，此胃氣虛寒，少食便吞酸，宜半夏藿香湯，一服嘔必止。

---

① 前：按上下文，應作"煎"。
② 痞，原無，據上下文補。

半夏藿香湯

半夏一錢半（製），藿香、炮薑、陳皮各一錢，白茯苓、白术（土炒）各一錢，甘草五分，薑煎服。

下後脈浮，宜汗不得汗 見奪液不得汗條。

下後奪氣不語

下後氣血俱虛，神思不清，惟向裡床睡，似寐非寐，似寤非寤，呼之不應，此正氣奪也。與其服藥不當，莫如靜守。宜人參養榮湯補之，能食者自然虛回，前症自愈。設不食者，病轉加，法當峻補。

瘟疫兼症論

吐蚘 此胃熱也，並非臟寒。烏梅丸、理中湯萬不可用，但用調胃承氣湯，蚘自愈。

畜血 疫久失下，血爲熱搏，敗爲紫黑，溢於腸胃，飲水不下咽，小便利，大便黑，是其候也。宜桃仁承氣湯。

桃仁承氣湯

大黃、芒硝、桃仁、當歸、芍藥、丹皮。服此藥熱除爲愈。

若餘熱尚存者，宜犀角地黃湯。

犀角地黃湯

地黃五錢（搗爛加水絞汁，兌渣入藥同煎），白芍一錢半，丹皮一錢，犀角一錢，同地黃汁服。

發黃 疫邪傳裏，移熱下焦，小便不利，邪無輸泄，經氣鬱滯而發黃，身目如金，宜茵陳湯主之。

茵陳湯

茵陳一錢，山梔二錢，大黃五錢，薑水煎服。

循衣摸床，撮空理線，筋惕肉瞤，肢體振戰，目中不了了，皆爲耽擱失下，或用緩藥羈遲之故，此元神將脫也。補之則毒甚，攻之則氣已虛，蓋危症也。不得已，勉用黃龍湯。

黃龍湯

大黃、厚朴（炒）、枳實（炒）、芒硝、人參、地黃、當歸，水煎服。或用人參養榮湯亦可，但虛候少退即已，勿久用也。

服藥不受，額汗，肢冷振戰，心煩，坐臥不安。此中氣虧，不能勝藥也，名藥煩。急投薑湯立已，或藥中多生薑煎服，則無此狀矣。更宜緩緩服之，不然則仍嘔吐。

服承氣湯全不行，或次日方行，或半日仍吐原藥。此因中氣虧不能運藥也，大卤之兆，宜加生薑、人參，以助胃氣。然有病重劑輕，亦致不行，不在此例。

思冷飲 熱渴甚也。勿論四時，宜量與之。若盡意飲，則水停心下矣。

虛煩 坐臥不安，手足不定，六脈不顯，尺脈不至，此元氣不能主持，法當大補。

神虛譫語 未下之先譫語，必有內熱煩渴之症，此爲實，宜下。既下之後，數日內譫語不止，此元神未復也，急宜服清燥養榮湯。

恊熱下利 泄瀉稀糞，色必赤黃，或焦黃，此胃不留邪也。一二日利止，熱退爲病愈，利不止者，宜小承氣下之，而利自止。若利止一二日，忽煩渴又泄，此伏邪又發也，仍照前治。

大便閉結 內熱故也，宜下之，諸病如失。

呃逆 有寒有熱，以本症叅之。熱則白虎承氣，寒則四逆。

熱結傍流 先便閉後純①利清水全無糞，此糞結於內也，宜承氣湯下結糞而利立止。若服藥後，結糞不下，仍利臭水，邪猶在也，病必不減，再下之。

大腸膠閉 極臭如粘膠而却不結，此熱極也，不下即死。

小便赤色 胃熱也，宜調胃承氣湯。

小便急數，白膏如馬遺 膀胱熱也，宜豬苓湯。

豬苓湯
豬苓、車前各二錢，澤瀉、木通各一錢，滑石五分，甘草八分，水煎服。

小腹按之硬，小便自調 此畜血也，宜桃仁湯。

---

① 純，原作"繩"。

桃仁湯

桃仁泥三錢，丹皮、當歸、赤芍各一錢，阿膠二錢，滑石五分，水煎服。

脉厥　神色不敗，言動自如，別無怪症，忽六脉如絲，甚至於無，或一手先伏，此失下氣閉故也，宜承氣湯緩緩下之，六脉自復，不可誤用生脉散。

愈後諸病論

愈後大便久不行，作嘔不進食　此下格病也，宜調胃承氣熱服，下宿結而嘔止，止後勿驟補。

愈後數日腹痛裏急　此下焦伏邪，欲作滯下也，宜芍藥湯。

芍藥湯

白芍、當歸、厚朴各一錢，檳榔二錢，甘草七分，水煎服。

愈後大便數日不行　別無他症，此虚①燥也。切不可攻，宜蜜導法，甚則六成湯。

六成湯

當歸一錢半，白芍、麥冬（去心）、天冬各一錢，地黃五錢，肉蓯蓉（去甲）三錢。

日後更燥，宜六味丸減澤瀉。

---

① 虚，原作“處”。

愈後五更夜半作瀉　其脉遲細而弱，此命門陽虛也，宜七成湯。

七成湯

故紙三錢，炮附、白苓、人參各一錢，五味子八分，甘草五分。

愈後更發者，八味丸倍加附子。

愈後微渴微熱不思食　此正氣虛也。強與之即爲食復，漸進稀粥，以復胃氣。

愈後能飲食肢體浮腫　此氣復也。胃氣大健則浮腫消，勿誤爲水氣。若小便不利而腫，乃是水腫，宜金匱腎氣丸。

愈後因勞而復發熱　宜安神養血湯。

安神養血湯

茯神、棗仁（炒研）、白芍、當歸、遠志（甘草水浸，去骨炒）、桔梗、地黃、陳皮、甘草、圓肉，水煎服。

愈後傷食吞酸噯氣而復熱　輕則少食，重則消導，自愈。

若無故自復　此前邪未盡除也，稍與前症所服之藥，以徹其餘邪，自愈。

婦人小兒瘟疫論

經水適來而瘟　邪不入胃，入於血室，至夜發熱譫語，或止夜熱而不譫語，宜柴胡湯。

柴胡湯

柴胡、黃芩、半夏（製）、甘草、生地，水煎服。

一方用小柴胡湯，加赤芍、丹皮、生地。

經水適斷而瘟　宜柴胡養榮湯。與適來有虛實之別。

妊娠瘟病　宜下者，照前法下之，毋惑於參术安胎之說而用補藥，則大凶矣。但下藥得下則已，勿過劑也。服藥後若腹痛腰痛，胎必墜矣。

小兒瘟疫　遇時氣流行時，發熱、目吊、驚搐、發痙是也。宜用太極丸。沈氏《尊生》云：小兒疫症可同大人药，但藥劑宜輕。

太極丸

天竺黃、膽星各五錢，大黃三錢，麝香三分，冰片三分，殭蚕三錢。

右爲細末，糯米飲丸，如芡實大，硃砂爲衣。凡遇疫症，薑湯下一丸，神效。

補 遺 病 論

疫兼痢　發熱身痛，渴燥滿吐，最爲危急，宜梹榔芍藥湯。

梹榔芍藥湯

梹榔、白芍、枳實（麸炒）、厚朴（薑炒）、大黃，生薑煎服。

疫兼水腫　宜小承氣湯下之。

陽症似陰　外寒而内熱，則小便必赤，最易辨也。

陰症似陽　傷寒有之，瘟病無有。

新產亡血　衝任空虛，與素崩漏，經氣火虛者，亦如前治，宜柴胡養榮湯。若藥不行，須和其性，宜加生薑。氣虛不運，須助氣行，宜加人參。

劉宏璧先生集補瘟方治_附

大頭瘟　大頭瘟者，其濕熱傷高巔，必多汗氣蒸。初憎寒壯熱體重，頭面腫甚，目不能開，上喘，咽喉不利，舌乾口燥。不速治，十死八九，宜普濟消毒散。

普濟消毒散

川連、黃芩（酒炒）、人參、黑參、生甘草、桔梗、連翹（去心）、牛蒡子（炒研）、升麻、白芷、馬勃各一錢，薑蠶七分（炒），藍根（如無，以青黛代之）、柴胡。右爲末，半用水煎去渣，食後徐服，半用蜜丸，噙化就臥，以令性上行也。如大便硬，加酒蒸大黃一二錢，緩緩服，作丸噙化尤妙。若額面焮赤腫，脉數者，屬陽明，本方加石膏，内實加大黃。若發於耳上下前後，并額角旁紅腫者，此少陽也，本方加柴胡、花粉，便實亦加大黃。若發於頭腦項下，并耳後赤腫，此太陽也，荊黃敗毒散加芩、連，甚者磁針砭刺之；亦有服人中黃丸而愈者，又用沈氏頭瘟湯，至於潰裂膿出，必反染人。

沈氏頭瘟湯

川芎一錢，桔梗、防風、荊芥穗各一錢半，柴胡七分，黃芩（酒炒）、歸尾各二錢，水煎服。

此沈再平自製方也，用以治大頭瘟初起一二日者，無不愈。陽明邪盛者，加葛根、厚朴各一錢半。

捻頭瘟 捻頭瘟者，喉痺失音，頸大腹脹如蝦蟆者是也。宜荊防敗毒散。

荊黃敗毒散

羌活、獨活、前胡、人參、甘草（用人中黃更妙）、枳殼（麩炒）、桔梗、茯苓、川芎、薄荷、牛蒡子（炒研）、荊芥各一錢，防風一錢半，水煎緩緩服，加金汁一杯尤妙。

一方治捻頭瘟，喉痺失音，頸大腹脹，用金絲蛙（即青蝦蟆，背上有兩條黃色者）搗汁水調，空腹飲極效。或焙爲末，水化服亦得，曾治數人，甚效。

瓜瓤瘟 瓜瓤瘟者，胸高脇起，嘔血如汁者是也。宜生犀飲。

生犀飲

犀角二錢（鎊），蒼朮（米泔浸，麻油炒）、川連各一錢，黃土五錢，金汁半盞，芥茶葉一大撮。

水煎去渣，入金汁攪和，日三夜二服。

虛加鹽水炒人參。大便結加大黃。渴加括蔞根。表熱去蒼朮、黃土，加桂枝、川連。便膿血去蒼朮，倍黃土，加黃柏。便滑以人中黃代金汁。

楊梅瘟 楊梅瘟者，遍身紫塊，忽然發出梅瘡者是也。清熱解毒湯下人中黃丸。

人中黃丸 見瘟疫。

清熱解毒湯

川連（酒洗）、白芍（酒洗）、生地、黃芩（酒洗）、人參各三錢，石膏（雞子大，研細）、羌活、知母（去毛）各二錢，生甘草一錢半，升麻、葛根各一錢，生薑（切）二錢。水一斗煮取五升，每服一升，日三夜二。

疙瘩瘟　疙瘩瘟者，發塊如瘤，徧身流走，旦發夕死者是也。三稜針刺入委中穴三分，出血，及服人中黃散。

人中黃散

辰砂（水飛）、雄黃（要透明者）各一錢半，人中黃一兩。共爲細末，薄荷桔梗湯下二錢，日三服夜二服。

絞腸瘟　絞腸瘟者，腸鳴乾嘔，水瀉不通者是也。宜探吐之，服雙解散。

雙解散

防風、麻黃、川芎、連翹（去心）、薄荷、當歸、芍藥、大黃、芒硝各五錢，石膏、黃芩、桔梗各一兩，炙草、白术（薑汁拌，生用）、荊芥、山梔、滑石各二兩。

爲散，每服三錢，加薑三片，水煎去渣，調散服。

軟腳瘟　軟腳瘟者，便清泄白，足腫難遺者也，即濕瘟。宜蒼术白虎湯。

白虎湯

知母六兩，石膏一勺，甘草一兩，粳米六合，加蒼术三兩。

蒼术同米煮熟成湯，去渣，內四味再煮，減八分，溫服一升，日三服。皆忌一切辛熱燥烈有毒之藥，總宜扶正除邪逐穢解毒之品。

瘴 氣 門

瘴氣者，乃山川毒厲之氣，鬱蒸而然也。此岐伯所謂南方地下水土弱，蓋霧露之所聚也，故瘴氣獨盛於廣南。以土地卑下而陰陽二氣所蘊積，且四圍之山，崇高相環，百川之流，悉皆歸赴。及秋草木不凋瘁，冬令蟄蟲不伏藏，寒熱之毒蘊積不散，霧露之氣易以傷人。然瘴氣所起，其名有二，孟夏之時，瘴名芳草，而終於秋；孟冬之時，瘴名黃芒，而終於春。四時皆能傷人，而七八月間，山嵐烟霧、蛇虺鬱毒之氣尤甚，當是時疾瘴大作，不論老幼，或因飢飽過傷，或因榮衛虛弱，或冲烟霧，或涉溪澗，但呼吸斯氣，皆成瘴疾，其狀①頭疼體痛，胸膈煩滿，寒熱往來，咳嗽多痰，全不思食，發渴引飲，或身黃腫脹，眉髮脫落，此皆毒厲鬱蒸之氣所致。夫生於凌者安於凌，其土人宜無所慮矣，然且日食梹榔，能破堅毒而除蘊積故耳，治法先以磁石收其陰，次以丹砂上正其陽，陰陽氣正，中滿自消，然後以梹榔解其餘蘊，毒斯愈矣。

磁石丸　治瘴氣下收其陰。

磁石三兩（火煅，醋淬七次，水飛，晒乾）。

研極細，醋煮糊丸，小豆大，新汲水下三十丸，日二服。

丹砂散　治瘴氣上正其陽。

丹砂三兩（明亮者，水飛）。

研細，蜜水下五分，旦一服。

驅瘴湯　治夾風瘴溪澗蒸毒之氣，其狀血乘上焦，病欲來時令人迷

---

① 狀，原作"壯"。

困，甚則發燥狂妄，亦有瘂不能言者，皆由敗血瘀心，毒涎聚於脾經所致，並宜服。

人參一錢，柴胡二錢，黃芩、半夏（製）、大黃、枳殼（麩炒）、甘草各一錢。

每服一兩，薑、棗水煎，空心服。如瘂瘴，食後服。

香椿散　治瘴氣惡心，四肢痛，口吐酸水，不思食，憎寒壯熱，發過引飲。二廣、閩中多山嵐烟霧、蛇虺鬱毒之氣，當秋七八月之間，芒華發時，此疾大作，俗謂之黃芒瘴，又謂之芳草瘴是也。蓋人或因飢飽，或因虛怯，或冲烟霧，或涉溪澗，遂得此疾，謂之黑脚瘴、蝦蟆瘴、瘂瘴，其名不一，並皆治之。

香椿（嫩葉，酒浸）三兩，炙草、南壁土（取向日者）、臘茶各一兩。共爲細末，酒調下二錢。如患久者，加柴胡、甘遂各五錢，空心臨臥服。

煮黑豆丸　治山嵐一切瘴氣。

白术、蒼术、甘草、貫眾各二兩。

共爲細末，蜜丸彈子大，用黑豆一合，入銚內令平，將藥安豆中入水，高豆一指許，慢火煮乾，復暴乾，以絹袋盛之，每新汲水吞二十粒，有患處空心一服，如涉遠遇飢，水下五十粒至百粒，可充飢。

理脾却瘴湯　海內縉紳，游宦四方，水土不服，當用此方。若在兩廣，尤宜多服。

陳皮（炒）、白术（土炒）、白茯神（去皮木）、黃芩（酒炒）、山梔（炒）、半夏（薑製）各一錢，神麴（炒）八分，黃連（薑汁炒）、前胡各七分，蒼术（米泔浸，鹽水炒）八分，甘草五分。

右剉。生薑煎服，不拘時，一日一服，或間日一服，可免瘴病。何也？蒼、白二术去濕健脾，芩、連清熱解毒，二陳化痰，查、曲理脾消食，百病可却矣。更宜戒酒色，慎起居。

不換金正氣散　治四時不正之氣，寒瘴時氣，山嵐瘴氣，雨濕蒸氣；或中寒腹痛吐利，中暑冒風吐泄，中濕身重瀉泄；或不服水土，脾胃不和；或欲食停滯，復感外寒，頭痛憎寒；或吐逆惡心，胸膈痞悶；或發寒熱，無汗者。藿香正氣散主之，方見霍亂。如四時傷寒，瘟疫時行[①]，及山嵐瘴氣，寒熱往來，霍亂吐瀉，下痢赤白，不服水土。

蒼术（米泔浸，炒）二錢，陳皮、厚朴（去皮，薑汁炒）、藿香、半夏（湯泡，薑汁炒）、甘草各一錢，薑、葱水煎服。

頭痛加川芎、白芷。有濕加白术、茯苓，名除濕湯。潮熱加柴胡、黃芩。口燥心煩加柴胡、葛根。冷泄不止加木香、柯子肉、豆蔻。瘧疾加梹榔、草菓、常山。痢疾加黃連、枳殼，去藿香。咳嗽加桔梗、杏仁、五味子。喘急加麻黃、蘇子、桑白皮。身體疼痛加麻黃、桂枝、赤芍。感寒腹痛加乾薑、官桂。嘔逆加丁香、砂仁。氣塊加三稜、枳殼、梹榔、小茴香。熱極大便不通加大黃、芒硝。腹脹加枳殼、香附、白豆蔻。胸脇脹滿加枳實、砂仁、莪术。兩足浮腫加木瓜、大腹皮、五加皮。加人參、茯苓、草菓，名人參養胃湯。加川芎、官桂，煎吞安腎丸，治脾胃肝腎俱虛，風入四體筋骨，緩弱不仁；仍早晨常服炒黑豆淋酒。

救苦散　治傷風傷寒，頭目不清，如被疫氣所浸之人，少覺頭昏腦悶，急取嚏之，毒氣隨散，永無傳染，真仙方也。

芎藿藜蘆三，雄芷皂角四。元胡牡丹皮，硃砂爲伴侶。一點透元門，起死回生路。有人知此術，永無傷寒苦。

川芎、藿香、藜蘆各三錢，牡丹皮、元胡、硃砂（水飛）各三錢，明雄黃（水飛）、白芷、牙皂（去皮弦）各四錢。

---

① 行，原無。

右爲極細末，每以少許嗜鼻內取嚏，或先噙水一口，以竹筒吹少許入鼻內取嚏，出清涕爲佳。凡搐類受瘟者，吹之即愈。

大蒜汁　治山嵐瘴屬，一切不正之氣。

大蒜生、熟各七。

搗汁，井花水調下，少頃，腹鳴、或吐、或洩，即愈。

菖蒲散　治瘴氣久不瘥。

石菖蒲、川芎、白术（土炒）、蒼术（米泔浸，炒香）、荊芥穗、山梔（炒）各一錢，吳茱萸（滾水泡）、甘草、硝石、側柏（炒黃）、荷葉各五錢。

共爲末，薄荷湯下二錢。如患熱極，薑、棗煎服。

蒼术升麻湯　治嶺南春秋時月，山嵐瘴氣霧露之毒中人，發爲寒熱溫瘧，此其瘴毒從口鼻而入者，宜服。

蒼术（米泔浸，炒）一錢半，半夏（薑製）一錢，厚朴（薑汁炒）、陳皮、枳實（麩炒）、桔梗、川芎、升麻、柴胡各七分，黃連（薑汁拌）、黃芩（酒炒）、木香、甘草各五分，生薑三片，水煎服。

太無神术散　南方疫癘，亦挾嵐瘴溪源蒸毒之氣者，其狀熱乘上焦，病欲來時令人迷悶，甚則發燥狂妄，或啞不能言，皆敗血瘀於心，毒涎聚於脾故也。

蒼术（米泔浸，炒）三錢，陳皮、厚朴（薑汁炒）各二錢，石菖蒲、藿香、甘草各一錢，薑三片、棗二枚，水煎服。

一方無菖蒲、有香附，名神术散氣散，此崗治山嵐瘴氣之妙方也。

邪　祟^①　門

　　邪祟者，内外因俱有病也。其因於内者，若癲邪、鬱冒、卒死等症，皆緣自己元神不守，恍恍惚惚，造無爲有，如有見聞，乃極虛之候，非真爲鬼邪所侮也。其因於外者，若十疰五尸、中惡客忤、鬼擊鬼打、鬼排鬼魅、鬼魘尸厥等症，皆寔有邪祟爲患，不問其人虛實强弱，皆能犯之，性命懸於呼吸，不速救，俱能殺人。兹故條列於後，以便施治。

　　脉法　《内經》曰：厥逆連臟則死，連經則生。註云：連臟者，神去故也。《千金》曰：脉來遲伏，或如雀啄，乃邪脉也。若脉來弱，綿綿遲伏，或綿綿不知度數，而顔色不變，此邪病也。脉來乍大乍小，乍短乍長，爲禍祟脉也。兩手脉浮浮細微，綿綿不可知，但有陰脉亦細綿綿，此爲陰蹻、陽蹻之脉，此亡人爲祟也。脉來洪大而弱者，此社祟也。脉來沉沉澀澀，四肢重者，土祟也。脉來如飄風，從陰趨陽者，風邪也。一來調一來速者，鬼邪也。《脉經》曰：尸厥呼之不應，脉厥者死，反小者死。又曰：卒中惡，腹大四肢滿，脉大而緩者生，緊大而浮者死，緊細而微者亦生。《得效》曰：欲知祟害，心脉虛散，肝脉洪盛，或浮沉長短大小無定，或錯雜不倫。《綱目》曰：疰脉浮大可治，細數難治。《精義》曰：若脉沉沉澤澤，四肢不仁者，亡祟也。或大而惘惘者，社祟也。脉來乍大乍小、乍短乍長者，則鬼祟也。《回春》曰：有人得病之初，便譫語發狂，六部無脉，然切大指之下，寸口之上，却有動脉，此謂之鬼脉，乃邪祟爲之也。不須服药，但符咒治之。

　　癲邪　因氣血衰耗，元精不固，或挾痰火，瞀亂心神，遂至視聽言

_____
① 祟，底本作"崇"，據上下文改。後同。

動悉乖常度，似癲非①癲，似醉非醉，歌泣吟笑，不一其態，妄言妄見，多生恐怖。宜歸神丹、加減鎮心丹。

歸神丹 治癲邪因眞元虛極，神不守舍。

硃砂二兩（入豬心內，燈草縛定，酒蒸二炊久，另研極細）、人參、棗仁（豬心血拌炒）、茯神（去皮木）、當歸（酒洗）各二兩，琥珀（另研）、遠志（薑汁製）、龍齒（製），金箔、銀箔各二十張。

右爲極細末，酒糊爲丸，梧子大，每服九丸至二九丸，麥冬湯下。此方兼治癲癇，乳香、人參湯下。又治多夢不睡，棗仁湯下。

加味鎮心丹 治眞元虛極，元神失守以致癲邪。

黃芪（蜜炙）、天冬（去心）、當歸（酒洗）、熟地各一兩半，麥冬（去心）、生地、山藥、茯神（去皮木）各一兩，五味子、遠志（薑製）、人參各五錢。

爲末，蜜丸梧子大，另以硃砂爲衣，酒或米飲下五七十丸。

鬱冒 因汗出太甚，或血少，氣並於血，陽獨上而不下，氣壅滯而不行，雖平時無疾，身忽如死，不能引動，目閉口呆，不知人事，即微知人，亦惡聞聲響，若鬼神捕之，須臾氣過血還，即便生甦瘥，若眩冒者，婦人多有此症。宜白微湯、倉公散。

白微湯 治鬱冒。

白微、當歸各一兩，人參五錢，甘草二錢半。

右爲粗末，每五錢，水煎溫服。

倉公散 治鬱冒，吹鼻。

藜蘆、瓜蒂、明雄、白礬。

---

① 非，原作"似"。

各等分爲末，取少許吹鼻中。

卒死　《靈樞》三虛三實之説。三虛者，乘年之衰，逢月之空，失時之和，因爲惡風所傷。逢年之盛，遇月之滿，得時之和，雖有賊風邪氣，不能危之。而三虛相搏者，必見有五色非常之鬼，遂致暴病卒亡，亦皆由元神不完之故。故其卒死之時，口張目開，手撒遺尿，皆虛象也，治必補其氣。間亦有壯實人而卒死者，必目閉口噤手拳，此爲有異，治又當散表，不得用補藥，宜備急丸、清心丸、至寶丹。以上自癲邪、鬱冒、卒死三者，皆内因病也。

備急丸　治卒死，先以此丸急下，俟甦①再服下丸。

大黄、巴豆（去油取霜）、乾薑各二兩。

右爲末，蜜和，杵千餘下，爲丸梧子大。卒死者熱酒化下三丸，口噤者灌之，温水亦可，能下咽即活。此方乃急劑也，張易老名爲獨行丸。

牛黄清心丸　治卒死。

山藥七錢，甘草五錢，人參、神麯（炒）、蒲黄（炒）各二錢半，犀角二錢，肉桂、大豆黄卷（炒焦）、阿膠各七錢分半，白芍、硃砂（水飛）、麥冬（去心）、當歸、黄芩、防風、白术（土炒）各一錢半，柴胡、桔梗、杏仁、茯苓、川芎各一錢二分半，牛黄一錢二分，羚羊角、麝香、冰片各一錢，明雄八分，白歛、炮薑各七分半，金箔一百二十方（留四十方爲衣）。

蒸棗研，加蜜煉爲丸，重一錢，金箔爲衣，每服一丸，温水送下。

至寶丹　治卒死。

犀角、硃砂（水飛）、明雄（水飛）、琥珀（另研）、玳瑁各一兩，牛黄五錢，冰片、麝香各一錢半，金箔五十片（以半爲衣），銀箔三十片，安息香一兩

---

① 甦，原作“甦”，據文義改。

（酒濾①去渣土）。

少加蜜丸亦可，每丸重一錢，每服一丸，參湯下，日二三服。

尸疰

十疰②者曰氣疰、勞疰、鬼疰、冷疰、食疰、尸疰、水疰、土疰、生人疰、死人疰，此是十疰。五尸者曰飛尸、遁尸、沉尸、風尸、伏尸，此謂③五尸。十疰、五尸，爲病相似，或因人死三年之外，魂神化作風塵，着人成病。或逢年月之厄，感魑魅之精，因而癘氣流行身體，令人寒熱交作，昏昏默默，不能的知所苦④，積久委頓，漸成瘵瘵，肌肉消盡，以至於死，死後復傳疰他人，慘至滅門，可勝痛矣。宜十疰丸、桃奴丸、八毒赤散、太乙神精丹。

十疰丸　治尸疰，并治一切鬼氣。

雄黃、巴豆（去油盡）各一兩，人參、麥冬（去心）、細辛、桔梗、附子（製）、皂莢（去皮弦）、川椒（去目、閉口）、甘草各五⑤錢。

爲末，蜜丸梧子大，每服溫水下。

桃奴丸　治中惡。

桃奴七個（即自乾不落經霜桃杼，另研），玳瑁一兩（鎊細），安息香一兩（去渣），上三味同入銀器內熬成膏。硃砂（水飛）、犀角（鎊）各五錢，琥珀（另研）、雄黃（水飛）各三錢，麝香、冰片、牛黃各二錢，桃仁十四個（麩炒）。

安息膏和丸，芡實大，陰乾，磁器收貯，安静室中。每服一丸，人參湯下。

---

① 濾，原作"瀘"。
② "疰"字下原衍"五尸"，據上下文刪。
③ 謂，原作"調"。
④ 苦，原作"若"。
⑤ 五，原無，據《類證治裁》卷二補。

八毒赤散　治鬼附，並治一切染着鬼病。

雄黃（水飛）、硃砂（水飛）、礬石、丹皮、附子、藜蘆、巴豆（去油盡）各一兩，蜈蚣一條（焙）。

右爲細末，蜜丸小豆大，冷水吞十丸。

太乙神精丹　治客忤，治一切鬼氣病，無不應驗。

丹砂、曾青、雄黃、雌黃、磁石（煨）各四兩，金牙二兩半。

將丹砂、二黃醋浸，曾青酒浸，紙封，晒百日，各研極細，醋拌，乾濕得宜，納土釜中，六一泥固濟，安鐵腳環上，高揟①起，以漸放火，其火勿靠釜底，一周時，候冷出之。其药精飛化，凝着釜上，五色者上，三色者次，一色者下，但如雪光潔者最佳。若飛不盡，再着火如前，以雞翎掃取，棗肉和丸，黍米大。平旦空心服一丸，漸加一丸，以知爲度。服此者，五日内必吐利，過則自安。初服如黍米，漸一丸，至小豆大而止，不得更大。若服药悶亂，木防己湯飲之即安。若欲解殺药，吃煮爛肥豬肉。作土釜法，取瓦盆二個，可受二斗許者，以甘土塗其内，令極乾。作六一泥法，赤石脂、牡蠣、滑石、黃礬、蚯蚓泥各二兩，以好醋和甘土裹石脂等四種，火煨一伏時，取出，與蚯蚓屎同爲末，醋和如稠粥用之。凡合此药，以四時旺相日，天氣明，齋戒沐浴合之，治一切鬼氣病，無不應驗。久瘧變腫垂死者，服一丸即吐瘥，亦治瘧母。癥瘕積聚，服一丸，漿飲送下。諸卒死，心下微溫者，抉開口，以漿水調一刀圭與服。以絳囊盛九②刀圭，繫（男左女右）臂上，以避瘴疫時邪最妙。

中惡　凡人偶入荒坟、古廟、郊埜③、冷厠，及人跡罕到之處，忽

---

① 揟：同"支"。

② 九，原作"丸"。

③ 埜：同"野"。

見鬼物，口鼻吸着鬼氣，卒然昏倒，不省人事，四肢厥冷，兩手握拳，口鼻出清血白沫，狂言驚忤，與尸厥畧同，但腹不鳴，心腹俱煖爲異耳。慎勿輕動其尸，速令眾人圍繞打鼓燒火，燒麝香、安息香，俟甦方可移歸，服药治之，宜服桃奴丸、太乙神精丹（二方見前）。

客忤 即中惡之類，多於道路得之，亦由感觸邪惡之氣，故即時昏暈，心腹絞痛脹滿，氣冲心胸，不速治亦能殺人，當急取鹽如雞子大，許青布裹，燒赤，納酒中，頓服，當吐惡物，然後服药，亦宜服備急丸、太乙神精丹（二方見本門前）。

鬼擊 鬼打鬼排，卒着鬼氣，如刀刃刺擊，或如杖打之狀，胸腹間痛不可按，排擊處亦痛，甚則吐衄下血，此等皆來之無漸，卒然而死者也。死者也宜朱犀散、太乙神精丹。

硃犀散 治鬼擊等症。
犀角五錢（銹），硃砂（水飛）、麝香各二錢半。
爲極細末，每服二錢，新汲水調下。

鬼魅 或爲邪祟附着於體，沉沉默默，妄言詀語，乍寒乍熱，心腹滿，手足冷，氣短，不能食，宜服八毒赤散、蘇合香丸。

蘇合香丸 治鬼魅。
木香、沉香、麝香、丁香、檀香、安息香（熬膏去渣）、白术（土炒）、犀角（銹）、香附、蓽撥、硃砂各二兩半（爲衣），乳香（去油）、冰片、蘇合油（入安息香膏內）各一兩，安息香膏丸，每兩分作四十丸，每取二三丸，水酒任下。

妖狐迷亂　或爲山林窮谷妖狐迷亂，精神減少，日漸羸瘦，能言未然禍福，毫髮皆驗，人有念起，即知其故，宜避邪丹、蘇合香丸。

避邪丹　避諸邪鬼怪妖狐。

赤茯神、人參、鬼箭羽、菖蒲、遠志、白术、蒼术、當歸各一兩，桃奴五錢，硃砂、雄黃各三錢，牛黃、麝香各一錢。

右爲細末，酒糊丸，金箔爲衣，每丸如龍眼大，臨卧木香湯下。凡服此藥者，諸邪鬼惡自然不敢近，若更以絳囊盛五七丸，懸身上并床帳中更妙。

婦人與鬼邪交　凡婦人與鬼邪相交，每與交時，神思昏迷，口多妄語，醒則依然如故，面色嬌紅，日久腹中作痞，如抱甕然，名曰鬼胎，須服药下之，宜先服紫金錠（方見通治門），再服回春避邪丹。

回春避邪丹　治鬼胎。

虎頭骨二兩，硃砂、雄黃、鬼臼、蕪黃、藜蘆、鬼箭羽、雌黃。

右爲末，蜜丸彈子大，囊盛一丸，（男左女右）繫臂上，又與病者户內燒之，一切邪鬼不敢近。此方兼治瘟疫，並男婦與鬼交。

鬼魘　凡人睡則魂魄外遊，或爲鬼邪魘屈，其精神弱者，往往久不得寤，至於氣絕，此症與客舍冷房中得之爲多，但聞其人夢中吃吃作聲，便叫喚，如不醒，乃鬼魘也。不得近前急喚，但痛咬其足跟及大拇指甲邊，并多唾其面者。原有燈，不可滅[①]；本無燈，不可點燈照。如再不甦，稍稍移動些，子徐喚之，以筆管吹兩耳，以半夏、皂角末吹鼻中，甦後服藥治之，宜雄硃散。其有鬼魘及卒鬼擊，血漏腹中，煩滿欲死者，

---

① 滅，原作"減"，據上下文義改。

用雄黄末吹鼻中，又用酒調雄黄一錢服之，日三，能化血爲水。又夢中被鬼刺殺排擊，忽吐衄下血，甚而九竅皆血者，急須治之，宜獨活散。

雄硃散　治鬼魘。

牛黄、雄黄各一錢，硃砂五分。

每用末一錢，於床下燒之，再以末一錢，酒調灌下。

獨活散　治鬼魘諸症。

獨活、升麻、續斷、地黄各五錢，桂皮一錢。

共爲細末，每服二錢，白滾水調下，日二。

尸厥　凡人卒中邪惡，與臟氣相逆忤，忽手足厥冷，頭面青黑，牙關緊閉，腹中氣走如雷鳴，聽其耳中如微語聲者，即是尸厥。言如死尸，只脈動，心胸煖氣不絕耳，急以菖蒲汁灌之，再服藥，宜還魂湯、硃犀散。

還魂湯　治尸厥，一名追魂湯。兼治中惡客忤，鬼擊，飛尸奄忽，口噤氣絕。

麻黄三錢，杏仁二十五個（去皮尖），肉桂、甘草各一錢，水煎。口噤者，抉開口灌之，藥下即甦醒矣。

雄黄丸　治鬼胎腹痛。

雄黄、鬼臼、莽草、丹砂、巴豆（去油）、獺肝各五錢，蜥蜴一枚（炙），蜈蚣一條（炙）。

右爲末，蜜丸梧子大，每服二丸，空心温酒下，日二服，即當利。如不利，加至三丸，初下清水，次下虫如馬尾狀無數，病極者下①蛇虫，

---

① 下，原作"不"。

或如蝦蟆卵、雞子，或如白膏，或如豆汁，其病即除。此方專治鬼胎腹痛。又名斑元丸，尚治惑於妖魅，狀如癥瘕。治一切氣血痛亦效。斑猫（去頭足翅，炒）、元胡（炒）各三錢，糊丸，酒下，或爲末，溫酒下五分，以胎下爲度。

能知金玉妖怪寶光法　出《綱目》。

用水銀和牛、羊、猪脂搗成膏，以通草爲炷，燃點照於有金寶處，即知金、銀、銅、鉄、鉛、玉、龜、蛇、妖怪，故謂之靈液。

卷之八下

痧 脹 門

自軒岐而下，歷代明醫皆畧而不精。玫之諸書，曰乾霍亂，曰絞腸痧，曰青筋症，曰白虎症，曰中惡。在北方曰青筋症，曰馬頭瘟。南方謂之水痧，又曰水傷寒。江浙川廣則爲痧，閩廣則爲瘴氣。至康熙年間，檇李郭右陶著有《痧症玉衡》書，毘[1]陵王養吾纂《痧症全書》，近時沈再平發明其旨。余業醫三十餘年，每臨此症，皆云痧忌藥，藥欲辨之，難抵紛紛其口，亦聽其自便。殊不知，痧分七十二症，正變各半，總因風、濕、火三氣相搏而病。風者，厥陰風木也；濕者，太陰脾土也；火者，少陽相火也。三氣雜柔，清濁不分，升降不利，遂至胸腹脹急，或痛或不痛，而痧脹之症以成，此則病因之由於內者也。其所謂三經之因，其發必由外感，而外感分表裏，看凉熱審脉辨症，詳經絡認痧筋。其看法：頭頂心曰百會穴、兩眉中曰印堂穴、兩太陽穴、喉中兩傍、舌下兩傍、兩乳、兩手十指頭、兩臂灣、兩足十指頭、兩腿灣，十處也。凡痧必有青筋紫筋，或現數處，或現一處，或發有小紅點點者，用麻油燈火焠之。在肌表皮膚之裏，有發不出者，則刮之；在裏者，則刺之。三法不愈，當以藥治之。後之條分貫串，一目了然矣。

痧脹因風濕火三氣相搏而成

風爲厥陰風肝木，濕爲太陰脾土，火爲少陽相火，三氣雜揉[2]，清

---

① 毘：同"毗"。
② 揉，原作"柔"，據文義改。

濁不分，升降不利，遂至胸腹脹急，或痛或不痛，而痧脹之症以成，此則病之因於內者也。

痧分表裏辨附服藥凉温得宜法，附痧宜刮宜放法

前所謂痧因風濕火相搏而成，其發必由外感，而外感必分表裏。其始感於肌表，人自不知，則入半表半裏，故胸悶、嘔吐、腹痛也，用焠法可愈，不愈，以藥治之（宜四號否象方、五號觀象方）。或感於半表半裏，人自不知，則入於裏，故欲吐不吐，欲瀉不瀉。痧毒冲心，則心胸大痛；痧毒攻腹，則盤腸吊痛，用放血法自愈，不愈，以藥治之（宜十四號豐象方、十九號大畜方）。或中於裏，人自不知，則痧氣壅阻，惡毒逆攻心膂，立時發暈，氣血不流，放之亦無紫黑毒血，即有亦不多，此痧毒入深，凶兆也。但當審脉辨症，風寒暑濕氣血食積痰飲辨之何因，治之使甦，令氣血流動，然後扶起放痧，如不甦，急以藥灌之（宜二十一號睽象方、三十三號巽象方、四十五號蒙象方）。如此重症，當立時連進湯丸，方能有救，遲則必死。凡痧脹服藥，但由痧氣壅盛，而無食積瘀血，宜冷服。若痧氣壅阻食積，而無瘀血，稍冷服。若痧毒盛而血瘀，微温服。若痧入氣分而毒壅，宜刮痧。若痧入血分而毒壅，宜放痧。此亦大畧也。

治痧宜看凉熱

痧犯太陽，則頭疼發熱；犯少陽，則耳傍腫脹，寒熱往來；犯陽明，則但熱不寒，面目如火；犯太陰，則腹痛身凉；犯厥陰，則少腹或脇胸痛，亦身凉；犯少陰，則腰痛，亦身凉。犯肺，則咳嗽痰喘微熱，甚則鼻衄；犯心，則心痛，或心脹，頭額冷汗如珠，而身或熱或凉；犯膀胱，則小便血，甚則身熱；犯大腸，則痢膿[①]血，嘔吐身熱；犯肝，則沉重不能轉側，晡熱內熱，甚則吐血；犯三焦，則熱毒內攻，口渴便結而身

———————

① 膿，原作"濃"，據《痧脹玉衡》卷上改。

熱。此痧犯六經臟腑，而寒熱之外現者也。

有痧氣壅盛，發爲熱症，或熱而不涼，或日晡發熱，或潮熱往來，皆痧毒阻而不通，搏擊肌表，發而爲熱。若誤爲外感傳經熱症，發汗温飲，雖慢①痧遲緩，勢必益盛，變出頭汗、發狂亂語種種重症。不知外感之脉浮數而緊，熱症之脉洪數有力，痧症之脉終有不同，或有可疑，須看痧筋有無，辨之即明矣。

痧脹又必觀其所起與其所伏。蓋痧之發也，與中風、痰厥、昏迷相似。若脉不洪滑，便有可疑，非真痰矣。故症或口渴身熱，而脉變爲沉遲，症或不渴身涼，而脉變爲緊數，皆爲脉症不合，必取青紫筋色辨之，方有確見，不得誤認爲中風、痰厥、昏迷也。且其病源之起伏，更有顯然者。如先吐瀉而心腹絞痛，其痧從穢氣而發爲多也。先心腹絞痛而吐瀉，其痧從暑氣而發爲多也。心胸昏悶，痰涎膠結，遍身腫脹，疼痛難忍，四肢不舉，舌强不言，其痧②從寒氣久伏，欎爲火毒而發爲多也。則其源之所在，安可不詳審哉！

治痧脹與治他症之法異。欲治痧脹，必先明乎他症之所異，何言之？如傷寒食未化，下之太③早，反引寒邪入胃，變而爲熱，熱邪固結，所食不能消化，乃成結胸。若痧症新食，固宜以吐爲先，至所食既久，驟然痧脹，雖所食消化未盡，下之無害。蓋痧脹非有寒邪入胃，變成熱結之患，但因痧毒在腸胃部分，肌肉作腫作脹，盤腸絞痛，徧及臟腑，故外宜用刮放以洩毒於表，內可即下以攻毒於裏，則腫脹自消，食積因之通利，原無結胸之可憂也。但下之必兼去食積，又宜以漸而進，中病即止。

痧毒若犯咽喉，則痰喘如鋸，先放其痧，急用薄荷、牛蒡、童便、山豆根之類以清之，兼用吹藥（宜二十號損象方）。痧症危急，大便不

① 慢，原作“漫”，據《痧脹玉衡》卷上改。

② 痧，原作“痰”，據《痧脹玉衡》卷上改。

③ 太，原作“大”，據《痧脹玉衡》卷上改。

通，急宜放痧，用藥攻之（宜潤下丸）。小便不通，亦急放痧，用藥分利
之（宜四十四號未濟方）。枚舉兩三端，可見痧與他症之異也。即或有痧
與他症相兼而發者，亦當首重治痧，兼醫他症，以痧症急而他症緩也。

惟胎前產後有痧，當並重處治。蓋胎前宜補，痧宜消，產後宜溫，
痧症宜涼也，此際最當斟酌。

痧症當分經絡治之

雖然痧症之發，其表裏寒熱起伏，以及他症同異，固不可忽視。而
痧氣侵犯，要必先及十二經，故其發時，每隨所犯之經而有十二經現症，
必明乎此，方可隨症尋經，因經設治。而十二經脉所起，及十二引經之
藥，俱不可不知，試條列焉。或腰背巔頂，連及風府，脹痛難忍，是足
太陽膀胱痧也，其脉起於足小指外側之端，其引經藥黃柏、藁本。或兩
目紅赤如桃，唇乾鼻燥，腹中絞痛，是足陽明胃經痧也，其脉起足次指
外間，又一支入足中指外間，又一支入足大指端，其引經藥葛根、厚朴、
白芷，少用。或脇肋腫脹，痛連兩耳，是足少陽膽經痧也，其脉起足四
指間，其引經藥柴胡、青皮。或腹脹板痛，不能屈伸，四肢無力，泄瀉
不已，是足太陰脾經痧也，其脉起足①大指端，其引經藥酒炒白芍。或
心胸②吊痛，身重難移，作腫作脹，是足厥陰肝經痧也，其脉起足大指
叢毛上，其引經藥柴胡、青皮、川芎。或痛連腰與外腎，小腹脹硬，是
足少陰腎經痧也，其脉起足小指下，其引經藥獨活、塩酒。或咳嗽聲啞，
氣逆發嗆，是手太陰肺經痧也，其脉起於手大指端，其引經藥葱白、桔
梗、白芷，少用。或半身疼痛，麻木不仁，左足不能屈伸，是手太陽小
腸經痧也，其脉起於手小指端，循外側上行，其引經藥羌活，少用。或
半身腫痛，俯仰俱廢，右足不能屈伸，是手陽明大腸痧也，其脉起於手
食指端，其引經藥白芷，少用。或病重沉沉，昏迷不省，或狂言亂語，

---

① 足，原無。
② 胸，原作“腹”，據《痧脹玉衡》卷上改。

不知人事，是手少陰心經痧也，其脉起手小指内側出其端，其引經藥獨活、細辛。或醒或寐，或獨語一二句，是手厥陰心包絡痧也，又名手心主，其脉起手中指端，其引經藥柴胡、丹皮。或胸腹熱脹，揭去衣被，乾燥無極，是手少陽三焦痧也，其脉起手無名指端，其引經藥川芎，少用。夫既因十二經現症而知何經之痧，即可因何①經之脉所起之處以施針刺，再用藥治之，寧患痧脹之不愈？或有謂針刺手足，無如指頂爲妙者，法最簡便，衆可用也。

治痧手法 謂焠、刮、放并看法精義，放痧有十

然而治痧莫要於手法，更有不可不明者。手法奈何？不外焠、刮、放三者而已。蓋痧在肌表，有未發出者，以燈照之，隱隱皮膚之間，且漫焠，若既發出，有細細紅點，狀如蚊跡，粒如痦痳，疎則纍纍，密則連片，更有發過一層，復發兩三層者。

焠法。看其頭額及胸前兩邊，腹上肩腰，照定小紅點上，以紙撚條或粗燈草，微蘸香油，點灼焠之，即時嚗响。焠畢，便覺胸腹寬鬆，痛亦隨減，此火功之妙用也。此焠法也。

刮法。痧在皮膚之裏，有發不出者，則用刮法。若背脊，頸骨上下，胸前，脇肋，兩肩臂灣，用銅錢或碗口蘸香油刮之。若在頭額項後，兩肘臂，兩膝腕，用棉紗線或苧麻繩，蘸香油戞，見紅紫血點起，方止。大小腹軟肉内痧，用食塩以手擦之，既刮出，痛楚亦輕矣。此刮法也。

放法。古人云：東南卑濕之地，利用砭。所謂針刺出毒者，即用砭之道也。又針法云：砭者，用磁鋒砭也，不至傷人經絡矣。但今放痧，俱用鉄針，輕者一針即愈②，重者數次不痊，蓋因痧毒入深，一經鉄器，恐不能解，惟以銀針刺之，庶入肉無毒，又何懼痧患之至深乎？此刺法也。

---

① 何，原作“或”，據《痧脹玉衡》卷上改。
② 愈，原作“餘”。

放痧有十。夫治痧之手法既明，而放痧之要處宜悉。放痧者，即刺痧也。其可放之處有十：一在頭頂心百會穴，只用挑破，畧見微血以洩毒氣，不用針入。二在印堂，頭痛甚者，用針鋒微微入肉，不必深入。三在兩太陽穴，太陽痛甚者用之，針入一二分許。四在喉中兩傍，惟蝦蟆大頭瘟可用。五在舌下兩傍，惟急喉風喉蛾痧可用，急令吐出惡血，不可嚥下，舌下之正筋，切不可誤傷，立能殞命。六在兩乳，乳頭垂下盡處是穴，此處不宜多用，如不看有青筋在乳上下者刺之。七在兩手十指頭，其法用他人兩手扐下，不計遍數，捏緊近脉息處，刺十指尖出血；一法，用綫扎住十指根，刺指背近甲①處出血，隨人取用，若刺指尖，太近指甲，當令人頭眩。八在兩臂灣曲池穴，臂灣名曲池，腿灣名委中，先蘸温水拍打，其筋自出，然後迎刺。九在兩足十指頭，與刺手指同法。十在兩腿灣，看腿灣上下前後，有青筋所在，名曰痧眼，即用針迎其來處刺之。如無青筋，用熱水拍打腿灣，直刺委中便是，惟此穴可深入寸許。或謂刺腿灣痧筋法，細看腿灣有筋深青色或紫紅色者，即是痧筋，刺之方有紫毒血。其腿上大筋不可刺，刺亦無血，令人心煩。腿兩邊硬筋上不可刺，刺之筋吊。臂灣筋色，亦如此辨之，此說条看可也。以上刺痧要處，皆當緊切牢記。總之，有青紫筋，或現於一處，或現於數處，必須用針刺之，去其毒血。然用針必當先認痧筋，醫者不識，孟浪用藥，藥不到血肉之分，或痧症復發，痧毒肆攻，輕者變重，病者不能明其故，歸咎於醫，醫者之名，由兹損矣。

放痧須放盡

故放痧必須令其放盡，然亦不盡者，何也？蓋痧者，熱毒也，或誤飲熱湯，其青紫筋反隱不現，即畧現，放之或毒血不肯流，刮痧亦不出，熱湯爲之害也，當令飲冷水急解之，然後可再放而血流，再刮而痧出。

---

① 甲，原無。

痧有放刮不盡辨

又有毒痧方發，爲食物積滯所阻，與痧毒凝結於中，即放之亦不盡而刮之不出者，食物積滯爲之害也，當先消食積而再刮放。或有痧毒痧滯，熱極血凝，瘀血不流，阻於胸腹，刮放不盡者，當先放瘀血而後刮放。又有痧毒方發，兼遇惱怒，氣逆傷肝作脹，故痧氣益盛，而刮放俱難盡，又當先用破氣藥而再刮放。如此，痧毒皆可漸消矣。

痧筋不同辨

然而痧筋不同，有現者，有微現者，有乍隱乍現者，有伏而不現者。其現者，毒入血分爲多。乍隱乍現者，毒入氣分爲多。伏而不現者，毒結於血分爲多。微現者，毒阻於氣分爲多。現者人知放刺，微現者乃毒阻於腸胃，痧筋不能自顯，雖刺無血，即微有血，點滴不流，治療之法，但宜通其腸胃，痧筋自現，從而刺之可也。乍隱乍現者，又必待現而放之矣。至伏而不現者，雖欲放而無可放，必從脉不合症辨之。孰①爲所發之病在緩，孰爲所見症後甚急，即症與脉相合，又必細辨其何痧治法。結於血者散其瘀，結於食者消其食，結於痰積者消其痰積，迨結散之後，痧筋必然復現，然後刺放，病其可得而理也。治痧之手法，寧有可不講求之者乎？

痧有實而無虛辨

如果善用手法，使痧毒得洩於外，則必再求用藥之法，以擴清其內。而治痧之藥，大約以尅削爲主，不可用補益。蓋以痧者，天地間癘氣也。入氣分，則毒中於氣，而作腫作脹。入血分，則毒入於血，而爲畜爲瘀。凡遇食積痰火，氣血因之阻滯，結聚不散，此所以可畏也。故壯實者有痧症，忽飲熱酒熱湯而變者固然。即虛弱者有痧症，忽飲熱酒熱湯而變者，亦無不然。至於人有雜症，兼犯痧脹，是爲雜症變端，亦畏熱湯熱

---

① 孰，原作“熟”。下同。

酒，人不知覺，遂遭其禍，則痧症之發，又何論人虛寔乎？夫惟寔者犯之，固當以有餘治。虛者犯之，亦即以有餘治。蓋其有餘者，非有餘於本源，乃有餘於痧毒也，故药雖尅削，病自當之，中病即已，於本原依然無恙。可見治痧之药，絕無補法，痧之有寔無虛也明甚。

放痧不出

然則有手法以洩毒於外，有药劑以清毒於内，痧不既治矣乎？乃竟有放血不出、用药不效者，寧遂無法以治之？蓋痧筋隱隱，放之而血不流，即昏迷不醒，勢在危急，若審其無食積血痰阻滯於中，急用陰陽水，或泥漿水，或晚蠶沙水，或白沙糖梅水，或細辛水擇一種用之，俟其稍醒，然後扶起，再行別法療治。有因血瘀放之不出者，用桃仁、紅花、童便之類。有因飯後便犯痧症，多用塩湯，或礬湯冷飲，以探吐去新食。食久痧脹，用萊菔子、山查、麥芽消之。有積痧阻，用大黃、梹榔驅之，宜晉象方。或痰血凝結，昏迷欲死，不省人事，用菜油二兩、麝香一錢，調下立甦。如是先去食積血痰之阻滯者，則痧筋自然復現，痧氣自然散行，而後可刮即刮，可放即放，當药即愈。蓋緣痧症初發，未攻壞臟腑故也。總之，肌膚痧，用油塩刮之，則毒不內攻。血肉痧，看青紫筋剡之，則毒有所洩。腸胃及脾肝腎三陰痧，須辨經絡臟腑，在氣在血，則痧氣內攻者，可消可散可驅，而除其病根也。

用藥不效

且凡病用藥得宜，斷無不效，獨痧症竟有得宜亦不效者，何故？夫痧，熱毒也，熱毒宜凉不宜温，宜消不宜補，湯劑入口，必須帶冷，冷則直入腸胃，而肌膚血肉之間，雖有良劑，安能得至，故治痧者，莫先於刮放也。如刮放而肌膚血肉之毒已除，後將腸胃肝脾腎之毒，用藥驅之，未有不效者矣。然有刮放過，藥仍不效，奈何？蓋雖刮而刮有未到，雖放而放有未盡，則肌膚血肉之毒猶在，故藥有不效也。若刮已到，放已盡，而痧症猶在，則毒惟在腸胃及肝脾腎三陰經絡，非藥何以治之耶？

痧脹七十二症名目治法

雖然痧之治法，既已精詳，而痧之名稱，又當枚舉。蓋痧各有受病之由，其原雖不能離七情六氣，然亦不盡關七情六氣也。有因糞穢所觸而發，有因飢飽勞逸而發，有因傳染時行瘟疫而發。痧本無定脈，凡脈與所患之症不應者，即爲痧之脈。痧亦無定症，或感風感食感勞感痰，而以本症治之不效者，皆爲痧之症。有其症即應其名，有其名即應其治。故養吾於有所感而獨發爲痧者，定爲正痧三十六症，而以三十六方治之。又以痧之發，或兼他症，或類他症，或變他症，皆有必然之勢，故復即此而定爲變痧三十六症，而以二十八方治之。總計痧症共七十有二，治痧方六十有四。又以一症有兼用數方者，有一方或可治數症者，有有症而不必用藥因無方者。其方難於立名，遂取六十四卦象，定名編次。蓋以症皆已析，方皆已造，從古無七十二痧之名，亦無六十四方之治也，今得取其方症而列陳之。

風痧

曰風痧，頭疼腿痠①，身熱自汗，咳嗽腹痛，此因時邪所感，不可同傷風治法，純用疏風，當用刮法，後服藥，宜第一號乾象方。

暑痧

曰暑痧，頭眩惡心，自汗如雨，脈洪拍拍，上吐下瀉，腹痛或緊或慢，宜第二號姤象方。而亦有暑脹不已者，宜第三號遯象方，如竹葉石羔湯、六一散俱可用。

陰痧

曰陰痧，腹痛而手足冷者是也，宜用火焠，或因穢氣所觸而致，宜第四號否象方。

---

① 痠：同"酸"。

陽痧

曰陽痧，腹痛而手足煖者是也，出血即安，或因欝氣不通之故，宜第五號觀象方。

紅痧

曰紅痧，皮膚隱隱紅點，如痦疹相似，痧在肌表，感受雖淺，熱酒熱湯，亦不可犯，外用焠刮，宜第五號觀象方。

斑痧

曰斑痧，頭眩眼花，惡心嘔吐，身有紫斑，痧在血肉，急用放刮，遲則漸入於裏，必生變症，宜第六號剝象方。

烏痧

曰烏痧，滿身脹痛，面目黧黑，身有黑斑，毒在臟腑，氣滯血凝，以致疼痛難忍，宜第七號晉象方。

吐痧

曰吐痧，湯水入口即吐，急用伏龍肝研碎，水泡澄清飲即定，若湯藥，亦以此水煎之，宜第四號否象方。

瀉痧

曰瀉痧，水瀉不計遍數，不可下，不可澀，惟分理陰陽，用五苓散去桂，白朮換蒼朮，加車前、木通之類，宜五苓散。

緊痧

曰緊痧，其痛急，霎時暈倒，不消半刻即死，故曰緊痧，若知之者，急爲放血焠刮，宜滌痧丸，或可救。

慢痧

曰慢痧，緊痧只在頃刻，慢者十日半月死，甚或一月、三四月死，然亦必速治，蓋其死雖遲，久則痧毒延蔓腸胃經絡，正多函險。如痧毒結滯於身，或左右，或上下，或表裏。其在內者，先壞臟腑。在中者，先損經絡。在表者，先潰肌肉。一不治，便成死症。夫痧之有緊有慢，人多不識，未能逐症詳明。如初犯，邪氣勝，元氣衰，或十日半月一發，或一二月一發，久之則日近一日。蓋由胃氣本虛，故爾數犯，當用藥以充其胃氣，則毒自解而痧自斷矣，宜六十四號歸妹方。

暈痧

曰暈痧，一時頭眩眼暗，昏迷跌倒，乃毒所攻，毒血一冲，必至敗壞臟腑，其勢甚急，不能少延。蓋因毒血與食積痰氣結聚心腹胸膈，而經絡不轉，氣血不通，雖放而血不流，雖刮而痧不顯。治法視其食積痰血氣阻，及暑熱伏熱穢氣之類，消之散之。俟胸膈一鬆，則暈迷自醒，然後驗其青紫筋以剡之，宜第八號大有方、第九號坎象方。

絞腸痧

曰絞腸痧，心腹絞切大痛，或如板硬，或如繩轉，或如筋吊，或如錐刺，或如刀刮，痛極難忍。輕者亦微絞痛，脹悶非常，放血可愈。若不愈，必審脉症何因，辨明暑穢食積血痰氣阻治之，須進數劑，俟其少安，方可漸爲調理。此症多有放血不愈，不肯服藥，遂至痧毒攻壞腸胃而死者，良可惜哉！本症右手脉伏，宜放血，用第十號節象方、第八號大有方、十一號屯象方，服下能熟[①]睡即愈。如昏沉絞痛，口吐痰涎，宜先刺指頭出血，用十二號既濟方，冷砂仁湯調下，并一號乾象方，加山豆根、茜草、金銀花、丹參、山查、萊菔子，服之安。如盤腸絞痛，脉俱伏，宜十三號革象方、十四號豐象方。或飲之稍愈後復絞腸非常，

---

① 熟，原作"孰"。

叫喊不已，宜十五號明夷方、十六號師象方，必愈。

抽筋痧

曰抽筋痧，兩足筋抽疼甚，忽一身青筋脹起，如筋粗，必須處處大放毒血，宜十七號艮象方。

暗痧

曰暗痧，心悶不已，不食，行坐如常，即飲溫熱，不見囟處，心腹腰背不痛，但漸漸憔悴日甚，不治亦大害。此痧之慢而輕者，放之愈。更有頭痛發熱，心中脹，似傷寒。亦有往來寒熱，似瘧，悶悶不已。又有咳嗽煩悶，似傷風。有頭面腫脹，面目如火。有四肢紅腫，身體重滯，不能轉側。此痧之慢而重者，誤吃熱物，遂乃沉重，或昏迷不醒，或痰喘氣急狂亂。如遇此等，必當審脈辨症果係何因，在表者刮，在中者放，在裡者或煎或散或丸，須連進數服，俟其少安，漸爲調理。一婦忽不省，顏黑，左脈洪大，右脈沉微，此暗痧也，刺腿灣青筋出紫黑血，不甦，次日用十號節象方，稍甦，至五日，又刮痧，用十八號賁象方，乃大甦。一老人六月發熱昏迷，舌上黑胎芒刺，狂罵不已，六脈伏，此痧之極重者，刺之血不流，用十號節象方、十九號大畜方，稍冷飲之，又用三號遯象方，次日痧退少甦，但身重如石，黑胎不退，用六號剝象方而痊。一婦懷孕失火急下樓，墜仆絕聲，以驚治不效，安胎又不放，明日胎下，兒已死，診之脈伏，細按如有一線，但四體溫軟，如熟睡狀，急爲刺手足血，便呻吟，投滌痧散遂甦，更用十九號大畜方并二十號損象方而痊。

悶痧

曰悶痧，痧毒冲①心，發暈悶地，似中風中暑，人不知覺，即時而

---

① 冲，原無，據《痧脹玉衡》卷中補。

斃，此痧之急者，如暑甦，扶①起放痧，不愈，審脉用藥，急投滌痧丸。如發暈不甦，扶不起，必須辨症的確，用藥數劑灌甦，再放痧，再調治，宜十號節象方、九號坎象方。

落弓痧

曰落弓痧，忽昏不省，或痰喘，目上吊，如小兒落弓症，此暗痧難識，必須審脉辨症是何痧毒，再看身之凉熱，唇舌潤燥何如，然後治之，宜十五號明夷方。如痧氣未盡，宜二十一號睽象方加銀花、山查、丹參、萊菔子。一人常身熱口微渴，飲茶忽昏迷，左尺沉細，動止不匀，右寸浮芤，乃腎虛而痧犯之。腎水之痧逆行於肺，故痰氣壅盛而發暈也，用二十二號履象方加貝母、牛夕，入童便飲之，再用二十三號中孚方，然後扶起放痧愈。

噤口痧

曰噤口痧，不語，語亦無聲，乃痧氣欎盛，熱痰上升，阻逆氣管，咽喉閉塞而然，宜先放血，審肺腎②脾三經脉，次之推詳餘經，則知病所由來矣。一女爲後母所詈，痧脹昏迷不語，左關有力，右脉沉伏，乃傷氣之痧也，陳香櫞一個，煎湯微冷服，稍有聲，次日左關弦長而動。蓋因怒氣傷肝，痧氣尚阻肝經之故。刺委中穴三針，血出如注。又刺頂心、臂指十餘針，乃用十八號賁象方、二十四號漸象方，加元胡索、香附，微溫服之乃痊。

撲鵞痧

曰撲鵞痧，痰涎壅盛，氣急發喘，喉聲如鉅，此三焦命門之痧也，當放臂指、腿灣青筋，紫黑血，不愈服藥。宜十三號革象方、二十一號

---

① 扶，原作“伏”，據《痧脹玉衡》卷中改。
② 腎，原無，據《痧脹玉衡》卷中補。

睽象方，外吹二十五號震象方，再服二十六號豫象方，自愈。蓋此症痛如喉鵝狀，但喉鵝喉內腫脹，痧只如喉鵝之痛而不腫脹，形如急喉風，但喉風痛而不移，痧則痛無一定。且痧有痧筋，喉鵝則無可辨也。

角弓痧

曰角弓痧，心胸脹極，痧毒內攻，故頭項向上，形如角弓反張，是臟腑已壞，死症也。然反覆試驗，又得一治法，胸腹脹悶，自不必言，身難轉側，或手足拘攣，不能屈伸，有時踡縮，有時反張，急將毛青布一塊蘸油燒，抹其手足拘急處，再口含火酒，噴其通體，少頃，定覺舒展鬆動，然後用藥，或可回生，宜十號節象方、十八號賁象方之類。

瘟痧

曰瘟痧，寒氣欝伏肌膚血肉間，至脊而發，變為瘟症，是名瘟痧。又暑熱傷感，凝滯於肌膚血肉中，至秋而發，亦名瘟痧。但春瘟痧毒，受病者少，不相傳染，時或有之。秋瘟痧毒，受病者多，老幼相傳，甚至一家一方俱犯。其發也，惡寒發熱，或腹痛，或不痛，似瘧非瘧，或氣急發喘，頭面腫脹，胸膈飽悶，或變下痢膿①血，輕者牽連歲月，重者危急一時，治宜放血消食積為主，然後和解清裏，宜九號坎象方、二十八號恒象方，加大黃一二錢。

滿痧

曰滿痧，初起跌倒，牙關緊閉，不省人事，捧心拱起，鼻煽耳鳴，急為大放毒血，宜七號晉象方、九號坎象方、二十九號升象方。

脫陽痧

曰脫陽痧，小腹急痛，腎縮面黑氣短，出冷汗，名為脫陽，有似發

---

① 膿，原作“濃”。

痧，用連鬚葱白三莖研爛，酒四碗，煮一碗，作三服，又炒鹽熨臍下氣海穴，令氣熱自愈。

羊毛痧

曰羊毛痧，腹脹連背心，或腰胯如芒刺痛，宜用燒酒瓶頭泥研細，將燒酒和成團帶潮，隨痛處將團上滾，少頃，即有細細羊毛滾在團上，疼即止，屢用皆驗。

羊筋痧

曰羊筋痧，腹脹，渾身板痛，此與上羊毛痧症，或胸前或腰背，當用小針穿皮，提出筋毛自愈，只揀疼處看其有毫毛聚起者便是，宜滌痧丸、普濟消毒飲。

紫泡痧

曰紫泡痧，痧症不內攻則外潰，即如爲腫爲毒之外，又有發爲紫泡血者，此眞痧之異者也，宜刺腿灣及手指頭，令出毒血，宜三十號井象方。

瘋痧

曰瘋痧，曾見一人犯大麻瘋症，眉髮俱脫，面目頹敗，手足踡攣，遇一老者，爲之放痧三次，曰瘋痧也，傳一方，日日服之，以漸而痊。瘋者，天地之癘，蓋惡毒之氣，氣纏於血肉，散放肌表，留於經絡，以成瘋症，最惡候也。痧亦時行惡毒之氣所鍾，變爲大瘋，又何疑乎？老人所傳奇方，金銀花六錢，苦參四錢，牛膝三錢，赤芍、紅花、生地各二錢，黃芩一錢半，皂角刺一錢，水、酒各半煎服。附虱痧，手灣內鑽癢無比，此症無吃藥，亦不多見，惟有急破去虱，剝去皮一法耳。曾見一人遍身起大泡，其癢無比，用熱水洗之稍解，嘗欲眠於塩蒲包上，疱若破，內藏虱一包，如此數月而死。

血痧

曰血痧，胸中脹悶，飲食俱廢，兩脇疼甚，口中嘗湧中淡紅色血沫，如西瓜瓤，宜用薰陸湯爲君，即丹陽零零湯香，佐以茜草、劉寄奴之類，治之自愈。

蛔結痧

曰蛔結痧，痧毒攻胃，故蛔死入於大腸，與宿糞相結，腹中大痛，是爲蛔結。又有痧毒入胃，胃必熱脹之極，蛔不能存，因而上湧，乘吐而出，或蛔結腹痛，不大便，或入大腸由大便而出，與傷寒吐蛔、伏陰在內者不同，法當清其痧脹爲主，先用刮放，後服藥，宜二十六號豫象方、十五號明夷方、三十一號大過方。

銅痧

曰銅痧，渾身上下，頭面眼珠，盡如姜黃色，直視，四肢僵直，六脉似有似無，一時又如沸羹，大小便閉，淹淹欲死，急投滌痧丸，刺指臂委中俱令出黑血，用火酒擦身法象方良。

鐵痧

曰鉄痧，頭面手足十指如鍋煤色，不治，以週身血凝聚也，急深刺委中，令出黑血，用火酒擦身法。

痧塊

曰痧塊，痧毒留於氣分，成氣痞塊；留於血分，成血塊痛；壅於食積，成食積塊痛。蓋因刮放稍愈，痧毒未盡，不用藥消之故。治法：在氣分者，用沉香、砂仁之類；在血分者，用桃仁、紅花之類；由食積者，用梹榔、萊菔子之類；或氣血俱有餘毒者，兼治之；更兼食積，并治之。

又有痧症不忌食物，痧毒裹①食，結成痧塊，兩脇下痛，其痧塊變症多端，故難治。且治痧唯在初發，若不知，或飲溫熱，毒血凝結，即慢痧不至殺人，亦成脇痛，瘀之日久，勢必難散。宜二十九號升象方，三十三號巽象方，與九號坎象方加貝母、白芥子，七號晉象方，三十四號小畜方。

身重痧

曰身重痧，痧症初發，勢雖凶暴，未必身重，若飲熱湯熱酒，痧毒即阻塞經絡血肉之間，徧身腫痛，不能轉側，或嘔吐腹脹，脉伏。放痧之後，治先消瘀解毒，宜三十五號家人方，如痧氣漸減，再放痧，用三十六號益象方。

心煩嗜睡痧

曰心煩嗜睡痧，痧氣冲於心胸，故心煩，或嗜睡，此等俱慢痧。若誤以心煩嗜睡治之，必日甚。倘吃溫熱，必日凶，至不起。治法刺血爲主，可不藥而痊。

徧身青筋痧

曰徧身青筋痧，痧發面色如靛，滿身青筋脹起，粗如筋，痛自小腹起，攻上胸脇，困倦不堪，切不可誤認作虛，急刺曲池、委中，出黑血，宜滌痧丸，以火酒下。

遍身腫脹痧

曰遍身腫脹痧，痧者，暑熱時疫惡癘之氣，攻於裡，則爲痰喘，爲瘀血，昏迷不省。若元氣寔，内不受邪，即散其毒於肌膚血肉之表，爲腫爲脹。若悮吃熱湯酒，便成大害，此痧之暗者，宜從脉異處辨。一女

---

① 裹，原作“裸”，據《痧脹玉衡》卷下改。

手足俱腫，將及於腹，六脉弦細沉遲，此爲慢痧變症，因不肯放血，數日愈腫，强之放二十餘針，黑毒血出，用十號節象方，并散痧解毒消瘀順氣藥十餘帖安。一女久生瘡，腹腫如鼓，手足腫，左脉微數，右脉歇止，夫瘡毒，脉必洪數，今脉症不合，此慢痧爲患也，刺腿灣青筋五針，又刺指頭十餘針，用十號節象方，并三十六號益象方，連進五服乃痊。以上三十六正痧也。試更即三十六變痧述之。

傷寒兼痧

曰傷寒兼痧，凡傷寒頭痛寒熱諸症，或當暑天，或觸穢氣，或感疫癘，忽犯痧脹，是惟認脉看筋辨之，必先治痧，痧退，乃治傷寒。若誤食溫熱湯酒生姜，立見凶危。一人傷寒發痧，昏沉，臥不能轉，蓋痧氣沖心，故昏迷，痧毒入血分經絡，故不能轉側。先放痧，用三十七號无妄方，痧退，治傷寒而痊。一女太陽傷寒，治之四日，面赤身熱，心胸煩悶，六脉洪大無倫，此兼痧症也。刺青筋一針，流紫黑血，餘有細筋隱隱，痧氣壅阻之故，用三十四號小畜方，二帖稍鬆。次日筋大見，刺九針，服二十三號中孚方，少安。又早飲食，復發熱面赤，又刺兩足青筋，用小畜方，二帖稍痊。偶飲溫茶，立刻狂言，此痧未盡散，故又發耳，飲冷水二碗，更服小畜方，數帖痧乃清，但病久身虛，服參、芪始愈。

痧症類傷寒

曰痧症類傷寒，傷寒集中，僅有四症類傷寒，至於痧症類傷寒，比四症尤凶暴，而方書不載，故醫者不識。夫傷寒頭痛惡寒發熱，是太陽經症，寒從肌表而入，故宜發散。若痧症頭痛，是痧毒上攻，頭面三陽，不因外感，其惡寒發熱，雖在肌表，是時行之氣所感，由呼吸而入，搏擊於肌表之中。作爲毒熱，內熱則外寒，故亦惡寒。治宜先刺巔頂，放痧以洩其毒，用藥惟以透竅解毒順氣爲上。若誤用麻黃、羌，發表太甚，反助痧毒火邪，勢必惡毒攻冲，作腫作脹，立時凶危。故痧與傷寒症雖同，而治各異。要知痧症宜清涼，則痧毒可內解。傷寒宜辛散，則寒氣可外舒。固不可以治痧症者治傷寒，更不可以治傷寒者治痧症也，急刺腿灣、指臂及頂心，宜十號節象方、三十八號噬嗑方、三十九號頤象方、四號否象方。

傷風咳嗽痧

曰傷風咳嗽痧，從時氣所感，因而咳嗽，肺經受傷，不可同傷風治。蓋傷風以疏風為主，痧則當以刮放為先。用藥以清喉順氣，涼肺散痧為上，宜四十①號蠱象方，加前胡、山豆根。

咳嗽嘔噦痧

曰咳嗽嘔噦痧，痧毒之氣，上凌肺金，故氣逆發嗆而咳嗽，痰涎上湧，或嘔噦②惡心，或面目浮腫，或心胸煩悶，此熱毒入於氣分，痧筋往往不現，當刮之。間有入血分者，必待痧筋方刺之，急宜清理其痧毒。若從傷風治，誤矣。宜十號節象方，加童便，微冷服；又二十號損象方，或一號乾象方，加貝母、薄荷、童便。

霍亂痧

曰霍亂痧，痛而不吐瀉者，名乾霍亂，毒入血分也，宜放痧。新食宜吐，久食宜消，食積下結宜攻。痛而吐瀉者，毒入氣分也，宜刮痧，有痧筋則放，宜調其陰陽之氣，須知腸胃食積，宜驅不宜止，止則益痛。若吐瀉而後痛者，此因瀉糞穢氣所觸，宜用藿香正氣散，須防食積血滯，或消，或攻，或活血，山藥、茯苓不可亂放，施燥濕之品，溫煖之藥，俱在所禁。乾霍亂盤腸大痛，先放痧，後即服藥，宜十號節象方，與潤下丸妙。若上腹大痛，吐瀉數十次，痛更甚，宿食雖吐瀉盡，乃毒入血

---

① 四十，原作"十四"，據《痧脹玉衡》卷中及后方改。
② 噦，原無，據《痧脹玉衡》卷補。

分，血瘀作痛也，宜二十①號損象方、二十三號中孚方。

痧痢

曰痧痢，夏傷於暑，秋必瘧痢，痢疾初發，必先瀉泄，瀉則腸胃空虛，虛則易觸穢氣，即成②痧痛。或天氣炎熱，時行疫癘，感動腸胃，因積而發，亦致痧痛。夫痢不兼痧，積去便輕，若一兼犯，勢必絞痛異常，止治其痢，亦不效。或變痢如豬肝色，或如屋漏水，或惟紅血水，或變噤口不食，嘔吐，凶危。或休息久痢，惟先治痧，兼治積，則痧消而積易去，積去而痧可清矣，急宜刮放，宜九號坎象方，砂仁湯下，或三十號井象方。或更發熱，脹悶沉重，痢下紫血，六脈洪大不勻，此痧氣不清，毒尚盛也，急刮放，宜三十五號家人方，入童便飲。蘇木、紅花、茜草、五靈脂、烏藥、香附、當歸，以導其瘀。

痧類瘧疾

曰痧類瘧疾，痧有寒熱往來，似瘧。或昏迷沉重，或狂言亂語，或痰喘不休，或心胸煩悶、叫喊不止，或嘔噦吐痰、睡臥不安，或大小便結、舌黑生芒。如此重極，脈必有變，不與瘧同，宜細辨之。一人日晡潮熱，昏沉脹悶，大便不通，胎厚舌焦，左脈浮大而虛，右脈沉細而澀，若是瘧脈，不應虛且澀，視其乳下有青筋，刺出黑血，用散痧消毒活血之藥，諸症退，又用潤③下丸三錢，大便通，惟寒熱未除，用小柴胡湯愈。

瘧疾兼痧

曰瘧疾兼痧，瘧疾連朝間夕，多因暑熱相侵，心中迷悶，或感疫氣兼犯乎痧，瘧因痧變，勢所必至，不可慢以爲瘧而忽視之。瘧猶可延，

---

① 二十，原作"二十七"，據《痧脹玉衡》卷下及后方改。
② 成，原作"或"，據《痧脹玉衡》卷下改。
③ 潤，原作"劑"，此處"潤下丸"《痧脹玉衡》卷上作"大黃"。

痧必傷人。自非先治痧，決難全愈，兼痧之禍，可勝道哉！宜十號節象方、八號大有方。又或有本患瘧疾，日晡寒熱，七八日後，忽壯熱不已，昏沉不醒，左脉不勻，右脉虛澀，此非瘧脉，乃爲瘧之變症，非痧而何？刺臂出毒血，不愈，服藥，宜五號觀象方，加藿香、萊菔子、厚朴、梹榔，并四十一號離象方，次日再刺指頭，即以觀象方加大黃、枳實，俟熱退，再用十八號賁象方運動其氣。

頭痛痧

曰頭痛痧，痧毒中臟腑之氣，閉塞不通，上攻三陽巓頂，故痛人腦髓，發暈沉重，名真頭痛，旦發夕死，夕發旦死，急刺破巓頂百會穴，出毒血以洩氣，药則惟破毒清臟爲主。痧毒中臟腑之血，壅瘀不流，上冲三陽頭面肌肉，故肌肉腫脹，目閉耳塞，心胸煩悶，急刺破巓頂及其餘青筋，藥①宜清血分、破壅阻爲要，氣分宜四十二號旅象方，血分宜先冷服紅花膏子半盞，再用四十三號鼎象方。

心痛痧

曰心痛痧，痧毒冲心，屬之於氣，則時疼時止，痰涎壅盛，昏迷煩悶，此其候也，治宜刺手臂，服順氣藥爲主。痧毒攻心，屬之於血，則大痛②不已，昏沉不醒，此其候也，治宜刺腿灣，服活血藥爲主，遲則難救，宜十一號屯象方。

腰痛痧

曰腰痛痧，痧毒入腎，則腰痛不能俯仰，若誤吃熱湯酒，必煩燥昏迷，手足搐搦，舌短耳聾，垂斃而已。故凡痧中於腎，脉或左尺虛微，右尺洪實，或兼間歇止者，急刺腿灣出黑血，宜二十二號既濟方連服。

---

① 藥，原作“樂”。
② 痛，原作“補”，據《痧脹玉衡》卷下改。

小①腹痛痧

曰小腹痛痧，痧毒入大小腸，則小腹大痛不止，形如板推，絞切不已，治之須分左右，二股屈伸爲驗。如小腹大痛，每每左卧，左足不能屈伸，小腸經痧也。或痧筋不現，先服藥，宜四十四號未濟方，兩三劑，俟筋現，刺左腿灣二三針，出紫黑血，再服藥，宜二十三號中孚方，冷服愈。如小腹②大痛，每每右卧，右足不能屈伸，大腸經痧也。急刺右腿灣青筋三四針，出毒血，服藥，宜三十二③號隨象方，冷服。如夏月不頭疼發熱，但覺小腹痛，脹痞④不能屈伸，此皆暑火流注臟腑，故先小腹痛，急用藥，宜六和湯清解之，或四苓散加木瓜、紫蘇、香茹和散之，或藿香正氣散加山梔，或用炒塩和陰陽水探吐痰涎亦可。

頭眩偏痛痧

曰頭眩偏痛痧，痧氣慢者，上升於三陽頭面，常覺頭眩內熱，或半邊頭痛，心煩不安，宜刮痧，不愈，用清熱⑤下氣之劑治之。

流火流痰痧

曰流火流痰痧，痧毒傳變，不待十日，朝發於足而足腫痛，夕發於手而手腫痛；朝發於肌膚而紅腫，夕發於裏而痰喘不休；此等痧，乍隱乍現，乍來乍去。按脉，而痧脉又不現，最難識認。如痧毒所流及之處，熱者似流火而非流火，腫者似流痰而非流痰，或痒不已，或但痛之極，又痧之變者也。欲知此痧，須看病勢凶暴，不比流火流痰輕且緩者，驗於痧筋發現，刺之無疑，然後憑脉所犯風寒⑥暑濕食積⑦痰血氣阻，分治

---

① 小，原作“大”，據《痧脹玉衡》卷下及下文改。
② 小腹，原作“大腿”，據《痧脹玉衡》卷下改。
③ 三十二，原作“二十二”，據《痧脹玉衡》卷下及后方改。
④ 痞，原作“否”。
⑤ 熱，原無，據《痧脹玉衡》卷中補。
⑥ 寒，原無，據《痧脹玉衡》卷中補。
⑦ 積，原無，據《痧脹玉衡》卷中補。

之，斯能有效。一女人日間左足小腿紅腫大痛，夜即腹痛而足痛止。次日，左足小腿紅腫大痛，腹痛又止，來去不常，痛無一定。但六脉如常，難据爲痧，委中有青筋三條，刺之血甚多，反加痰喘，放痧未盡也，用二十六①號豫象方，加土貝母三錢，二帖少愈。次日，又刺左委中痧筋一條，巓頂一針，用前方加牛膝三錢，痧退，又用二十三號中孚方，腫痛俱痊。一人晚間右腿紅腫痛之已，喉傍腫痛，初不覺其爲痧，只見時症犯此者甚多，細看兩臂痧筋，刺出毒血，用十六號師象方，倍山查、萊菔子，加大黃一錢，飲之，食消便下而安。

痰喘氣急痧

曰痰喘氣急痧，先痰喘氣急，痧脹因之，先治痧後治痰氣。無令痧爲本病之助，先痧脹後痰喘氣急因之，但治痧而痰氣自愈。若痧有寒熱不清，痰喘氣急者，兼和解。痧有但熱無寒喘氣急者，兼消食順氣。有二便不利喘急者，有痢膿②血或赤白喘急者，但急攻裡。有瘀血凝滯、小便利大便黑、喘急者，當防痧毒攻壞臟腑，不痛者可治，痛不已者難治，服藥不應者必死。一人發熱頭疼，脹悶昏迷，痰喘氣急，六脉無根，因放痧，用十三號革象方、二十號損象方，稍冷服，又用四十五號蒙象方，脹平，再用一號乾象方，加青皮、連翹、山查、菔子、熟大黃，病痊。一婦喘急脹悶，刺乳下二針，出紫黑血，用二十八號恒象方，二帖愈。一人喘急，發熱身重，腹中絞痛，刮放不效，用四號否象方、十四號豐象方，加大黃服之愈。

半身不遂痧

曰半身不遂痧，心主血，痧毒中血分，故易攻心，此痧症所以發昏也。若慢痧沖激遲緩，留滯經絡，或左或右半身疼痛，或麻痺不仁，遂

---

① 二十六，原作"十六"，據《痧脹玉衡》卷中及后方改。
② 膿，原作"濃"，據《痧脹玉衡》卷中改。

成半身不遂，總因痧毒爲害也。見有青筋，急宜刺破，乃用藥散毒，活血消瘀，始得愈，宜四十六號渙象方。

臟脹兼痧

曰臟脹兼痧，先臟脹，忽痧氣乘之，臟脹益甚，在臟不可先醫，在痧自宜早治。一人腹脹如鼓，臍突筋青，心口將平，知爲血臟[①]症，其指頭黑色，兼痧無疑，刺二十餘針，腿臂出血，畧鬆，遂服藥，宜十九號大畜方，臍下青筋漸退，後用臟脹藥，導去惡水，日服治臟香橼丸二月餘，臟症平，永不復發。

痧變臟脹

曰痧變臟脹，痧者，毒也。慢痧[②]之毒，遷延時日，畱滯肌膚、腸胃中，若不早治，即成真臟。一人氣急作脹，胸腹飽悶，臍下青筋突起，心口將平，此慢痧成臟也，出毒血二十餘針，筋淡腹鬆，用十號節象方。

老病兼痧

曰老病兼痧，先患痰火咳嗽，忽喘急痰涎，喉聲如鋸，或頭汗如油，喘而不休，心胸煩悶，莫可名狀，雖是痰火危困，然有兼感[③]時氣或觸穢，驟然勢盛者，必宜察脉按症，先清痧，次治痰，漸補氣血，斯可耳。一婦素痰火，或痰壅喘急，六脉雀啄，此兼痧症，尚有救，刺出惡血，用散痧消毒豁痰順氣藥，并用四十五號蒙象方，漸安後惟大補氣血愈。

弱症兼痧

曰弱症兼痧，先患痨弱，或吐血，或乾咳，兩顴唇口鮮紅，或骨蒸

---

① 臟，原作"鼓"。
② 痧，原無，據《痧脹玉衡》卷中補。
③ 感，原無，據《痧脹玉衡》卷中補。

熱，或感時氣，或觸穢，必兼痧症。或痰喘，或咽喉如鯁①，或心腹脹悶，煩燥發熱，較之平時不足，益加沉重。此宜先治痧，令痧毒退盡，方治本症。宜十號節象方，清茶下。

內傷兼痧

曰內傷兼痧，人有內傷，詎無外感？外感不獨風寒，即暑熱、時疫傳染、穢惡觸犯一受之，亦如外感。然內傷本病也，外感標病也。內傷兼痧，宜先治痧，次治本病。一老婦奪產爭毆，發熱，咳嗽吐痰，胸中脹悶，知是內傷兼痧，刺痧筋二十餘針，與十號節象方，少鬆，又用四十七號訟象方，治其內傷，下黑糞瘀血，諸症除，後用六十二號謙象方，并前諸症亦除。

痧變癆瘵

曰痧變癆瘵，痧症有忌飲熱湯者，有反喜熱湯者，惟喜飲熱，痧亦難辨，慢痧所以漸成癆瘵也。原夫痧毒之始，入於氣分，令人喘嗽吐痰，發熱聲啞。蓋火毒傷肺，肺爲嬌臟，若不知治，變爲百日緊癆，輕亦數年難愈，卒至危亡。入於血分，重者囟變在即②，輕者歲月挨③延。若乃毒瘀胃口，必須去毒而愈。毒瘀肝經，損壞內潰，吐血數發，勢極囟危。毒瘀心包絡，更加囟險，不待時日。毒瘀腎經，腰脊疼痛，嗽痰咯血，日甚難痊。凡痧毒遺患，總成癆瘵，治須識之於始，莫咎厥終。一人痧脹，不服藥，但放痧三次，胃脘④成塊，嗽痰發熱，不食日瘦，右關芤緊，餘皆數。此內有瘀血，必吐出方解。用桃仁、蘇木、澤蘭、白蒺藜、香附、烏藥，酒煎服，吐出紫黑血碗許，更用活血引下藥，加童便，酒服愈。

---

① 鯁，原作"硬"，據《痧脹玉衡》卷中改。
② 即，原作"節"，據《痧脹玉衡》卷中改。
③ 挨，原作"埃"，據《痧脹玉衡》卷中改。
④ 脘，原作"碗"，據《痧脹玉衡》卷中改。

痧變吐血衄血便紅

曰痧變吐血衄血便紅，痧毒冲心則昏迷；冲肺則氣喘痰壅，甚則糞衄；入肝則胸脇疼痛，不能轉側，甚則血湧吐出；流於大腸，則大便血。流於小腸、膀胱，則小便血。治宜先清痧毒，順其所出之路，則氣自順而血自止矣。一人放痧不服藥，變筋骨疼痛，十日後，吐血甚多，疼痛不愈，脉芤，痧氣已退，尚存瘀血，用三十六號益象方。一小兒痧痛大便血，令放痧，用四十八號同人方。一女痧痛溺血，放痧不愈，用四十九號坤象方，加益母草、金銀花、牛膝、連翹。一人痧脹鼻衄，是痧症由衄而洩也，用六號剥象方。

痧變發斑

曰痧變發斑，痧粒不過紅點而已，至有渾身成片斑爛發熱頭暈者，宜五號觀象方。其有痧變發黄者，邪熱攻乎脾胃，而土之本色見於外也。脾胃雖屬土，又有濕熱之分。蓋脾土陰臟屬己土，主燥，觀其納甲於離宮可見；胃陽腑屬戊土，主濕，觀其納甲于坎宮可知。一濕一燥，濕熱薰蒸，如盦麯之狀，故發黄也。其方治載銅痧條。

犯痧

曰犯痧，小便不通，痧毒結膀胱，令便溺不利，小腹脹痛難忍，宜四十四號未濟方，并滌痧丸、潤下丸。

眼目怪症痧

曰眼目怪症痧，痧者，火毒也。若犯痧症，適與心主之火相合，痧毒逆冲，須防攻心之患。今少陰心君不受邪，逆犯厥陰肝母，故兩目紅腫如桃，甚則眼珠突出。然他症犯目，惟在於目。若因痧為患，必心中煩悶而目疾因之，不早治，則痧毒已象陽位，其火炎極，輕則壞目，重則殞命。治宜先刺巔頂百會穴，以洩毒氣，用清火①活血順氣藥②，加牛膝、石斛引火歸原，良法也。若心中煩悶頭眩，兩目紅腫大痛，眼珠挂出，左目尤甚，至晚即昏沉眩暈，宜五十號復象方，加童便服，眼珠始收。若兩目通紅，甚至起障生翳，此痧之餘毒在肝，宜五十一號臨象方，加燈心、白芙蓉葉，水煎溫服。

痧後牙疳

曰痧後牙疳，此痧毒入於胃也，宜五十二號泰象方，神效。

痧後胸膈痛

曰痧後胸膈痛，痧毒雖退，尚畱瘀血在胸膈間，是積血作痛也，宜失笑散。

婦女倒經痧

曰婦女倒經痧，經行之際，適遇痧發，經阻逆行，或鼻紅，或吐紅，肚腹腫脹，臥床不能轉側。肚腹不痛，亦為暗痧。若痧毒攻壞臟腑者不治，急放痧，宜五十三號大壯方。

胎前產後痧

曰胎前產後痧，孕婦犯痧，最易傷胎；產後犯痧，須防惡阻，較之平人更甚，當急救。若暗痧陡發，則胎前痧脉溷於有孕，產後痧脉雜於③惡阻，又無心腹痛可據。須當究其症候，察其聲色，看有痧筋，急宜刺破，肌膚痧壅，焠刮兼施，至若痧毒橫行，肆攻臟腑，莫可挽回矣。

---

① 火，原作"大"，據《痧脹玉衡》卷中改。
② 藥，原無。
③ 於，原無。

胎前痧痛

曰胎前痧痛，毒氣沖絞動，殞命傷胎，豈爲細故？至於安胎，用白术、當歸、茯苓之類，痧所大忌。以痧脹所宜，惟是破氣血之味，又胎孕所忌。斟酌其間，活血解毒，用金銀花、益母、丹參、紅花、寄生消痧而不傷胎元；順氣用香附、陳皮、厚朴、砂仁、烏藥行氣而不傷胎氣；散痧用防風、荆芥、細辛透竅而不動胎孕；消食積用山查、萊菔子、穀芽、麥芽寬中而不伐胎性；採擇於中，最爲穩當。然此等藥勢盛難於速效，權用一二味尅藥，恐於胎氣有妨，不可不慎，宜五十四號夬象方。

產後痧痛

曰產後痧痛，產後用藥，必須溫煖；痧症用藥，惟重清凉。既屬相反，而處治之方，毋執①產後，一於溫煖；亦毋執痧症，一於清凉也。今統製一方，爲臨症之要，散痧用獨活、細辛；破血用桃仁、紅花；順氣用香附、烏藥、陳皮；解毒用金銀花、紫花地丁；消食用山查、萊菔子、神麯、麥芽。如產後當用姜炭、肉桂以溫血，是痧症所忌。痧症必用荆芥、防風以散痧，連翹、薄荷以清熱，又產後所不宜也。況症脹極，尤貴大黃、枳實、梹榔以通積滯，而產後更不可用。蓋痧而用溫，脹者益脹；產而用凉，瘀者益瘀。惟取微溫之氣，則兩不相妨，更加童便以清熱消瘀，豈非良法乎？一婦產②三日，腹脹絞痛，惡露不通。夫產後痛當在小腹，今大腹絞痛，非產後本病。脉洪數有力，兼痧無疑，先飲童便一杯，少甦，刺出毒血，用二十二號履象方，痧盡惡露行。一婦產八日，惡露太多，忽寒熱，胸中脹悶，脉洪大無倫，今惡露去盡，此脉不宜，放紅紫痧筋二條，便不洪大，又刺臂指十餘針，用五十五號需象方，四帖病痊。一婦產六日，身痛，寒熱如瘧，昏沉，脉歇止，指甲黑，乃兼痧症也，刺指七針，舌底一針，稍緩，用五十六號比象方愈。

---

① 執，原作"熱"，據《痧脹玉衡》卷中改。
② 婦產，原作"產婦"，據下文改。

小兒夾驚痧

曰小兒夾驚痧，小兒一時痰涎壅盛，氣急不語，眼目上翻，手足發搐，肚腹脹滿，悞作驚治不效，看有痧筋，速爲出血，額現痧粒，急爲火焠，先令痧退，然後治驚，宜四十五號蒙象方。

痘前痧

曰痘前痧，痘本先天，因時而發，必由外感。如痧亦時疫之氣所感，作脹作痛。而胎元之毒，因之俱發。凡痘未見點之前痧脹，必心腹煩悶，痰涎壅塞，甚至昏迷不省，此其候也。小兒滑疾之脉，類乎痧症，厥厥動搖之脉。雖若疑似難明，然有痧筋可辨，單用藥清之，痧自退，痘自起矣。若痘點既形，觸穢痘隱者，痘科自悉，不載。一兒痘初發犯痧，腿灣有痧筋二條。余曰兩目少神，四肢戰動，痘之候也。隱隱微點，痘之形也。口熱如爐，紅紫之色，熱之盛也。但是痰喘氣急，腿灣痧筋，必痘因痧脹而發。治宜先透痧，或兼發痘，用五十七號兌象方一帖，稍冷服，痘乃發，十二朝而痊。

痘後痧脹

曰痘後痧脹，痘後中氣多虛，有感必傷。一遇暑熱及穢惡即成痧脹，往往忽然生變，人多認爲惡痘所致，竟不知痧之爲害有如此也，宜二十六號豫象方，合二十八號恒象方。

痘前痘後痧論

曰痘前痘後痧論，凡痘前痘後見有痧筋，止可辨其爲痧，用藥治之，切忌針刺，非不可針也。痘變不常，若一差池，爲害不淺，故切切不可用針也。

瘡症兼痧

曰瘡症兼痧，瘡痛者，心火血熱所致，故火盛而膿腫作痛。然膿瘡雖痛，必漸漸而來，非若兼痧之驟。故凡瘡瘍兼痧，其腫痛必多可畏處。況瘡脉多洪數，兼痧脉固不同，筋色又可辨驗，不容混也。急刺指頭及頭頂，宜五十八號困象方、五十九號萃象方。

痧變腫毒

曰痧變腫毒，痧毒不盡，留滯肌肉腠理間，即成腫毒。急先放痧，用解毒散痧藥，以除其根。然後審毒所發，照十二經絡臟腑，分陰陽寒熱處治。輕則消，重則拓，虛則補，實則瀉。若紅腫甚者，屬陽，宜五十九號萃象方。白色，平腫不起發者，屬陰，宜六十①號咸象方。毒又有半陰半陽者，宜五十八號困象方。凡毒穿破後，護之宜貼太乙膏。若腫毒無膿，止有毒水流出，或膿少血多，須拔出毒②水膿血，宜飛龍奪命丹，研碎些些，填太乙膏中，毒水盡。但貼膏有毒口難收者，收之宜摻紅玉散。一人發臂，疽黑爛，脉沉微，指頭黑色，惡熱飲，此痧變惡毒，用冷圍藥而成此疽也，令去圍藥，放痧訖，俟痧氣絕，用六十號咸象方温托之，外敷如前法，另有六十一號蹇象方，選用。

痧後調理

曰痧後調理，痧退之後，痧氣已絕，氣血虛弱者，急補之，宜六十二號謙象方、六十三號小過方。若屢患痧症者，待痧氣既清，調理之，宜六十四號歸妹方。以上三十六變痧也，列正變之名目，考正變之症狀，備正變之方治，痧焉廋哉！痧焉廋哉！以是知右陶養吾之書，實能發前人所未發，而再平編述之，足爲軒岐之功臣也，余能不祖其說而述之哉！

脉法

郭右陶曰：痧脉當辨十二經絡。脉芤而浮動者，肺痧也。脉芤而散

---

① 六十，原作“五十”，據《痧脹玉衡》卷下及后方改。
② 毒，此字下原衍“出”字，據《痧脹玉衡》卷下删。

者，心痧也。脉弦長而動者，肝痧也。脉芤大而滑寔者，脾痧也。脉沉細而動止不勻者，腎痧也。大腸之痧，利於肺而長。小腸之痧，類於心而細。胆之痧，類於肝而數。胃之痧，類於脾而緊。膀胱之痧，類於腎而浮虛。三焦命門之痧，脉必怪异。又痧脉，外感內傷辨。傷食之痧，脉多戰動。傷血之痧，脉多芤滑。傷暑之痧，脉多洪滑而疾數。傷風之痧，脉多沉微。穢觸之痧，脉多變異不常。傷氣之痧，脉多沉伏，或形如雀啄。傷寒濕之痧，脉多沉細。又曰痧症之脉，與諸症之脉不同。如傷寒傷風，自有傷寒傷風之脉，若傷寒傷風一兼痧症，其脉必變，其病必鹵暴是也，凡遇雜症有痧皆然。王養吾曰：痧症脉多微緩細澀，有時弦數，縱浮大亦虛而無力，疾徐不倫，或六脉俱伏，伏亦無妨。沈再平註云：鼇按又有或左或右一手伏者，有一部兩部伏者。王養吾曰：痧氣一退，脉即漸還。假如頭疼壯熱，脉應洪實而反微遲者，痧也。如厥冷不語，脉應沉細而反滑數者，痧也。大抵痧脉與他脉有異，脉症不符，便舍症而從脉。凡診痧①無過此，兩言盡矣。且痧之毒氣，冲激於經絡血肉之分，或脉洪數，或沉緊，或大而無倫，或洪實有力。若症脉稍有不合，便審痧筋有無。有則俟刮放後再診脉之來復何如，以斷病之寒熱虛實從治。無則憑脉斷其寒熱虛實用藥。如傷寒雜病，自有本脉，若一兼痧，其脉必變，病必鹵暴。然兼痧之脉自可細攷而知也。傷食之痧，脉多緊實。傷血之痧，脉多芤滑。傷暑之痧，脉多洪滑而數疾。傷風之痧，脉多沉微。觸穢之痧，脉多變異不常。傷氣之痧，脉多沉伏，或形如雀啄。傷寒濕之痧，脉多沉細耳。或有痧脉一似陰症者，尤不可不辨。蓋痧毒之氣，阻抑於經絡血肉間，故多沉伏，即有別病兼痧者亦然。如傷寒脉沉遲無力，是直中三陰經之脉也，治用熱藥，固無疑矣。惟傷寒兼痧，痧脉與陰症相似莫辨，一服溫補熱藥，痧毒變幻，悔無及矣。凡臨傷寒症，見有沉微或伏之脉，一似直中三陰經，其外視症候稍有不合者，便將痧筋驗之，有則爲痧，無則爲陰症施治，或凉或熱，萬不失一。

---

① 痧，原作"疹"。

且刮放服藥之後，血肉經絡之分，通而無阻，即按其脉，便不復如前之沉微或伏矣。然後按脉辨症，治其傷寒，未有不效者。至於雜病兼痧，有沉微或伏之脉，亦以此法驗之，誠爲至當不易。是故凡痧察脉，可決死生。脉微細者，生；實大急數者，重；脉洪大無倫者，凶；一部無脉者，輕；一手無脉者，重；兩手無脉者，死；六脉無根，放血服藥不應者，不治；諸怪脉現，放血服藥不應者，死也。總之，治病欲辨明寒熱虛實之法，斟酌輕重緩急之宜，惟脉是恃。若諸脉伏，不可推測，醫者將何以斷驗乎？故必求他症以辨之，方有治法耳。當諸痛脉伏者，推驗筋之青紫，識其爲痧。即諸病不痛而脉伏者，亦必推驗筋之青紫，識其爲痧。蓋因痧毒氣壅血瘀於經絡間，故爾脉伏。若刺放血流，氣亦泄，毒無壅阻，而脉乃復其常。至於重痧，傷在三陰，針刺有所不到，血流有所不盡，惟從食積血痰所阻之毒以治之，脉且隨藥而復，乃知痧症脉伏反爲平常事耳。

痧脹原由症治

陶節菴曰：濕霍亂，死者少；乾霍亂，死者多。以上不得吐，下不得利，上下不通，腹痛甚，而頭疼發熱，此爲乾霍亂也。犯此死者多，因其所傷之邪不得出，壅塞正氣，陰陽隔絶也。宜先用吐法，再服藥。繆仲淳曰：絞腸痧屬胃氣虛，猝中天地邪惡穢污之氣，欝於胸腹間，上不吐，下不瀉，以致腸胃絞痛異常，胸腹驟脹，遍體紫黑，頭頂心必有紅髮，尋出拔去之。急以三稜鎞針刺委中，擠出熱血，可立蘇。次用新汲涼水入塩兩許，恣飲，得吐泄即止。委中穴在兩膝下彎，橫紋中間兩筋之中，刺入一分。

痧分表裏

王養吾曰：痛而絞動者，痧毒阻於食積之氣分也。痛而不移者，痧毒壅於血分而有瘀也。發於頭面上部者，痧之毒氣上壅也。纏於手足下部者，痧之毒血下注也。上吐下瀉者，痧氣上下冲激也。煩悶氣脹者，痧氣壅塞於心膈也。惡寒發熱者，痧氣遏抑於肌表也。胸膈偏痛者，痧之毒血流滯於經絡也。結滯腸胃者，食積、瘀血爲腫爲脹也。吐血便血者，痧血泛溢而潰敗也。咳嗽喘急者，痧毒壅於氣分而生痰逆也。立時悶死者，痧之毒血攻心也。手足軟而不能運者，痧入於血分，毒注下部也。腰脇俱痛者，毒阻於血分而有瘀也。半身偏痛者，毒入於半身而血瘀也。身重不能轉側者，痧之毒血壅瘀不能轉運也。變成癰毒潰爛者，毒血凝滯，敗壞肌表也。以上宜分表裏。

痧分凉熱

又曰：痧症之發，未有起於寒者，然亦有時爲寒，非真寒也。蓋因世人知痧之熱，而服大寒之劑以致此。夫犯痧症，必其無食積血阻於中者，方可服寒飲而得效。若一有食積血阻而飲大寒，則食不消，血不散，積不行，痧毒反冰伏凝阻，未有得寧者。嘗見高岩窮谷中，行旅感受暑氣，渴飲澗水而即死者，是名寒痧。蓋緣痧毒攻心，服寒飲太過，痧毒反凝結於胸，多致不救也。若爲放痧，毒血一行，便無阻滯，得有其命。故方書有服陰陽水者，不獨取井水，以此故耳。是以久服凉飲之後，痧有未痊者，又當以微温之藥施之，署用三香温和之劑，誠爲權宜之術。若用桂附乾薑吳萸參芪之屬，則又惧矣。又曰：治痧當辨身凉身熱。身凉而内熱者，宜攻於裏；表熱者，宜透其肌。用藥隨時活變，故不立主方。以上言宜分凉熱。

痧症用藥法

又曰：痧症危極，昏迷不醒，即扶不起，呼不應，雖欲刮放而不得，即當用藥救之，以期必效。然痧症用藥，必須帶冷，雖未能即周於肌膚血肉間。其昏迷不省，乃痧之熱毒冲於心胸，心即不能自主而昏迷。若藥帶冷入口，先從胸膈間順流而下，則熱毒之氣在心膈間者，隨藥而消，故昏者復明，迷者復省，即有不省者，乃食痰血積所阻，若能攻而下之，未有不省者也。以上用藥法。

難治痧症

又①曰：痧症，有一等凶惡者，心胸高起如饅頭狀，不治。曾以升象方治活一婦人，胸前高突如拳大，堅如鐵石者，亦偶然也。背心一點痛者，凶。角弓反張者，死。腰腎一片痛者，死。心胸左右有一點痛者，不治。脅肋痛，四肢腫痛者，難治。鼻烟煤者，死。舌卷卵縮者，死。環口黧者，死。頭汗如珠，喘而不休者，死。昏迷不省，放痧不出，服藥不應者，死。痧塊大痛，服藥不應者，死。此皆實熱爲害，固然耳。以上難治症。

諸家名論

仲景

又曰仲景《傷寒論》中，不及瘟疫，何況後世所云痧脹乎？夫傷寒原爲傳經熱症，蓋因六氣陰陽同異不齊，風熱火統乎陽，寒燥濕統乎陰，大抵六氣由表及裏，故云外感，乃肝脾胃腎，與膀胱傳變皆週，而病自解矣。至於痧，有由內而出者，有自外而入者，有無端而起者。或發於臟，何臟受之？或發於腑，何腑受之？或犯兼症，或犯變症，但止於一經而不傳，原不拘拘經之手足也。故內受邪，則爲絞剌，爲脹急，爲悶亂；外顯於症，則爲癮疹，爲斑黃，爲吐瀉。誠中形外，自然之理耳。

河間

又曰河間云：諸熱瞀瘛，暴瘖冒②昧，躁擾狂越，詈罵驚駭，胕腫疼痠③，氣逆衝上，噤慄如喪神守，嚏嘔瘡瘍，喉痺耳鳴及聾，嘔湧溢，食不下，目眛不明，暴注卒瀉，瞤瘛暴病暴死，皆屬於火。以上諸症，今時痧脹，十居八九。至於暴病暴死，河間但指中風痰厥，由今觀之，

---

① "又" 字下原衍 "又" 字，刪。

② 冒，原無。

③ 痠：同 "酸"。

暴病暴死者，於痧脹最爲酷肖，想古時不立痧脹之名，未經説破故耳。
則知痧之屬火明甚。然火有君相之別。手少陰經君火也，右腎命門爲手
心主，乃手厥陰包絡之臟，經言心之原出於太陵，凡刺太陵穴者，所以
瀉手心主相火之原耳。又有手少陽三焦合爲表裏，神脉同出，現於右尺
一經，代君行令，故相火之爲病居多，皆因火性最烈，其氣上炎，以致
三焦阻塞，六脉全乖，昏冒①口不能言，痰喘聲如曳鋸。然相火作病，
猶有可面。若犯少陰心君，確具死症，則殞在須臾，莫謂醫工藝術之疎
耳。又曰：事必師古，何況於醫？

丹溪

丹溪治雜病，以氣血痰三者爲先，蓋三者成疾，人身最多，能詳審
於三法之間，便可指下奏功。至於痧脹，又何能離此三者乎。

謂氣血痰

痧有氣塞者，爲喘息，爲脹滿，爲嘔噦，爲頭目脹，其痛陣緊，脉
必洪數，屬陽。有氣閉者，爲昏冒不語，爲口噤目翻，不省人事，上下
厥冷，雖痛，口不能言，脉必沉伏，屬陰。痧有血熱者，爲煩躁，爲紫
斑，爲頭目赤，爲衄，爲口吐紅沫，脉必實大，屬陽。有血阻者，腰脇
痛，攻心痛，手足青紫，脉必緊而牢，乍大乍小，屬陰。痧有痰壅者，
喉中漉漉②有聲，吐咯不出，嘔吐酸水清涎，脉必弦滑，屬陽。有痰厥
者，卒倒僵仆，手足厥冷，肌膚芒刺，遍身青筋，坐卧不能轉側，脉必
微細，似有似無，屬陰。凡氣血痰之爲害③於痧，有如此者，不得謂陽
痧則生，陰痧則死也。即使陰痧，又不比傷寒直中陰經症，可用姜桂參
芪也。痧脹有脉伏三日，亦得救活者。四肢厥冷，刺血投劑後，即時温

---

① 冒，原作“胃”，应係版譌。
② 漉漉，原作“澀澀”，據《雜病源流犀燭》卷二十一改。
③ 害，原作“割”，據《雜病源流犀燭》卷二十一改。

煖者。目閉牙噤，刺血投劑後，即時睜眼認人，而言其所苦者。醫工能識其竅，則危者立安；失其机，雖得生全者亦死矣，可不深爲究心，以救人生命乎？以上象集諸家名論。

腹痛治法

雞治法

又曰：凡犯痧症，仰臥，將大雞公一隻，放肚上，雞即伏好，疼止，即跳下而愈，此法試過亦驗。

塩治法

又法：凡痧症屬肝經者多，肝附於背第七骨節間，若犯痧，先循其七節骨縫中，將大指甲重掐入，候內骨節响方止，以塩塗之。如不响，必將塩重擦，必使透入，方能止痛。以上腹痛治法。

陰陽水治法

又曰：治霍亂腹痛之甚，以新汲水、百沸湯各半合飲之，甚效。蓋上焦主納，中焦腐化，下焦主出，三焦通利，陰陽調①和，升降周流，則臟腑暢遂。一失其道，二氣淆亂，濁氣不降，清陽不升，故發爲嘔吐霍亂之病。飲此湯即定者，分理陰陽，使得其平也。此即無病，凡夏月早起，或臥間，用一盞，亦能清暑調中消食。以上論陰陽湯之利益。

服藥分温冷

凡痧症飲湯藥，云稍冷者，九分冷一分温也；云微冷者，八分冷二分温也；云微温者，冷者四分之三，温者四五分温也。以上湯藥規則。

---

① 調，原作“暢”，據《隨息居重訂霍亂論》卷上改。

食物忌宜

又曰：痛時則不欲飲食，痛後亦有不喜食者，有食而脹復痛者，或疑傷寒而餓壞者，其間飲食最要斟酌，宜忌不可不審也。夫發痧忌熱湯、熱酒、粥湯、米食諸物，若飲熱湯酒，輕必變重，重必至危。吃米物恐結成痧塊，日久變生他疾，難於救治。如有食消不殞命者，亦幸耳。故病畧鬆，胸中知餓，設或驟進飲食，即復痧脹，立能變重，須忍耐一二日，乃可萬全。更見禪僧痧脹，愈後再不復發，以無量腥故也。今後凡遇痧病得愈者，當知所戒，即無屢發之患。如傷寒不飲食，至一候兩三候不妨者，以邪氣填胃口也。痧脹十日五日不飲食亦不妨者，以痧氣滿塞胸膈也。惟俟痧氣盡，然後與之。生姜痧症大忌，切不可泡湯服，或作藥引，犯之必死。今將宜忌食物開列，醫家病家，各遵毋忽。

忌食

食忌生姜、棗、圓眼、川椒、胡椒、辣醬、烟、茶、酒、滾湯、索粉、醋、麵、麵筋、豬肉、羊肉、雞、魚、葱、蒜、芥、菜瓜、茄、菱、糯米食、糖食、桃、梅、李、杏、一切甜物。

宜食

食宜黑沙糖、芋艿、食塩、荸薺、百合、藕、西瓜、燈心湯、山查湯、萊菔子湯、蘆根湯、陳香櫞湯、陰陽水。雖然所宜，亦必待痛止後，知餓，方可吃清水飯湯，如米粥糊，亦宜少用，且須冷吃，不然則復發。以上食物忌宜。

治痧脹忌宜諸藥

治痧脹忌藥

忌藥切勿犯：人參、白朮、山藥、黃芪、熟地、白芍、甘草、茯苓、猪苓、半夏、白芷、蒼术、升麻、肉桂、附子、吳萸、乾姜、生姜、五味、木瓜、竹瀝、杜仲、枸杞、故紙、茯神、棗仁、蓯蓉、巴戟、柏仁。

凡治吐症，用半夏、藿香。獨[①]痧症作吐，半夏性燥，須防益助火邪，切不可用。藿香惟取其正氣，以治穢濁，倘腸胃中有食積瘀血，阻滯痧毒，驟用此以止吐，反有閉門逐盜之憂矣。

治痧脹宜藥

宜藥須酌用：陳皮、枳壳、荊芥、柴胡、葛根、薄荷、青黛、雄黃、青皮、枳實、防風、前胡、厚朴、紫蘇、蠶沙、射香、細辛、獨活、桔梗、香附、玉京、木香、乳香、竺黃、砂仁、烏藥、連翹、蓁艽、栀子、貝母、没藥、明礬、天冬、杏仁、桑皮、赤芍、香櫞、丹參、阿魏、石羔、山查、紅花、蘇木、桃仁、山稜、莪术、角刺、龜甲、麥芽、神曲、麥冬、牛膝、牛蒡、澤蘭、胆星、姜蠶、菔子、茜草、銀花、香薷、地丁、甘菊、牛黃、童便、梅花、板藍根、小青草即血見愁、紅蓼子、紫荊皮、火蔴仁、劉寄奴、益母草、地骨皮、穿山甲、白芥子、元胡索、五靈脂。

痧症寒熱，不由外感，其毒從鼻吸而入，搏擊肌表，羌活、麻黃，俱在所禁。如荊芥、細辛，善能透竅，蓋惡毒之氣由竅而入，故用以治痧，亦由竅而洩。若防風乃臣使之品，取爲透竅之佐，不比麻黃、羌活，專主發表，及有升發火毒之慮也。

忌宜相半藥

忌宜相半藥：羌活、藿香、檀香、當歸、黃連、元參、木通、川芎、沉香、丁香、生地、黃芩、花粉、大黃。

凡忌宜相半之藥，如必不得已而欲用之，輕者止可用半分至三分，重者亦只可用四五分至錢許。

---

① "獨"字下原衍"活"字，據《痧脹玉衡》卷下删。

治痧方六十四

一號乾象方

防風、細辛、陳皮、枳壳、旋覆花、荊芥穗等分，水煎，稍冷服。

頭面腫加薄荷、甘菊；口渴加天花粉；手足腫加威靈仙、牛夕、金銀花；吐不止加童便；腹痛加大腹皮、厚朴；血滯加茜草、丹皮；内熱加連喬、知母；小腹脹痛加青皮；痰多加貝母、瓜蔞霜；赤白痢加梹榔；寒熱加柴胡、獨活；喉腫加射干、山豆根；食積腹痛加山查、菔子；觸穢加藿香、薄荷；心痛加莪术、元胡索；瘀血面黑加紅花、蘇木；放痧不出加蘇木、桃仁，倍細辛、荊芥。以上加減法，大同小異，餘可類推，後不具載。

此方尚治感風成痧之劑。

歌曰：乾象風痧腹痛頻，咳煩身熱汗頭疼。荊防細壳陳旋獨，時氣相干一服寧。

二號姤象方

香茹、薄荷、連喬各一錢，金銀花、厚朴、木通各七分。水煎，冷服。

此方尚治傷暑成痧之劑。

歌曰：暑痧姤象止頭眩，自汗如傾吐瀉兼。荷澤喬通車藿朴，香薷瓜豆是更須。

此首歌内有加味。

三號遯象方

香茹、紫蘇、厚朴、山查、枳壳、菔子、陳皮、青皮等分，水煎，冷服。汗多者，本方去蘇葉。

此方尚治暑熱成痧之劑。

歌曰：暑脹難當遯象名，香茹查朴壳陳青。更加菔子蘇隨意，竹葉石羔湯亦靈。

四號否象方

藿香、香附各四錢，薄荷葉七分，枳壳、連喬、山查、元胡索各一錢，冷服。

此方尚治陰痧之劑，腹痛而手足冷者是也。

歌曰：否象陰痧手足冰[①]，腹疼[②]穢氣觸而成。延胡壳木查香附，砂藿連喬薄荷增。

此首歌內有加味。

五號觀象方

防風、荊芥各一錢，川芎三分，連喬、陳皮、青皮各八分。水煎，稍冷服。

食不消加山查、菔子；有積加梹榔；食積加三稜、莪术；心煩熱去川芎，加山栀子；氣壅加烏藥、香附；大便秘加大黃、枳寔；痰多加貝母、白芥子；欝悶不舒加細辛；小便秘加木通、澤泄；血壅加桃仁、紅花；暑熱加香茹、厚朴；咳嗽加桑皮、馬兜鈴；喉痛加薄荷、射干、牛蒡子，去川芎。

此方尚治陽痧之劑，腹痛而手足煖者是也。

歌曰：觀象陽痧手足温，多因氣欝痛相尋。荊防陳細梹喬欝，煩熱栀香菔子青。

六號剝象[③]方

地骨皮、薄荷、山栀、丹皮、天花粉、元參、細辛等分，水煎，稍

---

① 冰，《雜病源流犀燭》卷二十一作"凉"。

② 疼，原作"成"，據《雜病源流犀燭》卷二十一改。

③ 象，原作"相"，據上下文改。

冷服。

此方尚制退痧熱之劑。

歌曰：斑痧剝象是良方，嘔吐頭眩發紫斑。地骨梔元花粉細，丹皮薄荷便身凉。

七號晉象方

元胡索、蘇木、五靈脂、莪术、天仙子各一兩，廣皮、三稜、枳實、厚朴、梹榔、姜黃各七錢，烏藥五錢，降香、沉香各三錢，阿魏二錢，香附四錢，菔子一兩。水泛爲丸，每十五丸，砂仁湯下。

此方尚治食積壅阻痧毒，瘀痛難忍，頭面黑色，手足俱腫，胸腹脹悶等症。

歌曰：烏痧惡症痛難當，晉象丸方果是强。蘇木延胡陳附朴，蓬稜阿魏菔梹榔。靈脂烏藥天仙子，枳實姜黃沉降香。水泛爲丸如菉豆，砂仁湯送月圓雙。

月圓雙者，每服十五丸也。

八號大有方

沉香、梹榔各五錢，菔子、枳實、厚朴各七錢，山稜、莪术、天仙子、廣皮各六錢，蔻仁、烏藥各四錢，木香三錢，姜黃五錢。水泛丸，每三十丸，砂仁湯稍冷服。

此方尚治痧氣急，胸腹脹痛，迷悶昏沉。

歌曰：暈痧大有救昏迷，厚朴天仙菔廣皮。白蔻姜黃梹榔橘，蓬稜烏藥木香齊。

丸服法同前。

九號坎象方

五靈脂、廣皮各一兩，青皮、三稜、天仙子、莪术、姜黃各七分，枳實六錢，蔻仁、烏藥各五錢，木香、沉香各二錢，阿魏一錢。製法、服法同八號。

此方尚治痧症氣壅血阻，昏迷不省，徧身沉重，不能轉側。

歌曰：坎象同前氣阻壅，青陳烏藥實稜蓬。仙靈白蔻兼阿魏，更有姜黃沉木功。

十號節象方

欝金二錢，細辛一兩，降香三錢，荊芥五錢。每末三匙，清茶稍冷服。

此方通治痧症之仙劑。

歌曰：絞腸痧痛病非常，節象仙方效最良。欝細降香荊芥穗，三匙細末和茶漿。

以下①七方俱屬此條。

十一號屯象方

三稜、莪术、白芥子、延胡索、菔子各一錢，枳壳、青皮、烏藥各八分，紅花七分，香附四分。水煎，稍冷服。

此方尚治痧症内攻之劑。

歌曰：屯象祛痧氣内攻，蓬稜白芥枳延紅。萏青烏藥同香附，任是盤腸一劑通。

十二號既濟方

降香五錢，牛膝二兩，大紅鳳仙花、紅桃花、紅花各七分，白蒺藜一兩。爲細末，沙糖調童便冲服。

此方尚治痧毒中②腎之劑。

歌曰：既濟方除中腎痧，降牛桃蒺鳳仙花。紅花共末同調和，童便冲來效可誇。

---

① 下，原作“上”，據《雜病源流犀燭》卷二十一改。
② 中，原作“冲”，據《雜病源流犀燭》卷二十一改。

十三號革象方

欝金、沉香、木香各一錢，烏藥三錢，降香二錢，細辛五錢。每細末三錢，冷水調服。

此方乃治痧氣寒凝之劑。

歌曰：痧氣寒凝革象方，欝沉烏降木辛將。共來爲末三錢服，定使陰寒見太①陽。

十四號豐象方

三稜、蓬术、蔔子、青皮、烏藥、梹榔、枳實各一錢，水煎服。

此方乃治痧症因於食積者。

歌曰：豐象多緣食積因，青烏蔔實與蓬稜。查梹神粬能消食，水二煎成取八分。

十五號明夷方

細辛、大黃、枳寔、厚朴、桃仁、青皮、火蔴仁等分，水泛丸，每服一錢，重者二錢，再重者三錢，燈心湯下。

此方乃治痧症大便乾結，瘀血不通，煩悶壅盛昏沉者。

歌曰：明夷乾結便難通，煩悶昏沉氣血壅。蔞寔將軍辛厚朴，二仁水滴滯消融。

此首歌內無青皮，有瓜蔞。

十六號師象方

三稜、蓬术、厚朴、山查、枳寔、蔔子、連喬、青皮、陳皮、細辛等分，水煎，冷服。

此方乃治痧症氣食壅盛者。

歌曰：師象連前有七方，絞腸痧內療多般。青陳查朴蓬稜寔，蔔子

---

① 太，原作"大"，據《雜病源流犀燭》卷二十一改。

連喬與細看。

十七號艮象方

五靈脂、菔子、山查、神曲、青皮各一兩，蓬术、厚朴各八錢，三①稜、梹榔各七錢，蔻仁、烏藥、姜黄各五錢，沉香、木香各三錢，阿魏二錢，丁香一錢。水泛丸，每一錢，紫荆皮湯下。

此方尚治痧症食積成塊，痛而不已，推上移下，日久叫喊，筋脉抽掣之症。

歌曰：艮象抽筋手足疼，青筋脹起筋粗痕。三香查葡神靈蔻，烏藥蓬稜朴實青。阿魏姜黄梹治塊，丸吞十粒紫荆皮。

十八號賁象方

木香、檀香、沉香等分，爲末，每服五分，沙仁湯微冷下。

此方尚治過飲冷水痧②不愈者。

歌曰：賁象皆由飲冷過，三香末服暗痧多。皆因暑③熱寒冰受④，凝結於中毒阻何⑤。

十九號大畜⑥方

白蒺藜二兩，澤蘭、姜黄、葡子、山查、茜草、土貝母各一兩，元胡索、五靈脂各一錢半，梹榔七錢，金銀花八錢，烏藥、青皮各六錢，桃仁一兩二錢。每末一錢，溫酒下。

此方尚治食積瘀血，痧毒凝滯成塊，日久不愈。

---

① 三，原作"山"，應係版譌。

② 痧，原作"沙"，據《雜病源流犀燭》卷二十一改。

③ 暑，原作"署"，據《雜病源流犀燭》卷二十一改。

④ 受，原作"愛"，據《雜病源流犀燭》卷二十一改。

⑤ 何，原作"阿"，據《雜病源流犀燭》卷二十一改。

⑥ "畜"字下原衍"象"字，據目錄及《雜病源流犀燭》卷二十一刪。

歌曰：大畜能消積食瘀，毒凝成塊久難除。澤蘭白蒺姜黃菔，茜草青梻烏藥俱。查肉銀花土貝母，桃仁胡索五靈脂。

二十號損象方

沒藥三錢，細辛四錢，白蒺藜、元胡索、桃仁各一兩，降香三錢。每末一錢，酒下。

此方尚治血欎不散之症。暗痧難識，爲病亦多，故立賁、損、大畜三方。

歌曰：損象血欎不能散，細辛沒藥桃仁降。延胡白蒺酒水調，以上三方痧屬暗。

又歌曰：落弓痧脹最難醫，痰喘昏迷不醒時。暌履中孚分辨治，放痧去血復何疑。

廿一號暌象方

枳實、菔子各一兩，欎金二錢，烏藥、連喬各八分。共爲末，茶清冷服。

此方尚治痧氣欎悶之劑。

歌曰：暌象方原開欎悶，喬烏菔實欎金施。丹參查肉銀花佐，共末茶清冷服之。

此首歌內有加味。

廿二號履象方

刺蒺藜、獨活、桃仁、蒲黃、紅花、元胡索、烏藥各一錢，枳壳七分，香附三分。水煎，微溫服之。

此方尚治痧症因於血欎者。

歌曰：履象尚攻血欎症，桃仁獨活壳蒲黃。延胡白蒺烏香附，牛膝童尿貝母强。

廿三號中孚方

紅花、青皮、蒲黄各一錢，香附四分，枳壳六分，貝母二分。水煎，温服。

此方尚治血痰之症。

歌曰：中孚尚治血痰疴，貝母青紅枳壳蒲。以上落弓宜選用，昏沉發暈一時蘇。

廿四號漸象方

陳皮、青皮、山查、厚朴、烏藥等分，水煎服。

痰多加貝母、白芥子；頭汗加枳寔、大黄；口渴加薄荷、花粉；痧筋不現加細辛、荆芥；血瘀加香附、桃仁、延胡索。

此方尚治痧症因氣阻者。

歌曰：痰潮噤口語無聲，氣阻喉咽閉塞成。漸象青陳查紫朴，元胡香附可回生。

又歌曰：痰涎壅盛撲鵝痧，莫認喉鵝藥用差。震豫解方來救治，外吹內服妙堪誇。

廿五號震象方

天竺黄、硼砂各二錢，砆砂一分，元明粉八厘，冰片五厘。共爲細末，吹喉中。

此方尚治痧症咽喉腫痛。

歌曰：震象咽喉腫痛頻，砆硼冰片竺元明。細研吹入喉中好，拽鋸之聲一旦寧。

痧脹之害，甚於喉風。

廿六號豫象方

劉寄奴、荆芥、紅花、茜草、丹皮、赤芍各一錢，烏藥五錢，香附三分，蒺藜八分。水煎，温服。

此方尚治血滯之症。

歌曰：豫象方醫血滯凝，寄奴茜草蒺藜荆。紅花赤芍丹皮共，香附還同烏藥并。

廿七號解象方

牛蒡子、蘇梗、薄荷、甘菊、貝母、金銀花、連喬、枳壳各一錢，桔梗五分，烏藥四分。水煎，微温，加童便服。

此方尚治痧症咽喉腫痛。

歌曰：解象咽喉屬命焦，牛蒡枳壳桔連喬。菊花蘇梗金銀貝，烏藥須添腫即消。

廿八號恒象方

大腹皮（黑豆湯泡洗）、廣皮、細辛、菔子、前胡、麥芽各一錢，山查二兩。先煎湯，代水煎藥，稍冷服。

此方尚治痧氣食積，胸中飽悶，腹中絞痛。

歌曰：瘟痧爲病有多端，恒象方中大腹前。細麥菔陳先六味，山查濃汁更須煎。

廿九號升象方

蘇木二兩，刺蒺藜、元胡索、桃仁、紅花各一兩，獨活三錢，降①香、姜黃、赤芍各六錢，五靈脂七錢，大黃五錢，香附、烏藥、三稜、蓬术、陳皮、青皮、角刺各四錢。每末二錢，酒下。

此方尚治痧毒血瘀成塊，堅硬突起不移者。

歌曰：滿痧跌倒最稀奇，緊閉牙關事不知。升象血瘀堅突塊，延蘇獨活降靈脂。桃紅赤芍二黃附，烏藥青皮角刺宜。更有三稜蓬术等，共研細末酒相資。

二黃，姜黃、大黃也。

---

① 降，原作"桦"，據文義改。

三十號井象方

蓬术、紅花、澤蘭、桃仁、烏藥、桔梗、川芎、牛膝。水煎，溫服。

此方尚治紫泡痧之劑。

歌曰：紫泡成痧怪異多，若求井象免沉疴。澤蘭芎桔桃烏藥，牛膝紅花术用茇。

三十一號大過方

香附、菔子、梹榔、山查、陳皮、薄荷、連喬各等分，木香磨二分。水煎，加砂仁末五分冲和，稍冷服之。

此方尚治痧症食積氣阻之劑。

歌曰：大過方醫蛔結傷，皆因氣食痛難當。梹陳砂菔查香附，薄荷連喬與木香。

三十二號隨象方

赤芍、陳皮、桃仁、枳寔、茵陳、黃芩、瓜蔞仁、金銀花、山梔、連喬各一錢，大黃三錢。水煎，微溫服。

此方尚治痧症毒結於大腸之劑。

歌曰：銅痧遍體似姜黃，隨象除瘀結大腸。青赤芩喬桃枳寔，姜茵梔子大黃嘗。

三十三號巽象方

木香、沉香各五錢，砂仁、蔔子各八錢，檀香三錢，五靈脂六錢。水泛丸，每服五分，白湯下。

此方尚治過服冷水痞滿者。

歌曰：痧塊成形痞悶多，單求巽象莫能過。三香蔔子砂仁共，再入靈脂脇痛瘥。

三香，沉、木、檀也。

三十四號小畜方

香附、紅花各四分，桃仁、大黄、貝母、山查、赤芍、青皮、五靈脂各一錢。水煎，微溫服。

此方尚治痧症因於血寔者。

歌曰：小畜同前因血寔，桃紅貝附青查赤。靈脂還共大黄煎，氣滯血凝全没得。

三十五號家人方

歸尾、枳壳、赤芍各一錢，山查、菔子各二錢，厚朴八分。水煎，微冷服。

此方尚能消食順氣和血。

歌曰：身重消瘀解毒先，家人氣順食消兼。朴查葍枳同歸尾，赤芍相和用水煎。

三十六號益象方

蘇木、桃仁、紅花各一錢，青皮八分，烏藥四分，獨活六分，劉寄奴一錢，白蒺藜一錢二分。水煎，微溫服。

此方尚治血結不散之劑。

歌曰：益象同前因血結，桃仁蘇木并紅花。寄奴白蒺青烏獨，轉側如常不用嗟。①

三十七號无妄方

菔子二錢，梹榔、山查、連喬、赤芍、金銀花各一錢，防風、烏藥、元胡索、炒枳壳、桔梗各七分。水煎，稍冷服。

歌曰：无妄兼寒食血成，防延桔壳菔查梹。喬烏赤芍銀花共，沉暑冲心痧發昏。

---

① 歌曰……嗟，原無，據《雜病源流犀燭》卷二十一補。

三十八號噎嗑方

桃仁、蘇木、烏藥、香附、白蒺藜末、獨活、澤蘭、山查。水煎，冷服。

此方尚治痧症類傷寒。

歌曰：噎嗑頭疼發熱攻，類傷寒症最爲凶。桃蘇烏附澤蘭蒺，獨活山查可奏功。

三十九號頤象方

柴胡、菔子、山查、連喬、紅花、枳寔、荆芥、花粉、熟大黃各二錢。水煎，冷服。

此方尚治先因傷食發熱口乾等症。

歌曰：頤象方因傷食先，口乾身熱症同前。柴喬查菔紅荆粉，枳寔將軍酒製煎。

四十號蠱象方

射干、馬兜鈴、桑皮、桔梗、薄荷、天花粉、元參、貝母、枳壳、金銀花、甘菊等分，水煎，溫服。嗽甚，加童便冲服。

此方尚治痧似傷風咳嗽。

歌曰：蠱象傷風咳嗽痧，兜鈴桑桔貝銀花。射干壳粉同甘菊，薄荷元參童便加。

四十一號離象方

青皮、厚朴、枳壳、柴胡、貝母、知母、藿香、梹榔、陳皮、葛根。水煎，溫服。

此方尚治痧症痰氣壅盛。

歌曰：離象之痧瘧疾兼，熱寒迷悶壅痰涎。葛柴知壳青陳朴，梹藿袪除夏月天。

四十二號旅象方

貝母二錢，姜黃一錢，細辛、紅花各八分，青皮、厚朴各七分，荊芥六分，烏藥五分。水煎，冲砂仁末五分，微溫①服。

此方尚治痰氣壅塞之痧。

歌曰：旅象真頭痛有方，橘紅朴細貝姜黃。青荊烏藥同煎後，冲服砂仁更是强。

四十三號鼎象方

牛膝二錢，獨活、枳壳、桃仁、連喬、澤瀉、赤芍、山查、姜黃、蒲黃各一錢。水煎，微冷服。

此方尚散瘀毒，引火下行。

歌曰：鼎象同前瘀毒除，爲因引火下行時。喬牛獨枳查桃澤，赤芍姜蒲次第施。

四十四號未濟方

牛膝二錢，金銀花、丹皮、連喬、細辛、元胡索、澤蘭、白芨、蒲黃、木②通各一錢。水煎，冲童便微溫服。

此方尚治小腸經痧。

歌曰：小腹疼痧伸屈難，方推未濟澤蒲黃。通延牛膝銀花細，白芨連喬并用丹。

四十五號蒙象方

天竺黃、胆星各三錢，雄黃、硃砂各五分，射香、牛黃③各三分。甘草湯泛丸，如梧子大，每服三丸，白湯下。

---

① 溫，《雜病源流犀燭》卷二十一作"冷"。
② 木，原作"本"，應係版譌。
③ 黃，《雜病源流犀燭》卷二十一作"膝"。

此方尙治痰涎喘急之痧。

歌曰：蒙象痰涎喘急聲，砆雄天竺胆南星。射香研末牛黄共，甘草湯丸拔盡根。

四十六號渙象方

旋覆花、丹參、姜黄、橘紅、元胡索、穿山甲、赤芍、澤蘭、山查、角刺。

此方尙治半身不遂痧。

歌曰：半身不遂毒來攻，渙象丹延澤橘紅。角刺川山查赤芍，姜黄旋覆氣平胸。

四十七號訟象方

澤蘭、元胡索、赤芍、桃仁、陳皮、紅花、烏藥、獨活、丹參。水煎，溫服。

此方尙治內傷兼痧。

歌曰：訟象兼屬痧內傷，丹烏延赤澤爲蘭。陳桃獨活銀花取，不畏煩勞咳嗽痰。

此首歌內加金銀花。

四十八號同人方

歸身、山查、紅花、枳壳、赤芍、川斷、青皮、茜草、丹參、連喬，微溫服。

此方養血和中之劑。

歌曰：同人吐衄便紅增，養血和中此劑平。查壳赤紅喬茜草，歸青續與共丹參。

四十九號坤象方

白蒺藜、荆芥炭、赤芍、青皮、薄荷葉、陳皮等分，煎，微冷服。

此方尚治痧症氣血阻塞。

歌曰：坤象同前血阻明，肚心肺部患非輕。蒺藜赤芍薄荷葉，荆芥青皮又用陳。

五十號復象方

連喬、山梔、茜草、枳壳、丹皮、赤芍、牛膝、金石斛、金銀花、草決明。水煎，冲童便服。

此方尚治眼目怪症痧。

歌曰：眼目奇痧復象方，梔喬茜草決明當。銀花石斛丹牛壳，赤芍還加童便良。

五十一號臨象方

羚羊角、生地、黄連、木通、荆芥、穀精草、赤芍、生甘草、甘菊、大黄、木賊草、羗活、望月沙，水煎服。

此方尚治痧毒在肝，目生障翳。

歌曰：臨象同前用二生，連通菊賊芍羗荆。羚羊望月穀精草，一着將軍眼倍明。

五十二號泰象方

人中白三錢，花粉、硼砂、青黛各一錢，生甘草、兒茶、薄荷葉、細茶葉、黄連各五分，冰片一分，牛黄、珠子各五厘。研至①無聲，先用濃茶洗去腐肉，吹之。

此方尚治痧後牙疳。

歌曰：痧後牙疳泰象神，兒茶花粉黛官硼。牛黄珠子人中白，薄荷黄連一片冰。

---

① 至，原作“去”，據《雜病源流犀燭》卷二十一改。

五十三號大壯方

桃仁、紅花、山查、獨活、細辛、香附①、青皮。水煎，冲童便服。

此方尚能行經散瘀。

歌曰：倒經大壯婦人科，腹脹雙紅可奈何。獨細青紅香附米②，查桃多用便相和。

雙紅，謂經水紅及鼻紅也。

五十四號夬象方

桑寄生、紅花、香附、荆芥、葴子、益母草、細辛、神曲。水煎，冲砂仁末服。

此方尚治胎前瘀症。

歌曰：夬象胎前瘀所侵，寄生益母附紅荆。細辛葴子兼神曲，冲服砂仁藥更靈。

五十五號需象方

獨活、細辛、丹參、柴胡、牛膝、烏藥、山查、陳皮、金銀花、益母草、金石斛。水煎，溫服。

此方尚治產後瘀症。

歌曰：絞痛非常產後虛，消瘀需象獨陳皮。柴丹益母辛牛膝，石斛查烏即便除。

五十六號比象方

香附、姜黃、桃仁、蘇木、山查、丹參、牛膝、艾葉、柴胡、獨活、金銀花、益母草。水煎，稍溫服。

此方尚治產後瘀症。

---

① 附，原作“付”，據文義改。
② 米，原作“未”，據《雜病源流犀燭》卷二十一改。

歌曰：比象同前蘇木姜，查桃益母艾柴香。銀花牛膝丹參獨，總有諸邪亦不妨。

五十七號兌象方

荊芥、防風、連喬、紅花、青皮、蔔子、桔梗、枳壳、山查、牛蒡子。

此方尚治小兒痘前痧症。

歌曰：痘前痧脹用心專，兌象荊防桔梗看。青壳牛蒡查菔子，紅喬共劑自安痊。

五十八號困象方

羌活、紅花、荊芥、木通、當歸、牛膝、青皮、連喬、蟬退、牛蒡子。

此方尚治痧後熱毒，流連不已，致成瘡瘍。

歌曰：困象瘡瘍熱毒攻，羌防歸膝芥喬通。青皮蟬退紅花合，腫痛兼痧一旦空。

五十九號萃象方

甘菊、荊芥、紅花、甘草、木通、連喬、土貝母、金銀花、牛蒡子、柴花地丁等分，胡桃肉一個。水煎，溫服。

此方尚消痧後餘毒，發爲癰瘍紅腫。緣痧毒畱滯肌肉骨膝間者。

歌曰：萃象同前毒發紅，金銀土貝菊喬通，荊防甘草地丁紫，引用胡桃肉一宗。

六十號咸象方

人參、當歸、黃芪、甘草、牛膝、紅花、貝母、角刺、白芷、山查、金銀花，加胡桃肉一個。水煎，空心溫服。

此方尚治痧後餘毒，流連氣血不能即潰者。

歌曰：咸象變成惡毒症，參芪歸貝草銀紅。山查角刺胡桃芷，莫使流連氣血攻。

六十一號蹇象方

乳香、沒藥、貝母、雄黃、花粉、黃連各一錢，大黃（半炒半晒）、赤芍各二錢，牛蒡子一錢二分，甘草七分，川山甲（土炒）七分。每細末五分，蜜湯下。

此方尚治痧後熱毒，發癰發疔，疼痛不已。

歌曰：蹇象癰疔不可當，川連乳沒貝雄黃。將軍赤芍川山甲，細末還調是蜜湯。

六十二號謙象方

人參、茯苓、當歸、白朮、白芍、黃芪、陳皮、川芎、熟地、甘草，空心服。

此方痧後調理之劑。

歌曰：痧退調和謙象稱，芎歸熟地芍參苓。陳皮芪朮生甘草，煎① 服空心氣血平。

六十三號小過方

金銀花、土②貝母、牛蒡子、白扁豆子、山藥、山查、當歸各一錢，人參四分，甘草三分，胡桃肉一個，蓮肉六枚。水煎，空心服。

此方痧退後調理之劑。

歌曰：小過同前調理清，銀花土貝草歸參。蒡查扁豆兼山藥，蓮肉胡桃引用明。

六十四號歸妹方

炒塩、枯礬各一兩，炮川烏、甘草各五錢，乾姜三錢。飯丸，每服一錢，白湯溫服。

---

① 煎，原作“前”，據《雜病源流犀燭》卷二十一改。
② 土，原作“上”，應係譌，後同。

新犯痧者，一二服即愈；久犯痧者，十服即愈。蓋用甘草以助胃，用姜、烏以充胃，用枯礬以解毒，用食塩以斷痧，五味之妙用，誠爲千古之良方。若病人素本虛寒，必加倍多服，方能有效。

此方尚治屢犯痧症，必待全愈然後服之，以絶其根。若痧氣未除，切不可服，恐甘者能作脹，熱者反能助邪也。

歌曰：歸妹常沾要絶根，待他全愈斷痧靈。礬塩烏草乾姜共，米飯爲丸湯送温。

治痧脹應①用古方十七

玉樞丹一名紫金錠，見六卷上通門十六頁。

普濟消毒飲方見卷八瘟疫三十六頁，即普濟消毒散。

牛黃八寶丹

雄黃、元參（瓦上焙）各五錢，炒羌活、土炒川連、羚羊角、犀角、炒貝母、乳香、没藥各三錢，青黛二錢，珍珠四分，硃砂五錢，牛黃、冰片各二錢，共研細末，再將金銀花、紫花地丁、甘菊各二兩，甘草五錢，長流水五碗，砂鍋内慢火熬至半取汁，絞乾，桑柴火熬膏，入煉蜜盞許再熬粘②筋，和丸，每丸重三分，幼者一丸，大人二丸，蜜湯下。

此方尚治痧症發斑發狂，渾身赤紫，痧後惡毒瘡瘍，皆能消化。

仙方腦麝丸

黃藥③子、白藥子各三錢，花粉二兩，黃連一兩（研末，篩，只用頭末），

---

① 應，原無，據目録及《雜病源流犀燭》卷二十一補。

② 粘，原作“沾”，據《雜病源流犀燭》卷二十一改。

③ 藥，原作“約”，形譌，據文義改。

木香三錢，沉香二錢，麝香五分，龍腦三分，豬胆丸重一分。

此方尚治山嵐瘴氣，解茶痰酒渴，除伏暑，退心熱，止喉疼，開目霧，及赤白痢，一切火症，功效如神。并將兼治之症，開列於後：

一、治瘴氣痰渴，老年痰火，臨臥含化三丸。

一、三伏時行路，含一丸，口不渴，且消暑氣。

一、感冒大熱，用五丸或七丸，同好茶一撮，塩梅一個打碎，以井花水調服。

一、治心熱頭疼，用三五丸含化。

一、赤痢，用七丸，茅根汁同搗服。

一、白痢用七丸，同茶葉、塩梅搗服。

一、治痧脹面赤身熱，痰喘氣急，不省人事，服之即愈。

鬱金丸

醋炒五靈脂一兩，元胡索八錢，木香、鬱金（真者，晒，研）、雄黃各三錢，生礬、砂仁各五錢，神曲糊丸，每三十丸或四十丸，用自己口中津唾咽下。

此方尚治隨常痧症腹痛，一服見效。兼治九種心疼。

潤下丸

酒製大黃四兩，黑丑頭末（炒）二兩，牙皂煎汁和丸，鳳仙子大，每服一錢，或錢半至二錢，燈心湯下。

此方尚治大腸燥窒，二便秘結，痧毒壅盛者。此丸不但潤腸，兼利小便。

煉石丹

千年石（即陳石灰，水飛）一兩，松根石（即真琥珀）三錢，水骨石（即滑石，水飛）二錢，水泛爲丸。表熱燥煩者，青黛爲衣。眩暈心悶者，硃砂爲衣。每服二錢，垂頭盧粟湯下。

如聖散
麩炒枳壳三兩，微炒小茴三錢，塩磚（鏟上燒紅）三分。每末二錢，溫酒調下，如不止，再服一錢。

此方可補痧脹所不逮，兼治當心痛，遍身骨節牽疼，或嘔吐惡心，不時發作者，并疝氣勞根。

失笑散
五靈脂（去砂土，炒）、炒蒲黃等分，每末一二錢，溫酒調服。

此方尚治男婦慣發痧脹，服此永不再發。兼治血迷心竅，不省人事，產後心腹絞痛，及腹瘀血作痛者。

白虎湯 方見傷寒四十頁。
此方尚治傷暑發痧，神效。

益元散 方見二卷袪暑之劑。
此方尚治清暑熱，利小便，止渴除煩，降火利竅之劑也。余治小兒身熱咳嗽，微帶驚風者，用燈心湯調服，屢屢效。

大羌活湯 方見傷寒卷七五十四頁。

治臟香橼丸
陳香橼四兩，去白廣皮、醋三①稜、醋蓬术、澤瀉、茯苓各二錢，醋香附三兩，炒菔子六兩，青皮（去穰）、净查肉各一兩，神曲糊丸，每服五

---

① 三，原作“山”。

六十丸，米飲下。

此方或水或氣或食俱治。

加味活命散

土炒川山甲、金銀花、大黃各三錢，去白陳皮、歸尾各錢半，花粉、薄荷、赤芍、生地、白芷、乳香、甘草節、防風、貝母各一錢，没藥、角刺各五分。水煎，空心服，忌醋并諸毒物。

此方尚治痧後一切留①滯熱毒，發爲腫毒，發背疔疽，其加法開列於後：毒在背，加皂刺一錢半；毒在面，加白芷一倍；毒在胸，加瓜蔞仁二錢；毒在頭項手足，加金銀花五錢。

此方之妙，即非痧後尋常②發毒亦可用。

祛瘴辟瘟丹

厚朴、蒼术、羌活、防風、陳皮、枳實、香附、牛子各一錢，榔榔、白芷各八分，藿香、川芎各五分，細辛四分，甘草三分，加葱白。加減法開列於後：無汗，加蘇葉、薄荷；温瘧，加柴胡、半夏；口③渴，加花粉、葛根；頭疼，加川芎；身重汗出，加防己、石羔；遍身疙瘩腫痛，加藍葉、姜蠶、大黃；肌肉發紅黑紫斑，加元參、青黛、連喬；先中熱④又中暑，加白虎湯、香茹；咳嗽、涕唾、頭目昏眩，加旋覆花、荊芥；風温身體⑤灼熱，加黃芩、黃連、黑山栀。

此本方尚治感受時行不正之氣，瘟疫痧脹，男婦老幼皆同者。

---

① 留，原作"流"，據《雜病源流犀燭》卷二十一改。
② 常，原無，據《雜病源流犀燭》卷二十一補。
③ 口，原作"日"，據《雜病源流犀燭》卷二十一改。
④ 熱，原作"暑"，據《雜病源流犀燭》卷二十一改。
⑤ 體，原作"髓"，據《雜病源流犀燭》卷二十一改。

加减聖效散

厚朴、藿香葉、防風、製蒼术、藁本、柴胡、獨活、澤瀉、枳壳、石菖蒲、細辛各五錢，梹榔、陳皮、炒砂仁、炒蒴子、元胡索各八錢，草蔻仁（去壳）十枚。

共爲粗末，每服五錢，不計時，温服，取遍身微汗即愈。時氣不和，空①心飲之可辟邪疫。原名聖散子，即東坡守杭時，設劑療疫，全活萬人之方也。如有痧症相類者，用此以治之，亦無不效。

此方尚治傷寒時疫，陰陽兩感，表裏未辨，或外熱内寒，或外寒内熱，肢節拘急，頭項腰脊疼痛，發熱惡寒，嘔逆喘咳，鼻塞聲重，及飲食生冷，傷在胃脘②，胸膈飽滿，腸脇脹痛，心下痞結，手足逆冷，腸鳴泄瀉，水穀不消，小水不利等症。

硫礬丸

明礬、硫黄各四兩，先將二味用豆腐漿，在砂礶③内煮一日夜，取去豆腐渣仍入礶，慢火熬至乾燥，礶盛二藥，埋地深三尺，三日夜取出，礬硫化紫金色，再下一層有泥渣不用，然後再將茯苓、山藥各三兩同蒸晒一宿，酒炒當歸、酒炒白蒺藜各四兩，烏藥畧炒、熟半夏各三兩，焙杏仁一兩五錢，去白陳皮、炒小茴各一兩，棗肉丸，清晨塩湯下一錢半，臨卧白湯下一錢。

此方爲斷除痧根之神劑。有人病痧十年，或十日半月，或一年半年，發則痛不可忍，叫喊驚人，隨即暈死，或用探吐，或用醋炭薰鼻，并用華陀危病方，畧得解醒，後用此丸全愈，遂得除根。此病已入骨髓，百無一救，今幸而得此，且余屢用而多效，真神方也。

---

① 空，原作“可”，據《雜病源流犀燭》卷二十一改。
② 脘，原作“腕”，據《雜病源流犀燭》卷二十一改。
③ 礶：同“罐”。

附華陀危病方：吳茱萸、木瓜、食塩各五錢，同炒焦，用砂礶盛，水三杯，煮百沸，隨病人冷熱，任意服之，即甦。

又痧脹隨便用救急小方十九

陰陽水治法
陰陽水，凉水、滾水各半，或井水、河水各半。

細辛砂仁治法
細辛爲末，砂仁湯冷調服，治氣阻受寒痧。

晚蠶沙治法
晚蠶沙爲末，白湯冷服。

羊糞治法
羊糞一把，滾水泡蓋一時，取上面清湯，冷極服之。

白沙糖烏梅治法
白沙糖攪烏梅水服，黑沙糖亦可。

童便治法
童便連飲數碗。

泥漿水治法
泥漿水服，路上受暑痧，用仰天皮水攪，澄清飲之。

菉豆湯治法
菉豆湯稍温服，做菉豆粉泔①水亦可。

麻油灌方
麻油一盞，灌下，牙關緊②，抉口灌之。

---

① 泔，原作“甘”，據《雜病源流犀燭》卷二十一改。
② 緊，原無，據《雜病源流犀燭》卷二十一補。

蘆根湯方

蘆根湯微溫服。

菜油麝香治法

菜油二兩，麝香一錢，昏迷不醒欲死者，灌下立甦。

蘿蔔菜湯汁治法

蘿蔔菜作湯飲，搗汁，頻飲亦可。

伏龍肝治法

伏龍肝泡水飲。

生豆漿治法

生豆腐漿服碗許。

絲瓜葉汁治法

絲瓜葉搗汁飲之，亦可治霍亂。

生黃豆試法

生黃豆細嚼，不豆腥氣，可用辨試是否痧症。

芋艿試法

芋艿連皮毛生嚼，是痧便不麻口，可用辨試。

燒塩探吐法

燒塩湯待冷，不拘多少，灌下探吐。以下二方，新食阻隔痧毒之法，必多飲方吐。

明礬末服法

明礬研末，陰陽水調服二錢，亦可探吐，多則用至三錢。

以上六十四方，又古方十七、小方十九，皆錄養吾原本。

卷之九

暑　病　門

　　節齋曰：夏至後病熱爲暑，相火行令也。夏月人感之，自口齒而入，傷心包絡經。其爲症，煩則喘渴，靜則多言，身熱而煩心，大渴引飲，頭痛自汗，倦怠少氣，或下血發熱發黄，甚者火熱制金，不能平木，搐搦不省人事，多中於元氣虚脱之人。暑傷氣，所以脈虚，微細弦芤遲也。諸病喘嘔，暴注下廹，霍亂轉筋，身熱瞀鬱，小便濁赤，皆屬於熱。熱即是暑也，但傷寒傷暑，俱有發熱，當分辨之。寒傷形，暑傷氣，傷寒則惡寒而脈浮緊，傷暑則惡熱而脈微虚。又有傷暑中暑之因，靜而得之爲傷暑，陰症也。或納凉廣厦，起居不節，汗出煩燥，面垢背①微惡寒，手足微厥，甚則洒然毛聳，腠理開則洒洒然寒，閉則蒸蒸熱悶，此心包之火不勝時火，故反惡寒也。倘坐卧陰凉，表虚不任風寒，若誤以外感治之，必害。宜清暑益氣湯，見二卷袪暑條下。或凉亭水閣，密樹濃陰，過受凉快，爲寒所襲，頭疼，惡寒發熱，肢體拘急，是感寒之類，脈必弦緊。宜清暑十全散，見後。或脾氣虚弱，汗多惡寒。宜十味香薷飲，見二卷袪暑條下。或過傷飲食生冷，泄瀉嘔吐霍亂者。宜六和湯、藿香正氣散，見二卷和解條下。此概治傷暑之法也。而其所及之症，有吐利，腹痛氣逆，發熱，頭疼煩渴，肢冷疼，前板齒寒，無汗，脈虚，或遲或伏，昏悶者。宜香茹飲，見二卷袪暑條下。有身熱小便不利者。宜益元散，見二卷袪暑條下。有吐瀉寒熱，喘咳痞滿，體腫倦卧，便赤者。宜六和湯。有發熱嘔血者。宜黄連二錢，黄酒

----

　　① 背，原作“皆”，據《温熱暑疫全書》卷三改。

煎服。有暑天身熱頭疼燥渴者。宜麥冬湯，見本條下。有暑天發渴者。宜生津丸，見本條下。以上皆傷暑之屬。中暑者，動而得之，陽症也。或遠勞役，大熱而渴，陽氣內伏，熱合於腎，爲水不勝火，發熱煩渴，氣息喘促，日晡病減，此脾胃大虛也。宜補中益氣湯，去升麻，加五味子、麥冬、黃連、黃柏、澤瀉，見二卷理氣。或農夫田野，及慣於勞力之人，過受燔灼，頭角額痛，發熱，大渴引飲，脈洪大。宜地漿水，煎蒼术白虎湯。或年老及虛汗之人，不宜用寒涼，宜稍加溫藥行之。宜竹葉石膏湯，加熟附子，見二卷瀉火下。或平昔陰虛多火，不可用溫藥。宜白虎加人參竹葉湯，見二卷瀉火條下。凡以中暑皆太陽經分之症，甚或卒倒不省人事，切忌香茹等溫散之品，盖既中熱，復以辛溫傷其氣，如火益熱矣，故香茹飲只可治傷暑，不可治中暑，此概①言中暑之法也。而其所及之症，有夏月勞苦，卒然暈甚而死者，少與冷飲即死，亦禁臥冷地、濕地，急移其人於陰處，再以熱土放臍上，撥開作竅，令人尿其中，以生薑或蒜搗汁，和童便或熱湯送下，外用布蘸熱水薑汁或熱蒜汁拭臍腹立甦，後徐用藥，宜麥冬湯、人參白虎湯。此急救法也。又有煩渴口燥悶亂者，先以布蘸熱水入臍中氣海，或掬土放臍，令人更溺之，俟甦，以米湯徐灌之，然後隨症調治，宜六和湯、清暑益氣湯隨症加減。凡中暑者必傷氣。宜清暑益氣湯，傷暑亦可服之。以上皆中暑之症，所當分別而治之。傷暑者，熱邪傷於肉分，中暑者，熱邪傷及臟腑，皆暑病之重且大者。大凡暑干於脾胃則吐利，暑干於心則煩心，暑中於衛，則衛虛而不能固表，暑入於六腑，則令人小水不利。總之清暑邪，扶正氣，利小便，辨症用藥，無不應驗。

冒暑辨症治法

冒暑者，尋常感受暑氣，致令腹痛水瀉，乃胃與大腸感邪，或惡心嘔吐者，乃胃口有痰飲，而又感邪之故。黃連香茹散、清暑十全飲、解暑三白湯（皆見本條）。冒暑者，是暑病之輕且小者也，當分別而治之。

---

① 概，原作“慨”，據《雜病源流犀燭》卷十五改。

伏暑辨症治法

伏暑者，人受暑邪，當時不發，或爲些小風寒所固，暑毒漸漸入內，伏於三焦、腸胃之間，或秋或冬，久久而發，此暑毒伏於人身之內者也，宜清暑丸、香茹飲（見本條）。亦有夏月曝書曝衣，暑氣未散，隨即收藏，至秋冬近之，其氣亦從口齒而入，入而即發，此暑毒伏於物而觸於人者也。雖同伏字，而伏則異。此二端變生之病，或霍亂吐瀉，或瀉痢腹痛，或瘧發寒熱，皆能致之，當細詢其因以治之，宜香茹飲、藿香正氣散。甚或有身熱足冷者，其勢甚危，宜五苓散下來復丹（見本條）。或嘔渴惡心下血，及年深暑毒不瘥者，宜酒蒸黃連丸（見本條）。如煩渴引飲，或瀉痢者，桂苓甘露散（見本條）。其腸澼下痢赤白癃閉者，宜益元散。暑邪伏久傷肺，喘咳煩渴，氣促者，宜清肺生脈飲（見本條）。其大煩大渴，及霍亂後渴者，宜濯熱散（見本條）。

暑風辨症治法

暑風者，因暑感生風。病人忽手足搐，昏迷不省，脈浮而虛，急先以溫水化蘇合丸灌之，俟甦再用藥，宜黃連香茹飲加羌活二錢，大效（見本條）。若嘔吐，加陳皮、藿香；小便不利，加猪①苓、茯苓、澤瀉、滑石；有痰，加生薑；大渴，去半夏，加花粉；瀉利不止，加白术；轉筋，加木瓜；腹滿身重，難以轉側，口不仁，面垢，譫語，遺尿，此熱兼暍也，宜白虎湯。以上各當加減爲治。如病更重，搐搦，屬聲吟呻，角弓反張，如中惡之狀，亦或先病熱，服表散藥，後漸成風病，譫語，狂呼亂走，氣力百倍，此亦暑風，與陰風不同，宜解散化痰，不可汗下，宜竹葉石膏湯去參、米，加黃連、知母（見二卷瀉火）。日久脾胃虛弱，必兼溫補。若脈實，必須吐之。若欲預却，則培元氣爲主，宜四君子湯（見二卷補益）、生脈散（見二卷祛暑）。凡患暑風，誤作癇治必不救。

---

① 猪，原作"朱"，據文義改。

《入門》曰：暑風、暑厥者，以手足搐搦爲風，手足逆冷爲厥，并宜服二香散，或人參羌活散合①香茹飲服之（見本條）。《醫鑑》曰：或納涼致風寒以傷其外，或飲食生冷以傷其内，若感暑風，痰塞喘急，宜六和湯倍半夏，加羌活、川芎（見二卷和解）。又曰：感冒暑風，身熱頭痛，或瀉洩嘔吐，宜二香散主之。又曰：凡暑月傷風、傷寒，悉以二香散解表發散。

暑瀉辨症治法

暑瀉者，專受暑而成瀉利病也。其原有新有久。新者，暑毒入於口齒，傷於腸胃，數日間其邪即發，或挾食，或挾濕，以致煩渴尿赤，自汗面垢腹痛，所瀉如水直注，日夜無度，宜以炒黃連爲君，黃葛、升麻佐之，或服桂苓甘露飲（見二卷瀉火）。久者，暑邪留於三焦、腸胃之間，以致久而成瀉，所泄亦是水，但不如新者之暴廹直注，其兼症亦相同，宜玉龍丸（見本條）。此新久之別也。皆屬暑泄，又當分別而治之。如暑傷心脾，嘔吐瀉泄，或霍亂轉筋，及浮腫瘄痢，宜六和湯。如暑熱引飲過多，致水暑交併而上吐下瀉，宜解暑三白散②（見本條）。如傷暑上吐下瀉，而兼煩亂，宜香朴飲子（見本條）。如暑熱煩濕，引飲過多，脾胃停積冷濕，致成吐瀉，宜大順散（見本條）。以上數條，皆難混治。若只受暑而瀉，別無他故，則惟清暑足已，宜消暑十全飲、香茹湯。亦有盛暑傷於外，陰冷傷於内，内外受廹，此症更重，切勿輕視，宜連理湯、桂苓丸、縮脾飲（皆見本條）。暑瀉一門，當與瀉泄門叅看。《醫鑑》曰：腹痛水瀉者，胃與大腸受暑。惡心嘔吐者，胃口有痰飲而復受暑也，宜清暑十全飲（見本條）。

疰夏辨症治法

疰夏者，脾胃薄弱病也，皆因胃有濕熱及留飲所致。昔人謂瘦發於

---

① 合，原作"薈"，據《雜病源流犀燭》卷十五改。
② "散"字下原衍"散"字，刪。

夏，即名疰夏，而疰夏之症，必倦怠，四肢不舉，羸瘦，不能食，有類於諸痿。所不然者，痿為偶患之疾，疰夏為常有之事，凡幼弱人多有之，故宜清暑益氣，健脾扶胃為主，宜參歸益元湯、生脈散為主，量加白术、半夏、陳皮、茯苓、扁豆子、白芍、木瓜、澤瀉、炙草。東垣曰：仲景言脈大者，極虛者，氣損也。春夏劇者，時助邪也，秋冬瘥者，時勝邪也，宜黃芪建中湯（見二卷補益）。東垣又曰：暑夏宜補氣。蓋以夏至陽盡陰生，腹中之陽虛也，今人夏服生脈散，為此故耳。丹溪曰：人遇春末夏初，頭痛腳弱，食少身熱，世俗謂之疰夏病，屬陰虛元氣不足，宜補中益氣湯去升麻，加黃栢、白芍、麥冬、五味子，有痰加南星、半夏。又曰：疰①夏病宜生②脈散、參歸益元湯。

暑 病 類 方

清暑十全飲　治寒襲頭疼，惡寒發熱，肢體拘急，並傷暑吐瀉。

香茹一錢半，白术（土炒）、扁豆、厚朴（薑炒）、蘇葉、赤苓、藿香、木瓜、白檀香各一錢，甘草五分，水煎服。

麥冬湯　治傷暑身熱，頭疼燥渴，及中暑甦後亦宜服。

知母（去毛）、白芍（酒炒）、茯苓、梔子、麥冬（去心）、白术（土炒）、扁豆、人參、陳皮、烏梅、甘草、石膏、蓮肉、竹茹，水煎服。

生津丸　治傷暑發渴。

洋糖、烏梅肉、薄荷、柿霜、硼砂。

右為末，煉蜜丸，彈子大，嚥化。

---

① 疰，原作“注”，據《雜病源流犀燭》卷十五改。

② 生，原作“參”，據文義改。

黃連香茹散　治冒暑暑風，一名黃連香茹飲。

香茹三錢，厚朴一錢半，黃連七分半。

水煎，入水酒少許，冷服。

解暑三白湯　治冒暑暑瀉，一名解暑三白散。

茯苓、澤瀉、白朮（土炒）各二錢。

生薑三片，燈心二十根，水煎服。

消暑丸　治暑毒入內，伏於三焦腸胃，久久而發，名曰伏暑陽明。

半夏一觔（醋煮），茯苓、甘草各半斤。

共爲細末，薑汁糊丸，滾水下二錢。

香茹飲　治傷暑。

香茹、扁豆、厚朴（薑炒）、甘草，水煎服。

五苓散　治身熱足冷，中暑傷寒濕熱，表裏未解，頭疼發熱，口燥咽乾煩渴，及飲水不止，小便赤澀，霍亂吐瀉，心神恍惚，腹中氣塊，小腸氣，暑熱不散，黃疸發渴等症。

猪苓、澤瀉、白朮（土炒）各二錢半，茯苓一錢半，肉桂三分（去粗皮）。

水煎服，或用滑石同爲末，每服三錢，滾水調下尤妙。依本方去桂，名四苓散。加茵陳，名茵陳五苓散。加辰砂，名辰砂五苓散。加大黃，治初痢，亦治積聚、食黃並酒疸，量人虛實用之。陽毒，加升麻、白芍，去桂。狂言妄語，加辰砂、酸棗仁。頭痛目眩，加羌活、川芎。咳嗽，加桔梗、五味子。心氣不定，加人參、麥冬。痰多，加陳皮、半夏。喘急，加馬兜鈴、桑白皮。氣塊，加山稜、莪朮。心熱，加黃連、石蓮肉。身疼拘急，加麻黃。口乾噯水，加烏梅、乾葛。眼黃酒疸及五疸，加茵陳、木通、滑石。鼻衄，加梔子、烏梅。伏暑鼻衄，加茅根，煎調百草霜末。五心熱如勞，加桔梗、柴胡。有痰有熱，加桑白皮、人參、前胡。

水腫，加甜葶藶、木通、滑石、木香。吊腎氣，加吳萸、枳殼。小腸氣痛，加小茴、木通。霍亂轉筋，加藿香、木瓜。小便不利，加木瓜、滑石、車前子。喘咳心煩不得眠，加阿膠。疝氣，加小茴、川楝子、檳榔、官桂、薑、葱煎，入鹽一撮同服。女子血衄，加桃仁、丹皮；嘔吐，去桂加半夏、生薑。

來復丹　治身熱足冷危甚者。

倭硫黃、元精石（煅研）、硝石、青皮（炒）、陳橘皮、五靈脂（淘去沙石）。

右如法炮製，爲細末，醋糊丸，菉豆大，每服三十丸，空心米湯下。

酒蒸黃連丸　治伏暑或嘔渴，惡心下血，及年深暑毒不瘥者宜之。

黃連四兩，酒七合浸一夜，蒸乾爲末，麵糊爲丸，梧子大或菉豆大。每服二三十丸，滾水下，以胸膈凉不渴爲驗。一名小黃龍丸。

桂苓甘露散　一名甘露飲。治伏暑煩渴引飲或瀉，附加減治霍亂暑瀉。

滑石一兩（水飛），石膏、寒水石（煅）、澤瀉（酒炒）、葛根、白朮（土炒）、赤苓、甘草各五錢，人參、肉桂、藿香各二錢半，木香一錢二分半（水磨兌）。

共爲極細末，每服二錢，白湯調下。

霍亂去葛根、木香、藿香，加香茹、豬苓各二錢半，赤苓換白苓，每末服一錢，薑湯調下。暑瀉去木香、藿香、人參、乾葛，加豬苓二錢半，赤苓換白苓，每服二錢，薑湯調下。

清肺生脈飲　治暑傷肺，伏暑肺喘咳煩渴氣促者宜服。

黃芩二錢，人參、麥冬（去心）、當歸（酒洗）、生地各一錢，五味子十粒，水煎服。

濯熱散　治伏暑大煩大渴，及霍亂後渴者宜服。

白礬、五棓子（去虫）、烏梅肉、甘草各一兩①。

共爲細末，入白麪四兩拌勻，每服二錢，新汲水調下。一名龍鬚散。

黃連香茹飲　一名黃連香茹散。治暑風俟甦方服。

香茹、厚朴一錢半（薑炒），黃連七分半。

入酒少許，水煎冷服，加羌活二錢，神效甚捷。

二香散　治暑風暑月感冒，暑風身熱頭痛或瀉泄嘔吐，並治暑月傷風傷寒。

香茹、香附（炒）各二錢，蒼术（米泔浸，炒）、蘇葉、陳皮各一錢，厚朴（薑炒）、扁豆、甘草各五分，木瓜三片，薑三片，葱白二莖，水煎服。

人參羌活散合香茹飲　治暑風暑厥，手足搐搦，手足逆冷。搐搦爲風，逆冷爲厥，並宜服之。

羌活、獨活、柴胡、前胡、枳殼（麩炒）、桔梗、人參、赤苓、川芎、甘草各六分，天麻、骨皮各三分，薄荷三葉，合香茹二錢，厚朴錢半（薑炒），扁豆一錢半，甘草五分，水煎服。

玉龍丸　治暑瀉因暑邪留於三焦腸胃，久而成泄，所泄皆水，但不如新者之暴迫直注，其兼症亦相同，宜服。

硫黃、硝石、滑石、明礬，爲末，水丸。

香朴飲子　治傷暑上吐下瀉而煩亂者，宜服。

香茹一錢半，厚朴（薑炒）、扁豆、赤苓、澤瀉（酒炒）、陳皮、木瓜、半夏（薑汁浸炒）、人參、烏梅肉、蘇葉各七分，甘草五分。

薑三片，棗二枚，水煎服。

---

① 兩，原無，據《雜病源流犀燭》卷十五補。

香茹湯　治暑瀉。

香茹三錢，厚朴（薑炒）、扁豆、赤苓各一錢半，甘草五分，或爲末，湯點二錢服。他暑藥皆不及此。

連理湯　治暑瀉暑盛傷於外，陰冷傷於內，內外受廹者宜服。

人參、白朮（土炒）、乾薑、茯苓、黃連、炙甘草，水煎服。

桂苓丸　治暑瀉暑盛傷於外，陰冷傷於內，內外兩廹者宜之。

肉桂（去粗皮）、赤苓各等分，爲細末，蜜丸，每兩分作八丸，每服一丸，井水化下。

參歸益元湯　治疰夏。

當歸（酒洗）、白芍（酒炒）、熟地、茯苓、麥冬（去心）各一錢，陳皮、黃栢（酒炒）、知母（酒炒）各七分，人參五分，甘草三分，五味子十粒。

棗一枚，米撮，水煎服。

預防暑病　用青蒿煎湯常飲之。

冒暑頭疼發熱感冒　並肚疼霍亂等症，亦用青蒿煎湯飲之。

暑熱致極　頭大如斗身熱如火者，黃芩一兩，煎水微溫，一氣飲盡，立愈。

萬病無憂散　專治夏月霍亂吐瀉，似瘧非瘧，似痢非痢，不伏水土等症，常服可防瘧痢。

香茹、扁豆各二兩，草果（去殼）、黄連、滑石、澤瀉①各一兩二，枳殼（炒）、木通、厚朴（薑炒）、陳皮、赤苓、車前子（炒）、豬苓、砂仁各八錢，白术（土炒）、茴香各五錢六分，木香（生剉）、甘草各二錢半。

右爲極細末，每二錢，滾水調服，或清茶調下，忌米飲。

暑病應用諸方

十味香茹飲

香茹飲

益元散

清暑益氣湯

生脈散

六和湯

藿香正氣散

蒼术白虎湯

竹葉石膏湯

人參白虎湯

桂苓甘露飲

四君子湯

黄芪建中湯

補中益氣湯

縮脾飲

大順散

---

① 瀉，原作“泄”，據文義改。

濕　病　門

　　經曰：諸濕腫滿，皆屬脾土，土濕過甚，則痞塞腫滿之病生。經又曰：諸痙強直，積飲痞膈，中滿吐下霍亂，體重胕腫，肉如泥，按之不起，皆屬於濕。蓋太陰濕土，乃脾胃之氣也。濕之爲病，有內外因。內因者，脾土所化之濕，火盛化爲濕熱，水盛化爲寒濕，其爲症狀，發熱惡寒，身重自汗，筋骨疼，小便秘，大便溏，腰疼胕腫，肉如泥，脚如石墜，脈必緩，浮緩濕在表，沉緩濕在裏，弦緩風相搏，治法宜燥脾利溲爲主。宜五苓散加蒼术、半夏、厚朴（見二卷利濕）。外因者，天雨露地，人飲食，與汗衣濕衫，其爲症狀，頭面如裏①滯重，骨節疼，手足痠軟，腿膝胕腫，挾風痰則麻，兼死血則木，動邪火則腫，或疝氣偏墜，目黃，脈必緩，治法宜燥濕祛風爲主。宜除濕羌活湯（見二卷利濕）、獨活寄生湯（見二卷祛風）。濕在上焦，宜防風。濕在中焦，宜蒼术。濕在下焦，宜利小便；濕在週身，宜烏藥、羌活。濕在兩臂，宜桑條、威靈仙。濕在兩股，宜牛膝、防己、萆薢。分其部位以治之，患無不除矣。濕之字分而有九，曰中濕、寒濕、風濕、濕痺、濕痰、濕熱、濕溫、酒濕、破傷濕也。總之濕之中人，必原於虛，強壯者無慮。治濕之法，惟宜利小便。然人之脾氣健旺，則能運化水穀，上歸於肺，下達膀胱，濕不得而留也。脾氣虛弱，難以腐化飲食，斯受濕矣。此脾胃受濕者，內因也；關節受濕者，外因也。宜詳辨之。

中濕辨症治法

　　中濕者，脈必沉而微緩，腹䐜脹，倦怠，濕喜歸脾，流於關節，肢痛而煩。一身重着，久則浮腫喘滿。挾風則眩暈嘔噦，挾寒則攣拳掣痛。

――――――――――――

　　① 裏，原作“果”，據《雜病源流犀燭》卷十六改。

經曰：面色浮澤，是爲中濕。宜除濕湯、加味术附湯。

寒濕辨症治法

寒濕者，雖夏月亦覺清涼，多中於血虛之人，發則關節不利，牽掣作痛，宜虎骨、肉桂、當歸。若腰下冷重或痛，爲腎着，宜腎着湯（見二卷利濕）。凡濕病，尿赤而渴爲濕熱，尿清不渴爲寒濕，宜滲濕湯、加濟除濕湯、治濕中和湯（三方見本條）。

風濕辨症治法

風濕者，太陽經感風濕相搏，其骨節煩疼者，濕氣也。濕則關節不利，故痛。其掣而不能屈伸者，風也。汗出身寒，脈沉微，短氣，小便清而不利者，寒閉也。惡風者，表虛也。或微腫者，陽氣不行也。雖惡風寒，只宜微汗，不可以麻黃、葛根之輩大汗，倘其大汗，則風去濕留，反能爲害，宜除濕羌活湯（見二卷利濕）。

濕熱辨症治法

濕熱者，肢節疼，肩背重，胸滿身疼，流走脛腫作疼，宜當歸拈痛湯，疼甚加倍服之（見二卷利濕）。有氣如火，從脚起下入腹，此亦濕欝成，宜二妙丸加牛膝、防己（見本條）。

濕痰辨症治法

濕痰者，痰涎流注肌肉間，時作痠疼，宜祛濕痰湯（見本條）。

濕温辨症治法

濕温者，兩脛逆冷，胸腹滿，多汗，頭痛妄言，其人當傷於濕，因而中暑，暑濕相搏，則發濕温，其脈陽濡而弱，陰小而急，治在太陽，不可發汗，汗出不能言，耳聾，不知痛所在，身青，面色變，名曰重暍，如此死者，醫殺之，宜白虎湯加蒼术（見二卷瀉火）。

酒濕辨症治法

酒濕之爲病，亦能作痺症，口眼喎斜，半身不遂，渾似中風，舌强語澀，當瀉濕毒，不可作風病治之而汗也，宜蒼术湯。

破傷濕辨症治法

破傷濕者，因破傷皮肉，而入水濕，口噤身强直者是也，宜甘草湯調煅牡蠣粉二錢服之，外用牡蠣粉敷瘡口（見本條）。

濕痺辨症治法

詳在風門。

腎虛者，腎虛受濕者，身重腰冷，如坐水中，不渴，小便利，宜腎着湯（見二卷利濕）。

體氣虛弱者必身重，或便溏，宜清燥湯（見二卷潤燥）。

坐臥濕地當風凉致腰背足膝疼，偏枯拘①攣者，宜獨活寄生湯。

年老衰憊及女人腎虛血竭，致腰脚疼者，宜獨活寄生湯。

下焦冷濕致身重腰冷，但能飲食者，宜乾薑散（見本條）。

風濕相搏，夏月身重如山者，宜勝濕湯（見二卷利濕）。

濕流關節，身體煩疼，挾風必加煩熱，流走拘急；挾寒必加攣痛浮腫。濕症，茯苓川芎湯，挾風宜防風湯，挾寒宜加減五積散（三方皆見

---

① 拘，原作"拘"，據《雜病源流犀燭》卷十六改。

本條）。假風、寒、濕三氣合而成痺，另詳痺症門。總之濕之中人必原於虛，強壯者無慮。治濕之法，惟當滲利小便，宜加味二陳湯，治諸濕神驗，可爲蓍蔡而奉之。濕病宜桑枝湯，煮赤小豆粥食之，龜肉、鱉肉、豬肝、苡仁，皆宜食之。

濕 病 類 方

除濕湯　治中濕滿身重者。

蒼术（米泔浸，炒）、厚朴（薑炒）、半夏（製）各一錢半，藿香、陳皮各七分半，甘草五分，生薑七片，紅棗二枚，水煎服。

加味术附湯　治中濕。

附子（製）二錢，白术（土炒）、甘草（炙）、赤苓各一錢半。

薑七片，棗二枚，水煎，日再服。纔見身痺，三服後如冒狀，勿怪，蓋术、附並行皮中，逐水氣故耳。

滲濕湯　治寒濕所傷，身體重着，如坐水中，小便澀，大便利。

赤苓、炮薑各二錢，蒼术（米泔浸，炒）、白术（土炒）、甘草各一錢，橘紅、丁香各五分。

薑三片，棗二枚，水煎服。一方蒼术、半夏麴各二錢，厚朴、藿香、陳皮、白术、白苓各一錢，甘草五分，姜三，棗二，水煎。

加劑除濕湯　治傷濕，身重腰痛，四肢微冷，嘔逆溏泄。

赤苓、乾薑各二錢，蒼术（米泔浸，炒）、白术（土炒）、甘草各一錢，橘紅、肉桂（去粗皮）、厚朴（薑炒）各五分。

薑三片，棗二枚，水煎服。

治濕中和湯　治寒濕。

蒼术（炒）二錢，白术（土炒）、陳皮、赤苓、厚朴（薑炒）、炙草、乾薑（炮）各一錢。

薑三片，燈心一撮，水煎服。

二妙丸　治濕熱。

黃柏（酒炒）、蒼术（米泔浸，炒）。

加牛膝、防己，等分，爲末，滴水爲丸，梧子大，滾水下。

祛濕①湯　治濕痰。

茯苓、胆星、半夏（製）、羌活、獨活、陳皮、當歸（酒洗）、黃芩（酒炒）、白术（土炒）、蒼术（米泔浸，炒）、薄荷、甘草、香附（炒）、防己、威靈仙，水煎服。

蒼术湯　又名蒼橘湯，治酒濕。

蒼术（炒）二錢，陳皮一錢半，赤芍、赤苓各一錢，黃柏、羌活、威靈仙、甘草各五分，水煎服。

甘草湯　治破傷濕。

甘草一味，煎水去渣，調煅牡蠣末二錢服，外用牡蠣末敷。

乾薑散　治下焦冷濕致身重腰冷，能飲食者。

乾薑、茯苓、白术（土炒）、甘草。

茯苓川芎湯　治濕症。

茯苓、桑皮（炙）、防風、蒼术（米泔浸，炒）、麻黃、赤芍、當歸、官

---

① 祛濕，原作"治濕痰"，據目録改。

桂、甘草、川芎，棗二枚，水煎服。

防風湯　治夾風濕。

防風、葛根、羌活、秦艽、桂枝、甘草、當歸（酒洗）、杏仁、黃芩、赤苓、薑三片，水煎，入酒少許服。

加減五積散　治夾寒濕。

茯苓、白芷、半夏（製）、川芎、當歸（酒洗）、陳皮、甘草、乾薑、桔梗、赤芍、蒼术（米泔浸，炒）、麻黃、厚朴（薑炒），水調或煎服，以上[①]各五分，惟麻黃八分，甘草三分。

加味二陳湯　治濕之總司。

陳皮、半夏（製）、茯苓、甘草，加製蒼术、羌活、黃芩。

薑三片，水煎服。因症加減附後：

濕在上，頭重嘔吐，倍蒼术。濕在下，足痙腑腫，加升麻。濕在內，腹脹中痞，加豬苓、澤瀉。濕在外，身重腑腫，倍羌活取汗。肥人濕，沉困怠惰，是氣虛，加人參、白术。瘦人是濕熱，倍黃芩，加白术、白芍。瘦白人亦是氣虛，照肥人治之。

小靈丹　治濕氣風癩等症，能補十二經絡，起陰發陽，開三焦，破積氣，益子息，安五臟，除心熱，壯筋骨，和氣血，髮白轉黑。

石中竹根八兩，防風四兩，荊芥四兩，細辛一升。

共和一處，入絹袋內，裝扎入罈，用長流水浸藥，封固，重湯煮文武火三炷香，取起放陰地上退火毒，七日後每服空心一鍾，大有神效。

八仙酒　治筋骨疼痛，如神。

---

① 上，原作"土"，據文義改。

五加皮六兩，白术四兩，首烏、生地、當歸（酒洗）各三兩，虎脛骨（羊油炙酥）、續斷、杜仲各二兩。

絹袋裝札入罈內，用好糯米水酒二十觔封固，煮三炷香取起乘熱，加高燒酒三觔，窨一七，任用，忌發物腥葷。

透骨丸　治渾身疼痛，透骨秘方。

蒼术五錢（米泔浸，炒），川烏（炮，去皮臍）、草烏（去皮，炮）、遠志（甘草水浸，去骨，炒）、川椒（去閉口並目，炒）、當歸（酒洗）、人參各三錢。

共爲末，煉蜜丸，黃豆大，早晚各服五六十丸，好酒下。

活血丹　治遍身骨節疼痛，如神。

熟地三兩，當歸（酒洗）、白术（土炒）、白芍（酒炒）、續斷、人參各一兩。

共爲細末，酒糊丸，桐子大，或作五劑，水煎服。

拈痛膏　治風寒濕氣疼痛，如神。

廣膠三兩，生薑、葱白（搗汁）各半觔，乳香（去油）、沒藥（去油）各一錢半。

右入銅杓①內，火上熬膠化，移在滾湯內頓，以筯攪勻，入花椒末少許，再攪勻，攤貼患處，用鞋底烘熱熨之。

去濕膏

生薑（連皮取汁）一碗，葱白（連根取汁）一碗，牛膠八兩（入薑葱汁內熬成膏），麝香一錢。

右將二汁入鍋，同牛膠熬成膏，俟溫加麝香，用布攤貼收水，如汗即愈。

_____

① 杓：同“勺”。

三仙湯洗法　治一切筋骨疼痛，不拘風濕楊梅。先用此藥止疼，然後調理。

馬齒莧二觔，五加皮八兩，蒼术四兩。

共搗碎，以水煎湯洗澡，急用葱薑搗爛，冲熱湯三碗服之，煖處取汗，立時痛止。如濕病有汗，忌洗無汗，只宜微汗。

二妙湯洗法　治一切風痺癱瘓，筋骨疼痛，並大麻惡風，無不神效。

甘草、威靈仙（切片）各一觔。

水二担，將藥煎五六滾。

入大缸內，用板橙坐其中，周圍用蓆圍定熏之，待水溫方浸洗，令渾身汗透，大忌風寒。如濕病有汗，忌洗無汗，只宜微汗。

風濕酒方　治風濕疼痛急用。

當歸、秦艽、白芍、獨活、牛膝、川芎、海風籐①、木瓜、生地各二兩，虎脛骨五錢（酥炙）。

研末，共入絹袋裝札入罈，用陳酒五觔封固，重湯煮好，任飲，神效。

追風去濕效方　崀治風寒暑濕流注於腿膝，疼痛不能忍者。

懷牛膝、松蘿茶、指甲花身、白沙糖各四錢。

用水三大碗，煎至一碗，食後熱服，蓋被出微汗，神效。

敷貼濕氣方

糯米一升，煮爛飯，將水酒麵六七丸搗入飯內，敷痛處，外用油紙加布裹，二日即愈。

---

① 籐：同"藤"。

一方治年老筋骨疼痛，鹿茸焙研末，陳酒服三五次，神效。

一方治中濕身痛不能轉側者，白术土炒一兩，好陳酒煎温服。

濕病應用諸方

五苓散 （見二卷利濕）加蒼术、半夏、厚朴
清燥湯 （見二卷潤燥）
除濕羌活湯 （見二卷利濕）
勝濕湯 （見二卷利濕）
獨活寄生湯 （見二卷祛風）
當歸拈痛湯 （見二卷利濕）
蒼术白虎湯 （見二卷瀉火）

燥 病 門

《内經》曰：諸澀枯涸，乾勁皴揭，皆屬於燥。《正傳》曰：火熱勝，則金衰而風生。緣風能勝濕，熱能耗液而爲燥，陽實陰虛，則風熱勝於水濕而爲燥也。蓋肝主筋而風氣自甚，又燥熱加之，則筋太燥也。燥金主於收歛，其脈緊澀，故爲病勁强緊急而口噤也。夫燥之爲病，血液衰少，不能榮養百骸故也。診其脈，必緊而澀，或浮而弦，或芤而虛。燥爲風火之餘氣，在天則萬物無色，在人則形枯神悴。燥本肺金之病，金受熱化以成燥。澀由風能勝濕，熱能耗液而成燥也。燥於外則皮膚皴揭瘙癢，宜用辛涼；燥於中則精血枯涸，宜以滋潤；燥於上則咽鼻焦乾，治在氣，宜生津養液；燥於下則便尿結閉，治在血，宜澤稿滋陰。營衰外燥，宜滋潤以佐辛通津竭燥生，資血肉以施温潤。若氣傷而津不行，

亦須補中生花，能服食而陰日稿，先投解毒清中。經曰：燥者潤之，養血之謂也，然積液固能生氣，積氣亦能生液，倘外來燥淫所逼宜四物湯（見二卷理血）、荊芥連翹飲（見本條）。若裏虛外感兼形宜清燥湯（見二卷潤燥）、一柴胡飲（見本條下）。過汗亡血宜七福飲（見本條）、養榮湯（見二卷理血）。傷精稿消宜左歸飲（見本條）、六味丸（見①本條）。服丹石而致燥宜甘豆飲（見本條）、當歸六黃湯（見二卷瀉火）。苦陰竭而焦乾宜六味地黃湯合生脉飲服（見本條）。肺燥咳嗽宜瓊玉膏（本條）。液枯陰燥宜生津湯（見本條）。大便閉結宜通幽湯（見二卷潤燥）。消渴不止宜甘露飲（見二卷瀉火）。便燥而難者麻仁、巨勝、葵子、蓯蓉。噎啞而喑者乳酪、梨漿、柿霜、蜂蜜。火炎燥涸宜導赤各半湯、滋陰地黃湯（見本條）。肺熱葉焦，能食而不能舉動者宜甘露飲、桔梗湯（俱見二卷瀉火）、二母散（見本條）。氣傷而津不生，宜補中益氣，精虛而水不佈，惟化氣滋陰，最忌溫辛燥濇，莫行汗滲攻通。脉如洪數滑浮，外燥法宜清解；脉若細芤微濇，內燥治必養榮。辨症真而用藥當，患無不痊矣。

燥 病 類 方

荊薄連翹飲　治外來燥淫。

當歸（酒洗）、川芎、白芍（酒炒）、生地、荊芥、薄荷、連翹（去心）各等分，燈心十莖，水煎服。

或加甘草減半，麥冬二錢亦可。

一柴胡飲　治裏虛外感，並治時感後陰虛未復，餘邪潮熱之候。

柴胡、黃芩、生地、芍藥、廣皮、甘草，或加丹皮、連翹（去心）、麥冬（去心）、知母，水煎服。

---

① 見，原作"固"。

七福飲 治過汗亡血及氣血而心脾爲甚者。

人參、熟地、當歸（酒洗）、白术（土①炒）等分，炙草減半，遠志肉五分，棗仁二錢（炒），水煎服。

左歸飲 治傷精稿消，真水不足，陰衰陽勝，宜以此壯水爲主。

熟地加倍，山藥、萸肉、枸杞、茯苓、甘草。如煩渴加麥冬，血滯加丹皮，熱燥加元參，易饑加白芍，骨蒸多汗加骨皮，血熱妄動加生地，陰虛不甯加女貞，上實下虛加牛膝，血燥而滯加當歸。

六味地黃丸 治傷精稿消，壯水之主，以治陽光。人身百病，多因水虧火旺，此丸天乙生水之表。

懷生地八兩（酒蒸，晒九次），山萸肉四兩（酒蒸，去核），懷山藥四兩，白茯苓三兩（去皮），牡丹皮三兩（去骨），澤瀉三兩（去毛）。

右忌鉄器，如法炮製，末爲極細末，煉蜜丸，梧子大，晒乾，收貯磁瓶內，每服三錢，空心淡鹽湯或酒下，忌三白。腎水不能撮養脾土，多吐痰唾，薑湯下。加麥冬、五味子，名八仙長壽丸。腰疼加鹿茸、木瓜、續斷。消渴加五味子。諸淋倍茯苓、澤瀉。老人夜多小便，去澤瀉，減茯苓一半，加益智仁。老人下元需冷，胞轉不能小便，膨急切痛，四五日，困篤垂危者，倍澤瀉。遺精，去澤瀉。虛火耳聾，加黃栢、知母、遠志、石菖蒲。小兒解顱，頭縫開解不合，加人參。小兒稟賦，腎經虛熱，耳內生瘡，或肌肉消瘦，骨節皆露，名節疳，加鹿茸、牛膝各一兩，五味子四兩。若顱解不合，牙齒不生，眼睛不黑，腿軟難行，宜服此藥。此丸治症良多，若腎虛發熱作渴，小便淋閉，痰壅失音，咳嗽吐血，頭目眩暈，眼花耳聾，咽喉燥痛，口舌瘡裂，齒不堅固，腰腿痿軟，五臟虛損，自汗盜汗，便血諸血，凡肝不足之症，尤當用之。蓋水能生木故也，此水化爲痰之聖藥，血虛發熱之神劑。治肝腎心血不足，虛熱不能

---

① 土，原作"主"，據文義改。

起床者，加大製附子、肉桂各二兩，名八味地黃丸。腎陰虛弱，津液不降，敗濁爲痰，能治咳逆。治小便不禁，收精氣之虛熱，爲養氣滋腎，製火導水，使機關利，而脾土健實。

六味地黃湯　即滋陰地黃也，與六味丸同減而爲湯。如苦陰竭而焦乾，宜六味地黃湯合生脉飮服之。

生脉飮　治肺虛多汗，喘促脉絶，或暑火刑金以致喘汗者，苦陰結而焦乾者並宜之。

人參、麥冬（去心）、五味①子，水煎服。

瓊玉膏　治酒勞乾咳，或嗜酒久嗽，或肺燥咳嗽。

人參十二兩，茯苓十五兩，白蜜五觔（熬去沫），琥珀、沉香各五錢，各爲末，鮮生地十觔（用石器杵，取自然汁②）。

先將地黃汁同蜜熬掠過後，將參苓沉珀爲細末，和蜜汁攪勻，用瓶盛貯，箬紙重重紮口，隔水煮三晝夜，用長流水、桑柴火煮過，用黃蠟封紮瓶口，懸井中半日出火，再煮半日，出水氣，每二三匙，清湯化服，製時勿令婦人、雞犬見。

生津湯　治液枯陰燥，血虛有火，經脉耗損漸至不行，或由思慮成勞，經閉羸瘦，內外燥澀，慎勿以毒藥通之。

熟地、當歸（酒洗）、白芍各一錢，天冬、麥冬（去心）、瓜蔞根各八分，桃仁、紅花各五分，水煎服。

導赤各半湯　治火炎燥涸，並治傷寒熱瘥後胸腹無鞕滿，二便燥赤，

---

① 味，原作“未”，據文義改。
② 汁，原作“汗”，據文義改。

身無寒熱，漸變神昏不語，或睡中獨語，目赤口乾，不飲，與粥則咽，勿與不思，形如醉人，此邪自足傳手，名越經症，以此清解。

黃連、黃芩、犀角、知母、山梔、滑石、麥冬（去心）、人參、茯神、甘草、燈心、生薑、大棗，水煎服。

二母散　治肺熱葉焦，並產後熱邪上侵，留滯肺經，咳嗽喘促。

知母、貝母、桃仁、杏仁、人參、茯苓等分，每服五錢，薑引水煎服。

甘荳湯　治服丹石而致燥者，此方涼心瀉火，利水下氣，活血消腫，祛風散熱，解一切藥石毒。

生甘草五錢，黑大豆一兩，水煎服。

生血潤膚飲　治燥病皮膚折裂，手足爪甲枯，搔之屑起血出痛楚。

天冬一錢半，生地、熟地、麥冬（去心）、當歸（酒洗）、黃芪各一錢，酒芩、簍仁、桃仁泥各五分，升麻二分，紅花一分，五味子九粒，水煎服。

燥病應用諸方

四物湯
生脈飲
清燥湯
通幽湯
甘露飲
當歸六黃湯
桔梗湯
養榮湯
補中益氣湯

火 病 門

東垣曰：五行各一其性，惟火有二：曰君火，人火也；相火，天火也。火內陰而外陽，主乎動者也。以名而言，形質相生，配於五行，故謂之君；以位而言，生於虛無，守位稟命，因其動而可見，故謂之相。天主生物，故恒於動，人有此生，亦恒於動，所以恒於動者，皆相火之所爲也。丹溪曰：君火者，乃真心小腸之氣所爲也；相火者，乃心包絡三焦之氣所爲也。由是推之，心爲君火，純陽爲火中之火，位居於上；腎中之火爲水中之火，位居於下，與心相遠；而三焦爲火之道路，能引二火相交。心火動而腎中之浮火亦隨之，腎火動而心中之浮火亦隨之。亦有心火動而腎火不動，其患獨在心；亦有腎火動而心火不動，其害獨在腎。故治火之法，必先審其何火，而後用藥有定品。治心火以苦寒，治腎火以醎寒。若二藏之陰不足以配火，則宜取二藏之陰藥以補之。若腎火飛越，又當用温熱回陽之法，與治心火迴①然不同。故五臟皆有火，而心腎二臟易動。若夫相火之説護心之膜是也。近君輔相，故名相火，此火能令人怔忡，面赤，煩躁眩暈。河間曰：有臟腑厥陽之火，根於五志之內，六慾七情激之，其火隨起。大怒則火起於肝，醉飽則火起於胃，房勞則火起於腎，悲哀則火起於肺。心爲君主，自焚則死矣。火症之脈，沉實數大爲實火，浮而洪數爲虛火，見於左寸爲心火，見於右寸爲肺火，見於左關爲肝火，見於右關爲脾火，見於兩尺爲腎經命門之火。男子兩尺洪大者，必遺精，陰火盛也。然而身熱有五，其狀各異。肝熱者，按之肌肉之下至骨之上，寅卯間尤甚；其症四肢滿悶，便難轉筋，多怒多驚，筋痿不能起於床宜瀉清丸（見二卷瀉火）、柴胡飲子（見本條）。心熱者，微按至皮膚之下，肌肉之上，輕手乃得，微按至皮膚之下則熱，少加力按

---

① 迴，原作“廻”，據文義改。

之則全不熱，是熱在血脈也，日中太甚；其症煩心，心痛，掌中熱而[1]
宛[2]宜導赤散（見二卷瀉火[3]）、黃連瀉心湯（見本條）。脾熱者，輕手捫之不熱，
重按至筋骨亦不熱，不輕不重，在輕手重手之間，此熱在肌肉，遇夜尤
甚；其症必怠惰嗜臥，四肢不收，無氣以動，實熱宜用瀉黃散（見二卷瀉
火）、調胃承氣湯（見二卷攻裏），虛熱宜用人參黃芪散（見本條）、補中益氣湯（見二
卷理氣）。肺熱者，輕手乃得，微按全無，瞥瞥然見於皮毛上，日西尤甚，
乃皮毛之熱也；其症必見喘咳，洒淅寒熱，輕者宜瀉白散（見二卷瀉火）、人
參地骨皮散（見本條），重者宜白虎湯（見二卷瀉火）、涼膈散（見本條）。腎熱者，
輕按之不熱，重按至骨其熱蒸手，如火如炙；其症骨蘇蘇然，如虫蝕其
骨，用熱藥不任，亦不能起於床宜滋腎丸（見本條）、六味地黃丸（見燥病三十
頁）。晝熱者，火行於陽氣分宜柴胡飲子（見本條）。夜熱者，火行於陰血分
宜四順清涼飲（見本條）。上焦熱者，其症頭面心肺間諸火宜涼膈散、清心湯
（俱見本條）。中焦熱者宜調胃承氣湯（見二卷攻裏）、四順清涼飲（見本條）。下焦
熱者，其症大便結閉宜大承氣湯（見二卷攻裏），小便赤澀宜立效散（見本條），
大小便結澀宜防風當歸飲子（見本條）。三焦皆有火宜三黃湯、三黃丸、清火湯
（俱見本條）、防風通聖散（見二卷表裏）。臟腑積熱者，其症頰赤煩渴，口舌生
瘡，五心煩躁，便尿秘澀，或溫壯連滯，致生瘡癤癰毒宜三黃丸、三黃湯、
涼膈散（俱見本條）。辨其臟腑以治病，察其虛實而用藥，實火宜苦寒攻之，
虛火宜鹹寒潤之，運用之妙，存乎一心而已矣。

火 病 類 方

柴胡飲子　治肝熱火甚。

---

① 而，原作"宜"，據《雜病證治準繩·寒熱門》改。
② 宛：古同"喊"，乾嘔。
③ 火，原無，據前文改。

柴胡、黃芩、人參、當歸（酒洗）、赤芍、大黃、甘草各一錢，生薑三片，水煎服。

黃連瀉心湯　治心火並治狂疾。

黃芩二兩，黃連、生地、知母（去毛）各一兩，甘草五錢。右剉，每服五錢，水煎服。

人參黃芪散　治脾虛熱者，並治虛勞客熱，潮熱盜汗，痰嗽唾膿血。

鱉甲錢半（酥炙），天冬一錢（去心），秦艽、柴胡、骨皮、生地各七分，桑皮（蜜炙）、炙夏（製）、知母（去毛）、紫苑、黃芪（蜜炙）、赤芍、甘草各五分，人參、白苓、桔梗各三分，水煎服。

人參地骨皮散　治肺熱及臟中積冷榮中熱，陽有餘而陰不足者皆可治。

人參、骨皮、柴胡、生地、黃芪（蜜炙）各一錢半，知母（去毛）、石膏各一錢，赤苓五分，生薑三片，水煎服。

涼膈散　治肺熱及三焦實熱，六經積熱，煩燥作渴，口舌生瘡，小便赤，大便結，有餘之火。

連翹一錢半，黃芩、栀子、桔梗各一錢，薄荷五分，大黃、芒硝各一錢。水煎，入生蜜同服。

咳嗽加桑皮、杏仁。咽喉腫痛倍桔梗，加荊芥。酒毒加黃連、乾葛，名清心湯，竹葉引水煎，兌蜜服。咳嗽而嘔加半夏（製），生薑引。衄血、嘔血加當歸、赤芍、生地。小便淋瀝加滑石、赤苓。風眩，加防風、川芎、石膏。陽毒發斑加當歸。發斑加葛根、荊芥、川芎、赤芍、防風，倍桔梗。結胸心下滿倍桔梗，加枳①殼。譫語發狂，踰墻赴井，皆陽熱

---

① 枳，原作“只”，據文義改。

極盛，加黃連、黃栢、赤芍。眼中翳瘴，赤澀流泪，加菊花、木賊、生地。

滋腎丸　治腎熱並治不渴而小便閉者。

黃栢（酒洗，焙）、知母（酒洗，焙）各一兩，肉桂半錢（去粗皮，生）。

共爲末，水丸梧子大，空心白湯下百丸。一名腎泄丸。一人病小便不通，腹脹脚腫，雙睛凸出，晝夜不眠，苦痛不可言，且苦嘔噦，衆醫無效。東垣曰：膀胱者，津液之府，氣化則能出矣。小便癃閉，是無陰而陽氣不化者也。此人奉養太厚，膏粱積熱，故膀胱者腎之府，久而乾涸，小便不化。今內關外格之病悉具，死在朝夕，但治下焦，其疾自愈，遂處此方服之，須臾尿出如湧泉即瘥矣。

四順清凉飲　治血熱。

大黃（酒蒸）、赤芍、當歸（酒洗）、炙草各一錢二分半，薄荷十葉。右剉一劑，水煎服。一名清凉飲子。

清心湯　治上焦積熱。

甘草一錢七分，連翹（去心）、梔子、大黃（酒蒸）、薄荷、黃芩、黃連各七分，朴硝五分。

竹葉七片，蜜少許，同水煎至半，入朴硝，去渣，温服。

立效散　治下焦結熱，小便赤黃，淋痛。

瞿麥四錢，梔子二錢（炒），甘草一錢。

右剉一劑，葱白連根七箇，生薑七片，燈心五十莖，水煎服。

防風當歸飲子　瀉心肝火，補脾腎陰，治風熱燥熱濕熱，補虛之良劑也。

滑石三錢，柴胡、人參、赤苓、甘草各一錢，大黃、當歸、赤①芍、防風各五分，薑三片，水煎服。

大黃瀉陽明之濕熱從大便出，滑石降三焦之妄火從小便出，黃芩以涼膈，防風以清頭目，人參、甘草以補氣，當歸、芍藥以補血，無半味辛香燥熱之謬藥也。（《丹溪》）

三黃湯　治三焦積熱，即三黃丸料，每錢半，水煎服。

三黃丸　治三焦積熱。

大黃（煨）、黃芩、黃連各等分，爲末，蜜丸，梧子大，每熱水下三五十丸。

清火湯　治三焦熱。

大黃（酒蒸）一錢半，桔梗、元參各一錢二分，連翹（去心）、炒梔、朴硝、酒芩、酒連、貝母（去心）、花粉、獨活、前胡、柴胡、赤苓、枳殼（炒）各一②錢，薄荷、羌活、川芎各八分，防風六分，甘草四分。

右剉，分作二貼，水煎服。

神芎丸　治上焦積熱，風痰壅滯，頭目赤腫，咽喉不利，大小便閉，亦能消酒食諸滯，神妙。

黑丑、滑石各四兩，大黃（生）、黃芩（生）各二兩，黃連、川芎、薄荷各五錢。

爲末，水丸，桐子大，每服五十丸，溫黃酒下。

大金花丸　解諸熱，臟腑伏火，明目消腫，止頭疼牙疼，口舌生瘡

---

① 赤，原作“亦”，據文義改。

② 一，原無，據上下文補。

等熱悉皆效驗。

黃連（酒炒）、黃芩（酒炒）、梔子（炒黑）、黃栢（炒黑）、山菊花各等分，右爲細末，水丸，梧子大，每服四五十丸，溫水下。

風熱之極 體如虫行。

鹽一斗，水一石，煎湯浴之，三四次愈亦能洗療一切風氣。

心經熱燥煩渴

梨搗汁，重湯頓服，即愈。生食能去實火，用梨三枚，砂糖半兩，水煎服，不拘時服。

解熱毒除煩渴

藕生取汁一碗，少許白蜜攪勻，生服神效。生食亦效。

腹中結熱又能斷絕瘡根。

田螺去腸穢，煮飲汁，去腹中結熱。同酒醇煮食，能絕瘡根永不生，已生瘡食之愈。

除骨蒸去煩熱

烏梅肉洗净去核，水煮作茶飲。

心胸煩熱熱毒發。

雞子。生吞雞子清三枚或一枚，治心胸煩熱。熱毒發，雞子白三枚，和蜜一合，頓服即瘥。

硃珀益元散 治男婦小兒六腑實熱，上焦煩渴，心胸悶亂，煩燥，精神恍惚，口舌乾燥，便秘色赤及中暑等症神效。

滑石（上白者，研，水飛）六兩，甘草（大粉草，切，研細）一兩，硃砂（透明者，水飛，研，晒乾）二錢，琥珀（真正者，研極細）三錢。

右各製净稱準分兩，和勻，收貯，每服三錢，或涼水或蜜水或燈心煎水調服皆佳。

五臟虛火 虛勞咳嗽吐血及骨蒸潮熱，並跌打損傷諸症神效甚捷。

童便隔①湯頓溫服之，能降五臟虛火及虛勞咳嗽，骨蒸潮熱。吐血用京墨磨兑童便，膈湯頓溫服之。跌打損傷上部，韭菜取汁三分，童便七分兑，膈湯頓溫服之。跌打損傷中下部，單童便膈湯頓溫服之。以上諸多服爲佳，若新取熱童便不必頓，凡頓微溫。

除煩熱消毒熱
白鴨去毛，腸洗净，用水和葱豉煮爛，飲汁食肉。同大烏即光參煮食，滋陰降火。

火病應用諸方

瀉青丸

瀉黄散

導赤散

調胃承氣湯

補中益氣湯

瀉白散

白虎湯

六味地黄丸

大承氣湯

防風通聖散

---

① 隔，原作"膈"，據文義改。下同。

霍　亂　門

霍亂始自胃虛，飲食爵結於內，風寒暑毒感外，其症心腹脹痛，嘔吐泄瀉，憎寒壯熱，頭痛眩暈，先心痛則吐，先腹痛則瀉，心腹俱痛則[1]吐瀉交作，或手足冷，或自汗，甚而轉筋，入腹則死。嘔吐者，暑熱之變。泄瀉者，土濕之變。轉筋者，風木之變。多發於夏秋，陽熱外逼，陰寒內伏，陰陽否膈，卒然而病。偏於陽者多熱，偏於陰者多寒。治法總宜祛脾胃之濕爲主，再察所感諸邪之氣而散之。諸名家雖各有發明，紛紛不一，惟羅謙甫專主氣不和，故以地漿水爲治，而吐瀉自止，其方甚妙。古復菴則隨病之緣感、人之虛實，分晰施治，而大旨則重痰，故其法用蘇合丸以通否塞，次進藿香正氣散加木香吞來復丹以控痰涎；若瀉甚，不用來復丹；瀉而不吐，胸膈否悶，用鹽湯探吐；不拘已未吐，並服藿香正氣散，間服蘇合丸；吐而不瀉，心腹大痛，頻欲登圊，苦於不通，以木香、枳殼煎湯飲之；若膈而不下，仍用來復丹引導下行；若吐瀉不止，元氣耗散，或水粒不入，或口渴喜冷；或惡寒戰掉，手足逆冷，或發熱煩燥，揭去衣被，此並非熱，由內虛陰盛也，宜用附子理中湯或四逆湯，俱冷服；霍亂已透，餘吐餘瀉未止，腹有餘痛，一味扁豆葉煎服。此羅古二家之法，真治霍亂之神奇，醫者遵之立效。然其病因，又當細察分治之：手足厥逆，氣少神清，不渴不熱，小水清白，皆因於寒宜四逆湯加鹽少許（方見二卷祛[2]寒之劑）；身熱煩渴氣粗，口苦齒燥，小水短赤，皆因於暑宜黃連香茹飲冷服（見二卷祛暑）；四肢重着，骨節煩疼，胸膈滿悶，皆因於濕宜除濕湯（見二卷利濕，羌活勝濕下）；腹痛下濁物，皆因過食寒冷六和湯倍藿香，加木香、蘇葉（見二卷和解）；腹痛不可近，皆因食積停

----

① 則，原作“耶”，據文義改。
② 祛，原作“法”，據文義改。

滯也宜香砂枳术丸加木香、白蔻仁（見本條）；心胸迷悶，氣結不舒，因於七情內欝也宜七氣湯（見本條）；霍亂而兼轉筋，因於肝木尅脾土也，却與肝經血虛轉筋不同宜平胃散加桂枝、木瓜、柴胡（見二卷消補），以上皆霍亂之兼症所形，即其兼症，遂可知其所感以爲治也。總之，邪在上宜吐，即已吐，仍使吐之，以提其氣宜鹽湯探吐法（見本條）；邪在下宜瀉，量其人之氣禀、病之輕重以投藥宜於霍亂藥中加大黃。至霍亂也，只以米湯調養，慎勿即與穀食。若吐瀉過多，四肢逆冷，不省人事急用製南星末三錢，薑五片，煎極熱服，一服可救，或用半末薑汁服，或用白礬末一錢，沸湯冲下亦效，然後以藥治之宜加味薑附湯（見本條），雖至幾死，但有一點胃氣存者，亦可救先用前南末等法，再服回生散（見本條）。又如吐瀉既多，津液暴亡，以至煩渴引飲不止宜麥門冬湯、茯苓①白术散（見本條）。又如吐瀉後，虛煩不得眠宜既濟湯、參胡三白湯（見本條），皆宜察治。至如霍亂後陽氣衰絶，或遺尿不知，氣脫不語，膏汗如油如脂，燥欲食水，四肢不收，或脈微細而舌卷囊縮，皆爲死症。凡霍亂輕者，手足温和，脈來洪大，自然易治；重者厥逆，脈脫臍絞痛，舉體轉筋，尚未入腹，猶有可治，急當温補以囘陽復脈宜附子理中湯（見二卷祛寒）、建中湯（見本條）。凡孕娠霍亂，先吐，或腹痛吐瀉，必由於熱宜香茹散或加蘇梗（見本條），頭痛體疼發熱，必挾風寒宜藿香正氣散去厚加防風、蘇梗效（見本條），患此者防損胎。凡産後霍亂，臟腑虛微，飲食不消，觸冒風冷所致也，其有熱而欲飲水者宜五苓散（見二卷利濕），有寒而不欲飲水者宜理中湯效（見本條下），有虛冷者宜附子理中湯（見上）、來復丹（見本條），皆宜分別。凡異鄉人初到他方，不伏水土，亦吐利兼作宜加減正氣散（見本條）。若乾霍亂，即俗名絞②腸痧，亦由胃氣虛，猝中天地邪惡污穢之氣，欝於胸腹間，上不得吐，下不得瀉，以至腸胃絞痛異常，胸腹驟脹，遍體紫黑，頭頂心必有紅髮，急尋出拔去之，急以三稜針刺委中穴，擠出熱血，可立蘇，更用新汲涼水，入鹽兩許恣飲，得吐瀉即止委

---

① 苓，原作“者”，據後文改。

② 絞，原作“攪”，據《雜病源流犀燭》卷三改。

中穴在兩膝下灣橫紋中間兩筋之中，刺入一分，然後用藥治之宜蘇合香、藿香、檀香、乳香、芒硝、童便、川芎、白芷、蒼术及二陳湯、藿香正氣散，必效，切不可用涼藥，更忌火酒薑蒜穀氣米飲熱①湯，入口即死，慎之慎之。亦有乘船坐車，發暈嘔吐，皆屬霍亂之類宜大半夏湯（見本條），其大吐瀉渴欲飲水者，往往至於死，急飲童便或己便，可救；或以白礬末一錢，百沸湯點稍②溫服，亦可。《千金方》曰：陽明屬胃大腸，以養宗筋，吐瀉津液暴亡，宗筋失養，輕者兩腳轉筋而已；重者遍體轉筋入腹，手足逆冷，危甚風燭矣。倉卒間，急以鹽填臍中，炮艾，不計壯數，雖已死，而胸中有煖氣者立省，急用木③萸散內服（見本條），外用大蒜研塗兩足心，雖昏危入腹者亦效。凡霍亂脈大者生，微弱而遲者死，代者霍亂，氣少不語，舌捲囊縮者，皆難治。凡轉筋不住，男子病以手挽其陰，女子病以手牽其乳近兩邊，此千金妙法也。

霍 亂 類 方

蘇合香丸　總治霍亂並中風中氣，口眼喎斜，不省人事，卒中暴心疼，鬼魅惡氣，不拘男婦及小兒驚癇、大人狐狸等症。

沉香、木香、丁香、檀香（白者）、麝香、安息香（酒蒸膏）、香附、白术（土炒）、蓽撥、硃砂（水飛）、犀角、冰片、乳香（去油）、沒藥（去油）、訶子肉、蘇合油。

共為極細末，入片、麝、蘇合油、安息香，同拌勻，蜜丸，重一錢，黃蠟為衣。

---

① "熱"字下原衍"熱"字，據《雜病源流犀燭》卷三刪。

② 稍，原作"消"，據《雜病源流犀燭》卷三改。

③ 木，原作"水"，據後文改。

香砂枳术丸 治霍亂腹痛不可近，因食積停滯者宜服。

木香、砂仁（去殼）、枳殼（麩炒）、白术（土炒），加白蔻（去殼）。

右爲極細末，水丸梧子大，亦有火蘇，大滾水，俟溫，下一錢。

七氣湯 治霍亂心胸迷悶，氣結不舒，因七情內欝者宜服。

半夏（薑片製）、厚朴（薑汁炒）、白芍（酒炒）、白苓、人參（減半）、桂心（減半）、紫蘇、橘紅，水煎服。

急治霍亂方 凡霍亂，吐瀉過多，四肢逆冷，不省人事，先用此法急救。

製南星末三錢，薑五錢，水煎服。

急治霍亂方 同前。

半夏末，薑汁調服。一用生白礬一錢，沸湯冲服。

回生散 治霍亂，吐瀉過多宜服。

藿香、陳皮各五錢，水煎服黃土攪水澄清煎更妙。

麥門冬湯 治吐深過多，津液暴亡以至煩渴引飲不止者宜服。

麥冬（去心）二錢，陳皮、半夏（薑製）、白术（土炒）、茯苓各一錢，人參、甘草各五分，小麥半合，烏梅一個，薑三片，水煎服。一名九君子。

茯苓白术散 治同麥冬湯，兼治中暑霍亂。

滑石一兩（水飛），寒水石、石膏、澤瀉、甘草各五錢，白术（土炒）、茯苓、人參、桂枝各二錢半。

共爲末，每服三錢，開水下。

既濟湯 治吐瀉後虛煩不得眠者宜服。

麥冬（去心）二錢，人參、竹葉、炙草、半夏（薑汁製）、黑附子各一錢，薑五片，粳米百粒，水煎服。

參胡三白湯　治虛煩不得眠者宜服。

人參五分，柴胡、白术（土炒）、茯苓、白芍（酒炒）、當歸（酒洗）、陳皮、麥冬（去心）、山梔（炒）、甘草各八分，五味十粒，薑二片，烏梅一個，燈心一子，水煎服。

建中湯　治霍亂重者，厥逆脈脫，臍腹絞痛，舉①體轉筋，尚未入腹猶有治，急溫補回陽復脈。

白芍六錢，桂枝、生薑各三錢，甘草一錢，黑棗兩個，飴糖二錢，水煎服。

香茹散　治孕娠霍亂先吐或腹痛吐瀉必由於熱者宜服。

黃連、香茹、厚朴（薑汁炒）、甘草（減半），加蘇梗，水煎服。

來復丹　治產後霍亂吐瀉，有虛冷者宜服。

硫黃（豆腐煮）、硝石、青皮（麩炒）、陳皮、元精石（煆）、五靈脂（淘去沙土）。

共爲細末，醋糊丸，梧子大，空心米飲下三十丸。

加減正氣散　治異鄉人初到不伏水土，吐利交作者宜服。

蒼术二錢（製）、厚朴（薑汁炒）、藿香、陳皮、砂仁、香附（炒）、半夏（薑汁炒）、甘草各一錢，薑二片，棗一枚，燈心十根，水煎服。

大半夏湯　治舟車暈嘔吐者。

---

① 舉，原作“與”。

半夏（薑汁炒）、陳皮、赤苓各二錢半，薑五片，水煎服。

吳瓜散 治霍亂轉筋，手足厥逆立效。
吳茰（湯泡）、木瓜各五錢，百沸湯煎，冷熱任服。

治霍亂轉筋手足厥冷
黑糖、木瓜各三錢，水煎冷服。

灰糖水 治乾霍亂甚效。
古石灰（老塔廟古城墙取）三錢，入冷水攪渾，澄清去渣，入沙糖二錢服。

粉糖水 治中暑霍亂。
菉豆粉、白糖各一兩，新汲水調頻服即愈。

大蒜酒 治一切霍亂，一服即愈。
大蒜七枚（去殼），搗爛，黃酒冲服極效。

一方治霍亂 大蘿蔔梗葉搗汁半碗，一服而愈。

一方治霍亂 韭菜搗汁一碗，重湯煮熟服立止。

治吐而不瀉 心腹大痛，頻欲登圊，苦①於不通者宜服。
木香、枳殼（麩炒）等分，煎湯飲之立效。

餘吐餘瀉未止腹有餘痛 凡霍亂已透尚有餘。

———————————

① 苦，原作"若"，據文義改。

扁豆葉煎水服效。

鹽湯探吐法

用極鹹鹽湯三碗，熱飲一碗，指探令吐，不吐再服一碗，吐訖仍飲一碗，三吐乃止，此法極良，不傷人。

地漿法 總治。

于墻陰掘地約二三尺許，入新汲水攪之，澄清服一杯，既取土氣安養中宮，墻陰無燥熱氣，新汲水能解熱欎，蓋陰中之陰能治陽中之陽也。

霍亂轉筋用通開散吹鼻得嚏即愈 方見六卷下中風門。

老幼霍亂一服立愈

訶子（炮，去核）、炙草、厚朴（薑汁炒）、乾薑（炮）、神曲（炒）、草果（去殼）、良薑（炒）、茯苓、麥芽（炒）、陳皮各等分。

右爲極細末，每服二錢，候發不可忍時，用水煎，入鹽少許服。

平痧丸　治一切斑痧絞腸痧，諸般霍亂，心腹疼痛，愈疼愈效，但令過喉無不立愈，真仙方也。

藿香葉、陳皮、半夏（薑汁炒）、青皮（炒）、蒼术（米泔浸，炒）、川貝（去心）各五錢，滑石（水飛）、晚蚕沙各二兩，枳殼（炒）、蘇葉、紫河車草各一兩，甘草節一兩半，厚朴（薑汁炒）八分，麝香一錢。

爲細末，葱薑汁和老米粉打糊丸，梧子大，硃砂、雄黄各三錢爲衣，輕者二丸，重者四丸，開水下，孕婦忌服。

藿香正氣湯　治四時不正之氣，寒疫時氣，山嵐瘴氣，雨濕蒸氣①，

---

① 氣，原無，據文義改。

或中寒腹痛吐利，中暑冒風吐瀉，中濕身重泄瀉，或不服水土，脾胃不和，飲食停滯，復感外寒，頭疼憎寒，或嘔逆惡心，胸膈痞悶，發熱無汗者並治。

藿香二錢，紫蘇、陳皮、厚朴（薑汁炒）、半夏（薑汁炒）、白朮（土炒）、白苓、桔梗、腹毛（洗淨）、白芷各一錢，甘草五分。

右剉一劑，生薑、棗子，水煎服。

霍亂轉筋加木瓜；暑冒風寒加香茹、扁豆；寒甚者加乾薑；腹痛加炒白芍；時氣憎寒壯熱加柴胡、乾葛；腹痛甚加吳萸，去藿香；寒痛加官桂；發熱加麥冬、淡竹葉；小便不利加茯苓；冷甚加乾薑；口渴作瀉、小便赤數合五苓散；乾霍亂加枳殼、官桂，倍茯苓；飲食不化加神曲；內有熱者加炒黃連；心下痞悶加香附、砂仁；心腹絞痛加木香；濕熱相搏，霍亂轉筋，預渴悶亂，合黃連香茹散服；若頻欲登圊，不通利清，加枳殼。

理中湯 治虛弱之人，上吐下瀉，霍亂，手足厥冷，腹痛脈微者乃陰症也，並諸病宜照後加減用之，無不湊功。

人參、乾薑、白朮（炒）各三錢，炙草一錢。

水二鍾煎，不拘時服。

若寒氣濕氣所感者，加熟附子一兩，名附子理中湯；若霍亂吐瀉，加青皮、陳皮，名治中湯；乾霍亂、心腹作痛，預炒紅鹽，牙皂煎湯，頻服探吐後即進此方；嘔吐於治中湯內加丁香、半夏、生薑十片；泄瀉加橘皮、茯苓，名補中湯；溏瀉不已，於補中湯內加附子一兩；不喜飲食，米穀不化，加砂仁、附子、陳皮、茯苓；霍亂吐瀉，心腹作痛，手足厥冷，去白朮，加附子，名四順湯；傷寒結胸先以桔梗湯，再不愈，及諸吐利後胸痞欲絕，心膈高起，急繁痛手不可近者，加枳實、茯苓，名枳實理中湯；如渴於枳實理中湯內加天花粉；渴欲飲水加白朮；霍亂轉筋，理中湯内加煅石膏；臍上築者，腎氣動也，去白术，加官桂；悸多①加茯苓；腹滿減白术，加附子；飲酒過多或痰炙搏熱食發爲鼻衄加川芎；傷胃吐血以此藥能理中脘，分利陰陽，安定血脈。

霍亂應用諸方

四逆湯加鹽少許，方見二卷祛寒。治霍亂手足厥逆，氣少神清，不渴不熱，小便清白，因於寒也。

黃連香茹飲二卷祛暑。治身熱煩渴，氣粗，口苦齒燥，小水短赤，因於暑也。

除濕湯見二卷利濕。治四肢重着，骨節煩疼，胸膈滿悶，因於濕也。

六和湯倍藿香，加木香、蘇葉，見二卷和解。治腹痛下濁物，因於多食寒冷也。

平胃散加桂枝、木瓜、柴胡，見二卷消補。治霍亂而兼轉筋，因于肝木尅脾土也，却與肝經血虛轉筋不同。

五苓散見二卷利濕。治産後霍亂，臟腑虛微，飲食不消，觸冒風冷所致也，其有熱而欲飲水者宜服。

---

① "多"字下原衍"多"字，删。

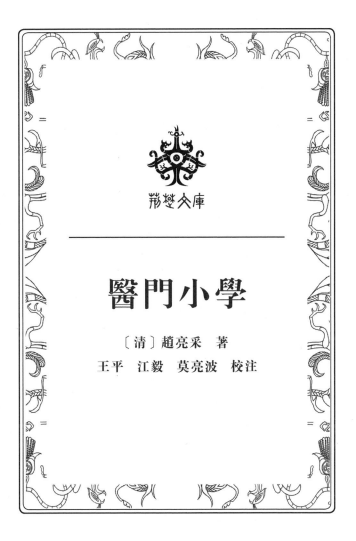

荊楚文庫

醫門小學

〔清〕趙亮采　著

王平　江毅　莫亮波　校注

前　言

　　《醫門小學》（全稱《醫門小學本草快讀貫註》）六卷，成書於清代，爲醫家趙亮采所著，刊於 1887 年（光緒丁亥年）。該書以大量歌訣形式，述中醫藥學基礎理論於卷首，詳藥性味功效於《雷公》寒、熱、温、平之綱，尾以四診、運氣、臟腑、經絡、主病、辨證之理，朗朗上口，系統細緻，爲醫學不可多得的入門讀物。

　　趙亮采，字見田，湖北襄陽人，生活於清光緒年間，因見近世有行醫之人，醫理不甚明瞭，才疏學淺即敢行醫用方，不務實學，遇危急難證，束手無策，遂作入門讀物《醫門小學》，綱舉目張，旁徵博引，撰成歌訣，助初學者易誦成識，萬變法宗。

　　本書涉及中醫學基本醫理，蘊天、人、地整體觀於所撰之文，總以天人一體、陰陽五行，繼以五運六氣、臟腑經絡，後以寒、熱、温、平分類叙述諸藥，并引證以李時珍、汪機等前賢旁注於上，尾之以臨證諸法，涵蓋中醫學的理、法、方、藥方面面。

　　本書作爲一部中醫學入門讀物，傳承前人精華，引證先賢論述和經驗，廣納學派，不拘一門，是一部集成度很高的入門醫書。書中文字簡單，多以七言歌訣形式，初學者易於熟記，加之前人臨證經驗注於文中，助初學之人入中醫之門，助業醫之人臨萬變之證亦了然於胸。《醫門小學》兼具文獻價值和實用價值，值得推廣和研究。

　　中醫學入門讀物是弘揚和傳承我國優秀傳統醫藥文化的重要載體，尤其是書自先賢的“原汁原味”之作。本書點校以清光緒丁亥年慎業齋校刊爲底本，同時以《本草綱目》《黃帝内經》《藥性賦》《千金方》《傷寒雜病論》《景岳全書》等醫書進行參校。

　　限於本人學識淺陋，難免於點校之時存訛誤之處，敬祈讀者指正。

江毅

目　　録

叙

　　夫醫之爲道也，關係甚重。爲人間之司命，致君主，格私欲，以增壽域。澤生民，去妄念，以免疾苦。調理陰陽，與良相同功，且能樹德一世，揚名千古。業醫者代人，慈父孝子專其責任。凡有病痛決計，醫生豈可荒唐苟且而爲斯道者乎？豈可躐等而入斯道之門者乎？入手功夫，先讀《本草》，始知某味入某經，某藥主治某病，分引經以達病所，其義精，其法嚴，毫釐千里之判，無不了然於心，而後從心變化而無窮。《本草》乃醫門之小學也。熟讀《難經》，方知脈息變動之常，所以受病之原。細論條目，功夫無不通，而全體大用無不明矣。《難經》爲醫門之學庸也，揣摩《內經》精微，方見黄帝、岐伯反覆問難圓融貫通以明治道。《內經》乃醫門之論孟也。《靈樞》《素問》《甲乙》《明堂》《鍼經》《仲景方論》乃醫門之五經也。《語》云：“小學通四書，熟能明一經，臨場何患無絕妙文字！果能從正道學醫，臨證何愁無絕妙方法！”近世行醫者，詢及所學，或專宗一家，或專習陳案，强記數方，公然行道。遇危急難證，束手無法。問及醫經之論義，《本草》之得失，茫然無知，勿怪世人輕而賤之，目爲流教。吁呼！未[1]有不通儒而能通醫者耶？皆因躐等而近[2]不務寔學，入旁門而走左道矣。

　　要知各家著述，爲子書，爲記傳，爲策論，爲野史，只可閑時翻閲，以廣見識，不可臨證套架。試問士子登場，而能舍四書五經，專套雜録文字，獵取功名，可乎？假如越規犯矩，不過雷同，不取不至害人性命。

---

① 底本在“未”前加“爲”，后加“能”。
② 底本在“近”旁改寫爲“進”。

《語》云："天有不惻風雲，人有旦夕禍福，各有所因。"況有在藏①在府②之分，有舍證從脈、棄脈從證之辨，有病彼經而延及此經之論，不知分經主治，何以辨證勢之標本？一派瞎摩亂撞，輕病治重，重病治死。潔古③曰："桂枝下咽，陽盛則斃。承氣入胃，陰盛乃亡。"《經》曰："寔其寔而虛其虛。""如此死者，醫殺之耳。"可不慎哉！可不畏哉！間由漢晉而後，天下崇子書，匪正教，務清談，廢寔學，各竪④已⑤說，另立門戶，相沿唐、宋，邪說愈熾，天下愈亂，幸遇程伊川、朱新安先後折衷立排而引入正教，天下幾至莫救，何獨醫道之不幸！相沿於今，將錯就錯，舍本源而習毫末，害蒼生而傷和氣。果能發奮讀書，悟透《難經》《內經》之精微，磨煉《本草》藥性之得失，惴⑥摩先聖"格物致知"之心機，可謂好學，臨證自有把握，自有定見，自然生益於世，死聞於後，何必竪一己之偏見，挼⑦羅羣書之餘唾，竊爲己作。捫心自問，果能十全八九乎？醫學（書）汗牛充棟，果能出古人範圍乎？好事無益，遺誤蒼生。余因《本草》未得讀本，《本草經》詞古義深，難以窺測，《藥性捷經⑧》散漫無綜，《綱目》過繁，《始源》《備要》等書，囫圇吞棗，未分句讀，初學難以熟記，用《雷公》寒、熱、溫、平四賦，輯爲綱領，取李、喻、汪、朱各家，歷閱編爲註解，俾初學便於熟讀默記，千變萬化，了然於胸中。目之曰："《醫門小學本草快讀貫註》"，從此近步

---

① 藏：同"臟"。

② 府：同"腑"。

③ 張元素，字潔古。

④ 竪：字庫無此字，按上下文，應爲"竪"。下同。

⑤ 已：按上下文，應爲"己"。

⑥ 惴：按上下文，應爲"揣"。

⑦ 挼：同"搜"。

⑧ 經：按上下文，應爲"徑"。

則①入斯道之門矣。熟讀《難經》《內經》，則②升堂矣。入室何難？舍此則③爲左道，尚宗一家之説，則爲門外漢耳。"

　　　　　　　　　　　　　　　　　　　　　　　　岢

　光緒丁亥歲暮春之下浣襄陽趙亮采見田氏書於江漢静思書屋之西軒

---

① 底本在"則"前加"可"。
② 底本在"則"前加"必"。
③ 底本在"則"前加"是"。

卷首

天人一體理欲生長論

人生天地之間，上配天地，稱爲“三才”。人有五藏，以配五行。陰陽表裏，以配天干。十二經，以配地支。奇經配八卦。任督象太極。五運六氣合節令，以布四時。人身有九竅。上竅象天之七政，下竅象地之川澤。經絡如溝渠灌周身而溉百骸。人爲萬物之靈者，得天地之全也。聖人格物致知之功脩，以天生之物，養天生之人。萬物同人原爲一體，人之異於萬物者，倫理靈辨而矣①。萬物異於人者，蠢然而矣②。盡得人道，完復天初者，曰“聖人”；無善無惡，逐波隨風，生無世益，死無後聞者，曰“眾人”；縱欲恣情，賊仁害義，天理滅絕，良心喪盡者，曰“凶人”。凶人爲不善，其初性非與聖人遠也，是故爲惡非天，爲善非命，在我而已。其爲“聖人”也，毫無私欲，渾然天理，以天地萬物爲一體。其視天下之人，無內外遠近，皆其昆弟赤子之親，莫不安全而教養之。心學純明，而全其萬物一體之天真，內無七情之惑，外無六慾之擾，自然配享天地。其爲“眾人”也，則安於農、工、商、賈，各勤其業，以相生相養而無有希高慕外之心，此其眾人中安命守分之君子也。無內傷，則無外感，豈能受病？得享上壽，若一家之務，或營其衣食，或通其有無，或備其器用，集謀并力，以求遂願。間於有我之私，隔於物欲之蔽，至有視父子兄弟如仇讐者，妄念一生，無限煩惱皆至，五藏內損，六氣

① 底本在“矣”旁改爲“已”。
② 底本在“矣”旁改爲“已”。

外傷，疾病生焉，瘡瘍隨焉，鬼神災之，王法辱之，奈何棄身於私欲而蹈此百患乎？其爲“凶人”也，飢能食，渴能飲，能著衣服，能行浮然，貧賤而思富貴，富貴而貪權勢，忿而爭，憂而悲，窮則濫，樂則淫。凡百所爲，一信氣血，天恕①人怨，必得惡疾，或非正命死而後已。

編輯運氣要訣

《經》曰：“夫五運陰陽者，天地之道也，萬物之綱紀，變化之父母，生殺之本始，神明之府也，可不通乎？”又曰：“治不法天之紀、地之理，則災害至矣。”又曰：“不知年之所加，氣之盛衰，虛實之所起，不可以爲工矣。”由是觀之，不知運氣而爲醫，欲其無失者鮮矣。茲將《內經》運氣要語，大略編成歌訣，并列圖於後，使學者一覽即明其大綱領之所在，然後徧求全經精義，庶乎有得云。

太　虛　圖

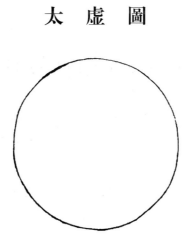

---

① 底本在“恕”旁改爲“怒”。

陰 陽 圖

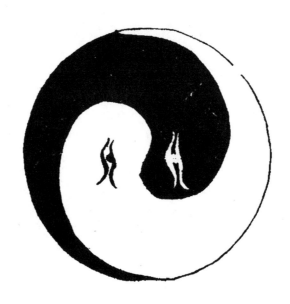

太極理氣天地陰陽歌

　　無極太虛，氣中理；太極太虛，理中氣。乘氣動靜生陰陽，陰陽之分爲天地。未有天地，氣生形；已有天地，形寓氣。從形究氣曰"陰陽"，即氣觀理曰"太極"。

　　太虛者，太極也。太極本無極，故名曰"太虛"。太極主氣，動而生陽，靜而生陰，而不曰"無極"者，蓋無極主理，言理無動靜，故也。《素問‧天元紀大論》曰："太虛寥廓，肇基化元。萬物資始，五運終天。布氣真靈，總統坤元。九星懸朗，七曜周旋，曰陰曰陽曰柔曰剛。幽顯既位，寒暑弛張。生生化化，品物咸亨。"來知德①《易經註》曰："對待者，數流行者，氣主宰者，理即此三句。而天地萬物無不包括其中矣。"

五行質氣生尅制化説

太極主氣，動而生陽，静而生陰。陰陽流行，生生不已。積陽之清者爲天，積陰之濁者爲地。天地既立，而陰陽即在天地之中矣。陽動則變，陰静而合，生五行也。天一生水，地六成之；地二生火，天七成之；天三生木，地八成之；地四生金，天九成之；天五生土，地十成之。是五行各一之質也。東方生木，木之氣爲風；南方生火，火之氣爲熱；中央生土，土之氣爲濕；西方生金，金之氣爲燥；北方生水，水之氣爲寒，是五行各一之氣也。在地曰"木"，在天曰"風"；在地曰"火"，在天曰"熱"；在地曰"土"，在天曰"濕"；在地曰"金"，在天曰"燥"；在地曰"水"，在天曰"寒"，是五行質具於地，氣行於天也。木位東方，風氣布春；火位南方，熱氣布夏；土位中央四維，濕氣布長夏；金位西方，燥氣布秋；水位北方，寒氣布冬，是五行之氣順布爲四時也。陽變陰，合而生水、火、木、金、土。五行順布，則四時行焉。木生火，火生土，土生金，金生水，水復生木，是五行相生，主生養萬物者也。木尅土，土尅水，水尅火，火尅金，金尅木，木復尅土，是五行相尅，主殺害萬物者也。相尅則死，相制則化。如火亢太過，金受制矣；金之子，水承

① 來知德（1525—1604）：明代理學家、易學家，著名詩人。字矣鮮，別號瞿塘，明夔州府梁山縣（今重慶市梁平區）人。神宗萬曆二十七年（1599 年），完成《易經集注》一書。後世尊其爲"一代大儒""崛起真儒"。其學術思想和文學創作，別開生面，卓然成家，易學成就更是獨樹一幟，時稱"絶學""孔子以來未曾有"，對後世影響至深，研究者遍及海内外。

而制焉。五行皆若此也，所以相生而不害，相制而不尅，則爲化矣。而生生化化，萬物立命之道，即在於是矣。而五行生尅制化之理，不可不知者也。

五行質氣生尅制化總歌

天地陰陽生五行，各一其質各一氣。質具於地氣行天。五行順布四時序，木火土金水相生，木土水火金尅制。亢害承制制生化，生生化化萬物緒。

主　運　歌

五運五行銜五位，五氣相生順令行。此是常令年不易，然有相得或遂從。運有太過不及理，人有虛實寒熱情。天時不和萬物病，民病合人藏府生。

主　氣　歌

主氣六位同主運，顯而明之君須記。退行一步相火治，復行一步土治之，復行一步金氣治，復行一步水治之，復行一步木氣治，復行一步君治之。

五 運 圖

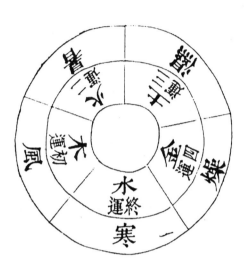

六 氣 圖

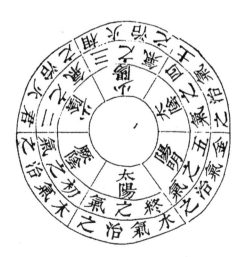

藏府十二經配天干歌

甲膽乙肝丙小腸，丁心戊胃己脾鄉。庚屬大腸心屬肺，壬屬膀胱癸腎藏。三焦亦向壬中寄，包絡同歸入癸方。此以藏府配天干，方位所屬歲之常。

藏府十二經配地支歌

肺寅大卯胃辰宮，脾巳心午小未中。申膀酉腎心包戌，亥焦子膽丑肝通。藏府流行配地支，六氣所化對不同。

運氣合藏府十二經絡歌

醫明陰陽五行理，始曉天時民病情。五運五行五氣化，六氣天地陰陽生。火分君相氣熱暑，爲合人之藏府經。天干起運地支氣，天五地六節制成。

五運合藏府十二經絡圖

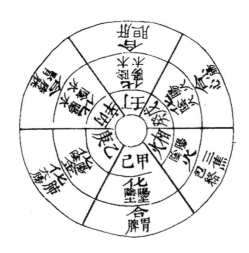

六氣合藏府十二經絡圖

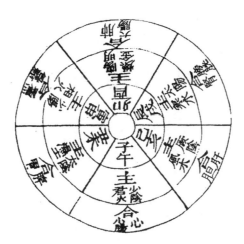

醫家要道，陰陽五行。知其要者，一言而畢。不知其旨，散漫無窮。

天干化運分五行歌

甲己化土乙庚金，丁壬木運盡成林。丙辛水運分清濁，戊癸南方火熖清。

地支化氣分五行歌

子午少陰君火天，丑未太陰濕土連。寅申少陽相火位，卯酉陽明燥金邊。辰戌太陽寒水是，已亥厥陰風木全。

四時分五行歌

春令木旺夏火旺，金旺於秋水旺冬。辰戌丑未皆是土，旺於四季五行終。

氣行於天分五行歌

風行於天本屬木，暑熱在天屬火乎。濕氣布天原屬土，燥金寒水六氣主。

質具於地分五行歌

竹草茨藤皆木屬，日燈爐竈無非火。沙泥灰石總是土，銅鐵錫銀金之伍。雨雪霜露泉酒汁，一切滋潤水所主。

藏府分五行歌

膽爲陽木肝爲陰，陽火小腸陰火心。胃爲陽土脾陰土，大腸陽金肺陰金。膀胱陽水腎陰水，此是藏府五行分。

五　藏　圖

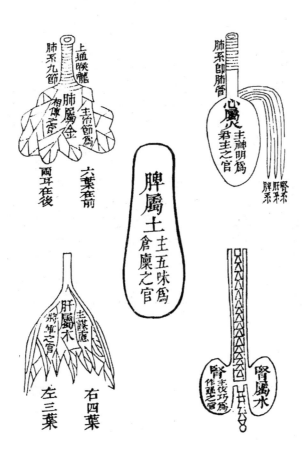

六 府 圖

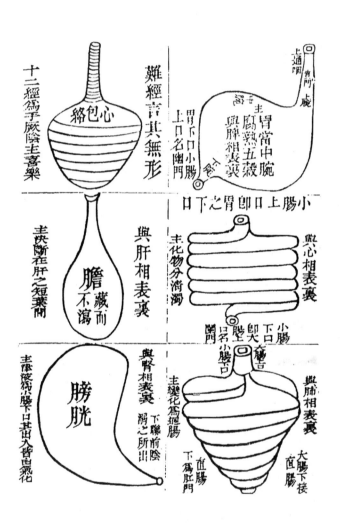

難經言其無形　十二經爲手厥陰主喜樂　絡包心

與肝相表裏　主決斷在肝之短葉間　膽藏而不瀉

與腎相表裏　主津液藏焉膀胱下口其出入皆由氣化　膀胱

胃常中脘腐熟五穀與脾相表裏　主　胃下口小腸上口名幽門　賁門　上脘　上通　回

小腸上口即胃下之幽門　與心相表裏　主化物分清濁

與肺相表裏　主變化爲迴腸　下爲直腸　下爲肛門　大腸下接直腸　大腸上口即小腸下口名闌門　小腸下口即大腸上口　主變化　下輸前陰溺之所出

三焦府圖

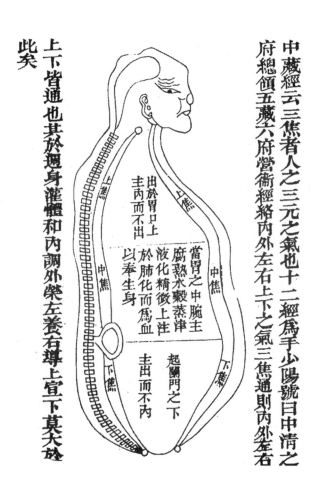

中藏經云三焦者人之三元之氣也十二經爲手少陽號曰中清之府總領五藏六府營衞經絡內外左右上下之氣三焦通則內外左右

上下皆通也其於週身灌體和內調外榮左養右導上宣下莫大於此矣

出於胃口上
主內而不出

以奉生身
於肺化而爲血
液化精微上注
腐熟水穀蒸津
當胃之中腕主

起闌門之下

主出而不內

上焦

中焦

下焦

《中藏經》云:"三焦者,人之三元之氣也。十二經爲手少陽,號曰'中清之府',總領五藏六府、營衞、經絡、內外、左右、上下之氣。三焦通則內外、左右、上下皆通也。其於週身灌體,和內調外,榮左養右,導上宣下,莫大於此矣。"

內 景 圖 引

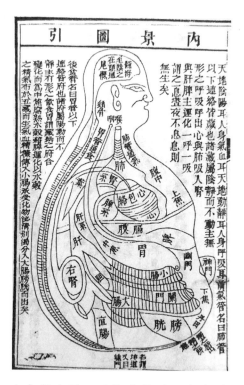

天地陰陽耳，人身氣血耳，天地動靜耳，人身呼吸耳。前氣管名曰"肺管"，以下連絡皆藏也。諸藏屬陰，靜而不動，主無形之呼吸。呼出，心與肺；吸入，腎與肝。脾主運化，一呼一吸，謂之一息。晝夜不息，息則無生矣。

後食管名曰"胃管"，以下連絡皆府也。諸府屬陽，動而不靜，主有形之飲食。胃謂藏納之府，合變化而爲中焦腐熟水穀，藉脾運化。以水穀之精氣，布於五藏而生氣血。糟糠傳入小腸，承受化物，泌清別濁，分入大腸、膀胱而出矣。

內景真傳說

腦爲髓之海，諸髓皆屬於腦，故上至巔，下至尾骶。髓道通腎，故歸腎藏主之。膻中爲氣海，在兩乳中間，氣所居焉，能分布陰陽，乃氣生化之源，命之主也，爲人生之父母，不可損傷。膈膜爲帳幔，居心肺之下，肝腎之上，貼於脊。膈間週圍，遮幔如幕，下垂以蔽濁氣，不至上薰心肺。前自氣管以下聯絡皆藏也，後自食管以下聯絡皆府也。口唇名"飛門"，言其動運開張如飛也。舌爲心苗，舌本又屬脾腎二經，舌下有隱竅，名"廉泉"，動則津液湧出。如腎水枯涸，津液不能上潮，則口乾舌燥矣。

上下齒牙爲"戶門"，屬陽明。上齒屬手陽明，下齒屬足陽明。齒爲骨餘，又屬腎所主也。小舌下垂，名曰"懸雍"，乃生發之機也。咽喉間又有會厭，居吸門之上，其大如錢，爲聲音之關。薄而易起者，音快而便，厚而遲起者，音慢而重。項前硬管，名"喉嚨"，主氣即肺管也，下連於肺，形如華蓋，六葉兩耳，有二十四孔，主藏魄。心居肺下，形如未開蓮花，其位居中而前有七竅三毛，主藏神，週旁有脂膜裹之，是爲心包絡，近下另有膈膜一層，不使濁氣上薰心肺。其膈膜上謂膻中，乃清氣所居之地，名曰"上焦"，主持呼吸而條貫百脈。心發四系：一系上連於肺；一系後左透膈膜而下通於肝，凡七葉，而胆附於肝之短葉間；一系透膈膜而下，通於脾，形如馬蹄，掩於太倉之上，太倉即胃也；一系透膈膜，循脊直下而通於腎。腎有二枚，形如豇豆，着脊第十四節，兩旁膂筋間。左一枚陰水居焉，右一枚相火居焉。其中正，謂之"命門"，《經》曰："七節之旁中，有小心者是也，乃人身立命之根本，生化之先天也。"

喉嚨後管，名謂"咽門"，咽以嚥物也。咽下爲胃管，名"賁門"，即胃之上口也。下以透膈，乃太倉，胃口又名"黃腸"，俗名"肚子"，主腐熟水穀，合變化而爲中焦。胃之下口，名"幽門"，謂"幽微隱泌之處"，水穀由此而傳入小腸。小腸承變化物，又名"赤腸"，其下口謂之"闌門"，謂闌住水穀，泌清別濁而分入大腸、膀胱。其泌之清者，前以滲入膀胱。膀胱與小腸脂膜相連，無上口而有下口。小腸泌之清者而滲入之，其中空虛善受濕氣，故津液藏而化爲溺，又謂之"黑腸"，其下口有管，直透前陰而溺出矣。其泌之濁者，後以轉入大腸而爲糞。大腸積疊十六曲，又名"迴腸"，亦名"白腸"。咸稟下焦決瀆之氣，傳導穢滓，從直腸而出肛門。肛門又名"魄門"，人死魄從此而去矣。人身之藏府、經絡、百骸、九竅，盡皆貫通，故外有感傷，內有傳變，今繪圖説，以便熟玩。

十二經總義

心屬丁火，爲陰火，謂手少陰。其毛髮，其臭焦，其聲笑，其液汗，其色赤，其味苦，内合離爲火，外合濟水，主生血，開竅於舌，神藏於心，主血脈。髮爲血之餘。此經少血少氣，與手太陽小腸相爲表裏，爲君主之官，神明出焉。

肝屬乙木，爲陰水，謂足厥陰。其毛眉，其臭羶，其聲呼，其液泣，其色青，其味酸，内合巽爲風，外合澠水，主藏血，開竅於目。魂藏於肝，主筋，榮爪甲，爲筋之餘。此經多氣少血，與足少陽膽相爲表裏，爲將軍之官，謀慮出焉。

脾屬己土，爲陰土，謂足太陰。其毛臍陰，其臭香，其聲歌，其液涎，其色黃，其味甘，内合艮爲山，外合湖水。主統血，開竅於唇，意智藏於脾，主四肢肌肉，土無餘。此經多氣少血，與足陽明胃相爲表裏，爲倉廩之官，五味出焉。

肺屬辛金，爲陰金，謂手太陰。其毛孔，其臭腥，其聲哭，其液涕，其色白，其味辛，内合乾爲天，外合河水。主藏氣，開竅於鼻，魄藏於

肺，主皮毛，金無餘。此經多氣少血，與手陽明大腸相爲表裏，爲相傅
之官，治節出焉。

腎屬癸水，爲陰水，合命門、相火，男以養精，女以繫胎，謂足少
陰。其毛髮，其臭朽，其聲吟，其液唾，其色黑，其味鹹，内合坎爲水，
外合汝水。主藏精，開竅於耳門，精、志藏於腎，主骨，齒爲骨之餘。
此經少血多氣，其榮髮，又云開竅於二陰，與足太陽膀胱相爲表裏，爲
作强之官，伎巧出焉。

小腸屬丙火，爲陽火，謂手太陽，合手少陰心相爲表裏，上合離爲
火，下合淮水。小腸上口即胃之下口，在臍上二寸近脊，水穀由此而入
復①；下一寸，外附於臍上，水分穴當小腸下口，至是而泌別清濁，水
液滲入膀胱，滓穢流入大腸。此經多血少氣，爲受盛之官，化物出焉。

膀胱屬壬水，爲陽水，謂足太陽，合足少陰腎相爲表裏，上合坎水，
下合清水，居腎之下。大腸之前有下口，無上口，當臍上一寸，水分穴
爲小腸下口，水液由此別迴腸，隨氣泌滲而入，其出入皆由氣化。入氣
不化，則水歸大腸；出氣不化，則閉塞下竅。此經多血少氣，爲州都之
官，津液藏焉。

大腸屬庚金，爲陽金，謂手陽明，合手太陰肺相爲表裏，上合兑爲
澤，下合江水云迴腸，當臍左迴十六曲。小腸下口即大腸，上口名曰
“闌門”，又云“廣腸”，附脊以受迴腸乃出，滓穢之路通直腸，下連肛
門。此經多氣少血，爲傳道②之官，變化出焉。

胃屬戊土，爲陽土，謂足陽明，合足太陰脾相爲表裏，上合坤爲地，
下合於海爲水穀，氣血之海也。胃之上口名曰“賁門”，飲食之精氣從此
上輸於脾，肺宣布於諸脈。胃之下口即小腸，上口名曰“幽門”。此經多
氣少血，同脾爲倉廩之官，五味出焉。

膽屬甲木，爲陽木，謂足少陽，合足厥陰肝相爲表裏，上合震爲雷，

---

① 復：按上下文，此處應作“腹”。

② 道：按上下文，此處應用“導”。

下合渭水。膽爲清净之府，凡十一經皆取決於膽，號曰“將軍”。此經多血少氣，爲中正之官，決斷出焉。

心包絡寄居癸鄉，謂手厥陰，上合坎宮陰水，下合漳水，《難經》言其“無形”。十二經獨少心包一官，而有“膻中爲臣使之官，喜樂出焉”二句。今考心包，居膈上，正直膻中之所寄居，相火代君行事，實臣使也。此一官即手厥陰經是也。

三焦寄居壬方，謂手少陽，上合坎宮陽水，下合溧水。《經》云：“上焦如霧，中焦如漚，下焦如瀆。”此經多血少氣，爲決瀆之官，水道出焉。

十二經脈循行歌訣

手之三陽手外頭，手之三陰胸內手，足之三陽頭外足，足之三陰足內走。

註：《經》曰：“在內直行爲經，在外傍行爲絡，循行不已，目張則行陽，目合則行陰，一日各行陰陽二十五度，故七日循行滿一周天。”《丹經》云：“七日都來還一元，節氣超神爲準的。”此之謂也。手之三陽，手外頭者，謂手陽明大腸、手少陽三焦、手太陽小腸，由手背至頭而至手也。手之三陰，胸內手者，謂手太陰肺、手少陰心、手厥陰心包絡，由手掌至胸而至手也。足之三陽，頭外足者，謂足陽明胃、足少陽膽、足太陽膀胱，由頭外至足而至頭也。足之三陰，足內走者，謂足太陰脾、足少陰腎、足厥陰肝，由足內至腹而至足也。諸陽行外，諸陰行內，四肢腹背皆如此也。

十二絡脈起止歌訣

手太陰肺起中府_{乳上三肋}，由內至手止少商_{大指內側}，流注陽明大腸位，大指次指名商陽_{食指內側}。陽明復從次指起，由外上面止迎香_{鼻孔兩側}。大腸經注陽明胃，起於承泣_{頭維}止厲兌_{足大指次指之端}。胃經流注太陰脾，隱白_{足大指內側白肉際}內上大包_{胸中堤}。心起極泉_{胸走手}，止於少沖_{小指內側垂}。心經注於小腸經，起於少澤_{小指外側}止耳門_{聽會穴}。小腸流注膀胱位，起自晴明_{內目眥}止至陰_{足小指外側}。膀胱注腎湧泉_{足心起}，從內上行俞府_{胸上傍開}終。包心包起天池_{胸後液下}中沖_{手中指端}止，三焦關沖_{無名指之端}止竹空_{耳門上側}。交經注膽瞳子髎_{目銳眥}，外傍下行止竅陰_{足四指①陷中}。注肝起於大敦穴_{足大指側}，從內上行止期門_{乳下二肋端}。歷遍週身還中府，經絡周流仔細評。

奇經八脈總歌訣

正經經外是奇經，八脈分司各有名：任脈任前督於後，衝起會陰腎同行，陽蹻跟外膀胱別，陰起跟前隨少陰，陽維維絡諸陽脈，陰維維絡在諸陰，帶脈圍腰如束帶，不由常度號奇經。

地支十二經流注歌訣

每日寅時從肺起，卯時流入大腸經，辰胃巳脾午心火，未時應注小

---

① 指：此處應爲"趾"，下同。

腸經，申屬膀胱酉屬腎，戌走包絡亥焦宮，子膽丑肝寅又肺，十二經脈週環行。

十二經氣血多少總歌訣

多氣多血惟陽明，少氣太陽厥陰同，二少太陰常少血，六經氣血要分明。

藥 性 總 義

上古聖人，仰觀天之六氣，俯察地之五行，辨草木金石禽獸之性而合於人之五藏六府、十二經絡，闡陰陽之秘，洩天地之藏，著爲《本草經》。然藥性始自神農，而伊尹復作湯液。漢季張長沙采中古方，用藥悉遵《本經》，應驗如響。晉唐以後，諸書有驗與不驗，蓋與《本經》有合、有不合也。沿及宋、元及今，各家師心自用藥品日增，《經》義日晦，只云"某藥治某病""某病宜某藥"，析言者少，統言者多，因陋就簡，愈驅愈下，各樹偏見，要知用藥譬如用兵，兵在精而不在多，用藥亦然。練兵而至勝，練藥以愈疾，其道一也。業醫者以用藥爲事，不熟讀《本草》，胸中毫無定見，如大將臨敵，先自膽怯，即僥倖不敗，未免貽笑大方。練兵求精，練藥求熟，其理一也。在初學尤爲當務之急，口而誦之，心而維之，玩索而有得焉，其庶乎則不差矣。讀者不可以其近而忽之也。

凡酸屬木，入肝。苦屬火，入心。甘屬土，入脾。辛屬金，入肺。鹹屬水，入腎。此五味之義也。

凡青屬木，入肝。赤屬火，入心。黃屬土，入脾。白屬金，入肺。黑屬水，入腎。此五色之義也。

凡酸者，能濇，能收。苦者，能瀉，能燥，能堅。甘者，能補，能和，能緩。辛者，能散，能潤，能橫行。鹹者，能下，能軟堅。淡者，能利竅，能滲瀉。此五味體用之義也。

凡寒熱溫平氣也，酸苦甘辛鹹淡味也，氣爲陽，味爲陰，氣無形而升，味有質而降。氣厚者爲純陽，薄者爲陽中之陰。味厚者爲純陰，薄者陰中之陽。氣厚則熱，氣薄則瀉。味厚則瀉，味薄則通。陽氣上行，陰味下行，如陽升陰降之義也。辛甘發散爲陽，酸苦涌瀉爲陰，鹹味涌瀉爲陰，淡味滲瀉爲陽，輕清升浮爲陽，重濁沈降爲陰。清陽出上竅，濁陰出下竅。本乎天者，親上；本乎地者，親下。清陽發腠理，濁陰走五藏。清陽實四肢，濁陰歸六府。此藥性陰陽之義也。

凡輕虛者，浮而升；重實者，沈而降。味薄者象春，升而生；氣薄者象秋，降而收；氣厚者象夏，浮而長；味厚者象冬，沈而藏；味平者象季土，化而成；氣厚味薄者，浮而升；味厚氣薄者，沈而降；氣味俱厚者，能浮，能沈。氣味俱薄者，可升，可降。酸鹹無升，辛甘無降，寒無浮，熱無沈。此升降浮沈之義也。

凡人之五藏應五行，金木水火土，子母相生之義。《經》曰："虛則補其母，實則瀉其子。"又曰："子能令母實。"如腎爲肝母，心爲肝子，故入肝者并入腎與心；肝爲心母，脾爲心子，入心者并入肝脾；心爲脾母，肺爲脾子，入脾者兼入心肺；脾爲肺母，腎爲肺子，入肺者兼入脾腎；肺爲腎母，肝爲腎子，入腎者兼入肺肝。此五行相生、子母相應之義也。

凡藥之爲枝者，達四肢；爲皮者，達皮膚；爲心、爲幹①者，內行藏府；質之輕者，上入心肺；重者，下入腎肝；中空者，發表；內實者，攻裏；植燥者，入氣分；潤澤者，入血分。此上下內外各以其類相從之義也。

酸傷筋，酸歛則筋縮，辛能勝酸，金尅木也；苦傷氣，苦從火化，

---

① 幹：按上下文，應作"肝"。

故傷肺氣，鹹能勝苦，水尅火也；甘傷肉，甘補土，脾主肌肉，酸能勝甘，木尅土也；辛傷皮毛，疏散腠理，故傷皮毛，苦勝辛，火尅金也；鹹傷血，鹹從水化，故傷血脈，甘勝鹹，土尅水也。此五行制化之義也。

木曰曲直，作酸，酸走筋，筋病，母①多食酸，筋得酸則拘攣收引益甚；火曰炎上，作苦，苦走血，血病，母多食苦，血得苦則凝嗇而口渴，苦能燥津液；土曰稼穡，作甘，甘走肉，肉病，母多食甘，肉得甘則壅氣臚腫益甚；金曰從革，作辛，辛走氣，氣病，母多食辛，氣得辛則散，而氣益虛；水曰潤下，作鹹，鹹走骨，骨病，母多食鹹，骨得鹹則陰益甚重而難舉。此五病當禁之義也。

心主血脈，多食鹹則脈凝濇而色變，水尅火也；肺主皮毛，多食苦則皮稿②而毛拔，火尅金也；肝主筋，榮爪甲，多食辛則筋急而爪枯，金尅木也；皮主肌肉，其華在脣，多食酸則肉胝䐢而脣揭，木尅土也；腎主骨，其華在髮，多食甘則骨痛而髮落，土尅水也。此五味相尅之義也。

凡藥，各有形性氣質，其入諸經，有因形相類者，有因性相從者，有氣相求者，自然之理，可以意得也。有相須者，同類而不可離也，爲使者，我之佐使。惡者，奪我之能也；畏者，受彼之制也；反者而不可合也；殺者，制彼之毒。此異同之義也。

凡酒制，升提；薑制，溫散；入鹽，走腎而軟堅；用醋，注肝而收斂；童便除劣性而降下；米泔去燥性而和中；乳潤枯，生血密；甘緩益元，陳壁土藉土氣以補中州。麵煨麴製仰③酷性，勿傷上膈，黑豆甘草湯漬，并解毒，致令和平；羊酥猪脂塗燒，咸滲骨，容易脆斷；去穰者免脹，去心者除煩。此製治各有所宜之義也。

---

① 母：按上下文，應作"毋"。

② 稿：同"槁"。

③ 仰：按上下文，應作"抑"。

藥分陰陽五行歌

天有陰陽彰六氣，温涼寒熱四時行。地有陰陽化五味，酸苦辛甘鹹淡成。辛散酸收淡滲瀉，鹹軟苦瀉甘緩平。酸苦涌瀉陰成味，辛甘發散氣陽清。輕清成象親乎上，親下重濁陰成形。清之清者發腠理，陽中陽氣厚之至。清之濁者實四肢，陽中之陰薄氣使。濁之濁者走五藏，陰中之陰厚味矣。濁之清者歸六府，陰中之陽薄味耳。酸爲木化氣本温，能收能瀒利肝經。苦爲火化氣終熱，能燥能堅心藏丁。甘始土生氣化濕，能開緩滲從脾行。辛自金生氣帶燥，能開潤瀉通肺竅。鹹從水化氣生寒，下走軟堅足腎道。淡味方爲五味本，運用方知造化妙。

諸藥升降浮沈歌

凡藥輕處浮而升，若是重實沈而降。味薄升生厚沈藏，氣薄降收厚浮長。氣厚味薄浮而升，味厚氣薄沈而降。氣味俱厚能浮沈，氣味俱薄可升降。寒涼無浮熱無沈，酸鹹無升甘無降。升浮上竅發腠理，沈降下竅走五藏。

六淫主治歌

風淫於內，治以辛涼，佐以苦甘，以甘緩之，以辛散之。熱淫於內，治以鹹寒，佐以甘苦，以酸收之，以苦發之。濕淫於內，治以苦熱，佐以酸淡，以苦燥之，以淡瀉之。火淫於內，治以鹹冷，佐以苦辛，以酸收之，以苦發之。燥淫於內，治以苦温，佐以甘辛，以苦下之。寒淫於內，治以甘熱，佐以苦辛，以鹹瀉之，以辛潤之，以苦堅之。

五藏苦欲補瀉歌

肝苦急，急食甘以緩之；肝欲散，急食辛以散之，以辛補之，以酸瀉之。心苦緩，急食酸以收之，心欲軟，急食鹹以軟之，以鹹補之，以甘瀉之。脾苦濕，急食苦以燥之，脾欲緩，急食甘以緩之，以甘補之，以苦瀉之。肺苦氣上逆，急食苦以瀉之，肺欲收，急食酸以收之，以酸補之，以辛瀉之。腎苦燥，急食辛以潤之，腎欲堅，急食苦以堅之，以苦補之，以鹹瀉之。

引經報使歌

小腸膀胱屬太陽，藁本羌活是本鄉。三焦膽與心包絡，少陽厥陰柴胡強。太陽陽明并足胃，葛根白芷升麻當。太陰肺脈中焦起，白芷升麻葱白鑲。脾經稍與肺部異，升麻兼之白芷詳。少陰心經獨活主，腎經獨活加桂良。通經用此藥為使，豈能有病到膏肓！

十 八 反 歌

《本草》言明十八反，人沙元紫苦丹參。芍藥細辛共八味，一見藜蘆便殺人。白芨白薟并半夏，瓜蔞貝母五般真。莫見烏頭與烏喙，逢之一反急如神。大戟芫花并海藻，甘遂以上反甘草。蜜蠟莫與葱相覷，石決明休見雲母。藜蘆莫使酒來侵，人若犯之都是苦。

十九畏歌

硫黄原是火之精，朴硝一見便相争。水銀莫與砒霜見，狼毒最怕蜜陀僧。巴豆性烈最爲上，偏與牽牛不順情。丁香莫與鬱金見，牙硝難合京三稜。川烏草烏不順犀，人參最怕五靈脂。官桂善能調冷氣，若逢石脂便相欺。大凡修合看順逆，炮爁炙煿莫相依。

姙娠服藥禁忌歌

蚖斑水蛭及虻蟲，烏頭附子配天雄。野葛水銀並巴豆，牛膝薏苡與蜈蚣。三稜芫花代赭麝，大戟蟬蛻黄雌雄。牙硝芒硝牡丹桂，槐花牽牛犀角同。半夏南星與通草，瞿麥乾薑桃仁通。䃃砂乾漆蟹爪甲，地胆茅根都失中。

卷一

寒 性 類

諸藥識性，此類最寒，犀角解乎心熱，羚羊清乎肺肝

犀角

註：犀角苦、酸、鹹、寒，涼心泄肝，清胃中大熱，祛風利痰，辟邪解毒，治傷寒、時疫、發黃、發斑。傷寒下早，熱乘虛入胃，則發斑；下遲，熱留胃中，亦發班①、吐血、下血、畜血、譫狂、痘瘡、黑陷。消癰化膿、定驚明目，姙婦服之，能消胎氣，宜忌之。烏而光潤者良，角尖尤勝鹿取茸②，犀取尖。

《歸田錄》云："人氣粉犀。"《抱撲子》曰："犀食百草之毒及棘，故能解毒，飲食有毒，以角攪之，則生白沫。"李時珍曰："五臟六腑，皆稟氣於胃。風邪熱毒必先失之，飲食藥物必先入胃。犀角之精華所聚，足陽明胃藥也，故能入陽明解一切毒，療一切血及驚、斑、痘、疹。"又云："中毒箭，犀角刺瘡中，立愈。"《經》曰："相火寄於肝、膽，大怒則形氣絕，而血則暈於上。"

羚羊角

註：羚羊角苦、鹹，微寒。羊屬火，而羚羊屬木，入足厥陰肝、手太陰肺、手少陰心。目為肝竅，此能清肝，故明目去障。肝主風，其合在筋，此能祛風舒筋，故治驚癇搐搦、骨痛筋攣。肝藏魂，心主神明，

---

① 班：同"斑"。
② 茸：按上下文，此處應作"茸"，全書同。

此能泄心、肝邪熱，故治狂越、僻謬、夢魘、驚駭。肝主血，此能散血，故治瘀滯惡血、血痢腫毒。相火寄於肝膽，在志爲怒，此能下氣降火，故治傷寒伏熱、煩憑①氣逆、食噎不通。羚羊之性靈，在精在角，故又辟邪而解諸毒。

汪訒菴曰："痘科多用羚羊以清肝火，而《本草》不言治痘與犀角俱磨用。"

澤瀉利水通淋而補陰不足，海藻散痰破氣而治疝何難

澤瀉

註：澤瀉甘、淡，微鹹，入膀胱，利小便，瀉腎經之火邪，功尚利溼，行水治消渴、痰飲、嘔吐、瀉痢、腫脹、水癖、腳氣、疝痛、淋瀝、陰間之汗、尿血、洩精溼熱之病。溼熱既除，則清氣上行，又能養五臟，益氣力，止頭旋，有聰耳明目之功。多食昏目，謂小便過利而腎水虛，服②中有水，屬膀胱。水涸則火生，得鹽忌鈇。

澤瀉既利水而又止洩精，何也？此乃溼熱爲病，不爲虛滑者言也。虛滑則當用補濇之藥。

張仲景八味丸用澤瀉冠宗奭，謂其接引桂、附，入腎經。李時珍曰："非接引也，乃取其瀉膀胱之邪氣也。古人用補藥，必兼瀉邪，邪去則補藥得力，一關一開，此乃妙玄。後人不知此理，尚補必致偏勝之患矣。"

王履曰："地黃、山茱、茯苓、丹皮，皆腎經藥。桂、附，右腎命門之藥，何待接引乎？"

---

① 憑：同"滿"。

② 服：按上下文，此處應爲"腹"。

海藻

註：海藻鹹，潤下而輭堅；寒，行水以瀉熱。故消瘦瘤瘰癧、結核癭瘕、陰㿉之堅聚，及痰飲、脚氣、水腫之溼熱，消宿食、治五膈。反甘草。東垣治瘰癧，馬尾海藻、甘草并用，蓋激以潰堅也。

聞之菊花能明目而清頭風，射干療咽閉而消癰毒

菊花

註：菊花味兼甘、苦，氣禀平和，冬苗春葉，夏蕊秋花，備受四氣，飽經霜露，得金水之精居多，能益金水二藏，以平木而制火，木平則風息，火降則熱除矣。故能養目血，去翳膜，治頭目風熱眩運[①]，散溼痹遊風，黃者入陰分，白者入陽分，紫者入血分，可藥、可餌、可釀、可枕，仙經重之。

菊花同枸杞，蜜丸服之，永無目疾。

花小味苦者，名苦薏，非真菊。《牧署閒談》云："真菊延齡，野菊傷人。"

射干

註：射干，苦寒，有毒，能瀉實火。火降則血散腫消而痰結自解，故能消心脾老血，行太陰肺、足厥陰肝之積痰，治喉痹、咽痛要藥。通經閉，利大腸，鎮肝，明目，消結核瘰母。

《千金方》烏犀散治喉痹用射干。

---

① 運：同"暈"。

薏苡理脚氣而除風溼，藕節消瘀血而治吐衄

薏苡

註：薏苡仁，甘淡，微寒而屬土。足陰陽胃經藥也。甘益胃，淡滲溼瀉水，益土，故健脾治水腫、溼痹、脚氣、疝氣、泄痢、熱淋。益土，故生金補肺清熱，治肺痿、肺癰、咳吐膿血。扶土抑木，治風熱筋急拘攣。厥陰風木主筋，治筋骨之病，以陽明爲本。陽明主潤，宗筋束骨而利機關，宜倍用。

《經》曰："治痿獨取陽明。"又曰："肺熱葉焦，發爲痿躄。"薏苡理脾，而兼清熱補肺。

筋寒則急，熱則縮，溼則縱。然寒溼久酉亦變爲熱，又有熱氣薰蒸，水液不行，久而成溼者。薏苡去溼要藥。

藕節

註：藕節，澀，平，解熱毒，消瘀血，療產後血悶，止吐衄、淋痢一切血證。和生地汁、童便服良。

瓜蔞子下氣潤肺喘兮，又且寬中；
車前子止瀉利小便兮，尤能明目

瓜蔞

註：瓜蔞仁，甘，補肺，苦寒潤下，能清上焦之火，使痰氣下降，爲治熱嗽要藥。肺受火逼，失下降之令，故生痰作嗽，又能蕩滌胸鬱熱垢膩，生津止喝，清咽利腸，通乳消腫，治結胸胸痹，酒黃熱痢，二便不通。炒香酒服，止一切血。寒胃滑腸，脾虛泄瀉者，忌之。畏牛膝乾漆，惡乾薑，反烏頭。

張仲景小陷胸湯用瓜蔞，又云："少陽症，口渴者，小柴胡湯以瓜蔞

易半夏。"

朱丹溪曰："瓜蔞治消渴神藥。"

立齊方：瓜蔞焙研、酒調或米飲下，治小便不通。

車前

註：車前子，甘寒，清肺肝風熱，滲膀胱溼熱，開水竅，以固精竅，令人有子。男女陰中各有二竅：一竅通精，一竅通水。二竅不并開，水竅開則溼熱外洩，相火常寧，精竅常閉，久久精足。治熱痹五淋，暑熱瀉痢，目赤障翳，催生下胎，陽氣下陷，腎氣虛脫勿服。

《明醫別錄》云："服固精藥久，服車前，行房即有子，九子衍宗丸用之。"

是以黃柏瘡用兜鈴醫嗽

黃柏

註：黃柏，苦寒，微辛，沉陰下降，瀉膀胱相火，爲足大陽引經，清熱補水，堅腎潤燥，退骨蒸勞熱，諸痿癱瘓，目赤耳鳴，消渴便閉，黃疸水腫，水瀉熱疾，痔血腸風，漏下赤白，皆溼熱爲病，均宜治之。諸瘡痛癢，頭瘡口瘡，凡口瘡用涼藥不效，乃中氣不足，虛火上炎，宜反治之法，尺脈弱者禁用。

《發明》曰："黃柏非真能補腎也，腎苦燥，急食辛以潤之，腎欲堅，急食苦以堅之，相火退而腎固，則無狂蕩之患矣。"按：腎本癸水，虛則熱矣。心本丁火，虛則寒矣。黃柏合蒼术，名二妙散，治痿爲要藥。

兜鈴

註：馬兜鈴，體輕而虛，熟則四開象肺，故入肺經。寒能清肺熱，苦辛能降肺氣，治痰嗽喘促，血痔瘻瘡，肺、大腸經熱臟清，腑亦清矣。

地骨皮有退熱除蒸之效，薄荷葉有清風消腫之施

地骨皮

註：地骨皮，甘淡而寒，降肺中伏火，瀉肝腎虛熱。《經》曰："熱淫於內，治以甘寒，并治吐血、尿血、咳嗽、消渴。外治肌熱虛汗，上除頭風，痛能除風者，肝腎同治也。肝有熱而風自生，熱退則風自息。中平胸脅痛，下利大小腸，療在表無定之風邪，傳尸有汗之骨蒸。子名枸杞，色赤味甘，滋肝益腎，生精助陽，補虛勞，強筋骨，明目，除煩，治嗌乾消渴。

朱二允曰："地骨皮退內潮，人所知也，能退外潮，人實不知。"或風寒散而未盡，潮作往來，非柴葛所能治，用地骨皮走表又走裏之藥，消其浮游之邪，未有不愈者。

李時珍曰："余嘗用青蒿佐地骨皮退熱，累有殊功。"

薄荷葉

註：薄荷葉，辛能散，涼能清，升浮能發汗，搜肝氣而抑肺氣，疏逆和中，宣滯解鬱，消散風熱，清利頭目。治頭痛頭風，中風失音，痰嗽口臭，語澀舌胎，眼耳咽喉口齒諸病，皆取辛香通竅而散風熱。皮膚瘡瘰瘡疥，小兒驚熱骨蒸，消宿食，止血痢，通關節，定藿①亂，猫咬蛇傷。心肺虛者遠之。

薄荷，猫之酒也，犬虎之酒也。蜈蚣，雞之酒也。桑椹，鳩之酒也。莽草，魚之酒也。食之皆醉，被猫傷者，薄荷搗汁塗之。

---

① 藿：同"霍"。

能寬中下氣，枳殼緩而枳實速也；
療肌解表，乾葛先而柴胡次之

枳實、枳壳

註：皮厚小爲枳實，壳薄大爲枳壳。壳力稍緩而功少異。苦酸微寒，皆能破氣，氣行則痰行喘止，痞脹消，痛刺息，後重除。治胸痺結胸，食積五膈，痰癖癥結，嘔逆咳嗽，水腫肝鬱，脅脹瀉痢，淋閉痔腫腸風。除風去痺，開胃健脾，所主略同。丹溪曰："枳實瀉痰，能衝墻倒壁，孕婦及氣虛人忌用。"

東垣曰："枳實治下而主血，枳壳治上而主氣。"

王好古曰："枳實佐以參、术、乾薑則益氣。佐消①、黄、牽牛而破氣。"潔古制"枳术束胎丸"。

乾葛

註：葛根，辛，甘，性平，輕揚升發陽明經，能鼓胃氣上行，生津止渴，兼入脾經，開腠發汗，解肌退熱，爲治脾胃虛弱泄瀉之聖藥，療傷寒中風，陽明頭痛，血痢溫瘧，腸風痘疹，又能起陰氣，散鬱火，解酒毒。葛花尤良利二便，煞百藥毒，多用反傷胃氣。生葛汁大寒，解溫病大熱、吐衄諸血。

皆曰："明目因破濁氣能升清氣。"

《經》曰："清氣在下，則生飧泄。"葛根能升陽明清氣。

仲景治太陽陽明合病，桂枝加乾葛。

丹溪曰："痘疹已現紅點，不可用。"

張元素曰："太陽頭痛，不可輕服干葛。"

---

① 消：同"硝"。

柴胡

註：柴胡，苦，平，微寒，味薄。氣升爲陽，主陽氣下陷，平少陽三焦、膽經、厥陰心包、肝經之邪熱，宣暢氣血，散結，調經，爲足少陽引經表藥。膽爲清净之府，無出無入，其經在半表半裏，法當和解，小柴胡湯之屬是也，治傷寒邪熱，痰熱結實，虛勞肌熱。楊氏秦艽扶羸湯，治肺痿勞嗽，體虛自汗，用柴胡爲君，治嘔吐心煩。邪在半表半裏，則多嘔吐，諸瘧寒熱。諸瘧以柴胡爲君，佐以引經之藥，頭眩目赤，胸痞脇痛，口痛耳聾，婦人熱入血室，小兒痘疹五疳。散十二經瘡疽，血凝氣聚。

李時珍曰："柴胡，行少陽，黃芩爲佐；行厥陰，黃連爲佐。"

汪訒奄曰："第之柴胡能發表，而不知柴胡最能和裏，故勞藥血藥往往用之。"

百部治肺熱，咳嗽可止；梔子涼心腎，鼻衄最宜

百部

註：百部甘苦，微溫，能潤肺溫肺，治寒嗽、暴嗽。白[①]部苦溫，能利肺氣，殺蚘虱、一切樹林蛀蟲，同秦艽爲末，燒烟薰之，療骨蒸傳尸、疳積疥癬。

《千金方》用百部熬膏，入蜜，不時服，可療三十年老嗽。

梔子

註：山梔子，苦寒，輕飄象肺，色赤入心，瀉心肺之邪熱，使之屈曲下行，由小便出，而三焦之鬱火以解，熱厥心痛以平，吐衄崩淋血痢之病以息，最清胃腕之熱，炒黑末，服、吹鼻，治衄，又治心煩懊憹不眠。五黃，用梔子茵陳湯。五痳、目赤、紫癜、白厲、皰皶、瘍瘡、內

---

① 白：按上下文，此處同"百"。

熱，用仁；表熱用皮，炒黑止血。

海藏曰："梔子利小便，非利小便也，乃肺清則化行，而膀胱得氣化而出矣。"

仲景梔子鼓湯治燥煩。

《經》謂："至高者因而越之也。"

玄參治熱結毒癰，清利咽膈；
升麻消風熱腫毒，發散瘡疿

元參

註：元參苦鹹，微寒，色黑，入腎，瀉無根浮游之火，腎水受傷，真陰失守，孤陽無根，能壯水以治火，益精明目，通二便。治骨蒸傳尸、傷寒、陽毒發斑亦有陰症發斑者，鬱悶不舒，懊憹煩渴，溫瘧洒洒，喉痺咽痛，癰疽鼠瘻，瘰癧桔核，皆能治。因其寒散火，鹹頓堅，脾虛泄瀉者忌用。

○丹參氣平而降，味苦色赤入心，即心包絡，破宿血，生新血，安生胎，墮死胎，調經脈，除煩熱，功兼四物，爲女科要藥。一味丹參散，功同四物湯，治冷熱勞，骨節痛，風痺不隨，消癥瘕血虛血瘀之症，又治目赤疝痛瘡疥腫毒，排膿生肌。

○沙參甘苦，微寒，味淡，體輕，專補肺陰，清肺火，治久欬①，肺痿，金受火刑者宜之。

○西洋參苦寒，微甘，味厚，氣薄，補肺降火，生津液，除煩倦，虛而有火者宜之。

○苦參，寒勝熱，苦燥溼，主腎，補陰，養肝膽，安五臟，利九竅，消癰解毒，明目止淚，治腸風，血痢，溺赤，黃疸，酒毒，逐水，殺蟲，治大風疥癩。凡五參，皆反藜蘆。

---

① 欬：字庫無原書字，與"咳"字形近，按上下文，同"咳"。

元參本腎藥而治上焦火症，壯水以治火也。腎脈貫肝膈，入肺中，循喉嚨，繫舌本，腎虛則相火上炎，此喉痺咽痛咳嗽吐血之所由來也，潮熱骨蒸亦本於此。

鄭奠一曰："丹參養神定智，通利血脈，實有神驗。"

按：婦人之病，首重調經。經調則百病俱散。

人參補五臟之陽，沙參補五臟之陰，肺虛者宜之。

按：人參補脾，沙參補肺，丹參補心，元參補腎。苦參亦在五參之內者，因其能補肝膽又能祛風，故耳。

升麻

註：升麻辛苦，足陽明胃、太陰脾引經藥也。參著上行，用以引之。亦入手陽明大腸、太陰脾經。表散寒邪，升發火鬱，能升陽氣於至陰之下，引甘溫之藥上行以補衛氣之散而實其表，治時氣毒癘，陽明頭痛，連及齒頰，寒熱肺痿，止膿下痢後重，久泄脫肛，崩中帶下，足寒陰痿，目赤口瘡，痘瘡斑疹，風熱瘡癮。

丹溪曰："升麻升清，陽氣升則水自降矣。"

《經》曰："地氣上爲雲，天氣下爲雨，天地不交則萬物不通也。"胃熱衝入少陽，助相火而成斑；衝入少陰，助君火而成軫。

嘗聞蛤粉抑肺而斂肛門，金箔鎮心而安魂魄

蛤粉

註：蛤蜊殼煅粉與牡蠣同功。肉鹹冷，止渴，解酒，牡蠣、蛤蜊、海蛤，並出海中，大抵海物鹹寒，功用略同，江湖蛤蚌味淡，能清熱利溼。

海藏曰："蛤粉，腎經血分藥。"

宋徽宗寵妃病痰嗽，面腫不寐，李防禦治之，三日不效當誅。李技窮憂泣，勿聞市賣嗽藥，一文一貼。李市之，自試無害，以三貼爲一以進服之。寢安嗽止，腫亦消。

帝大悅，賜李萬金，李不知其方，懼得罪，伺得市人求之，乃蚌殼

粉少加青黛也。

金箔

註：金箔辛平，有毒。金制木，重鎮怯故，鎮心肝，安魂魄，治驚癇風熱肝膽之病。丸散用箔爲衣，煎劑加入藥煮。畏錫、水銀。

茵陳主黃疸而利水，瞿麥治熱痳之有血

茵陳

註：茵陳，苦，燥溼，寒勝熱，入足太陽膀胱，發汗利水，泄足太陰脾、陽明胃溼熱，爲治黃疸之君藥。按：黃疸須分陰陽，陽黃宜茵陳；陰黃宜溫補。

瞿麥

註：瞿麥，苦，寒，降火瀉心，利小腸，逐膀胱邪熱，爲治淋要藥，破血利竅，決癰消腫，明目去翳，通經墮胎，性利善下，虛者慎用。

寇宗奭曰：“心經雖有熱，而小腸虛者，服之則心熱未清而小腸別作病矣。”

朴硝通大腸，破氣而療痰癖；
石羔①墜頭痛，解肌而消煩渴

朴硝

註：朴硝，辛能潤燥，鹹能耎堅，苦能下泄，大寒能除熱。朴硝酷澀性急，芒硝經煉稍緩，能蕩滌三焦、腸胃實熱，推陳致新，治傷寒陽強之病、疫痢，積聚結癖，疍血停痰，黃疸淋閉，瘰癧②瘡腫，目赤障

---

① 羔：同“膏”。
② 癧：同“癧”。

礜，通經墮胎。硝能柔五金，化七十二種石爲水。

○入罐煅煉去其寒鹹，陰中有陽，性稍和緩，爲玄明粉。

無己曰："熱淫於內，治以鹹寒。故仲景大陷胸湯、大承氣湯皆用芒硝以頓堅去實。"

許譽卿曰："芒硝破結頓堅；大黃推蕩，走而不守。故二藥相須，可爲峻下之劑。"

石羔

註：石羔，甘辛而淡，體重而降，足陽明胃經大寒之藥，色白入肺，兼入三焦諸經氣分。寒能清熱降火，辛能發汗解肌，甘能緩脾益氣，生津止渴，治傷寒鬱結無汗。陽明頭痛，發熱惡寒，日晡潮熱，陽狂壯熱，小便赤濇，大渴引飲，中暑自汗，舌焦無津，牙痛，擦牙固齒，爲發斑發疹之要品。

東垣曰："石羔，足陽明藥也。"

仲景治傷寒陽明症身熱目痛，鼻乾，肺受火制，故用辛涼以清肺金，故有白虎之名。

前胡除內外之痰實，滑石利六腑之濇結

前胡

註：前胡辛以暢肺，解風寒，甘以悅脾理胸腹，苦泄厥陰肝之寒熱，散太陽膀胱之邪。性陰而降，功專下氣，氣下則火降而痰消，能除實熱，治痰熱哮喘，咳嗽嘔逆，痞膈霍亂，小兒疳氣，有推陳致新之績，明目安胎，無外感者忌用。味甘氣香者良。惡皂莢，忌火。

按：柴胡、前胡均是風藥，但柴胡性升，前胡性降，爲不同。肝膽經風痰，非前胡不能除。氣有餘爲火，火則生痰。時珍曰："滑石不獨利小便，最能和竅，除上中下之溼熱，熱去則三焦寧，而表裏和，溼去則闌門通而陰陽利矣。"

滑石

註：滑石滑利，□□□□□□□脾胃寒瀉熱降□心火□，色白入肺，上開腠理而發表，下走膀胱而行水道，六府九竅津液，爲足太陽膀胱本藥，治中□①積熱嘔吐，煩渴，黃疸，水腫，脚氣，淋閉，水瀉，熱痢，吐血，衄血，諸瘡腫毒，爲蕩熱除濕之要劑，消暑，散結，通乳，滑胎。

河間益元散通治上下表裏諸症，取"天一生水，地六成之"之義也。

天門冬止嗽□□血而潤□燥；
麥門冬清心解煩渴而除肺熱

天冬

註：天冬甘苦，大寒，入手太陰氣分，清金降火，益水之上源，下通足少陰腎，滋腎潤燥，止渴消痰，澤肌膚，利二便，治肺痿、肺癰、吐膿、吐血、痰嗽、喘促，消渴嗌乾，由火盛津虧，治足下熱痛，虛勞骨蒸，陰虛有火之症，然性冷利，胃虛無熱者忌之。

蒙荃曰："腎主津液，燥則凝而爲痰，得潤劑則痰化，所謂治痰之本也。"

肺痿者，感於風寒，嗽咳、短氣、鼻塞、胸脹，久而成痿，有寒熱二證。肺癰者，熱毒蘊結，咳吐膿血，胸中隱痛，痿重而癰稍輕。治痿宜養血補氣，保肺清火。治癰宜泄熱豁痰，開提升散，不可誤治。

麥冬

註：麥冬甘，微寒，清心潤肺，强陰益精，瀉熱除煩，消痰止嗽，行水生津，治嘔吐。胃火上衝宜痿，麗陽明淫熱上蒸於肺，故肺熱葉焦發爲痿躄。麥冬，胃經正藥，客熱虛勞，脈絕，短氣，同人參、五味，

---

① 原文不清，似"暑"字。

名生脈散，蓋心主脈，肺朝百脈，肺補心清則氣充而脈復矣。

《經疏》曰："麥門冬是陽明胃經之正藥。"

又聞治虛煩除嗽嘔須用竹茹，通秘結導淤血必資大黃

竹茹

註：竹茹甘而大寒，開胃土之鬱，清肺金之燥，涼血除熱，治上焦煩熱，溫氣寒熱，噎膈嘔嗽，吐血衄血，肺痿，驚癇，崩中，胎腫，散肝火，涼胎氣。

溫膽湯用竹茹。齒血不止，醋浸竹茹含之甚效。

大黃

註：大黃大苦大寒，入足太陰脾、足厥陰肝、足陽明胃、手陽明大腸血分，其性浮而不沉，其用走而不守，得酒浸，能引至高之分，用以蕩滌腸胃，下燥結而□□熱，治傷寒時疾，發熱譫語，溫熱瘴瘧，下痢赤白，腹痛裏急，黃疸水腫，癥瘕積聚，畱飲宿食，心腹痞痛，二便不通，治一切□□□結，能推陳致新。

東垣曰："邪氣在上，用大黃，非酒莫至者，生用則還至高之邪熱，病愈後，或目赤喉痹，頭痛腫□膈□於上之患也。"

川黃連治冷熱之痢，又厚腸胃而止泄；
淫羊藿療風寒之痹，且補陰虛而助陽

黃連

註：黃連大苦大寒，入心，瀉肺，鎮肝，涼血燥溼，開鬱解渴，除煩益肝膽，厚腸胃，消心瘀，止盜汗，治腸澼瀉痢，痞滿腹痛，伏梁心痛，目痛眥傷，癰疽瘡疥，明目，定驚，止汗，解毒，除疳，殺蚘。行

中焦，姜汁炒；下焦①，鹽水、童便炒；消食積，黃土炒；治溼熱在氣分，吳萸湯炒；在血分，乾漆水炒；點眼赤，人乳浸，殺烏頭、巴豆毒。

○胡黃連苦寒，去心熱，治骨蒸勞熱，五心煩燥，三消五痔，溫瘧瀉痢，女人胎蒸，消菓子積，爲小兒疳熱良藥。出波斯國，今南海秦隴亦有之，性味、功用、禁忌俱同川連，故名胡黃連。

喻嘉言曰："下痢必先汗解其外，後調其內。首用辛涼以解表，次用苦寒以攻裏。"

王海藏曰："黃連瀉心，實瀉脾也，實則瀉其子。"

羊肝一具，黃連一兩，搗丸治疾目②，名羊肝丸。同吳萸合丸，名左金丸，治吞酸嘈雜等症。

按：五心者，心窩、手心、足心是也。三消者，渴而多飲，爲上消；多食善飢，爲中消；渴而小便數有膏，爲下消。五痔者，牝③痔、牡痔、狐痔、腸痔、血痔，皆因溼熱下流無所施洩，逼於肛門而爲痔腫，胡黃連均宜治之。

淫羊藿

註：淫羊藿辛香，甘溫，入肝腎，補命門，益精氣，堅筋骨，利小便，治絕陽不興、絕陰不產，冷風勞氣，四肢不仁，手中麻木。一名仙靈脾，羊脂炒用。

時珍曰："是手足陽明、三焦、命門之藥也。"

---

① 按上下文，此處應爲"行下焦"。
② 疾目：指眼病。
③ 牝：據《備急千金要方》，此字應爲"牡"。

茅根止血與吐衄，石韋通淋於小腸

白茅根

註：茅根甘寒，入手少陰心、足太陰脾、足陽明胃，補中益氣，除伏熱，消淤血，利小便，解酒毒，治吐衄諸血。甘和血涼血，引火下降，血閉寒熱，淋瀝崩中，傷熱呃逆，肺熱喘急，内熱煩渴，黃疸水腫，扑損淤血，搗汁服，名茅花湯。白茅針潰癰腫，酒煮服，一針潰一孔，二針潰二孔。

李時珍曰："白茅根，良藥也。世人以微而忽之，惟事苦寒之劑，傷中和之氣，烏足知此哉？"

石韋

註：石韋，苦甘，微寒，清肺金，以滋化源。通膀胱而利水道，益精氣，補五勞，治淋崩發背。炒末，冷酒調服。生石上，名石韋；生古瓦上，名瓦韋。皆治淋利水。

高陽生曰："黃帝治勞傷用石韋丸。"

熟地黃補虛而且療虛損，生地黃宜血而更醫眠瘡

熟地黃

註：熟地黃，甘而微溫，入手足少陰、厥陰經，滋腎水，補真陰，填骨髓，生精血，聰耳明目。耳爲腎竅，目爲肝竅，目得血而能視，耳得血而能聽。黑髮烏須，胎產最宜①。

王碩曰："男子多陰虛，宜熟地黃。女子多血虛，宜生地黃。"

---

① 原書并寫爲"宜最"，似爲一字，據上下文，應爲二字并排書寫。

生地黃

註：生地黃，大苦大寒，入心腎，瀉丙火，心與小腸爲表裏，清燥金，消瘀通經，平諸血逆，治吐衄、崩中、傷寒、陽强、痘症、大熱。生則寒，乾則涼，熟則温，以便施用。乾地黃涼血生血，治血虛潮熱、五心煩熱、痺痿、驚悸、胸膈痞悶，血運[①]崩中，調經安胎，利大小便。

汪訒菴曰："丹溪云'產後大補氣血'一語，誠至當不易之論。後人不善用，多有風寒未解，淤血未盡，妄施峻補，反致大害者，不可不察。按：地黃補陰，人參補陽，和而熬膏，爲兩儀膏，氣血均補，虛者宜之。"

赤芍藥破血而療腹痛，煩渴亦解；
白芍藥補虛而生新血，退熱尤良

赤芍

註：赤芍苦、酸、寒，入肝經血分，主治署同白芍，尤能瀉肝火，散惡血，治腹痛、堅聚、血積、血痺、疝瘕、經閉、腸風、癰腫、目赤。白補而收，赤散而瀉，行血中之滯。

白芍

註：白芍苦、酸、微寒，入肝脾血分，爲手足太陰肺、脾行經藥，瀉肝火，安脾肺，固腠理，和血脈，收陰氣，斂逆氣，散惡血，利小便，緩中止痛，益氣除煩，斂汗，安胎，補勞，退熱，治泄痢後重、脾虛腹痛、心痞肋脇痛、肺脹喘噫、癰腫疝瘕。其收降之性又能入血海至厥陰，治鼻衄、目濇。肝血不足、婦人一切血病、產後忌用。

虞天民曰："白芍不惟治血虛，大能行氣，古方用白芍甘草湯。"

---

① 運：同"暈"。

東垣曰：“《經》① 云：‘損其肝者，緩其中’。即調血也。衝脈爲血海，男女皆有之。”

丹溪曰：“芍藥酸寒，伐生發之氣。”

若乃消腫滿逐水於牽牛，除毒熱殺蟲於貫衆

牽牛

註：牽牛辛苦，有毒，屬火，善走入肺經，瀉肺分之溼熱，能達右腎命門，走精隧，通下焦，解鬱遏及大腸風秘，利大小便，逐水，消痰，殺蟲，墮胎，治水腫。虛人禁用。

王好古曰：“以氣藥引入氣分，以大黃引則入血分。”

東垣曰：“亦名黑丑。”

貫衆

註：貫衆味苦，微寒，有毒而能解邪熱之毒，治崩中帶下，產後血氣腫痛，破癥瘕，發斑痘，化骨哽，殺三蟲，制三黃，化五金，解毒，輭堅，制水毒。

王海藏快斑散用貫衆浸水鍋中，飲其水，能辟時疫。

金鈴子治疝氣而補精血，萱草根治五淋而消乳腫

金鈴子

註：鈴子苦寒，有小毒，能入肝舒筋，能導小腸膀胱之熱，因引心包相火下行，通利小便，爲疝氣要藥，亦治傷寒狂熱、熱厥、心腹痛，殺蟲療瘍疥。

---

① 此處引《難經·十四難》。

萱草

註：萱草味甘性涼而無毒，入手太陰肺、足陽明胃，化熱毒，消腫核，尚治乳癰疔毒，爲通淋妙品，孕婦佩帶其花即生男子，因名"宜男草"。

金鈴子一名苦楝子，《夷堅志》云："消渴症有蟲耗其津液者，取根皮濃煎，加麝少許服下蟲，而渴自止。萱草一名鹿蔥，處處有之。"

側柏葉治崩漏之疾；香附子理血氣，婦人之用；地膚子利膀胱，可洗皮膚之風；山豆根解熱毒，能止咽喉之痛

側柏葉

註：側柏味苦，微寒，性濇而燥，西向得金之氣最清血分溼熱，止吐衄、崩淋、腸風、尿血、血痢，一切血證。去風溼諸痺，歷節風痛，肢節大痛，晝静夜劇，名白虎歷節風，因風寒溼所致。塗湯火傷，生肌殺蟲，燒存性，罨陳瘡，汁烏鬚髮。

丹溪曰："側柏爲補陰要藥。"然終屬苦寒燥濇之品，唯血分有溼熱者，以此清之爲宜。

香附

註：香附性平，氣香，味辛，能散，微苦，能降，微甘，能和，乃血中氣藥，通行十二經、八脈氣分，主一切氣，利三焦，解六鬱，止諸痛，通則不痛，治多怒多憂、痰飲痞滿、胕腫腹脹、飲食積聚、霍亂吐瀉、腎氣脚氣、癰疽瘡瘍、吐血便血、崩中帶下、月候不調、胎產百病，能推陳致新。去毛用生則上行胸膈，外達皮膚；熟則下走肝腎，旁轍腰膝；童便浸炒，則入血分而補虛；鹽水浸炒，則入血分而潤燥；青鹽炒，補腎氣；酒炒，行經絡；醋炒，消積；薑汁炒，化痰。

《經》曰："怒則氣上，恐則氣下，喜則氣緩，悲則氣消，驚則氣亂，思則氣結，勞則氣耗。"此七情之氣也，以香附爲君，隨症加升降消補

之藥。

丹溪曰："能引血藥至氣分生血，此正陽生陰長之義。天行健，運不息，所以生生無窮，即此埋尪。"

時珍曰："凡人病則氣滯而餒①，香附爲氣分君藥，臣以參、芪，佐以甘草，治虛怯甚速也。"

地膚

註：地膚子，甘苦，氣寒，益精強陰，入膀胱，除虛熱，利小便而通淋治癩②疝。散惡瘡，煎水洗疥癩。

山荳根

註：山荳根，苦寒，瀉心火以保金氣，去肺大腸之風熱，消腫止痛，治喉癰喉風、齦腫齒痛，含之嚥汁，治喘滿熱咳、腹痛下痢、五痔，解諸瘡諸藥毒，傅禿瘡、蛇狗蜘蛛傷，療人馬急黃。

白鮮皮去熱治筋弱而療足頑皮；
旋覆花明目治頭痛而消痰嗽癰

白鮮皮

註：白鮮皮氣寒善行，味苦，性燥，入脾胃，除溼熱，兼入膀胱、小腸，行水道，通關節，利九竅，爲諸黃風痺之要藥，兼治風瘡疥癬。女子陰中腫痛，溼熱所致。

時珍曰："一味白鮮皮湯，治產後風，世醫止施之瘡藥淺矣。"

---

① 餒：查《本草綱目新編》第二冊"草部 第十四卷·莎草、香附子"條，同"餒"。

② 癩：同"瘣"。

旋覆花

註：旋覆花鹹，能頓堅，苦辛能下氣行水，溫能通血脈，入肺、大腸經，消痰結堅痞，吐如膠漆，噫氣不出，大腹水腫，去頭目風。然走散之藥，冷利大腸，根能續筋，又名金沸草。

仲景治汗吐下後鞕痞噫氣，有旋覆代赭湯。

又況荊芥穗清頭目、便血，疏風散瘡之用；
天花粉療黃疸毒壅、消渴，解痰之憂

荊芥

註：荊芥辛苦而溫，芳香而散，入肝經氣分，兼行血分。其性升浮，能發汗，散風溼，清頭目，利咽喉，治傷寒頭痛，中風口噤，身強項直，口面喎邪[①]，目中黑花。其氣溫散，能助脾消食，通利血脈，治吐衄、腸風、崩中、血痢及產風血暈、瘰癧、瘡腫，清熱散淤，破結解毒，爲風病、血病、瘡家聖藥。升發用穗，治血炒黑，用黑勝紅，反魚蟹、河豚、驢肉。

李士材曰："風在皮裡膜外，荊芥主之，非若防風入骨內也。"

華佗愈風散治產後風，荊芥研末，酒服，或童便服。產後血去過多，腹內空虛則自生風，故當有崩運之患，不待外風襲之也，荊芥最能散血中之風。

天花粉

註：天花粉酸能生津，甘不傷胃，微苦、微寒，降火潤肺，滑痰解渴，生肌排膿，消腫行水，通經止小便，利膀胱，熱解則水行，而小便不數。治熱狂、時痰、胃熱、黃疸、口渴脣乾、腫毒發背、乳癰、瘡痔。脾胃虛者忌之，即瓜蔞根也，惡、畏同澄粉食，大宜虛熱人。

---

① 邪：按上下文，此處應爲"斜"。

古方多用花粉治消渴，試之頗效驗。

地榆療崩漏，止血止痢；昆布破疝氣，散癭散瘤

地榆

註：地榆苦酸，微寒，性沈而濇，入下焦，除血熱，治吐衄，崩中，腸風，血痢，炒用止血，生行血。

《本草》未嘗言地榆性濇，然能收汗止血，其酸斂之功可知。

血鮮者爲腸風，血淤者爲藏毒。蘇頌曰：“古方斷下，多用地榆。”寇宗奭曰：“虛寒瀉痢及初起者忌用。”

昆布

註：昆布鹹，軟堅，性雄，治水腫，消癭瘤陰㿗，堅積膈噎。

療傷寒解虛煩，淡竹葉之功；
倍除氣結，破瘀血，牡丹皮之用同

淡竹葉

註：淡竹葉辛淡，甘寒，凉心緩脾，消痰止渴，除上焦風邪煩熱。葉在竹上，故治上焦咳逆，喘促、嘔噦、吐血、中風、失音、小兒驚癇。

仲景竹葉石羔湯治傷寒發熱。

牡丹皮

註：牡丹皮辛苦，微寒，入手足少陰心、腎、手足厥陰心包、肝四經。色丹入血分，瀉血中伏火，和血凉血而生血破積血，通經脈，爲吐衄必用之藥。血屬陰，本静，因相火所逼，故越出上竅。治中風、五勞、驚癇、瘛瘲。筋脈伸縮抽掣爲瘛瘲，口眼喎斜、眩仆吐涎爲癇，風熱相傳，痰隨火湧所致，除煩熱，退無汗之骨蒸。

時珍曰："伏火即陰火也，陰火即相火也。"世人專以黄柏治相火，不知丹皮之功更勝，故仲景腎氣丸用之。

張元素曰："牡丹皮治無汗之骨蒸，地骨皮治有汗之骨蒸。"

知母止嗽而骨蒸退，牡礪澀精而虚汗收

知母

註：知母辛苦寒滑，上清肺金而瀉火，下潤腎燥而滋陰，入二級氣分，消痰定嗽，止渴定胎，治傷寒煩熱、蓐勞骨蒸、燥渴虚煩、久瘧下痢，利二便，消浮腫，小便利則腫消。

丹溪曰："小便不通，有熱，有濇，有氣結之分，宜清、宜燥、宜升，又有隔二、隔三之治。如肺不燥，但膀胱熱，宜知母黄柏瀉膀胱，此正治也；因肺熱不能生水，則清肺，此隔二治；因脾濇不運而精不上升，故肺不能生水，則燥胃健脾，此隔三治。"按：凡病皆有隔二、隔三治，不獨便秘也。

牡蠣

註：牡蠣鹹以輭堅化痰、消瘰癧、桔核、老血、瘕疝，澀以收脱。治遺精、崩帶、止嗽、歛汗，同麻黄根、糯米研粉撲身止汗，固大小腸，微寒以清熱，補水治虚勞風熱、溫瘧、赤痢、利濇、止渴，爲肝腎血分之藥，海氣化成形，純雄無雌，故名牡，煅粉用。

貝母消痰止咳嗽而利心肺；桔梗下氣利胸膈而治咽喉

貝母

註：貝母微寒，苦瀉心火，辛散肺鬱，潤心肺，清虚痰，治虚勞煩熱、咳嗽上氣、吐血咯血、肺痿、肺癰、喉痺、目眩，均屬火熱上攻。治淋瀝、瘦瘤、乳閉、產難，功尚散結除熱，敷惡瘡，斂瘡口。唐時有

人患人面瘡，能飲食，投諸藥受之，至貝母，成痂而愈。反烏頭。

《詩》云：“言采其蝱蝱。”即貝母也。

俗以謂半夏燥而有毒，代以貝母，不知貝母寒潤，主肺家燥痰，半夏溫燥，主脾家溼痰，稍或誤用，貽誤匪淺。

桔梗

註：桔梗苦辛而平，色白屬金，入肺氣分瀉熱，兼入手少陰心、足陽明胃經，開提氣血，表散寒邪，清利頭目、咽喉、胸膈滯氣。凡痰壅喘促、鼻塞目赤、喉痺咽痛、齒痛口瘡、肺癰乾咳、火鬱上焦、胸膈刺痛、下痢腹痛、腹滿腸鳴，總宜苦辛以開之，爲諸藥之舟楫，載之上浮，養血排膿，補內漏。

時珍曰：“桔梗湯治胸中痞滿，取其通肺利隔下氣也。甘桔湯通治咽喉口舌諸病。”

王好古製加味桔梗湯。

訒菴曰：“顧海藏所加用藥較量亦可開人知識矣。”

若夫黃芩治諸熱兼主五淋，槐花治腸風亦痊痔痢，常山理痰結而治溫瘧，葶藶瀉肺喘而通水氣

黃芩

註：黃芩苦，入心，寒勝熱。瀉中焦實火，除脾家溼熱，治癖痢腹痛、寒熱往來、黃疸、五淋、血閉、氣逆、癰疽瘡瘍及諸失血，降痰火，解渴涼血，安胎。酒炒則上行瀉肺火，利胸中氣，治上焦之風熱、實熱火嗽、喉腥、目赤腫痛。過服損胃，血虛、中寒者忌之。

楊士瀛曰：“柴胡退熱不及黃芩。”

時珍曰：“柴胡乃苦以發之，散火之標也。黃芩乃寒勝熱，折火之本也。東垣治肺熱身如火燎，燥煩引飲而盡盛者宜一味黃芩湯。”

槐花

註：槐花苦涼，入肝、大腸二經血分而涼血，治風熱目赤，赤白泄痢，五痔腸風，吐崩諸血。舌上無故出血如線者，名舌衂，槐花炒研摻之。

丹溪曰："黃芩上中二焦藥也，槐乃虛星之精。"

常山

註：常山辛苦而寒，有毒，能引吐，祛老痰積飲，尚治諸瘧。

時珍曰："常山蜀漆劫痰截瘧，須在發散表邪及提出陽分之後用之。"

葶藶

註：葶藶辛苦，大寒，屬火，性急大，能下氣行膀胱水、肺中水氣，臍急者，非此不能除。破積聚、癥結，伏畱熱氣，消腫除痰，止嗽定喘，通經利便。糯米炒去米用。

《十劑》曰："洩可去閉，葶藶、大黃之屬是也。"

此六十六種藥性之寒，又當考究註解以博其治，觀其方書以糸其所用，焉其庶幾乎？

卷二

熱　性　類

藥有温熱又當審詳，欲温中以蓽撥，用發散以生姜

蓽撥

註：蓽撥辛熱，除胃冷，温中，下氣消食袪痰。治水瀉氣痢、虛冷腸鳴、冷痰惡心嘔吐酸水、疝癖陰疝。辛散陽明之浮熱，治頭痛、牙痛、鼻淵。多服泄真氣，動脾肺之火，損目。

治偏頭痛用蓽撥研細末，病者口含温水，分左右，以末一字吹入鼻中效。

治牙痛寒痛，宜蓽撥、乾薑；熱痛宜石羔、牙硝；風痛宜皂角、殭蚕、露蜂房；蟲痛宜石灰、雄黄、枯礬。

生姜

註：生姜辛温，行陽分而袪寒，發表宣肺氣而解鬱，調中暢胃口而開痰下食。治傷寒頭痛、傷風鼻塞、欬逆嘔噦、胸壅痰膈、寒痛溼瀉。消水氣，行血痺，通神明，去穢惡，救暴卒。凡中風、中氣、中痰、中暑、中惡暴卒等證，薑汁和童便服。降火療狐臭，擦凍耳。殺半夏、南星、菌蕈、野禽毒。早行含之，辟霧露山嵐瘴氣。搗汁，和黄明膠熬，貼風溼痺痛。兼酒食則發痔瘡。癩人食之則生惡肉。姜皮辛涼，和皮行水，治浮腫脹滿，以皮行皮，五皮散用之。姙婦多食姜，令兒岐指，象形也。

有聲有物爲嘔，有聲無物爲噦，有物無聲爲吐，或因寒、因熱、因溼、因痰氣逆上沖。生薑能散逆氣，嘔家聖藥。

五味子止嗽痰且滋腎水，膃肭臍療癆瘵更壯元陽

五味子

註：五味子性温，五味俱備，酸鹹爲多，故專收斂肺氣而滋腎水，益氣生精，補虚明目，强陰濇精，退熱斂汗，止嘔住瀉，寧嗽定喘，除煩渴，消水腫，解酒毒，收斂耗散之氣，瞳子散大。嗽初起有火者忌用。

閔守泉每晨吞北五味三十粒固精氣，益五臟。

《經》曰："肺欲收，急食酸以收之。"

好古曰："入手太陰血分、足少陰氣分。"

仲景八味丸用之補腎，核似腎之義。

膃肭臍

註：膃肭臍甘鹹大熱，補腎助陽，治虚損勞傷、陰痿精冷，功近從容，琑陽臘月浸水不凍，長年温潤，置睡犬傍，犬驚跳者真。

或曰海狗腎，乃膃肭獸之臍也。

原夫川芎祛風溼補血清頭，續斷治崩漏益筋强脚

川芎

註：川芎辛温升浮，助清陽而開鬱，入手足厥陰心包、肝經氣分，乃血中氣藥，潤肝燥，補肝虚，上行頭目，下行血海衝脈，搜風散鬱，消瘀止痛，調經。治風溼在頭、血虚頭痛、腹痛脇風、氣鬱、血鬱、溼瀉、血痢、寒痺、筋攣、目淚、多涕。肝熱風木爲病，及癰疽瘡瘍，凡癰屬陽，疽屬陰，瘡瘍屬溼熱風，芎、歸能和血行氣而通陰陽并治男、婦一切血證。然芳香辛散能走泄真氣，單服、久服令人暴亡；單服則藏

有偏勝；久服則過劑生邪，若有配合節制則不至有此失矣。

丹溪曰："氣升則鬱自降。"川芎爲通陰陽氣血之使，能引血下行，頭痛必用之藥，加各引經：太陽加羌活，陽明白芷，少陽柴胡，太陰蒼术，少陰細辛，厥陰吳茱萸，諸經氣鬱皆能頭疼。

川續斷

註：川續斷苦溫補腎，辛溫補肝，能宣通血脈而理筋骨，主傷中補不足。煖子宮，縮小便，破瘀血。治腰痛、胎漏、崩帶、遺精、腸風、血痢、癰痔、腫毒，又主金瘡折跌，止痛生肌，女科、外科需爲上劑。

《經疏》曰："續斷味甘，補傷中、不足。"

麻黄發散以療咳嗽；韭子助陽而醫白濁；川烏破積，有消痰治風痹之功；天雄散寒，爲去溼助精陽之藥

麻黄

註：麻黄辛熱，微苦，入足太陽膀胱，兼入手少陰心、手陽明大腸而爲肺家尚藥，功能發汗解肌，去營中寒邪，衛中風邪，通九竅，開毛孔，治傷寒頭痛、惡寒無汗、欬逆上氣、痰哮氣喘、皮肉不仁、水腫風腫。過劑則汗多亡陽，唯冬令表病真有寒邪者宜之。若非冬令，或無寒邪，或寒邪在裏，或傷風等症，雖發熱惡寒頭疼，不身痛拘急，六脈不浮緊者，皆不可用，雖有可汗之證，亦不宜過劑，汗爲心液，過汗則心血爲之動，或亡陽，或血溢而成大患。發汗用莖，去節，醋泡，晒乾，庶免太發。止汗用根節，蜜炙。

僧繼洪曰："中牟產麻黄地，冬不積雪，性熱，可知過服傷人真氣。"

王好古曰："麻黄治衛實，桂枝治衛虛，雖皆太陽經藥，其實營衛藥也。"

《十劑》曰："輕可去實，葛根、麻黄之屬是也。"

時珍曰："麻黃，太陽經藥，兼入肺經，肺主皮毛。葛根，陽明經藥，兼入脾經，脾主肌肉。二藥皆輕揚發散而所入不同。"

見田曰："鄉間農人勞其筋骨，不避風霜，皮膚最厚，無多思慾，外傷、酷寒，用麻黃湯汗之，庶不悮。市井場中膏粱子弟心機用事，思慾度日，居廣厦，穿文繡，皮膚最薄，七情內傷，遇外感，總宜托表，劇用汗劑未有不悮事者。"

仲景用麻黃且有真武救悮之說，況庸俗豈可亂投者乎？

韭子

註：韭子辛甘而溫補肝腎，助命門煖腰膝。治筋痿、遺尿、洩精、溺血、白帶、白淫。《經》曰："足厥陰病則遺尿，思想無窮，房事太甚，發爲筋痿，及爲白淫。"韭子同龍骨、桑螵蛸，能治諸病，以其入厥陰、補肝腎、命門。命門者，藏精之府也，蒸炒、研用、燒烟薰牙蟲，效。

川烏

註：川烏辛甘，大熱，通行十二經，功同附子而稍緩，附子性峻，回陽逐寒，烏頭性輕，破積消痰療風。

天雄

註：天雄亦附子之類，補下焦腎命陽虛。治風寒，爲風家主藥。

觀夫川椒達下，乾薑煖中，胡盧巴治虛冷之痰氣，生卷柏破癥瘕而經通

川椒

註：川椒辛熱純陽，入肺發汗散寒，治風寒咳嗽。入脾煖胃燥溼，消食除脹，治心腹冷疼、吐瀉癖痢、痰飲水腫。入右腎命門補火，治腎氣上逆、陽衰溲數、陰汗洩精、下焦虛寒，堅齒明目，破血通經，除癥

安蚘。蟲見椒則伏，凡蟲嚙腹痛，時發時止，面白唇紅，殺鬼疰蟲魚毒，肺胃素熱者忌之。

《千金方》云："人患冷氣入陰囊，腫滿疼悶欲死，用椒一升，帛裹囊下，熱氣大通，以消爲度。"

危氏神效丸用椒炒出汗，爲末，米飲下三錢。有人病傳尸勞，以此方服至二斤，吐出蟲如蛇而安。

丹溪曰："食椒既久，則火自水中生，恐被其毒。"

仲景四逆、白通、姜附湯皆用之。

乾姜

註：乾姜生用辛溫，逐寒邪而發表，炮則辛苦大熱，除胃冷而守中，溫經止血，定嘔消痰，去藏府沈寒痼冷，能去惡生新，使陽生陰長，吐衄下血，有陰無陽者宜之。亦能引血藥入氣分而生血，故血虛發熱、產後大熱者宜之。引以黑附，能入腎而袪寒溼，能回脈絕無陽，同五味，利肺氣而治寒嗽，燥脾溼而補脾通心，助陽而補心氣，開五藏六府，通四肢關節，宣諸絡脈，治冷痺寒痞、反胃下痢。多用損陰耗氣，孕婦尤忌之。

好古曰："用乾姜以治中者，辛能潛上，宜大棗以補之，協和成功。"

東垣曰："宜甘草以緩之。"

胡盧巴

註：胡盧巴苦溫，純陽入右腎命門，煖丹田，壯元陽。治腎藏虛冷，陽氣不能歸元；㿗疝冷氣，寒溼脚氣、痰氣。

卷柏

註：卷柏生用辛平，破血通經。治癥瘕淋結，炒用辛溫止血，能治腸風脫肛。

野白术温胃消壅兼止吐瀉，石菖蒲散氣開心更治耳聾

白术

註：白术，苦燥濕，甘補脾，温和中，同血藥補血，同氣藥補氣，無汗能發，有汗能止，燥濕而又能利小便，生津液，止泄瀉，消痰壅腫滿、黃疸濕痹。補脾土則能進飲食、祛勞倦、止肌熱、化癥癖。和中焦則能已嘔吐、定痛安胎。血燥無濕者禁用，潰瘍亦宜忌之。

《千金方》云："有人病牙，齒長出口，難於飲食，名曰髓溢，單服白术，愈。"

《經》曰："脾苦濕，食苦以燥之，同枳實則消痞，一消一補，名枳术丸。"

石菖蒲

註：石菖蒲辛苦而温，芳香而散，補肝益心，開心孔，利九竅，明目聰耳發聲音，去濕逐風，除痰消積，開胃寬中，療噤口毒利[①]。

楊士瀛曰："口噤雖屬脾虛，亦因熱閉胸膈所致，用參苓白术散加石菖蒲，米飲下，胸次一開，自然思食。"

李士材曰："仙經稱爲水草之精英，神仙之靈藥，藉谷氣蒸之，臻於中和，真有殊常之功。"

丁香快脾胃而止吐逆，良薑止心氣痛之衝鋒

丁香

註：丁香辛温，純陽泄肺温胃，大能療腎。壯陽事，煖陰户，治胃冷壅脹、嘔噦呃逆、疝癖奔豚、腹痛口臭、腦疳、齒䘌痘瘡，非屬虛寒，

---

① 利：按上下文，此處同"痢"。

暨勿施用。

良姜

註：良姜辛熱，煖胃散寒，消食醒酒，治胃上脘冷痛，即心口一點痛，俗言心氣痛，非也，乃胃脘有滯，或有蟲，及因怒、因寒而起。昔梁緄患心脾痛，神授一方，用良姜、香附等分，末服，急愈。

東垣曰："良姜，脾胃藥，中多用之。"

肉蓯蓉填精益腎，石硫黄煖胃驅蟲

蓯蓉

註：肉蓯蓉甘酸，鹹溫，入腎經血分，補命門相火，滋潤五藏，益髓强筋，治五勞七傷，絕陽不興，絕陰不產，腰膝冷痛，崩帶遺精。峻補精血，驟用恐防心滑大便。酒酥炙用。

時珍曰："補而不峻，故有蓯蓉之號。"

蘇恭曰："今用草從容①，功力稍劣。"

石硫黄

註：石硫黄味酸，有毒，大熱純陽，補命門真火不足，性雖熱而疏利大腸，與燥濇者不同。若陽氣暴絕，陰毒傷寒，久寒瀉。脾胃虛寒、命欲垂盡者用之，亦救危妙藥也。治寒痹冷澼、足寒無力、老人虛秘、婦人陰蝕、小兒慢驚，煖精壯陽，殺蟲療瘡，辟鬼魅，化五金，能乾汞。

王好古曰："大白丹、來復丹皆用硫黄佐以硝石，至陽佐以至陰，與仲景白通湯佐以人尿、豬胆汁意相同。"

---

① 從容：按上下文，同"蓯蓉"。

胡椒主祛痰而除冷，秦椒主攻痛而治風

胡椒

註：胡椒辛熱，有毒，溫中下氣，快膈消痰。治寒痰食積腸，治冷痢陰毒腹痛，胃寒吐水，牙齒浮熱作痛，殺一切魚肉鱉蕈毒。

劉伯良多能鄙事，方蜈蚣咬傷，用胡椒嚼濃，敷之不疼。

秦椒

註：秦椒辛苦溫，有毒，溫中散寒，燥溼除風，下氣殺蟲。治上氣咳嗽吐逆，疝瘕風溼寒痺，利五藏，去老血，療久痢，月閉，腹中冷痛，餘疾惡血，冷利腹痛。禁忌與川椒同。

秦椒俗名花椒。

椒目尚行水道，不行穀道，最能消水蠱，除脹定喘。

吳茱萸療心腹之冷氣，靈丹砂定心藏之怔忡

吳萸

註：吳茱萸辛苦，大熱，有小毒，入足太陰血分、少陰、厥陰氣分，潤肝燥脾，溫中下氣，除溼解鬱，祛痰殺蟲，開腠理，逐風寒。治厥陰頭痛、陰毒腹痛、嘔逆吞酸、中滿噎膈、食積瀉痢、血痺陰疝、腸風痔痢、腳氣水腫、口舌生瘡，研末醋調，貼足心過夜便愈。能引熱下行，衝脈爲病，氣逆裏急，利大腸壅氣下，產後餘血損，氣動火昏，口發瘡。非塞滯有溼者忌之。

仲景用吳茱萸湯。

蔡中丞患痰飲，率十日一發，頭痛背寒，嘔酸不食，得一方，茯苓、吳萸，等分，蜜丸，名吳仙丹，奇效。前後痰方無及此者。

寇宗奭曰：“吳萸下氣甚速。”

丹砂

註：丹砂體陽，性陰，味甘而凉，色赤屬火，瀉心經邪熱，鎮心清肝，明目發汗，定驚辟邪，止渴，下死胎，忌一切血。

靈丹砂多服令人癡呆。

色赤反凉者，離中虛有陰也。味不苦而甘者，火中有土也。

鄭康成註："周禮以丹砂、石胆、雄黃、磁石、礬爲五毒，古方用以攻瘡。"

夫散腎冷，助脾胃，須蓽澄茄_{性味、功用俱同胡椒，俗名"白胡椒"}；療心痛，破積聚，用蓬莪术

莪术

註：蓬术辛苦氣溫，入肝經血分，破氣中之血，能通肝經聚血，消瘀通經，開胃化食，解毒止痛。治心腹諸痛、冷氣吐酸、奔脈痃癖，雖爲泄劑，亦能益氣。火煨入氣分，醋磨、酒磨入血分。

王好古曰："莪术治氣短不能接續。"

砂仁止吐瀉，安胎，化酒食之劑；附子療虛寒，翻胃，壯元陽之力

縮砂仁

註：砂仁溫香而竄，補肺益腎，和胃醒脾，快氣調中，通行結滯，治腹痛痞脹、噎膈嘔吐、咳嗽上氣、赤白瀉痢、霍亂轉筋、奔豚崩帶、祛痰逐冷、消食醒酒、止痛安胎。氣行則痛止，氣順則胎安。散咽喉口齒浮熱，化銅鐵骨哽。

《經疏》曰："腎虛，氣不歸元，用砂仁向導，殆勝桂附熱藥爲害。"

《醫通》曰："幸①能潤腎燥，引諸藥歸宿丹田。地黃用之拌蒸，亦取其能達下也。"

附子

註：附子辛甘有毒，大熱純陽，其性浮而不沈，其用走而不守，通行十二經，無所不至，能引補氣藥以復失散之元陽，引補血藥以滋不足之真陰，引發散藥開腠理以逐在表之風寒，引溫煖藥達下焦以袪在裏之寒溼，治三陰傷寒戴陽症，中寒、中風、氣厥、痰厥、咳逆、自汗、心腹冷痛、暴瀉脱陽、脾泄久痢、霍亂轉筋寒客脾胃則霍亂，寒客肝腎則轉筋拘攣，風癉，癥瘕積聚，督脈爲病，脊强而厥，小兒慢驚，痘瘡，灰白癰疽不斂，一切沈寒痼冷之證。開關門，消腫滿，縮小便，壯陽退陰，殺邪辟鬼，通經墮胎。發散生用，峻補熟用。若内真熱，外假寒，熱厥似寒，因熱霍亂等症，服之禍不旋踵。中其毒者，黃連犀角甘草煎湯解之，黃土湯亦可解。

吳緩曰："附子，陰症要藥，凡傷寒傳變三陰，中寒夾陰，身雖大熱，而脈沈細者，或厥冷腹痛，甚則唇青囊縮，急須用之。若待陰極陽竭而用之，已遲矣。"

《經》曰："腎者，胃之關。"關門不利，故聚水而從其類也。

潔古曰："益火之源，以消陰翳。"則便溺有節。

好古曰："用附子補火，必防涸水。陰虛服陽分藥，陽愈熾，陰愈耗，遂成不救者多矣。"

白荳寇治冷泄，療癰止痛於乳香；
紅荳寇止吐酸，消血殺蟲於乾漆

白荳寇

註：白寇辛熱，流行三焦，溫煖脾胃而爲肺家主藥。散滯氣，消酒

---

① 幸：按上下文，此處應爲"性"。

積，除寒燥溼，化食寬膨。治脾虛瘧疾，感寒腹痛，吐逆反胃，白睛翳膜，太陽經內眥紅筋火升作嘔，因熱腹痛，肺胃火盛者忌之。

白荳寇宣暢胸膈，利三焦煖脾胃，調中緩氣主藥。太陽絡脈起目內眥，白睛屬肺，能散肺滯。

乳香

註：乳香香竄入心，苦溫補腎，辛溫，通十二經，能去風伸筋，活血調氣，托裹護心，生肌止痛。治心腹諸痛，口噤耳聾，癰疽瘡腫，產難折傷，亦治癲狂。

乳香芳香，能蔽瘡孔，使毒氣外出不致內攻。護心散用之，一名黑陸香。

紅荳寇

註：紅荳寇即良姜子，溫肺散寒，醒脾燥溼，消食解酒，嘔酸水，俗名醋心。

乾漆

註：乾漆辛溫，有毒，功崇行血、殺蟲，消年深堅結之積滯，破日久凝結之瘀血，能化瘀血為水，續筋骨絕傷跌撲，必有瘀血停滯，治傳尸勞瘵，疝瘕蚘蟲，血虛及慣生漆瘡者，均宜戒之。炒令煙盡入藥，或燒存性，用半夏為使。

丹溪曰："漆性急而飛補，用之中節，積滯去後，補性因[1]行，人不知也。"

漆得蟹而成水，中其毒者，杉木紫蘇蟹湯解之，浴漆瘡尤良。

---

[1] 因：有作"內"，如《本草備要》此條。

豈不知鹿茸生精血，腰脊崩漏之均補；
虎骨壯筋骨，寒溼毒風之并驅

鹿茸

註：鹿茸甘鹹温，純陽，添精補髓，煖腎助陽，健骨主齒。治腰腎虛冷，四肢酸痛，頭眩眼黑，一切虛損勞傷，小兒痘瘡。乾回岐，如鞍紅，如瑪瑙，良，太嫩者，血氣未足，無力。

冬至陽生鹿角解，夏至陰生麋角解。鹿，陽獸，喜居山；麋，陰獸，喜居澤，性皆淫。

時珍曰："鹿補右腎精氣，麋補左腎血液。"一名班龍。

虎骨

註：虎骨味辛，微熱，屬金而制木，故嘯則風生，追風健骨，定痛辟邪。治風痺拘攣、疼痛、驚悸、癲癇、犬咬、骨哽。以頭骨、脛骨良。虎肚治反胃，虎睛爲散，竹瀝下，治小兒驚癇夜啼。

檀香定霍亂而心氣之痛愈；鹿角秘精髓而腰脊之痛除

檀香

註：檀香辛温，調脾肺，利胸膈，去邪惡，能引胃氣上升，進飲食，爲理氣要藥。

鹿角

註：鹿角鹹温，生用則散熱、行血，消腫辟邪。治夢與鬼交，能逐陰中邪氣，熬膠煉霜則專滋補，益腎生精血，强骨壯腰膝。

○鹿峻，相交之精也，設法取之，大補虛勞。

○鹿筋主勞損續絕。

○鹿肉甘温補中，强五藏，通脈，益氣力。

時珍曰："鹿乃仙獸，純陽多壽，能通督脈。"西蜀道士貨班龍丸。

消腫益脾於米醋，下氣散寒於紫蘇

米醋

註：米醋酸温，散鬱消瘀，解毒下氣，消食開胃氣。散水氣治心腹血氣痛，磨木香服。產後血暈，以火淬醋，使聞其氣，消癥結痰癖、黃疸癰腫，外科敷藥多用之。口舌生瘡，含漱；損傷積血，和麵塗之；殺魚肉、菜蕈諸蟲毒，多食傷筋。酒醋無所不入，故製藥多用之。

寇宗奭曰："食酸則齒頓。"酸屬木，齒屬腎，木氣强，水氣弱也。

紫蘇

註：紫蘇味辛入氣分，色紫入血分，香温散寒，通心利肺，開胃益脾，發汗解肌，和血下氣，寬中消痰，袪風定喘，止痛安胎，利大小腸，解魚蟹毒，多服泄真氣。

紫蘇用葉發汗散寒，用梗順氣安胎，用子降氣開鬱，有蘇子降氣湯。

扁豆助脾，則酒爲行藥和血之用；
射①香開竅，則葱爲通氣發汗之需

扁豆

註：白扁豆甘温，腥香，色白，微黃，脾之谷也。調脾煖胃，通利三焦，降濁升清，消暑除溼，止渴止瀉，專治中宮之症，解酒毒、河豚毒，多食壅氣。

《備急方》新汲井水，調扁豆末，能解砒。

---

① 射：按上下文，此處應爲"麝"。

酒

註：酒，大熱，有毒，辛能散，苦能降，甘者居中而緩，厚者尤熱。而毒淡者利小便，用爲向導，可以通行一身之表，引藥至極高之分。熱飲傷肺，溫飲和中，少飲則和血行氣，壯神禦寒，遺興消愁，辟邪逐穢，煖藏行藥勢。過飲則傷神耗血，損胃爍精，動火生痰，發恕[①]助慾，致生溼熱諸病。畏枳椇、葛花、綠豆粉。

酒能亂血，飲之身面通紅，亦能亂性。故酒爲色媒，過飲則相火猖炎，肺金受爍，致生痰嗽。

見田曰："酒一入腹，濁則成痰，清則成飲。"五飲爲患者，多因酒溼傷脾，酒性傷精，先天真陽既損，後天脾陰失權，則有泛溢之害。

麝香

註：麝香辛溫，香竄，開經絡，通諸竅，透肌骨，煖水藏。治卒中諸風，諸氣，諸血，諸痛，痰厥，驚癇，癥疝，瘴瘧，鼻塞，耳聾，目翳，陰冷，僻邪，解毒，殺蟲，墮胎，壞菓，敗酒，治菓積、酒積。

嚴用和曰："中風不醒，以射香清油灌之，先通其關。"

《廣利方》云："中惡客忤垂死，麝香一錢，醋和灌之。"

葱

註：葱，生辛散，熟甘溫，外實中空，肺之菜也。肺主皮毛而合陽明大腸，故發汗解肌以通上下陽氣。益目睛，利耳鳴，通二便，治傷寒頭痛，時疾熱狂，陰毒腹痛，搗葱白安臍上熨之，氣通則血活，故治吐血、衂血、便血、痢血、折傷血出，火煨研封，止痛，無瘢。乳癰、風痺，通乳安胎，婦人姙娠傷寒，葱白一物湯發汗而安，故能通氣則解毒，殺藥毒、魚肉毒、蚯蚓毒、犲犬毒，故曰"菜伯"，又曰"和事草"。同蜜食殺人，同棗食令人病。

---

① 恕：按上下文，此處應爲"怒"。

仲景白通湯、通脈四逆湯并加蔥以通血脈。

時珍曰：「蔥管吹鹽入玉莖中，治小便不通，轉脬危急者獨效。」

當聞五靈脂治崩漏、理血氣之刺痛；
麒麟竭止出血，療金瘡之傷折

五靈脂

註：五靈脂甘温，純陰，氣味俱厚，入肝經血分，通利血脈，散血和血，血閉能通，經多能止。治血痺、血痢、血積、腸風、崩中一切血病；心腹血氣一切諸痛。又能除風化痰、殺蟲消積。治驚疳瘰疬、蛇蝎、蜈蚣傷。血虛無瘀者忌用。行血宜生，止血宜炒。

《圖經》曰：「血暈用五靈脂一錢，半炒，半生，末服急愈。」

李仲南曰：「五靈脂治崩中，非正治，與荊芥、防風治崩義同。」

北地鳥名寒號蟲，矢名五靈脂，即鷗鳩也。

血竭

註：血竭甘鹹，色赤，入血分，補心包、肝血不足，專除血痛，散瘀生新，爲和血之聖藥。治內傷血聚、金瘡折傷、瘡口不合，止痛生肌，多使引膿。

血竭專入血分，乳香、没藥兼主氣血。

麋茸培陰以助腎，當歸補虛以養血，烏賊骨止帶下且除崩漏、目翳，鹿角膠住血崩，能補虛贏、勞絶_{鹿角膠見前註下}

麋茸

註：麋茸功用與鹿茸相倣而温性差減，鹿補右腎精氣，麋補左腎血液，鹿角堅小而單，麋角松大而多岐。

當歸

註：當歸甘溫，和血，辛溫散內寒，苦溫助心散寒，入心生血，肝藏血，脾統血，爲血中氣藥。治虛勞寒熱、咳逆上氣、溫瘧澼痢、頭痛腰痛、心腹肢節諸痛、跌打血凝作脹、風痙無汗、痿痺癥瘕、痘證、癰疽瘡瘍。衝脈爲病，氣逆裏急；帶脈爲病，腹痛滿，腰溶溶如坐水中，及婦人諸不足一切血證，陰虛而陽無所附者，潤腸胃，澤皮膚，去瘀生新，溫中養營，活血舒筋，排膿止痛，使氣血各有所歸，故名當歸。血滯能通，血虛能補，血枯能潤，血亂能和，獨善滑腸，瀉者忌之。治吐血，醋製；有痰，姜汁製；和血，用酒製。

痙音擎，上聲。身强項直、角弓反張曰痙；無汗爲剛痙，有汗爲柔痙。

筋骨緩縱，足不任地曰痿；風寒溼客於肌肉、血脈曰痺；血凝氣聚，按之堅硬曰癥；雖堅硬而聚散無常曰瘕。

衝脉起於腎下，出於氣衝，挾臍上行至胸上，滲諸陽，灌諸經，下行入足，滲三陰，灌諸絡，爲十二經脈之海。帶脈橫圍于腰，如束帶總約諸脈。

東垣曰："歸頭生血而上行，歸身養血而中守，歸尾破血而下流，全歸活血而不走。"

烏賊

註：烏賊骨一名海螵蛸，鹹，走血；溫，和血。入肝腎血分，通血脈，祛寒溼。治血枯、血瘕、血崩、血閉、腹痛環臍、陰蝕腫痛、瘧痢疳蟲、目翳淚出、聤耳出膿，厥陰、少陰經病。

《內經》曰："血枯，治以烏賊骨。"

白花蛇治癱瘓、除風癢之癩疹；
烏稍①蛇療不仁、去瘡瘍之風熱

白花蛇

註：白花蛇甘鹹而溫，蛇善行數脫②，如風之善行數變。花蛇又食石楠籐花葉，故能内走藏府，外徹皮膚，透骨搜風，截驚定搐。治風淫癱瘓、大風疥癩，出蘄州龍頭虎口，黑質白花，脇有二十四方紋，腹有念珠，班尾有佛，指甲雖死，眼光不枯。大蛇一條，只得肉四兩。

《開寶本草》云："白花蛇治中風口眼喎邪③、半身不遂。"

烏稍蛇

註：烏稍蛇功用皆同白花蛇，無毒而力淺，性善不噬物，眼光至死不枯。尾細者佳。蛇脫甘淡性靈而能辟惡，治鬼魅蠱毒。性竄而善去風，故治驚癇風瘶、重舌喉風。性毒而能殺蟲，故治疥癬、惡瘡、疔毒、腫毒、痔漏。其性善脫屬皮，故治皮膚瘡瘍、產難目翳。取白色如銀者洗净，用酒醋蜜炙黄，或燒存性，或鹽泥固煆，最能脫瘡管多骨。

《經疏》曰："前證多緣陰虛血少内熱而發，與得之風淫者殊科，白花蛇非所宜也，宜辨。"凡服蛇酒，切不可見風。

《聖惠方》用蛇脫燒末敷重舌。

按：附骨癰疽，根在藏府，治不得法，經年不得愈，日久則生管及多骨。用蛇脫、蜂房、亂髮燒灰，酒沖服，其管骨隨捻而出，毫無痛楚，誠良法也。

---

① 稍：同"梢"。

② 脫：同"蜕"。

③ 邪：同"斜"。

《圖經》云：台烏藥有治冷氣之理，禹餘糧乃治崩漏之因

烏藥

註：烏藥辛溫香竄，上入脾肺，下通腎經，能疏胸腹邪逆之氣，一切氣病皆可治_{氣順則風散}，故用以治中氣、中風及膀胱冷氣，小便頻數，同益智爲丸，名縮泉丸。反胃、吐食、宿食不消、瀉痢霍亂、女人血凝氣滯、小兒蚘蛔、外如瘰癧疥癘，皆成血逆，理氣亦可治之。氣虛、氣熱者宜忌之。酒浸一宿，炒用，宜有煆研用。

許學士曰："暴怒傷陰，暴喜傷陽，憂愁不已，氣多厥逆，往往得中氣之症，不可作中風治，宜用烏藥順氣散主之。"

痰壅身溫爲中風，無痰身冷爲中氣，宜辨之。

烏藥療猫犬百病。

禹餘糧

註：禹餘糧甘平，性濇，手足陽明胃、大腸經重劑。治欬逆，下痢，血閉，血崩，能固下，又能催生，乃石中黃粉，生於池澤間。

李先知曰："下焦有病，人難會，須用餘糧、赤石脂。"

巴豆利痰水，能破積冷；獨活療諸風，不論久新

巴豆

註：巴豆辛熱，有大毒，生用猛烈莫當，醋煮熟而性稍緩，可升可降，能止能行，開竅宣滯，去藏府沈寒，爲斬關奪門之將，破痰癖、血瘕、氣痞、食積、生冷硬物所傷、大腹水腫、瀉痢、驚癇、口喎、耳聾、牙疼、喉痺，其性毒，又能解毒殺蟲，療瘡瘍、蛇蝎諸毒，峻用大可劫病，微用亦可和中，通經爛胎，一名剛子。或用殼、用仁、用油，生用、炒用、醋煮燒存性，用研去油，名巴豆霜。中其毒，用大黃、黃連、凉

水、黑豆、緑豆汁，俱能解之。

巴豆、大黃同爲峻下之劑，但大黃性寒，府病多熱者宜之，巴豆性熱，藏病多寒者宜之。仲景治傷寒傳裏多熱者，用大黃。東垣治五積屬藏者，多用巴豆。纏喉風瘅，緩治則死，用解毒丸，巴豆十四粒、雄黃一兩、鬱金一錢爲丸，每服五分，津嚥下。暴中風卒倒，痰涎壅盛，牙關緊閉，用巴油紙裹皂角末爲撚薰鼻，吐痰急醒，并能治中惡、痰厥、氣厥，一切急證喉瘅。

獨活

註：獨活辛苦，微温，氣緩，善搜，入足少陰氣分，以理伏風。治本經傷風、頭痛、頭運[①]目眩、風熱齒痛、痙癇濕瘅、奔豚、疝瘕，又名胡王使者〇項背强直，手足反張曰痙，濕流關節痛曰瘅，有着瘅、行瘅之分，風勝濕之故。二活皆能去濕，有獨活寄生湯。

山茱萸治頭暈、遺精之藥；白石英醫咳嗽、吐膿之人

山茱萸

註：山茱萸辛温酸濇，補腎温肝，入二經氣分，固精秘氣，强陰助陽，安五藏，通九竅，煖腰膝，縮小便。治風寒濕瘅、鼻塞、目黃、耳鳴、耳聾。去核用，核能滑精。

《經疏》云："精氣充則九竅通利。"

訒菴曰："山茱通九竅，古今疑之。得《經疏》一言而意旨豁然，始嘆前人識見深遠，不易測識，多有如此數者，即《經疏》一言而擴充之實，可發醫人之慧悟也。"

---

① 運：同"暈"。

白石英

註：白石英甘辛微溫，肺、大腸氣分之藥也，潤以去燥，利小便，實大腸。治肺痿、吐膿、咳逆上氣，凡石類祇可暫用。《十劑》曰："溼可去枯。"白石英、紫石英之屬是也。按：潤藥頗多，而徐之才獨取二石英爲潤劑，存其意可也。

厚樸溫胃而祛嘔脹，消痰亦驗；
肉桂行血而療心痛，止汗如神

厚樸

註：厚樸苦降，能瀉實滿。辛溫能散溼滿。按：脹滿之症，多有不同，清、補貴於得宜。氣虛宜補氣，血虛宜補血，食積宜消導，痰滯宜行痰，挾熱宜清熱，溼盛宜利溼，寒鬱則散寒，怒鬱則行氣，畜血則消瘀，不宜專用行散藥，亦有服參、芪而脹反甚者，以挾食、挾血、挾熱、挾寒，不可概作脾虛氣弱治之。入足太陰脾、足陽明胃，調中消痰，化食厚腸胃，行結水，破宿血，殺藏蟲。治反胃、嘔逆、喘欬、瀉痢冷痛，一切寒客犯胃溼氣浸脾之症，虛及孕婦忌之。

厚樸佐蒼术，爲平胃散，平溼土之太過，致於中和。

肉桂

註：肉桂辛甘，大熱，氣厚純陽，入肝腎血分，平肝補腎，尚補命門相火之不足，益陽消陰。治痼冷沈寒，能發汗疏通血脈，宣導百藥去營衛。風寒表虛自汗、腹中冷痛、欬逆、結氣，能引火歸宿丹田。木着桂而枯，又能抑肝風而扶脾土，目赤腫痛，以熱功熱名，謂從治，又：脾虛惡食，溼盛泄瀉，奔豚、疝瘕、脅痛、驚癇、寒熱久瘧，通經墮胎。出交趾者佳。嶺南桂州者，可用色紫，有油氣香，良。桂枝辛甘，性溫，氣薄，升浮，入手太陰肺、足太陽膀胱經，溫經通脈，發汗解肌。治傷寒頭痛、中風自汗，無汗能發，有汗能止。調和營衛，使邪從汗出而汗

自止。枝達四肢，亦治手足痛風、脅風。桂性偏陽，陰虛及血證不可誤服，《經》曰："桂枝下咽，陽勝則斃；承氣入胃，陰盛則亡。"不可不審察而後用之。

肉桂補命門。按：兩腎中間，先天祖氣，乃真火也。人非此火不能有生。

土爲木剋，不能防水，故行水方中如五苓散、滋腎丸，亦多用桂。毒烏栖桂，其皮有毒，必去皮用肉。

李士材曰："肉桂乃近根最厚者，桂心即在中之次厚者，桂枝即頂上細枝。肉桂在下，主治下焦；桂心主中焦；桂枝在上，主治上焦。此本乎天者親上，本乎地者親下之義也。"

東垣曰："桂枝橫行手背，以其從肢也。"又曰："氣薄則發泄。"桂枝上行而發表，氣厚則發熱；肉桂下行而補腎。仲景傷寒有汗用桂枝湯。

是則鯽魚有溫胃之功，代赭乃鎮肝之劑

鯽魚

註：卽①魚甘溫，諸魚屬火，獨鯽魚屬土，土能制水，故有和胃實腸行水之功。

鯽魚一尾破腹，入砒霜，懸陰處透霜，名脫骨丹，能取牙退管。

代赭石

註：苦平，入肝與心包血分，除血熱。治吐衄、崩帶、胎動、產難、噎膈、翻胃、哮呷有聲、金瘡長肉。

仲景傷寒汗吐下後，心下痞鞕噫氣，用代赭旋覆湯，取其重以鎮虛逆，亦以養陰血也。今人用治膈噎，甚效。

---

① 卽：同"鯽"。

沉香下氣補腎，定霍亂之心疼；
橘皮開胃去痰，導壅滯之逆氣

沉香

註：沉香辛苦，性温，諸木皆浮而沉香獨沉，故能下氣而墮痰涎，能降，亦能升。氣香入脾，故能理諸氣而調中。其色黑，體陽，故入右腎命門，煖精助陽，行氣不傷氣，温中不助火。治心腹疼痛，噤口毒痢。

東垣曰：“上至天，下至泉，用沉香爲使最相宜。”

《十劑》曰：“宣可去壅。”生姜、橘皮之屬是也。①

_____

① 下文底本脱。

卷三

温　性　類

温藥總括：醫家素諳，木香理乎氣滯，半夏主於風痰

木香

註：木香辛苦而温，三焦氣分之藥，能升降諸氣，瀉肺氣，疏肝氣，和脾氣。治一切氣痛、九種心痛、嘔逆反胃、霍亂瀉痢後重，同梹^①榔治癃閉，痰壅氣結，疝癖癥塊，腫毒蠱毒衝脈爲病，氣逆裏急，殺鬼物，禦瘴霧，去液^②臭，實大腸，消食，安胎氣逆則不安。過服損真氣，煨用實腸止泄。

汪機曰：“木香與補藥爲佐則補，與瀉藥爲君則瀉。”

時珍曰：“諸氣憤鬱，皆屬於肺。”上焦氣滯，用木香者，金鬱泄之也。“中氣不運，皆屬於脾”，中焦氣滯，用之者，脾胃喜芳香也，大腸氣滯則後重，膀胱氣不化則癃閉，肝氣鬱則爲疝痛，下焦氣滯用之者，塞者通之也。

半夏

註：半夏辛温，有毒，體滑性燥，能走、能散、能潤、能燥、和胃

---

① 梹：同“檳”。
② 液：同“腋”。

健脾、補肝潤腎、除溼化痰、發表開鬱、下逆氣、止煩嘔、發聲音、利水道、救暴卒，研末吹入鼻中即活。又能行水氣以潤腎燥，利二便，止咽痛，治欬逆、頭眩、痰厥頭痛、眉稜骨痛、脇痛胸脹、傷寒寒熱、痰瘧不眠、反胃吐食、散痞除癥、消腫止汗，爲治溼痰之主藥。汪機曰："脾胃溼熱，涎化爲痰，藉非半夏曷可治乎？若以貝母代之，翹首待斃。"好古曰："腎主五液，化爲五溼。本經爲吐，入肝爲淚，入心爲汗，入肺爲涕，入脾爲痰。痰者，因咳而動，脾之溼也。"半夏燥痰之標，不能治痰之本。治本者，治腎也。欬無形，痰有形，無形則潤，有形則燥。所以爲統脾溼而潤腎燥之劑也，主治最多，莫非脾溼之證，苟無溼者，均在禁例。古人用半夏有三禁，謂血家、渴家、汗家也，若非脾溼且有肺燥，誤服半夏，悔不可追。肺燥宜貝母，非半夏所宜，故也。孕婦服之，能損胎。若與參、朮并行，但有開胃之功，又不損胎圓①。白而大、陳久者良，姜汁浸透用，性畏生姜，以制其毒，又用法製半夏佳。

按：九種心痛，皆屬胃腕，曰：寒痛、熱痛、血痛、氣痛、痰痛、溼痛、食積痛、蚘蟲痛、悸痛，可治真心痛，手足冷過腕②，朝發夕死。

丹溪曰："二陳湯能使大便潤而小便長。"

仲景小陷胸、小柴胡皆用之。

《甲乙經》用半夏治不眠。

《素問》曰："胃不和則臥不安。"半夏能和胃氣而通陰陽。《靈樞》曰："陽氣滿，不能入於陰，陰氣虛，故目不得瞑。飲以半夏湯，陰陽既通，其臥立至。"

---

① 圓：同"元"。
② 腕：同"腕"。

蒼术治目盲，燥脾去溼宜用；
蘿蔔去膨脹，下氣治麪尤堪

蒼术

註：甘温辛烈，燥胃强脾，發汗除溼，能升發胃中陽氣，止吐瀉，消痰水，驅腫脹，辟惡氣，散風寒溼，爲治痿要藥。又能總解痰、火、氣、血、溼、食六鬱。青盲目瞖及脾溼下流，腸風帶濁，結燥多汗者忌用。糯米泔浸焙乾，同芝蔴炒，以制其燥，二术主治略同。

蒼术，陽明經藥。陽明虛則宗筋縱弛，帶脈不引則痿躄。

《經》曰："治痿獨取陽明。"合黃柏爲二妙散；加牛膝爲三妙散。

丹溪曰："實脾氣，燥脾溼，治痰之本。"一名山精，一名山姜，出茅山，有硃砂點。

《仙録》云："子欲長生，當服山精子，欲輕翔，當服山姜。"

蘿蔔

註：蘿蔔辛甘屬土，生食升氣，熟食降氣，寬膨消食，化痰散瘀。治吐血、衄血、咳嗽、吞酸。利二便，解酒毒，制麪毒，豆腐積生搗，治噤口痢，止消渴，塗跌打，湯火傷。多食滲血，白人髭髮。生薑能治其毒。王荆公患偏頭痛，搗萊菔汁仰臥，左痛注右鼻，右痛注左鼻，或兩齊注。數十年患，二注而愈。又方：昔人避難洞中，賊燒煙薰之，口含萊菔，煙不能毒。蘿蔔子作萊菔子，辛温，長於利氣，生用能吐風痰，散風寒，發瘡疹，炒熟能定咳嗽痰喘，下痢後重，止内痛，消食除膨。

丹溪曰："萊菔子治痰定喘，有衝墻倒壁之功，虛弱者服之，氣喘難布息。"

況夫鍾乳粉補肺氣兼療腎虛；青戎鹽治目痛且滋腎水；懷山藥能醫虛損；東阿膠痢嗽皆止

鍾乳

註：鍾乳甘溫，陽明胃氣分藥，本石之精，強陰益陽，通百節，利九竅，下乳汁，服之令人陽氣暴充，飲食倍進，其性慓悍，形體壯盛，須命門真火衰者可偶而用之，若藉以恣欲，多服不免癃疽、淋濁之患。

見田曰：“金石之性，燥而慓悍，不宜常用。”歷來煉金石爲丹，服之傷生者，不可勝數。

青鹽

註：青鹽甘鹹而微寒，入腎經，助水藏，平血熱。治目痛赤澀、吐血、溺血、齒舌出血。堅骨固齒，明目烏髮，餘同食鹽。

山藥

註：山藥色白，入肺，味甘歸脾，補其不足，清其虛熱，潤皮毛，化痰涎，固腸胃，止瀉痢。肺爲腎母，故又益腎強陰，治虛損勞傷。脾爲心子，又能益心氣，治健忘、遺精。生搗敷癰瘡癰瘡，能消腫硬。

山藥一名薯蕷，野者難得。

阿膠

註：阿膠甘溫，清肺養肝，滋腎益氣肺主氣而腎納氣，補陰養血，除風化痰，潤燥定喘，利大小腸。治虛勞欬嗽、肺痿吐膿、吐血衄血、血痳血痔、腸風下痢、腰痠骨痛、血痛血枯、經水不調、崩帶胎動、姙娠下血。甜酒煎服，并治癰疽腫毒一切風證。剉炒成珠，袪痰，用蛤粉炒。止血，用蒲黃炒，或酒化。

寇宗奭曰：“驢皮煎膠，取其發散。皮膚之外用烏驢，取其屬水以制‘熱則生風’之義。”

楊士瀛曰："小兒驚風後，瞳人①不正者，以阿膠倍人參服最良。阿膠育神，人參益氣也。"

陳藏器曰："諸膠皆能療風補虛止洩，驢皮主風爲最。"

按：阿井乃濟水伏流，其性趨下，用攪濁水則清，故治瘀濁及逆上之痰也。

赤石脂治精濁而止瀉，兼補崩中；
陽起石煖子宮以壯陽，更療陰痿

石脂

註：石脂甘温，能益氣生肌而調中，酸濇故收濇止血而固下，療腸癖泄痢、崩帶遺精、癰痔潰瘍，收口長肉，催生下衣胞。

東垣曰："赤石脂固腸胃有收斂之能。下胎衣無推蕩之峻。"

仲景桃花湯用之。

陽起石

註：陽起石，鹹温，補右腎、命門。治陰痿精乏、子宮虛冷、腰漆②冷痺、水腫癥瘕。命火衰者，可暫用之。出陽起山雲母之根也，雖大雲遍境，此山獨無，真者難得。

寇宗奭曰："凡石藥，冷熱皆有毒，宜斟酌用之。"

《經》曰："石藥發癲，芳草發狂。"芳草之氣美，石藥之氣悍。二者相遇，恐內傷脾胃。

---

① 人：同"仁"。
② 漆：同"膝"。

誠以紫菀治嗽，防風袪風，
蒼耳子透腦涕止，威靈仙宣風氣通

紫菀

註：紫菀辛温潤肺，苦温下氣，補虛調中，消痰止渴。治寒熱結氣、欬逆上氣、欬吐膿血，爲血痰、血勞聖藥。肺經虛熱，小兒驚癇，能開喉痺，取惡涎。然辛散性滑，不宜多用，獨用又能通利小腸。

李士材曰："紫菀辛而不燥，潤而不寒，補而不滯，誠以金玉君子。非多用、獨用不能速效。"

防風

註：防風辛甘，微温，升浮爲陽，搜肝瀉肺，散頭目滯氣，經絡流溼，主上部見血，上焦風邪，頭痛目眩，脊痛項强，周身盡痛太陽經證，又行脾胃二經，爲袪風勝溼之要藥，散目赤瘡瘍。若血虛痙急，内傷頭痛不因風寒脾虛泄瀉，不因寒溼，火升發嗽，陰虛盜汗，陽虛自汗者，均宜禁用。

徐之才曰："防風得蔥白能行周身。"

李東垣曰："卒伍卑賤之職，隨所引而至，乃風藥中潤劑。若補脾胃，非防風引用不能行。"同黃芪、白芍能實表止汗，爲固表聖藥。

蒼耳子

註：蒼耳子一名詩卷耳，甘苦性温，善發汗散風溼，上通腦頂，下行膝足，外達皮膚。治頭痛、目暗、齒痛、鼻淵、肢攣、痺痛、瘰癧、瘡疥遍身瘙痒，作浴湯尤佳。

威靈仙

註：威靈仙，辛泄氣，鹹泄水，氣温屬木，其性善走，能宣疏五藏，通行十二經絡，治中風頭風、痛風頑痺、癥瘕積聚、痰水宿膿、黃疸浮

腫、大小腸秘、風溼痰氣一切冷痛，性最快利，積痀不痊者服之有捷效。治諸骨硬①頗驗。歌云：“鐵脚威靈仙，砂糖和酒煎，一口吞下去，鐵劍頓如綿。”疏泄真氣，耗人陰血，不得已而後用之可也。

《威靈仙傳》曰：“一人手足不遂數十年，遇新羅僧云：得一藥可治。入山採威靈仙服之而愈。”按：此風藥之善走者也，威者言其猛烈，靈者言其效驗。

細辛去頭風止嗽而療齒痛；艾葉治崩漏安胎而醫痢紅

細辛

註：細辛辛溫，散風邪，故諸風痺痛、欬嗽上氣、頭痛脊强者宜之。辛散浮熱，故口瘡喉痺，鼻淵齒䘌者宜之；辛益肝膽，故膽虛驚癇、風眼淚下者宜之。水停心下則腎燥，細辛能行水氣以潤之，雖手少陰心引經，乃足少陰腎本藥，能通津氣，利九竅，故耳聾、鼻齆、倒睫、便濇者宜之，散結溫經，破痰下乳，行血發汗，味厚性烈，不可過用。

細辛耑治少陰頭痛，獨活爲使，爲末吹鼻，通關開竅。

《經》曰：“腎苦燥，急食辛以潤之。”

仲景治少陰症反發熱，麻黃附子細辛湯，乃治邪在裏之表劑，不可過用，多則悶絶而死，雖死，無傷可驗，開平獄用此害囚，不可不知。

艾葉

註：艾葉苦辛，生②溫，熟熱，純陽之性，能回垂絶之元陽，通十二經，走三陰，理氣血，逐寒溼，煖子宮，止諸血，溫中開鬱，調經安胎。治吐衄崩帶、腹痛冷痢、霍亂轉筋、殺蚘治癬。外科用艾葉煎湯，投白礬二三錢，洗瘡敷藥，蓋人氣血凝則生瘡，必假艾力以佐陽，又能

---

① 硬：按上下文，應作“鯁”。
② 生：按上下文，此處應作“性”。

殺蟲。以之灸，火能透諸經而治百病。血熱爲病者禁用。

孟子曰："七年之病，求三年之艾。"灸火則氣下行，入藥則熱上衝，和阿膠名膠艾湯，能安胎，亦治虛痢。附艾丸治婦人諸病，裹肚，煖丹田氣弱腹冷；裹足，治寒溼脚氣；作枕，治口喎眼邪①，麻木不仁。

羌活明目驅風，除筋攣腫痛；
白芷止崩治腫，療痔漏瘡瘍

羌活

註：羌活辛苦性温，氣雄而散，味薄上升，入足太陽以理遊風，兼入足少陰、厥陰氣分，瀉肝氣，搜肝風，小無不入，大無不通，治風溼相搏，本經頭痛督脈無病，脊强而厥剛痙、柔痙，中風不語，頭旋目赤，散肌表八風之邪，利周百節之痛，爲卻亂反正之主藥。若血虛頭痛，身痛屬内症，二活忌用。

岐伯曰："中風大法有四，曰偏枯，曰風痱，曰風懿，曰風痹。"風症盡矣，何嘗有真中、類中之説？牙齦上屬足陽明戊土，下屬手陽明庚金，二經風熱相搏則齒痛。肺主鼻，風熱上灼於腦，故鼻多濁涕而淵。白芷、辛荑、細辛治之○種白芷能辟蛇。

白芷

註：白芷色白，味辛，行手陽明庚金大腸，性温，氣厚，行足陽明戊土胃；芳香上達，入手太陰辛金肺，通竅、發汗、除溼、散風。主治三經頭目昏痛、眉稜骨痛、牙痛、鼻淵、目癢淚出、面皯瘢疵、皮膚燥癢，三經風熱之病及血崩血閉、腸風痔瘻、癰疽瘡瘍，三經溼熱之病，活血排膿，生肌止痛，解砒毒、蛇傷。又治産後傷風、血虛頭痛。有血熱虛火忌之。

---

① 邪：同"斜"。

保壽堂治偏正頭風，通用白芷、川芎各三錢，研末搽，半腦上，半加酒煨熟，熱服盡醉，其病如失。

若乃紅藍花通經治產後惡血之餘；
劉寄奴散血療湯火金瘡之苦

紅花

註：紅茶[①]辛苦、甘溫，入肝經而破瘀血，活血潤燥，消腫止痛，治經閉產難、胎死腹中，產後血運口噤，痘瘡血熱，喉痺不通，能入心經，生新血，俗用染紅并作胭脂。少用養血，多則行血，過用能使血行不止而斃。臙脂活血解痘毒，敷痘疔，挑破用。

《金匱》有紅藍花酒治婦人六十二種風症。

劉寄奴

註：劉寄奴，苦溫破血，通經除癥，消脹止金瘡血，療湯火傷。多服令人吐利。

劉裕孫寄奴微時射一蛇，明日見童子林中搗藥。問之，答曰："吾王爲劉寄奴所傷，合藥敷之。"叱之不見，收藥回。金瘡敷之，立愈。

治風溼之痛，用茵芋葉；療折傷之症，用骨碎補

茵芋

註：茵芋辛苦，微溫，有小毒，治風溼拘攣痺痛。古方治風癎，有茵芋丸；治風痺，有茵芋酒；治產後風，有茵芋膏。風溼諸證多用之。莖赤葉如石榴而短厚。炙用。

----

① 茶：按上下文，此處應作"花"。

時珍曰："茵芋、石南、莽①草，皆治風妙品，近世罕知。"

蘇頌曰："莽草辛溫有毒，治頭風痛瘑腫、乳瘡疝瘕。"古方多用之。

骨碎補

註：骨碎補苦溫補腎，故治耳鳴及腎虛久瀉。研末入豬腎煨熟，空心食之腎主二便，久瀉多屬腎虛，不可專責脾胃也。腎主骨，故治折傷。以功命名，治牙。又入厥陰，能破血、止血，又名毛姜。去毛蒸用。

藿香葉辟惡氣而定霍亂；草菓仁溫脾胃而止嘔吐

藿香

註：藿香辛甘，微溫，入手足太陰脾肺，快氣，和中止嘔，開胃，去惡氣，進飲食。治霍亂吐瀉、心腹絞痛、肺虛有寒、上焦壅熱。能理脾肺之氣，撥亂反正之藥。

古方有藿香正氣散，正氣通暢則邪逆自除。

草菓

註：草果辛，大溫，香散，煖胃健脾，破氣開鬱，燥溼祛寒，除痰化食。治瘴癘寒瘧，寒客胃痛，霍亂泄痢，噎膈反胃，痞滿吐酸，痰飲積聚，解口臭氣，酒毒、魚肉毒。過劑助脾熱，耗真氣，損目。

按：草菓同常山，最能截瘧，同芫花最能摻痰，一除巢②囊之痰，一除膈囊之痰。同知母，一陰一陽，最能治寒熱瘴瘧。草菓治太陰獨勝之寒，知母治陽明獨勝之火。

---

① 莽：同"莽"。

② 巢：按臨床，此處應爲"窠"。

巴戟天治陰疝白濁，補腎尤强；
玄胡索理氣痛血凝，調經有助

巴戟天

註：巴戟天甘辛，微温，入腎經血分，强陰益精，治五勞七傷。辛温能散風溼，治風氣脚氣、陰疝白濁、水腫。

元胡索

註：元胡索辛苦而温，入手足太陰、厥陰四經，能行血中氣滯，氣中血滯，通小便，除風痺。治氣凝血結上下内外諸痛通則不痛、癥瘕、崩淋、月候不調、產後血運、暴血上衝、折傷積血、疝氣危急。爲活血利氣第一藥。走而不守，通經墮胎。

按：延胡索走而不守。獨用力迅，宜兼補氣血用最效。酒炒行血，醋炒止血，生用破血，炒用調血。氣虛、血熱忌之。

嘗聞欵冬花潤肺去痰嗽而定喘；肉豆蔻温中止霍亂而助脾

欵冬花

註：款冬花辛温，純陽，泄熱，潤肺消痰，除煩定驚，明目。治欬逆上氣、喘渴喉痺、肺痿肺癰、咳吐膿血。爲治嗽要藥，寒熱虛實皆可施用。十二月開花，如黄菊。炙用，得紫菀良。

按：雪積冰堅，欵冬偏豔，得腎之體，先肝之用，隆冬獨秀。純陽之品，故爲温肺理嗽之最。大抵欬必因寒，寒爲冬氣，入肺爲逆，欵冬非肺家尚藥，乃使肺邪從腎順流而出也。

肉豆蔻

註：辛温氣香，理脾煖胃，下氣調中，逐冷祛痰，消食解酒。治積冷霍亂、心腹脹痛、辟鬼殺蟲、中惡吐沫、小兒吐逆、乳食不下，又能

濇大腸，止虛泄冷痢，初起忌用。

肉蔻一名肉菓，稱其下氣乃脾得補而善運，氣自下也，非若陳皮、香附之泄耳。去油用霜。

撫藭芎定經絡之痛，何首烏爲養血之資，
薑黃能下氣破瘀血之積，防己宜消腫去風溼之施

川芎

註：蜀產爲川芎，秦產爲西芎，江南產者爲撫芎，功用俱同川芎而力稍薄，不如用川芎爲最宜。

何首烏

註：何首烏，苦堅腎，溫補肝甘益陰，濇收斂，精氣填，精益髓，養血祛風，烏鬚髮，強筋骨，令人有子，爲滋補良藥。氣血太和則勞瘦、風虛、崩帶、瘡痔、瘰癧、癰腫、腹中宿疾、惡血、痿①黃諸病自已。療久痢惡瘡，調胎產百病，止破傷出血。大者採製，久服延年，令人不老。

按：何首烏赤白二種，夜則籐交，又名交籐，有陰陽交合之象，補陰而不滯、不寒，強陽而不熱、不燥，稟中和之性，得天地純正之氣，爲調補久病之聖藥。久服成地仙。

赤者，外科呼爲瘡掃箒。

薑黃

註：薑黃苦辛而溫，色黃入脾，兼入肝經，理血中之氣，下氣破血，除風消腫，功力烈於鬱金。治氣脹血積、產後敗血攻心，通月經，療撲損。片子者，能入手臂，治風寒溼痺。

《經疏》曰："姜黃主治介乎三棱、鬱金之間。"

---

① 痿：同"萎"。

時珍曰：“姜黃入臂治痛，其兼理血中之氣，可知。”

防己

註：防己辛苦平溫，太陽膀胱經藥，能行十二經，通腠理，利九竅，瀉下焦血分溼熱，爲療風水之要藥。治肺氣咳嗽，熱氣諸癇，溫瘧脚氣，水腫風腫癰腫，惡瘡，或溼熱流入十二經致二陰不通者，非此不可治，然性險而健陰。虛及溼在氣分忌用。

《十劑》曰：“通可去滯，防己、木通之屬是也。”

藁本除頭風，主婦人陰痛之用；
仙茅益腎藏，扶元氣虛弱之衰

藁本

註：藁本辛溫，雄壯，爲足太陽膀胱經風藥，寒鬱本經，頭痛連腦者，必用之。治督脈爲病，脊強而厥，又能下行，治婦人疝瘕陰寒腫痛，腹中急痛，胃風泄瀉，粉刺酒齇，和白芷搽面。

夏英公病泄，醫以虛治，不效。

霍翁曰：“此風客於胃也，飲以藁本湯而愈，蓋藁本能除風溼耳。”

按：藁本上至巔頂祛風，下至泉淵除溼。

仙茅

註：仙茅辛溫，熱有小毒，助命火，益陽道，明耳目，補虛勞，治失溺，溫脾胃，煖筋骨，健步。

《許真君書》云：“仙茅，甘能養肉，辛能養脈，苦能養氣，鹹能養骨，酸能養筋，滑能養膚，和苦酒服。”唐·婆羅國始進此方，當時盛傳服之頗效，禁食牛乳、牛肉。

乃曰破故紙温腎補精髓與勞傷；宣木瓜入肝療脚氣并水腫

破故紙

註：一名補骨脂，辛苦大温，入心包命門，補相火以通君火，煖丹田，壯元陽，縮小便，治五勞七傷，五藏内損，七情外傷，腰膝冷痛，腎冷精流，能納氣歸腎，又治虛寒咳嗽，火虛泄瀉，命門火衰，不能薰蒸，脾胃遲於運化，致飲食減少，腹虛腸鳴，嘔涎泄瀉，如釜下無火，物終不熟，故補命門相火，以生脾土。脾主四肢肌肉，爲一身之根蒂，得於健運，其人自然無病矣。

婦人之血脱氣陷，亦猶男子之腎冷精流，宜用破故紙、杜仲、胡桃肉治之，有木火相生之妙。唐·鄭國公製，名青蛾丸。

木瓜

註：木瓜酸濇而温，入脾肺血分，斂肺和胃，理脾伐肝，化食止渴，生津，氣脱能收，氣滯能和，調營衛，利筋骨，去溼熱，消水腫，治霍亂轉筋，瀉痢脚氣。脾主四肢，或寒溼傷於足絡，或胃受溼熱上輸於脾，下流於足則成脚氣，惡寒發熱狀類傷寒，脛腫掣痛，宜利溼清熱，忌用補劑，多食損齒，癃閉。

陶弘景曰："凡脚肚轉筋，呼本①瓜名，寫'木瓜'二字即愈。"

杏仁潤肺餘，止嗽之劑；茴香治疝氣，腎痛之用

杏仁

註：杏仁辛苦，甘温而利，瀉肝降氣，解肌，能發汗除風散寒，行痰潤燥，消積通大腸，氣閉秘治，時行頭痛，上焦風熱，煩燥欬逆，上

---

① 本：此處應爲"木"。

氣喘促，有小毒，能殺蟲。治瘡，制狗毒、錫毒。肺虛忌用。雙仁者殺人。

束垣曰："杏仁下喘治氣，桃仁療狂治血，俱治大便秘，當分氣血。"晝便難屬陽氣，用杏仁、陳皮；夜便難屬陰血，用桃仁、陳皮。肺與大腸相表裏，爲氣之通逆，并以陳皮佐之。按：疝有七種，氣血寒水筋狐癩也，肝經病，不屬腎經，蓋厥陰肝脈絡陰器，外腎亦名宗筋，七疝多因寒溼所致，當以茴香加參、术，於溫中散逆除溼之性治之。

茴香

註：茴香古名懷香，番舶出名；八角茴，寧夏出名；大茴，他處出名。小茴、大茴辛、大溫，入腎、膀胱，煖丹田，補命門，開胃下食，調中止嘔，療小腸冷氣癩疝陰腫，乾溼脚氣。小茴辛平，理氣開胃，治寒疝炒黃用，得酒良，得鹽入腎，發腎邪，故治陰疝。受病於肝，見症於腎，用大小茴各一兩爲末，入猪脬，連尿煮爛爲丸，服拙效。

柯[①]子生津止渴兼療滑痰之疴，
秦艽攻風逐水又止肢節之痛

訶子

註：訶子苦以泄氣，消痰，酸以斂肺降火，濇以收脫止瀉，溫以開胃調中。治冷氣腹脹，膈氣嘔逆，痰嗽喘急，泄痢脫肛，腸風崩帶，開音止渴。然苦多而酸少，雖清腸而泄氣，氣虛及嗽痢初起者忌之。去核用肉，生用清金行氣，煨熟用溫胃固腸。

海魚放涎凝滑，船不能行，投訶子湯，涎化爲水，其化痰可知。

束垣曰："肺苦，氣上逆，急食苦以泄之，以酸補之。"訶子苦重泄氣，酸輕不能補肺，故嗽藥中未常用之。

---

① 柯：按上下文，此處同"訶"。

秦艽①

註：秦艽，苦燥溼，辛散風，去腸胃之熱，益肝膽之氣，養血縈②筋，爲風藥中潤劑，散藥中補劑。治風寒溫痺。《經》曰："風寒溼三氣雜至，合而爲痺。風勝爲行痺，寒勝爲痛痺，溼脾③爲著痺。"在骨則體重，在脈則血濇，在筋則拘攣，在肉則不仁，在皮則寒而麻木，通身攣急，血不榮筋。治虛勞骨蒸，黃疸酒毒，腸風瀉血，口禁牙痛，溼勝風淫之症，利大小便。

時珍曰："手足陽明經藥，兼入肝膽。"陽明有溼則手中酸痛寒熱，有熱則日晡潮熱骨蒸。

張潔古曰："秦艽能去下牙痛，本經風熱。"

梹榔豁痰而逐水，殺寸白蟲；杜仲益腎而舒筋，去腰膝重

梹榔

註：梹榔苦溫破滯，辛溫散邪，瀉胸中至高之氣，使之下行，性如鐵石，能墜諸藥至於極下，攻堅去脹，消食行痰，逐水除風，殺藏蟲，治痰癖癥結，瘴癘瘧痢，水腫脚氣沖心，急須用童便、姜汁、溫酒調末服。治大小便氣秘，裏急後重，過服損真氣。

程星海曰："陰毛長虱，世鮮良方，以梹榔煎水洗，或用心紅搽尤良。"

嶺南多瘴，梹榔代茶無害。

杜仲

註：杜仲甘溫，能補，微辛能潤色，紫入肝經氣分，潤肝燥，補肝虛，子能令母實，故兼補腎，肝充則筋健，腎充則骨强，能使筋骨相着，

---

① 艽：按上下文，此處同"艽"，下同。

② 縈：同"營"。

③ 脾：按上下文，此處應爲"勝"。

治腰膝痠痛，陰下溼癢，小便餘溺，胎漏胎墮。炒斷絲用。

《經》曰："腰者，腎之府，轉移不能，腎將憊矣。膝者，筋之府，屈伸不能，筋將憊矣。"一少年新娶，得腳頓且痛，作腳氣治，不效。孫琳曰："此腎虛也。用杜仲一兩半，酒半，水煎服六日，全①愈。"

當知紫石英療驚悸、虛寒之疾，
橘核仁治腰痛、疝氣之癩

紫石英

註：紫石英甘辛而温重，以去祛②溼，以潤燥去枯。肝血不足，心神不安，入心肝血分以養血。女子血海虛寒不孕者宜之，爲下焦煖子宮之要藥。

《經疏》云："係胞於腎及心包絡，虛則風寒乘之，故不孕。"紫石英走二經，散風寒，鎮下焦，煖子宮。

橘核仁

註：橘核仁辛苦性温氣烈，入肝膽氣分，瀉肺氣，治疝痛，腰脊冷痛，去皮炒。

金櫻子兮濇遺精，紫蘇子兮下氣涎，
淡豆豉發傷寒之表，大小薊除諸血之鮮

金櫻子

註：金櫻子酸濇而温，入脾肺腎三經，固精秘氣。治夢洩遺精，泄

---

① 全：同"痊"。
② 去祛：此處可少一字。

痢便數。熟則純甘，熬膏尤良。

金櫻子和芡實爲丸，名水陸丹。

丹溪曰："經絡隧道以通暢爲和平，昧[①]者取澁性爲快，咎將誰執。"

時珍曰："無故食以恣慾則不可。"若精氣不固者，服之何害？

蘇子

註：蘇子力倍蘇葉，潤心肺，尤能下氣止嗽，定喘消痰，利膈開鬱，温中寬腸除膨，有蘇子降氣湯。蘇梗下氣稍緩，能順氣安胎，虚者宜之。

淡豆豉

註：淡豆豉苦，瀉肺清熱，發汗解肌，調中下氣。治傷寒頭痛，煩燥滿悶，懊憹不眠，發班[②]嘔逆欲吐。又治温瘧血痢。

筆談云，熬膏則甘全失澁味，凡傷寒嘔逆、煩悶，宜引吐，不宜用下藥以逆之。淡豆豉合梔子名梔子豉湯，能吐虚煩。

大小薊

註：大小薊甘温，皆能破血下氣，行而帶補，治吐衄腸癰、女子赤白濁。小薊力微，能破瘀生新，保養精血，退熱補虚，不如大薊，能消癰腫。

丹溪曰："小薊治下焦結熱血痳。"《本事方》：一人冷氣入陰囊腫滿疼痛，煎大薊汁服，立瘥腎與膀胱相表裏。益智固腎同烏藥、山藥糊丸，名縮泉丸。

---

① 昧：按上下文，此處同"味"。

② 班：同"斑"。

益智子安神，治小便之濇數；
大麻仁潤肺，利六腑之燥堅

益智子

註：益智子辛熱而溫，本脾藥，兼入心腎，主君、相二火，補心氣、命門、三焦之不足，能濇精固氣，又能開發鬱結，使氣宣通，溫中進食，攝痰涎，縮小便，治嘔吐吞酸，客寒犯胃，冷氣腹痛，泄瀉，崩帶，泄精。

大麻仁

註：大麻仁甘溫，平滑，利脾胃、大腸之藥，緩脾潤燥。治陽明病，胃熱汗多而便難，三者燥也，汗愈出多則津液枯而大便愈燥，宜麻仁潤之，能破積血，利小便，通乳，催生。乃木穀，又能治風。

按：心爲脾母，補火故能生土。成無己曰：“脾欲緩，急食甘以緩之。麻仁之甘以緩脾。”

仲景治脾約有麻仁丸。

抑又聞補虛弱，排膿瘡，莫若黃蓍；
强腰脚，壯筋骨，無如狗脊

黃芪

註：黃芪甘溫。生用固表，無汗能發，有汗能止，溫分肉，實腠理，瀉陰火，解肌熱。炙用補中益元氣，溫三焦，壯脾胃，生血生肌，排膿內托，爲瘡癰聖藥。痘症不起，陽虛無熱者宜之，爲補藥之長，故名耆。入補中藥槌扁，蜜炙；達表生用。或曰黃耆補腎及治崩帶，宜鹽水浸炒，此説似是而非也。前證用黃耆，非欲其入腎也，取其補中升氣，則腎受蔭，而帶濁崩淋自止。即日華所謂氣盛自無陷下之憂，有上病而下取，有下病而上取。補彼經而益及此經者，此類是也。

王好古曰：“黃耆實衛氣是表藥；益脾胃是中州藥；治傷寒尺脈不

至，補腎元，是裏藥。"

甄權曰："黄耆補腎者，蓋氣爲水母也。"

日華曰："黄耆止崩帶者，氣盛則無陷下之憂也。"

按：癰疽不能成膿者，死不治，毒氣盛而元氣衰也。黄耆補氣，故能內托毒氣，化則成膿，痘症亦然。

狗脊

註：狗脊，苦堅腎，甘益血强肝，温養氣固脾。治失溺不節，脚弱腰痛，寒溼周痺，除風虛，强機關，利俛仰，滋腎益肝，則骨健而筋强。去毛蒸用。

《經》曰："內不在藏府，外未發於皮膚，獨居分肉之間。"掣痛乃"真氣不能周"，故曰周痺。

兔絲子補腎以明目，馬藺花治疝而有益

兔絲子

註：兔絲子甘辛而温，其性和平，凝正陽之氣，入足三陰脾肝腎三經，强陰益精，温而不燥，不助相火。治五勞七傷，精寒淋瀝，口苦燥渴，祛風明目，補衛氣，助精脈，益氣力，肥健人。酒浸良，有製爲餅用者，名爲兔絲餅。

脾虛腎燥而生內熱，兔絲子能益陰清熱。

馬藺子

註：馬藺子甘平，微温。治寒痰喉痺，癰腫瘡節，疝瘕，婦人血氣煩悶，血運崩帶，利大小腸。久服令人瀉，治疝用醋炒良。

此五十四種藥性之温，更宜彖註解而默記之。

卷四

平　性　類

評論藥品，平和性存，以碯①砂而消積，用龍齒以安魂

碯砂

註：碯砂鹹苦，有毒。消食破淤。治噎膈癥瘕，去目翳弩肉。鹹毒之性，能爛五金，慎勿輕用。

《鷄峯方》云：“人之藏府，多因觸胃成病。”而脾胃最易受觸，飲食過多則停滯難化，冷熱不調則嘔吐瀉痢，而膏粱者爲尤甚。口腹不節，須用消化藥，或言飲食既傷於前，難以毒藥反攻其後，不使碯砂、巴豆等，只用麴蘗之類，不知古今立方，各有主對。麴蘗止②能消化米穀，如傷肉食，則非碯砂、阿魏不能治也。

《本草》稱其“能化人心爲血”，亦甚言不可多服耳。

龍齒

註：龍齒濇平，鎮心安魂。治大人驚癎癲疾，小兒五驚十二癎。修製俱同龍骨。

《衛生實鑑》曰：“龍齒安魂。”虎睛定魄，龍屬木，主肝，肝藏魂。虎屬金，主肺，肺藏魄也。

---

① 碯：此處應爲“硇”，下同。
② 止：同“衹”。

青皮快膈除膨脹且利脾胃；芡實益精治白濁兼補真元

青皮

註：青皮辛苦，色青，氣烈，入肺、膽氣分，疏肝瀉肺，破滯消堅，除痰消痞，治肝氣鬱積，多怒脅痛，久瘧結癖，疝痛乳腫，最能發汗。

橘之青而未黃者曰青皮。

芡實

註：芡實甘平而濇，固精益腎，補脾去溼，濇精固氣，解暑熱、酒毒，療帶濁、泄瀉、小便不禁、夢遺滑精。同金櫻爲丸，名水陸二仙丹。連殼用，以濇精止滑。

李惟熙曰：“菱寒而芡暖。菱花背日，芡花向日。一名雞頭。”按：雞頭葉下胞衣極效。

原夫木賊草去目翳，崩漏亦醫；花蕊石治金瘡，血行乃却

木則①

註：木則甘平，微苦，中空輕揚，與麻黃同形而粗，性亦能發汗解肌，升散火鬱、風溼。入足厥陰少陽血分，益肝膽，治目疾，退翳膜，又能治疝痛腸風，痔漏赤痢，脫肛崩中，血鬱等病。

按：肝邪鬱結，不能止，通於目而爲翳障。木則散肝膽二經鬱結，爲目疾要藥。肝開竅於目，膽脈起於目銳眥，故二經多主目病。

花乳石

註：花乳石酸濇，氣平，耑入肝經血分，能化瘀血爲水，止金瘡出

---

① 則：按上下文，同“賊”，下同。

血，刮末敷之即合，仍不作膿。能下死胎、胞衣，惡血化則胞胎無阻。

局方治損傷諸血，胎產惡血，血運，有花乳石散。

石決明和肝氣，治眼之劑；明天麻主脾溼，祛風之藥

石決明

註：石決明鹹平，除肺肝風熱。治青盲，內障水飛，點目外障。亦治骨蒸勞熱。通五淋，解酒酸。

古方多用石決明治瘡疽，今有人用決明九孔者，麪裹煨熟，研粉。酒沖服，消疝。入雞肝蒸吃，治小兒疳疾眼。

天麻

註：天麻辛平，入肝經氣分，益氣強氣，通血脈，壯筋力，燥脾溼，疏痰氣，治諸風眩掉，頭旋眼黑，語言不遂，風溼頑痺，小兒驚癇。莖名"赤箭"，有風不動，無風反搖，又名"定風草"。

韌菴曰："風藥宜兼養血藥，制其燥。血藥兼搜風藥，宣其滯。"古云："治風先治血，血和風自滅。"

甘草和諸藥而解百毒，蓋以性平；
石斛平胃氣而補腎虛，更醫脚弱

甘草

註：甘草氣平，生用補脾胃不足而瀉心火，緩心急；炙用氣溫，平補三焦元氣而散表寒。入和劑則補益，入汗劑則解肌，入涼劑則瀉邪熱，入峻劑則緩正氣，入潤劑則養陰血。能協和諸藥，使之不爭。生肌止痛，通行十二經絡，解百藥毒。凡解藥毒須冷服，熱服不效。小兒初生，拭去口中惡血，綿注汁，令啞之，能解胎毒。故有"國老"之稱。甘草稍

能達玉莖中，止痛淋濁，用爲引經。甘令人滿，中滿症忌之。《經》云：
"以甘補之，以甘瀉之。"亦有生用爲瀉者，以其能引諸藥至於滿所泄滿。
仲景治痞滿有甘草瀉心湯，又云："甘草得茯苓則不資滿而反泄滿。"補
中炙用，瀉火生用。反大戟、芫花、甘遂、海藻，然亦有并用者。

時珍曰："甘草外赤中黃，色兼坤離，味濃氣薄，質全土德，協和羣
品，有元老之功。普治百邪，得王道之化，贊帝力而人不知，糸神功而
己不興，可謂藥中之良相也。"

訒菴曰："甘草之功用如是，故仲景有甘草湯、甘草芍藥湯、甘草茯
苓湯、炙甘草湯以及桂枝、麻黃、葛根、青龍、理中、四逆、調胃、建
中、柴胡、白虎等湯，無不重用甘草。贊助成功，必須重用，方能建
效。"時師每用不過三四分急止，不知始自何人？相習成性，牢不可破，
殊屬可笑，附記以正其失。

石斛

註：石斛甘淡入脾而除虛熱，鹹平入腎而瀋元氣，益精強陰，煖水
藏，平胃氣，補虛勞，壯筋骨，療風痺腳弱、發熱自汗、夢遺滑精、囊
瀋餘瀝。按：石斛，石生之草，味淡無汁，必須熬膏用之爲良。

觀夫商陸治腫，覆盆益精，
琥珀安神而散血，硃砂鎮心而有靈

商陸

註：商陸苦，有毒，沈陰下行，與大戟、甘遂同功，療水腫脹滿、
瘕疝癰腫、喉痺不通，利二便、瀉蠱毒、敷惡瘡、墮胎孕，然腫脹因脾
虛者多，必察虛實，若悮用，一時雖效，未幾再作，決不可治，只堪貼

臍。用商陸未①一錢，入麝三分，和貼臍眼，小便利而腫亦消。

商陸治喉痺，切薄醋炒，研末塗喉中，最效。

覆盆子

註：覆盆子，甘酸，平溫益腎，藏而固精，補肝虛而明目，起陽痿，縮小便，澤肌膚，烏髭髮。女子常服多孕，絞汁滴目中，除膚赤、目弦②蟲，收溼止淚，同蜜爲羔，治肺氣虛寒，狀如覆盆。

寇氏曰："服之當覆其溺器，故名覆盆。"

李士材曰："覆盆强腎而無燥熱之偏，固精而無凝澁之患，誠金玉之品也。"

琥珀

註：琥珀甘平，松脂入土而成寶氣，故能通塞以寧心定魂魄，療癲邪。色赤入手少陰心、足厥陰肝經血分，能消瘀血，破癥瘕，生肌肉，合金瘡。其味甘淡，上行能使肺氣下降而通膀胱，故能治五痳，利小便，燥脾土，又能明目退翳。

硃砂

註：硃砂甘平而凉，色赤入心，瀉心經邪熱，鎮心清肝，明目定驚，祛風辟邪，產辰州，明如箭簇，細研水飛三五次用，忌禁同靈砂。

李時珍曰："硃砂同遠志、龍骨之類，養心氣；同丹參、當歸，養心血；同地黃、枸杞，養腎；同厚樸、川椒，養脾；同南星、川烏，祛風。多服令人癡呆。"

---

① 未：按上下文，此處應爲"末"。
② 弦：同"眩"。

牛膝强足補精兼療腰痛；龍骨止汗滲溼更治血崩

牛膝

註：牛膝苦酸而平，足厥陰、少陰肝、腎經藥，能引諸藥下行，生用則散惡血，破癥結，治心腹諸痛，淋痛尿血，經閉產難，喉痺齒痛，癰腫惡瘡，金瘡折傷，出竹木刺。然用酒蒸熟，則甘酸而温，益肝腎，强筋骨，治腰膝骨痛，足痿筋攣，陰痿失溺，入瘧下痢，傷中少氣。以上皆補肝腎二經之功。

按：淋證有五，皆因熱蓄膀胱。便濇而痛爲淋；便濇餘瀝爲氣淋；房勞即發爲勞淋；寒戰後溲爲冷淋；便出如膏爲膏淋；精結成石爲石淋；尿血又爲血淋。牛膝，淋證要藥。

龍骨

註：龍骨甘濇，入手少陰心、足少陰腎、手陽明大腸、足厥陰肝經，能收斂浮越之正氣，濇腸益腎，安魂鎮驚，辟邪解毒，治多夢紛紜，驚癇瘧痢，吐衂崩帶，遺精脱肛，固精止汗，定喘濇腸，斂瘡，皆濇以收脱之義，煮用。

《十劑》曰："濇可去脱，龍骨、牡蠣之屬是也。"

甘松理風氣而痛止；蒺藜療風瘡而明目

甘松

註：甘松，香，甘平，芳香理諸氣，開脾鬱，治腹卒痛滿，風疳齒䘌，脚膝氣浮，煎湯淋洗。

蒺藜

註：蒺藜苦，能補腎，辛能散肺氣而散肝風，益精明目，治虛勞腰

痛，遺精帶下，咳逆肺痿，乳閉癥瘕，痔漏陰瘻，肺、肝、腎三經之病，催生、墮胎。沙菀蒺藜綠色，似腎，鹽水炒用。刺蒺藜去刺，酒拌蒸用。

按：蒺藜有二種。沙菀蒺莉①，似雞腰子，色綠，故補腎清肝風，俗名“潼關莉”，可以代茶。刺莉三角有刺，故破血墮胎，俗名“白蒺莉”，能治面風，攻瘡頭。

《瑞竹堂方》：牙齒打動，用蒺莉根燒灰摻之急安。

人參潤肺寧心，開脾助胃；蒲黃止崩治衄，消瘀調經

人參

註：人參生甘苦，微涼，熟甘溫，大補肺中元氣，瀉火益土，生金明目，開心益智，添精神，定驚悸，除煩渴，通血脈，破堅積氣運則積化，消痰水氣旺則痰行水消，治虛勞，內傷發熱，自汗盜汗自汗屬陽虛，盜汗屬陰虛，自汗宜補氣，盜汗宜養血，多夢紛紜，嘔噦反胃，虛欬喘促，心腹虛痛。治傷寒，近世庸淺之師不察虛實，但見發熱，動手便攻，且曰“傷寒無補法”，獨不觀仲景立方用人參，三股有一治瘟疫，姑勿論正虛邪實則一團，外邪內熾，而冬不藏精之人觸其氣，染之尤甚，發表藥中宜少加人參，以領出外邪寓意草中，論之最詳，瘧痢滑瀉，淋瀝脹滿，中暑中風，一切血證脫血者，須益其氣，蓋血不自生，必得陽生而陰長。胎前產後，諸虛外科陰毒，小兒痘證，凡痘證顏色嬌紅而不蒼老，或頂陷、皮薄、漿清或痒塌、泄瀉，均屬氣虛，若乾回者，宜與鹿茸并用。凡證至垂危，必多用、獨用，補劑用熟，瀉火用生。煉膏服能回元氣於無何有之鄉②。忌鐵，反藜盧。

《十劑》曰：“補可去弱，人參、羊肉之屬是也。”人參補氣，羊肉

---

① 莉：按上下文，應爲“藜”。

② 無何有之鄉：典故名，典出《莊子·逍遥游》。莊子幾次説到“無何有之鄉”，原指什麼都沒有的地方，後謂靜寂無爲，逍遥自得之地。

補形。

見田曰：“人參生於上黨，其性喜陰不喜陽，最能養陰，其味甘温補陽，微苦，亦能補陰而清虛火。”

東垣曰：“肺主氣，肺氣旺則四藏之氣皆旺，精自生而形自盛矣。”又曰：“參、芪、甘草，瀉火之聖藥，合用名黃芪湯，益元氣而邪熱自退，故亦謂之瀉。”

見田曰：“人參入土最深，得土氣最厚，故補土生金，以滋五藏化源而生血脈。”

蒲黃

註：蒲黃甘平，手足厥陰血分藥，生用性滑，行血消瘀，通經脈，利小便，去心腹、膀胱之熱，同五靈脂治心腹血氣脹痛，名失笑散，療跌打損傷，瘡癰諸腫一婦人舌脹滿口，以蒲黃末摻之，及曉乃愈。炒黑性澁，能止一切血崩帶泄精，便血痔漏。血虛無瘀者勿服。

宋度宗舌脹滿口，御醫用蒲黃、乾姜末搽之，愈。時珍曰：“觀此則蒲黃和血凉血可知。蓋舌爲心苗，心包相火，乃其臣使，得乾姜是陰陽相濟矣。”

豈不以南星醒脾去驚風吐痰之憂；
三稜破積除血塊氣聚之症

南星

註：天南星味辛而苦，能治風散血氣，而燥能勝溼除痰，性緊而毒，能攻積拔腫。木喜條達，故能補肝風虛，爲肝、脾、肺三經之藥。治驚癇風眩、身強口噤、喉痺舌瘡、結核疝瘕、癰毒疥癬、蛇蟲咬毒，破結下氣，利水墮胎，性最烈。陰虛燥痰禁用。

《是齊方》用南星、防風爲末，名玉真散，治破傷風、刀傷、撲傷，外敷瘡口，温酒調服一錢；打傷至死，童便調灌三錢，多至三服，必活。

京三稜

註：京三稜苦平，色白屬金，入肝經血分，破血中之氣，兼入脾經，散一切血瘀氣結，瘤硬食停，老塊堅積。從血藥則治血，從氣藥則治氣，須輔以健脾補氣藥爲要。又能消腫止痛，通乳墮胎，功近香附而力峻，虛者慎用。宜炒用。

昔一人患癥癖死，遺言開腹取之，得病塊如石，文理五色，後近三稜，隨消成水，乃知三稜可療癥癖。

蕪荑化鱉瘕而神效；皂角治風痰而響應

蕪荑

註：蕪荑辛散，滿苦，燥溼，殺蟲，化食，祛五藏、皮膚、肢節風溼，心腹積結，癥痛鱉瘕，痔瘻瘡癬，小兒驚疳，冷痢，胃中有蟲，食即作痛。陳久羶者良。

《直指方》云：“嗜酒人，血鬱於酒爲酒鱉；多氣血鬱於氣爲氣鱉；敗血雜痰爲血鱉。上侵人咽，下蝕人肛，或附脇背，或隱胸腹，惟用蕪荑兼煖胃理氣益血藥乃能化殺之。”

皂角

註：皂角，辛、鹹，性燥，氣浮而散，入肺、大腸經。金勝木，燥勝風，故兼入肝搜風瀉熱，吹之導之則通上下關竅而涌吐痰涎，搐鼻立作嚏噴，治中風口噤、胸痹、喉痹，服之則除溼去垢，消痰破堅，殺蟲，下胎，治風溼風癩、痰喘腫滿，堅癥囊結，塗之則散腫消毒，煎膏貼一切痛痹，合蒼朮焚之，辟瘟疫溼氣。

〇一種小如豬牙，一種長而枯燥，一種肥厚多脂，以肥者爲最，入煎劑，或蜜炙、酥炙用。

〇皂角刺搜風殺蟲，功同皂莢，但其鋒銳能直達患處，潰散癰腫，治癰疽，妬乳風，屬惡瘡，胎衣不下。癰疽已潰者禁用，孕婦忌之。

○皂角子通大便燥結，消痔腫，煆存性用。

凡中風不省人事，口噤不能進藥，急提起頭髮，手掐人中，用皂角末或半夏、細辛末吹入鼻中，有嚏者生，無嚏者，肺氣已絕，死不治。若口鼻痰涌，須用巴豆油紙裹皂角末，燒煙熏吐亦可。

桑螵蛸療遺精之洩；牙大戟醫水腫之盛

桑螵蛸

註：桑螵蛸，甘、鹹，入肝、腎、命門，益精氣而固腎，治虛損、陰痿、夢遺、白濁、血崩、腰痛、傷中、疝瘕。通五淋，縮小便，炙飼小兒，止夜尿。螳螂卵也，桑樹產者爲好。

○螳螂、蜣螂皆治驚風，今人罕用。蜣螂兼治腸脹便閉[1]、下痢脫肛、瘡疽蟲痔。退瘡管，俗名推車蟲。蜣螂殼名蟬脫，土木餘氣所化，吸風飲露。其氣清虛而味甘微寒，故除風熱；其體輕浮，故發痘疹；其性善脫，故退目翳，催生下胞；其脫爲殼，故治皮膚瘡瘍癮疹；其聲清亮，故治中風失音；晝鳴夜息，故止小兒夜啼。凡用去泥土、翅足，漿煮晒乾入藥。

按：能通，故能縮，腎與膀胱相表裏，腎得所養，氣化則能出，謂之通。腎氣既固，則水道安，常則能止，謂之縮。故寇氏治便數有桑螵蛸散。

按：蜣螂爲退管取多骨要藥，凡瘡日久膿臭，用蜣螂燒存性，散入瘡內，急不臭。皮膚風熱瘡癢，宜用蟬脫，取其殼達皮膚故也。

大戟

註：大戟，苦，有毒，能瀉藏府水溼，行血發汗，利大小便，治十

---

① 閉：按上下文，應爲"祕"。

二水腫、腹滿急痛、積聚癥瘕、頸腋癰腫、風毒脚腫，通經墮胎。悞服損真氣，得大寠則不傷脾。畏菖蒲，反甘草。

時珍曰："痰涎爲物，隨氣升降，無處不到。入心則迷惑癲癇；入肺則塞竅爲喘欬背冷；入肝則脇痛乾嘔，寒熱往來；入經絡則麻痺疼痛；入筋骨則牽引隱痛；入皮内則瘰癧癰腫，宜控涎丹主之。此乃治痰之本痰之本，水耳，涎也，得氣與火則結爲痰，大戟能瀉藏府水涎，甘遂能行經絡水涎，白芥子能散皮裏膜外痰氣，善用者能收奇功也。"

<h2 style="text-align:center">蛤蚧治勞嗽，牛旁^①子疏風壅之痰，
全蝎去風癱，酸棗仁療怔忡之病</h2>

蛤蚧

註：蛤蚧，鹹、平，補肺潤腎，益精助陽，治渴通淋，定喘止嗽，氣虛血竭者宜之。雌雄相交，雖死不開，功力在尾，其毒在眼，尾不全者不效，去頭足炙用。

牛旁子

註：牛旁子，辛、平，潤肺解熱，散結除風，利咽膈，理痰壅，消嗽，療痘疹，利二便，行十二經，散諸腫瘡瘍之毒，利腰膝凝滯之氣，性冷而滑利，痘症、虛寒泄瀉者忌服。根苦寒，絞汁和蜜，治中風，汗出乃愈。搗和猪脂，貼瘡腫及翻花瘡。

全蝎

註：全蝎，辛、甘，有毒，色青，屬水，故治諸風眩掉，驚癇搐掣，口眼喎邪^②，瘕痢風瘡，耳聾帶疝厥陰風木之病。虛風、慢驚忌用。宜

---

① 旁：同"蒡"。
② 邪：同"斜"。

全用。

汪機曰："破傷風宜用全蝎、防風爲主。"

酸棗仁

註：酸棗仁，甘、酸而潤，專補肝膽，炒熟酸溫而香，亦能醒脾助陰器，堅筋骨，除煩止渴，斂汗寧心，療膽虛不眠，酸痹久泄。生用酸平，療膽熱好眠。

心君易動，皆由膽祛①所致。

《經》曰："十一官皆取決於膽。"棗仁和竹茹等，名溫膽湯，治虛煩不寐。

蓋聞桑寄生益血安胎且止腰痛；
大腹子去膨下氣亦令胃和

桑寄生

註：桑寄生，苦，堅腎助筋骨，療腰膝，益精血而固齒長髮。甘益脾血，主崩漏而能安胎，外科用以散瘡瘍，追風溼。

按：寄生乃海外深山，地煖不蠶，桑無挈採之苦，氣化濃密，自然生出。有言鳥唧他子，遺樹而生者，非也。然大樹多寄生，非桑而反有害。

大腹子

註：大腹子形類梹榔，腹大而扁，故與梹榔同功，能寬胸下氣，消食行痰，消堅去脹，和脾胃。氣虛者忌之。

---

① 祛：此處應爲"怯"。

小草遠志俱有寧心之妙；木通猪苓尤爲利水之多

小草遠志

註：小草即遠志，葉苦、平、微涼，生智慧，定心驚，止夢遺，長精神。遠志，苦洩熱，溫壯脾，辛散鬱，主手少陰心，能通腎氣，上達於心，强志益智，聰耳明目，利九竅，長肌肉，助筋骨，治迷惑善忘，驚悸夢洩，腎積奔豚，一切癰疽。

時珍曰："遠志入足少陰腎經，非心經藥也。强志益精，故治健忘。蓋精與志皆藏於腎，腎精不足，則志氣衰，不能上達於心，故健忘、夢洩也。"

木通

註：木通，甘、淡、輕虛，上通心包，降心火，清肺熱，化津液，下通大小腸、膀胱，導諸溼熱自小便出，通利九竅、血脈、關節，治胸中煩熱、遍身拘急疼痛、大渴引飲、淋瀝不通、水腫浮大、耳聾目眩、口燥舌乾、喉痺咽痛、鼻齆失音、脾疸好眠，除煩退熱，止痛排膿，破血催生，行經下乳。藤有細孔，兩頭皆通，故通竅。汗多者忌用。

朱二允曰："火在上則口燥、眼赤、鼻乾，在中則心煩、嘔噦、浮腫，在下則淋閉、足腫。必藉木通甘和之性瀉諸經之火邪皆從小水而下降矣。"

楊仁齊曰："遍身隱痛拘急，身熱足冷，皆伏熱傷血，血屬於心，宜木通，以通心竅，則經絡流行矣。"

猪苓

註：猪苓，苦泄滯，淡利竅，甘助陽，入膀胱、腎經，升而能降，開腠發汗，利便行水，與茯苓同而不補，治傷寒、瘟疫，大熱懊憹，消渴腫脹，淋濁瀉痢，痰瘧。《經》曰："夏傷於暑，秋爲痎瘧。"然耗津

液，多服損腎昏目。生於楓樹下，如豬屎，故名。

蓮子有清心醒脾之用；沒藥乃治瘡散血之科

蓮子

註：蓮子，甘、平而濇脾之果也。脾爲黃宮，故能交水火而媾心腎，安靖上下君相火邪，益十二經脈血氣，濇精氣，厚腸胃，除寒熱，治脾泄、久痢白濁、夢遺，女人崩帶及諸血病，大便燥者宜忌。

古方治心腎不交、勞傷白濁，有蓮子清心飲。補心腎有瑞蓮丸，蓮心爲末，米飲下，療產後血竭。

沒藥

註：沒藥，苦、平，入十二經，散結氣，通滯血，消腫定痛，生肌，補心膽虛、肝血不足，治金瘡杖瘡、惡瘡痔漏、目赤翳暈、產後血氣痛，破癥墮胎。

按：乳香活血，沒藥散血，皆能消腫止痛生肌，故每兼用，瘡疽已潰者忌服，膿尚多者勿敷。

郁李仁潤腸宣水，去浮腫之疾；抱茯神寧神益智，除驚悸之疴；白茯苓補虛勞，多在心脾之有準；赤茯苓破結滯，獨利水道以無過

郁李仁

註：郁李仁，辛、苦而甘，入脾經氣分，性降，下氣行水，破血潤燥，治水腫癃急，大腸氣滯，關格不通，用酒能入膽，治悸、目張不眠。

昔有一婦，因大恐而病，愈後目張不瞑，酒煎郁李服瘥。

錢乙曰："目係內連肝膽。"恐則氣結，膽橫不下，郁李潤能散結，隨酒入胆，結去胆平而目瞑矣。

抱茯神

註・抱茯神，甘、平，開心益智，安魂魄，定驚悸，養神。療心虛志怯，善忘風眩。即茯苓抱根生者，以其抱心，故能補心也。茯神心木名黃松節，療諸筋攣縮，偏風喎斜，心掣健忘。○白茯苓，甘，益脾助陽，淡，利竅除溼，色白入肺，瀉熱而下通膀胱，能通心氣於腎，清化源，使熱自小便出，寧心益氣，調營理衛，定魂安魄。治憂恚驚悸，心下結痛，寒熱煩滿，口焦舌乾，咳逆嘔噦，膈中痰火，水腫淋瀝，泄瀉遺精，小便結者能通，多者能止。生津止渴，退熱安胎。松根靈氣結成，白者入肺、膀胱氣分，赤者入心、小腸氣分。補心脾，白勝；破結滯，利水道，赤勝。畏地榆。

心木一兩，乳香一錢，炒研，名黃松節散，每服二錢，木瓜湯下，治一切筋攣疼痛。心木治拘攣，乳香能伸筋，木瓜能舒筋也。

時珍曰：“白者入氣分，赤者入血分。”

茯苓皮專能行水，治水腫膚脹，五皮散用以爲君。

固知大麥芽有助脾化食之功；浮小麥有止汗養心之力；白附子去面風之遊走；大腹皮治水腫之泛溢

麥芽

註：大麥芽，鹹、平，能助胃氣上行而資健運，補脾寬腸，和中下氣，消食除脹，化一切米麵菓食積，通乳下胎。○浮小麥，微涼，止虛汗、盜汗、勞熱骨蒸汗爲心液，麥爲心谷，浮者無肉，故能涼心。麥尤能慰腫痛。

王好古曰：“麥芽、神曲，胃虛人宜服之。”代以戊巳[①]腐熟水谷。

時珍曰：“無積服之，消人元氣。宜消補兼用，方爲至妙。”

---

① 巳：按上下文，此處應爲“己”。

時珍曰："《素問》云小麥屬火，心之谷也；鄭玄云屬木；許慎云屬金；《別錄》云養肝；獨思邈云養心，與《素問》合。當以《素問》爲準。"

白附子

註：白附子，辛、甘，純陽有毒，陽明經藥，能引藥勢上行，治面上百病。補肝虛，袪風痰，治心痛、血痹諸風冷氣、中風失音、陰下溼瘡。

陶宏景曰："白附子，久絕，無復有真者，今惟涼州生。"

大腹毛

註：大腹毛，辛瀉肺，溫和脾，下氣行水，通大小腸。治水腫腳氣、痞脹痰膈、瘴瘧霍亂。虛者忌之。

椿樗白皮主瀉血，桑根白皮主喘息，桃仁破瘀血兼治腰痛，神曲健脾胃而進飲食

椿樗

註：椿皮、樗皮，苦，燥溼勝熱，濇，收斂入血分而濇血，去肺胃之陳痰。治溼熱爲病、瀉泄久痢、崩帶腸風、滑遺便數，有斷下之功，去疳蟨。樗皮尤良，主治畧同根，東引者良，去粗皮，醋炙、蜜炙。忌肉、麵。

時珍曰："椿皮入血分而性濇，樗皮入氣分而性利。"

寇氏曰："一婦，年四十餘，耽飲無度，多食魚蟹，積毒在藏府，日夜二三十瀉，便與膿血襍出，大腸連肛門烈痛年餘，待斃。或教服人參樗皮散而愈。"

桑白皮

註：桑白皮，甘、辛，瀉肺火，利二便，散瘀血，下氣行水，止嗽清痰。治肺熱喘滿、太息、唾血熱渴、水腫臚脹。氣虛無熱及風寒作嗽者慎用。爲線可縫金瘡。

羅謙甫曰："桑皮瀉肺中火邪，非瀉肺氣。火與元氣不兩立，火去則氣得安矣。"

桃仁

註：桃仁，苦重而甘，手足厥陰血分藥，苦以泄血滯，甘以緩肝氣而生新血，通大腸血秘。治熱入血室、血燥血痞、損傷積血、血痢經閉、咳逆上氣、皮膚血熱燥癢，畜血發熱如狂。血不足者禁用。行血，連皮生用；潤燥，去皮炒用。俱研碎，或燒存性用。

成無巳[①]曰："桃仁，厥陰血分藥。肝爲血之源，血聚則肝氣燥，肝苦急，急食苦以緩之。"

仲景治膀胱畜血，有桃仁承氣、抵當等湯。

神曲

註：神曲，辛、散，氣甘調中，溫開胃，化水穀，消積滯。治痰逆癥結、泄痢脹滿、回乳下胎，亦能明目，消糯米積尤最。

五加皮堅筋骨以立行，柏子仁養心神而有益

五加皮

註：五加皮，辛，順氣而化痰，苦堅骨而益精，溫祛風而勝溼，逐肌膚之瘀血，療筋骨之拘攣。治五緩虛羸、陰痿囊溼、女子陰癢、小兒

---

① 巳：此處應爲"己"。

脚弱，明目愈瘡。釀酒尤良。

王綸曰："風病飲酒最生痰火，惟五加皮浸酒益人尤良。"

按：腎得其養，則妄水去而骨壯；肝得其養，則邪風去而筋強。《千金方》用治五勞。

柏子仁

註：柏子仁，辛、甘而潤，其氣清香，能透心腎而悅脾，養心氣，潤腎燥，助脾滋肝，益智寧神，聰耳明目，益血止汗，除風溼，愈驚癇，澤皮膚，辟鬼魅。炒研去油爲霜。油透者勿用。

訒菴曰："凡補脾藥多燥，柏子潤而香能舒脾燥最良。"

抑又聞安息香辟惡且止心腹之痛，
冬瓜仁醒脾實爲飲食之資

安息香

註：安息香，辛、香、苦、平，入心經，研服行血安神，去祟鬼胎，能下蠱毒，可消燒烟，辟邪逐惡。病非關惡氣侵犯者勿用。

按：手少陰經主藏神，神昏則鬼邪侵之。心主血，血滯則氣不宣暢。安息香能安神行血，則外邪頻退。

冬瓜仁

註：冬瓜仁，甘，益脾，利二便，止消渴，散熱毒癰腫，補肝明目。凡藥中"瓜子"，皆冬瓜仁也。

丹溪曰："冬瓜性急而走，久病虛者忌之。"

汪昂曰："冬瓜，日食常物，於諸瓜尤宜人，且味甘不苦，何以見其性急而走乎？"

殭蠶治諸風之喉閉①，百合斂肺勞之嗽瘻

殭蠶

註：姜②蠶，辛、鹹、平，殭而不腐，得清化之氣，故能治風化痰，散結行經。其氣味俱薄，輕浮而升，入肺、肝、胃三經，治中風失音、頭風齒痛、咽腫喉痺、丹毒瘙癢、瘰癧結核、痰瘧血病、崩中帶下、小兒驚疳，下乳汁，滅瘢痕，治嬰兒膚如鱗甲名胎垢，煎湯洗之。宜焙用。

按：蠶病風則殭，故因以治風，能散相火逆結之痰。

百合

註：百合，甘、平，潤肺寧心，清熱止嗽、涕、淚，益氣調中，利二便，治浮腫臚脹、痞滿寒熱、瘡腫乳癰、傷寒百合病。

按：行住坐臥不安，如有鬼神，爲百合病，用百合治之。

朱二允曰：“久嗽之人，肺氣必虛，宜斂，用百合之甘斂，勝於五味之酸斂。”

赤小豆解熱毒瘡腫宜用，枇杷葉下逆氣噦嘔可醫

赤小豆

註：赤小豆，甘、酸，色赤，心之穀也，性下行，通小腸，利小便，行水散血，消腫排膿，清熱毒，治瀉痢脚氣，敷一切瘡疽，止渴解酒，通乳下胎。然滲津液，久服則令人枯瘦。

《十劑》曰：“燥可去溼，桑白皮、赤小豆之屬是也。”

昔有人患脚氣，用赤小豆袋盛，朝夕踐踏之，遂愈。同鯉魚即烏魚，

---

① 閉：同“痺”。

② 姜：同“僵”。

煮汁食，能消水腫。性極粘，敷瘡，乾則難揭，入苧根末則不粘。

《經》曰："諸瘡痛痒，皆屬心火。"

枇杷葉

註：枇杷葉，苦、平，清肺和胃而降氣，氣下則火降痰消，治咳逆嘔噦、口渴咽乾。治胃病，姜炙；入肺，蜜炙。

連翹排瘡膿與腫毒，石楠利筋骨與皮毛

連翹

註：連翹性平，微苦，其形似心，入手少陰、厥陰氣分，瀉火，兼除手、足少陽三焦、膽經及手陽明大腸氣分溼熱。散諸經血凝氣聚，利水通經，殺蟲止痛，消腫排膿，爲十二經瘡家聖藥。

連翹爲十二經瘡科聖藥。營氣壅遏，衛氣鬱滯，遂成瘡腫。凡腫而痛者爲實邪，腫而不痛者爲虛邪，腫而赤者爲結熱，腫而不赤爲冨氣停痰。

石楠葉

註：石楠葉，辛散風，苦堅腎，補內傷陰衰，利筋骨皮毛，爲治腎虛腳弱風痹之要藥。炙用良。

黃穀芽養脾，阿魏除邪氣而破積；
紫河車養血，大棗和藥性而開脾

穀芽

註：穀芽，甘、平，開胃快脾，下氣和中，消食化積。

阿魏

註：阿魏，辛、平，入脾胃，消肉積，殺細蟲，去臭氣，解蕈菜自

死牛馬肉毒，治心腹冷痛、癧痢傳尸、疳勞疰蟲。

諺云：“黃芩無假，阿魏無真。”

劉純曰：“阿魏無真却有真，臭而止臭是爲真。”

紫河車

註：紫河車一名“混沌皮”，甘、鹹、和平，本人之血氣所生，故能大補氣血，治一切虛勞損極、恍惚失志、癲狂。有胎毒者害人。

崔行功《小兒方》云：“胎衣宜藏天德、月德吉方，深埋緊築。若爲猪狗食，令小兒癲狂；螻蟻食，令兒瘡癬；鳥雀食，令兒瘡爛。并社廟、厨灶、街巷，皆有所當忌。”此亦銅山西崩，洛鐘東應，自然之理。今人以此炮炙入藥，雖以人補人，然補藥甚多，何食其同類？獨不犯崔氏之戒乎？

大棗

註：大棗，甘、微温，脾經血分藥，補中益氣，滋脾土，潤心肺，調營衛，緩陰血，生津液，悦顏色，通九竅，助十二經，和百藥，傷寒及補劑加用之，以發脾胃升騰之氣。故仲景治奔豚用大棗者，滋脾土以平腎氣也；治水飲、脅痛，用十棗湯者，益脾土以勝妄水也。

然而鱉甲治勞瘧兼破癥瘕，龜版①堅筋骨更療崩疾，烏梅主便血瘧痢之用，竹瀝治中風聲音之失

鱉甲

註：鱉甲，鹹、平，屬陰，色青入肝，治勞瘦骨蒸、往來寒熱、淫瘧瘧母、腰痛脅堅、血瘕痔核、經阻產難、腸癰瘡腫、驚癇班②疹，厥陰

---

① 版：同“板”。
② 班：同“斑”。

血分之病。用醋酥炙。忌莧菜、鷄子。

按：陰虛之人，瘧久不愈，元氣虛羸，邪陷中焦，結爲瘧母。鱉甲能益陰除熱而散結，故爲治瘧要藥。

龜板

註：龜板，甘、平，至陰屬水，與金補心，益腎滋陰，資志治陰血不足、勞熱骨蒸、腰脚痠痛、久泄久痢、久嗽痰瘧、癥瘕崩漏、五痔产難、陰虛血弱之證。龜尿走竅，透骨染鬚，治聾啞。

時珍曰："龜鹿皆靈而多壽。龜首常藏向腹，能通任脈，故取其版補心、補腎、補血以養陰。鹿首常返向尾，能通督脈，故取其角，補命、補精、補氣以補陽。"

按：《本草》有鹿膠而不及龜膠，不如合龜鹿一陰一陽，名龜鹿二仙羔。

烏梅

註：烏梅，酸、濇而收脾肺血分之菓，斂肺濇腸，涌痰消腫，清熱解毒，生津止渴，醒酒殺蟲，治久嗽瀉痢、瘴瘧霍亂、吐逆反胃、勞熱骨蒸，安蚘厥、去黑痣、蝕惡肉。

《經》曰："酸走筋。"筋病勿多食酸。按：蚘蟲上攻而眩，僕蟲得酸則伏。

仲景有蚘厥烏梅丸。

竹瀝

註：竹瀝，甘、涼而滑，消風降火，潤燥行痰，養血益陰，利竅明目，治中風口噤、痰迷火熱、風痙癲狂、煩悶消渴、血虛自汗，然損胃滑腸，有寒溼者勿服。笋尖發痘瘡。

《延年秘録》云："熱多用竹瀝，寒多用荆瀝。"

丹溪云："虛痰用竹瀝，實痰用荆瀝，并宜姜汁助之。"

此六十八種平和之藥，更宜參悟註解而求其詳焉

余煞費苦心，從千嶺萬壑之中開条直路，爲初學近[1]步之階，或能百讀不厭，了然無疑，而能崇斯道而壽斯民也。然醫之理，不可不窮，醫之法，不可不講，切不可得之簡易，失於荒疏。莫謂醫之理，千頭萬緒，恒畏其難。醫之法，千變萬化，又苦其繁。要知一本散爲萬，殊博學而詳説，則見其難且繁矣。由博而反約，則見其易且簡矣，譬如散而爲藥，合則爲方。千言萬語，總莫外陰陽二字，推而廣之，曰標、曰本、曰損、曰益、曰寒熱、曰虛實、曰有餘不足，皆莫外二字之理。神而明之，大而化之，化而莫之。其際天地萬物，昆蟲草木，皆莫外二字之中。《鈞叟》[2]云："若能了达陰陽理，天地都来一掌中。"此之謂也。惟冀海内格致精深之士，各出所知，以匡余之不逮，斯實余之幸，亦生民之萬幸矣。

——亮采記

四時用藥法

《内經》曰："無違時，無成化。"又曰："必先藏[3]氣，無伐天和。"是爲至治，又曰："無伐生生之氣。"此皆常道用藥之法，若反常道而變生異症矣。如春時治病於所用藥内加清凉風藥，夏月治病加甘寒凉藥，秋月治病加溫氣潤藥，冬令治病加熱性爆藥，是不絕生化之源也。仲景治小兒，深得此理。

---

① 近：按上下文，此處應爲"進"。
② 此句出自《烟波鈞叟歌》，據此，"鈞"應爲"釣"。此作載爲"天地都在一掌中"，供參考。
③ 藏：據《黄帝内經》原文，應爲"歲"。

用藥心法四言要訣

張子和云："不讀《本草》，焉知藥性？"專泥藥性，決不識病，假鐃識病，未必得法。識病得法，醫中之神。能窮《素問》，受病何氣，便知用藥當擇何味。

醫門小學快讀後序

古醫秘方得人乃傳，非人勿言。故扁鵲、蒼公皆稱"禁方不輕傳人"，誠重之也。防微杜漸，恐誤將來。後漢張仲景著《傷寒雜病論》，始創三百九十七法、一百一十三方，用藥悉遵《本經》，神明變化可謂詳且盡矣。公之天下，無非示人以規矩準繩，欲其觸類傍①通，以變化於無窮也。元豐以後，復出局方，沿及唐、宋、元、明至今，道統源流代不乏人。然異學者流反古之道，各竪己見，別立門户，偏偏相傳方書遍於天下不啻汗牛充棟，千書一律，開卷茫如。至於應驗良方，經驗奇方、驗方，新編一部，不下數十卷。噫！我《本草》一藥之性味，尚且變化無窮，毫釐千里，況數味成方。豈可執一方而醫盡天下之病者乎？愈出愈奇，遂有觀音、方娘娘、方狐、方鬼、水乩仙降方，鳴呼！精靈畜類亦能知醫者乎？拘執死方，以治活病，豈有不誤世缺②人者耶？壞亂極矣，良足悲也。正如王介甫假神道設教變法治世，被害胡底。遂將《内經》《難經》《本草經》《靈樞經》、仲景方論束之高閣，因陋就簡，愈驅

---

① 傍：按上下文，此處應爲"旁"。
② 缺：作者字旁作注，改爲"殃"。

愈下。學者漫無指歸，吾誰適從？余不惴冒妹①盡愚苦衷，用《本草正義》採各家閱歷，徧錄於《雷公藥性賦》，句讀之下，妄作註解，爲初學進步之階，便於熟讀默記，融會貫通，復玩索《内經》《難經》精微，後讀仲景全書，則大法蘊言，昭如日月，遇羣書邪說，則水消瓦解矣。庶於斯道，不無小補云爾。鹿門趙亮采见田谨識。

---

① 妹：按上下文，此處同"昧"。

卷末

四診心法叙

　　近世醫生，惟事切脈，不習望神，大失古聖先賢之旨。醫家造精微、通幽顯，未有不先望而得之者，聞而得之者，問而得之者。未做運氣功夫，自己心氣未平，氣質未化，岠息未調，安能推己度人？後漢張仲景，始立平岠法，宋時崔家彥衍之，明李時珍刪補，李中梓又補其缺略，刪其差謬，復加注釋，然猶有與經義不合者，況擢其皮毛，談何容易？統而言之，治病總要得情，譬如審案不得民情，何以辨理？未得病情，何以論治？必須望其五色之生尅，聞其聲音之强弱，問其受病之因由，切其脈證之相合，先內自訟，審之的確，定一斷案，舉方服藥，病如手取，何用尚事尺寸，微忽疑似之岠也哉？余不憚鄙拙，輯四診要訣大略，并運氣藏府經絡、奇經主病，如《易》之雜卦，有一定情形，俾學者熟讀默記，習玩惴摩，自能洞悉其妙，後讀全經，則有會心之樂而無望洋之歎，造精微，通幽顯也，無難矣。

鹿門見田氏序

四診心法要訣

　　望以目，察聞以耳，占問以言，審切以指，粂明斯診道，識病根源，能合色脈，可以萬全。

望而知之謂之神

春夏秋冬長夏時，青黃赤白黑隨宜。左肝右肺形呈類，心額腎頤鼻主脾。察位須知生爲吉，審時若遇尅堪悲。色之黯澤分新舊，隱隱微黃是愈期。

舌上無胎①表病邊，鮮紅爲火淡白寒。半表半裏胎必白，黃胎宜作裏病看。黑胎步入少陰分，請到和緩也難全。胎潤有液爲寒病，胎燥無液是熱證。舌上無胎油腰子，津涸液亡不治論。

聞而知之謂之聖

肝恕②聲呼心喜笑，脾主思念發爲謌。肺金憂慮形爲哭，腎主呻吟恐亦多。

虛病氣衰言亦微，氣盛言屬實證推。語言首尾不相顧，神昏氣奪君須知。實熱狂言怒罵多，疾聲譫語命必危。

問而知之謂之工

一問寒熱二問汗，三問頭身四問便。五問飲食六問胸，七聾八渴俱當辨。九問舊病十問因，再兼服藥功機變。婦人尤必問經期，遲速閉崩皆可見。再添片語告兒科，天花麻疹虔占驗。

---

① 胎：此處同“苔”。
② 恕：作者字旁作注，改爲“怒”。

外感之症，其來也暴。內傷之症，其來也漸。暴病多實，久病多虛，怪病多痰，急病多火，胎前宜凉，產後宜温，急病治標，緩病治本。

脈分陰陽表裏歌

浮芤滑實弦緊洪，名爲七表屬陽宫。微沈緩濇遲并伏，濡弱爲陰八裏同。長動數疾革牢促，七脈有餘皆陽紅。短虛細結與代散，六脈不足歸陰中。

五藏本脈歌

左寸心火洪而散，促疾動數實革伴。右寸肺金浮濇短，微虛濡芤皆屬軟。左關肝木弦細長，右關脾土代遲緩。兩尺腎水沈滑弱，緊牢伏結皆宜煖。

切而知之謂之巧

微茫指下最難知，條緒尋來悟治絲。三部分持成定法，八綱易見是良規。胃資水穀人根本，土具冲和脈委蛇。藏氣全憑生尅驗，天時且向逆順窺。陽浮動滑大兼數，陰濇沈弦弱且遲。外感陰來非吉兆，內虛陽現實堪悲。須知偏勝皆成病，忽變非常即弗醫。要語不煩君須記，脈書鋪敘總支離。

診峽掌後高骨取，前寸後尺中爲關。心肺兩寸腎兩尺，左肝右脾中焦顴。相爲表裏依次切，再候脈息察根源。浮峽輕取皮膚得，沈峽重取筋骨間。一息四至平和峽，太過爲數減遲傳。滑峽如珠多流利，濇峽滯濇往來艱。三部無力爲虛㽲，三部有力作實看。中空無力是芤㽲，微㽲微細有無間。洪㽲來盛去無力，至緩時止促結占。緊㽲左右如轉索，弦則端直張弓弦。浮爲在表外感病，沈爲在裏內傷端。數爲府病屬陽熱，遲爲藏虛屬陰寒。滑痰洪火微怯弱，弦飮結聚促癥癇。芤主失血濇少血，沈緊腹痛浮感寒。虛主諸虛不足證，實主諸實有餘堪。乍大乍小爲鬼祟，浮散無根沈伏難。表裏陰陽虛實理，只在人迎氣口間。女多經期崩帶瘕，胎產前陰乳疾牽。積疳驚風痘麻疹，惟有兒科隨證糸。

七怪脈歌訣

雀啄連連止復作絶肝，屋漏水流半時落絶胃。彈石沈弦按搏指絶腎，乍蜜[①]乍疏亂解索絶脾。動息不搖如魚翔絶心，蝦遊冉冉忽然躍絶大腸。釜沸空浮絶無根絶肺，七怪一形休下藥。

五運六氣爲病歌

諸風掉眩屬肝木，諸暴强直風所因。支痛頓戾難轉側，裏急筋縮兩脇疼。諸痛癢瘡屬心火，諸熱昏瘛躁譫狂。暴注下廹嘔酸苦，膺背徹痛血家殃。諸濕腫滿屬脾土，霍亂積飮痞閉疼。食少體重肢不舉，腹滿腸鳴飧瀉頻。燥氣膹鬱痿肺金，喘咳痰血氣逆生。諸燥澀枯涸乾勁，皴揭皮膚肩臂疼。諸寒收引屬腎水，吐下腥穢徹清寒。厥逆禁固骨節疼，癥瘕癲疝腹急堅。

---

① 蜜：此處應爲"密"。

五藏六府爲病歌

　　肝病善恕①面色青，左有動氣筋脇疼。諸風掉眩疝耳聾，目視瞭瞭如捕驚。心赤善喜舌紅乾，臍上動氣心痛煩。健忘驚悸與怔忡，實狂虛昏悲悽然。脾黃憂當臍動氣，多思食少倦乏力。腹滿腸鳴下利痛，實則身重脹滿閉。肺病善悲面色白，右有動氣咳噴嚏。膚痛胸痺淅淅熱，虛則氣短不續息。腎病面黑善恐疑，臍下動氣溲不利。腰背少腹骨間痛，心懸如飢足厥逆。

十二經絡循行主病歌

　　手太陽②肺中焦起，下絡大腸胃口行。上膈屬肺從肺系，橫從液下臑內縈。下肘循臂入寸口，大指內側爪甲根。此經多氣而少血，是動則爲喘滿咳。膨膨肺脹缺盆痛，兩手交瞀爲臂厥。肺所生病咳上氣，喘渴煩心胸滿結。臑背之內前廉痛，爲厥或爲掌中熱。肩背痛是氣有餘，小便數欠或汗出。氣虛亦痛溺色變，少氣不足以報息。此經共有十一穴，學者識證爲準的。

　　手陽明經十二穴，次指內側起商陽。循臂入肘循臑外，肩髃前廉柱骨旁。會此下入缺盆內，絡肺下膈屬大腸。支從頸頰循下齒，上挾鼻孔終迎香。此經氣盛血亦盛，是動齒痛頸亦疼。是主津液病所生，目黃口乾衄齣動。喉痺痛在肩前臑，大指次指痛不用。

　　足陽明胃鼻額起，下循鼻外入上齒。環脣挾口交承漿，頤後大迎頰

---

① 恕：此處應爲"怒"。

② 此處應爲"手太陰"。

車裏。耳前髮際至額顱，支循喉嚨缺盆底。下膈屬胃絡脾宮，直者下乳俠[①]臍中。支起胃口循腹裏，下行直合氣衝逢。遂由髀關下膝臏，循經足附次指通。此經多氣復多血，振寒呻欠面顏黑。病至惡見火與人，怕聞木聲心惕惕。閉戶塞牖欲獨處，甚則登高棄衣走。鼽衄口喎並脣胗，頸腫喉痺腹水腫。膺乳膝臏股伏兔，骭外足附上皆痛。氣盛熱在身以前，有餘消穀溺黃甚。不足身以前皆寒，胃中寒而腹脹壅。此經四十有五穴，針藥並濟病皆通。

足太陰脾廿一穴，足指內側白內際。循核骨後內踝前，上腨循脛膝股裏。股內前廉入腹中，屬脾絡胃上膈通。此經血少而氣壯，是動即病舌本強。食則嘔出胃脘痛，心中善噫而腹脹。得後與氣快然衰，脾病身重不能搖。瘕瀉水閉及黃疸，心煩心痛食難消。強立股膝內腫痛，不能臥因胃不調。

手少陰心共九穴，起胸下膈小腸承。支者俠咽繫目系，直者心系上肺騰。下液循肘抵掌後，銳骨之端小指停。此經血少而多氣，是動咽乾心痛應。目黃脇痛渴欲飲，臂臑內痛掌熱蒸。

手太陽經十九穴，小指之端起少澤。循手上腕出踝中，上臂骨出肘外側。兩筋之間臑後廉，出肩解而繞肩胛。交肩之上入缺盆，絡心下膈屬小腸。支從缺盆上頸頰，至目銳眥入耳中。此經少氣而多血，嗌痛頷腫頭難回。肩似拔兮臑似折，耳聾目黃腫頰間。是所生病爲主液，頸頷肩臑肘臂痛。

足太陽穴六十七，目內眥上額交巔。從巔下項循肩膊，挾脊抵腰循膂旋。絡腎正屬膀胱府，一支貫臀入膕傳。貫腨出踝循京骨，小指外側至陰全。此經多氣而少血，頭疼脊痛腰如折。項似拔分目似脫，膕如結兮腨如裂。痔瘧狂癲疾並生，鼽衄目黃而淚出。頤項背腰尻膕腨，病若動時皆徹痛。

足腎經穴二十七，斜從小指趨足心。出於然骨循內踝，入跟上腨膕

---

① 俠：同"挾"。

內行。上股後廉直貫脊，屬腎下絡膀胱經。直者從腎貫肝膈，入肺挾舌循喉嚨。此經多氣而少血，是動病飢不欲食。咳唾有血喝喝喘，目䀮心懸坐起輒。善恐如人將捕之，咽腫舌乾兼口熱。上氣心痛或心煩，黃疸腸澼及痿厥。脊股後廉之內痛，嗜臥足下熱痛切。

厥陰九穴心主標，心包下膈絡三焦。起自胸中支出脇，下液三寸尋臑逍。太陰少陰中間起，入肘下臂兩筋超。行手掌心中指出，支從小指次指交。此經少氣原多血，是動則病手心熱。是主所生脈病者，掌熱心煩心痛掣。

手少陽穴二十三，起手小指次指間。循腕出臂之兩骨，貫肘循臑外上肩。入缺盆中絡心包，本屬三焦表裏聯。支從膻中缺盆出，上項入耳上角巔。以屈下頰而至䪼，至目銳眥膽經連。是經少血還多氣，耳聾嗌腫及喉痺。氣所生病汗出多，頰腫痛及目銳眥。耳後肩臑肘臂外，皆痛廢及小次指。

少陽膽穴四十三，起於兩目銳眥邊。上抵頭角下耳後，循頸行手少陽前。至肩卻出少陽後，入缺盆中下胸間。本膽絡肝相表裏，直者從缺盆下腋。循胸季脇過章門，下合髀陽膝踝循。此經少血而多氣，是動口苦善太息。心肋脇疼痛難轉側，足熱面塵體無澤。頭痛頷痛銳眥痛，缺盆腫痛亦腫脇。瘰癧俠瘦頸腋生，汗出振寒多瘧疾。胸脇髀膝脛絕骨，外踝皆痛及諸節。

足厥陰肝十四穴，大指之端毛際叢。循足附上上內踝，出太陰後入膕中。循股入毛繞陰器，上抵小腹俠胃通。屬肝絡膽上貫膈，布於脇筋循喉嚨。上入頏顙連目系，出額會督頂巔逢。支者復從目系出，下行頰裏交環脣。支者從肝別貫膈，上注於肺乃交宮。此經血多而氣少，腰痛挽仰難爲工。婦少腹腫男㿉疝，嗌乾脫色面承蒙。胸滿嘔吐及飧瀉，風疝遺尿或閉癃。不通藏府經絡理，便是庸工撞木鐘。

奇經八脈循行主病交會八穴歌訣

任起兩陰之中極，會陰腹裏上關元，循內上行會衝脈，浮外循腹至喉咽，別絡口屑承漿已，過足陽明上頤間，循面入目至睛明，交督陰脈海名傳。此經二十有四穴，交會與肺列缺纏，病患肛腫痔瀉痢，吐紅溺血嗽咳痰，牙痛喉腫小便濇，心胸腹痛噎嘔難，產後發強不能語，腰痛血疾臍腹寒，死胎不下上攻膈，列缺穴在兩手，尺脈腕中一刺病乃痊。

督峽少腹骨中央，女子入繫溺孔疆，男子之絡循陰器，繞篡之後別臀方，至少陰者循腹裏，會任直上關元行，屬腎會衝街腹氣，入喉上頤環屑當，上繫兩目中央下，始合內眥絡太陽，上額交巔入絡腦，還出下項肩膊場，俠脊抵腰入循膂，絡腎莖篡等同鄉，此是申明督脈路，總爲陽脈之督綱。此經二十有八穴，交會後谿手太陽，病主拘攣眩掉戰，中風不語并癲癇，頭痛眼腫漣漣淚，背腰腿膝痛綿綿，項強傷寒病不解，牙齒頤腫喉病難，手足麻木破傷風，盜汗後谿穴在兩手小指外側陷中先砭。

衝脈起於腹氣街，後天宗氣氣衝來，并於先天之宗氣，相并俠臍上胸街，大氣至胸中而散，會合督任衝身懷，分布藏府諸經絡，名之曰海不爲乖。此經一十有一穴，交會公孫足太陰，病主九種心氣痛，結胸翻胃食難停，酒食積聚腸鳴見，水食氣疾膈臍疼，腹痛脇脹胸膈滿，瘧疾腸風大便紅，胎衣不下血迷心，急刺公孫穴在足大指後，內踝前陷中最靈。

帶脈足少陰經脈，上膕別走太陽經，合腎十四椎屬帶，起於季脇繞身行。此經本祇有三穴，交足陽明臨泣間，中風手足難舉動，麻痛發熱筋拘攣，頭風腫痛連頤項，眼赤面疼合頭眩，齒痛耳聾咽腫證，遊風搔癢筋牽纏，腿痛脇脹肋肢痛，針入臨泣穴在足小指、四指本節後一寸、五寸陷中病可痊。

　　陽蹻脈起於跟中，上合三陽外踝行，從脇循肩入頸項，屬目內眥太陽經。此經本祗有十穴，交會申脈膀胱通，腰背脊强足踝腫，惡風自汗或頭疼，手足麻攣臂間冷，雷頭赤目眉稜痛，吹乳耳聾鼻衂血，癲癇肢節苦煩疼，遍身腫滿汗淋漓，申脈_{穴在足外踝下白肉際腕腕中先鍼有奇功}。

　　陰蹻亦起於踝中，少陰之別內踝行，上循陰股入胸腹，上至咽喉至睛明，陰蹻本經有四穴，交會照海足少陰，喉閉淋瀡與胸腫，膀胱氣痛并腸鳴，食黃酒積臍腹痛，嘔瀉胃翻及乳癰，便燥難產血昏迷，積塊腸風下便紅，膈中不快梅核氣，格主照海_{穴在足內踝下四分軟骨陷中鍼有靈}。

　　陽維脈起足太陽，外踝之下金門彊，從胻背肩項頭面，維絡諸陽會督塲。此經一十有三穴，交穴三焦外關中，肢節腫痛與膝冷，四肢不遂合頭風，背胯內外筋骨痛，頭項眉稜病不寧，手足熱麻夜盜汗，破傷跟腫目睛紅，傷寒自汗烘烘熱，惟有外關_{穴在手臂腕後二寸兩骨中間陷中鍼極靈}。

　　陰維脈起足少陰，內踝上行穴築賓，循腹至乳上結喉，維絡諸陰會於任。陰維本經有七穴，交手厥陰內關方，中滿心胸痞脹多，腸鳴泄瀉及脫肛，食難下膈傷於酒，積塊堅鞭橫脇旁，婦人脇痛并心疼，裏急腹脹勢難當，傷寒不解結胸病，瘧疾內關_{穴在手掌後腕上二寸兩筋中間可獨當}，最宜熟讀而默記，臨證自然有主張。

仰人週身經脈起止圖

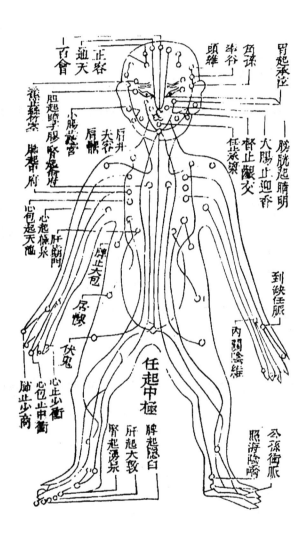

俯人週身經脈起止圖

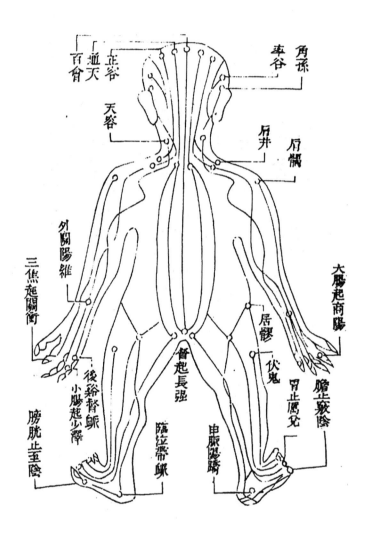

正面骨度部位圖

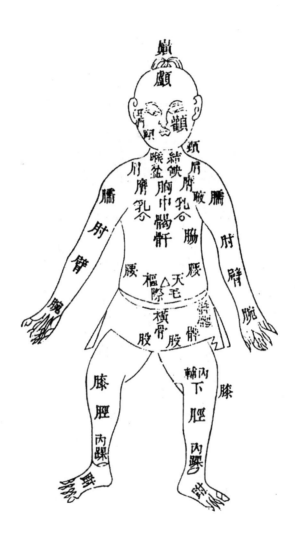

背面骨度部位圖

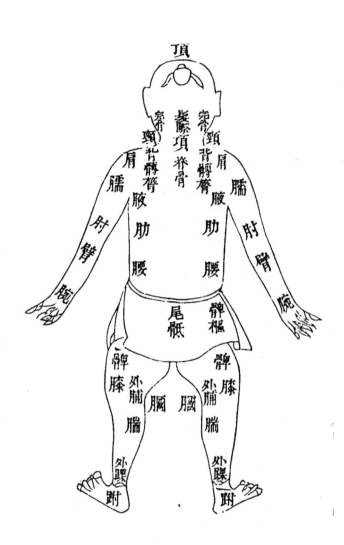

附：方海雲傷寒六經定法歌訣

太陽經行身之背，頭痛脊强腰背暨，發熱腰寒骨節疼，此是太陽經總例。

法曰：太陽病，頭項强痛，腰背骨節疼痛，惡寒、發熱，此爲太陽經證。

其風傷衛脈浮緩，衛氣行陽時有汗，袪風解表桂枝湯，取微似汗無凌亂。

法曰：時有微汗者，爲風傷衛。法主桂枝湯以驅衛分之風_{桂枝、白芍、甘草、生薑、大棗}。

其寒傷營脈浮緊，營氣行陰熱更狠，傷寒無汗寒主凝，發汗麻黃湯作準。

法曰：壯熱無汗者，爲寒傷營。法主麻黃湯，以發營分之寒_{麻黃、桂枝、杏仁、甘草}。

風寒兩傷脈不解，大青龍湯是兩解，煩燥無汗認須真，救誤真武湯斯在。

法曰：頭身疼痛，發熱惡寒，不汗出而煩燥者，爲風寒兩傷營衛。法主大青龍湯，營衛互治風寒並驅_{麻黃、桂枝、杏仁、甘草、生薑、大棗、石膏}。若非煩燥，石膏不可用；非壯熱、無汗，麻黃不可用。

自註：少陰亡陽之證，煩燥而有汗，誤治救以真武_{附子、白术、茯苓、白芍、生薑}。舒氏删白芍。

太陽入府趨膀胱，口渴溺赤便不長。

法曰：太陽邪傳膀胱，口渴而小便不利_{此爲太陽府證}。

有尿蓄、尿無蓄熱，五苓加減是良方。

法曰：法主五苓散以去府邪茯苓、白术、澤瀉、肉桂、猪苓。按：小便不利，氣化不行，病在氣分，不可用猪苓。血分之藥，當以桔梗易之。太陽府證有蓄尿、蓄熱二端，膀胱有尿，熱邪入而搏之，則少腹滿爲蓄尿；若無尿，熱邪入，無所搏，則少腹不滿，爲蓄熱蓄尿者，倍肉桂；蓄熱者，易滑石。又曰：有爲蓄尿過多，膀胱滿甚，脹翻出竅，尿不得出，腙脈異常者，名爲癃閉，不可用五苓，愈從下利，其脹愈加而竅愈塞，尿愈不得出。法宜白蔲宣暢胸膈、砂仁、半夏醒脾開胃、肉桂化氣、桔梗開提、生姜升散如壺吸盍①，"揭起則出"之意，使上焦得通，中樞得運，而後膀胱之氣方能轉運，斯竅自順而尿得出，若少腹鞕滿，小便自利者，爲膀胱蓄血，詳見《太陽》上篇查《太陽》上篇，主桃仁承氣與抵當湯。舒氏謂大腸蓄血者宜之，於蓄血膀胱者不合，擬用紅花、小薊、生地、歸尾、萬年霜之類，入五苓散中治之。

陽明經在身前行，額痛眶痛鼻乾鳴，唇焦漱水不欲嚥，葛根湯是解肌程。

法曰：陽明病，前額連眼眶脹痛，鼻築氣而流清，發熱，不惡寒此爲陽明經證。法主葛根以解陽明之表。

脈長正是陽明脈，府脈洪大證卻分，渴欲飲冷邪未结，胃蒸作汗白虎清。

法曰：口燥心煩，汗出惡熱，渴欲飲冷此熱邪漸入陽明之裏。法主白虎湯，以撤其熱石膏、知母、甘草、粳米。

痞滿消以小承氣，不用芒硝恤下陰。

法曰：張目不眠，聲音响喨，口臭氣粗，身輕惡熱而大便閉者此邪熱以歸陽明之府，法主小承氣湯，微蕩其熱，略開其閉大黃、枳實、厚朴，燥實

---

① 盍：通"蓋"。

但宜調胃、理上焦，陽惡枳、朴侵。

法曰：加之胃實腹滿，微發譫語者，可用調胃承氣湯以蕩其實而去其滿_{大黃、芒硝、甘草}。

痞滿燥實兼病者，大承氣湯是勁兵。

法曰：更加舌胎乾燥，噴熱如火，痞滿燥實，堅與夫狂讝無倫者，法主大承氣湯，急驅其陽以救其陰_{大黃、芒硝、厚朴、枳實。痞：胸腹塞悶；滿：胸腹膨脹；實：胃上按痛；燥：便閉乾結；堅：按之石硬。}

少陽經行身之側，胸滿脇痛互寒熱，耳聾目眩更喜嘔，甲木弦直來弦脈。

法曰：少陽頭痛在側，耳聾喜嘔不欲食，胸脇滿，往來寒熱_{此爲少陽經證}。

在經和以小柴胡。

法曰：法主柴胡湯以解少陽之表_{柴胡、半夏、人參、甘草、生姜、大棗}。

口苦咽乾黃芩接。

法曰：口苦咽乾目眩_{此爲少陽府證}，法主黃芩以瀉少陽裏熱，半表半裏愼出入，胆府清净細體貼。

太陰經證脈轉沈，自利不渴手足溫，腹滿而吐食不下，時腹自痛脾傷因。治用理中加砂半，傳經有熱再權衡。

法曰：太陰病，腹滿而吐，食不下，時腹自痛，自利不渴，手足自溫。法主理中湯加半夏砂仁_{人參、白术、乾姜、甘草、砂仁、半夏}。

此經濕勝飮爲苦，大法理脾該其五，畱飮爲患陰在膈，飮食無味嗽不歇，芪术砂半白蔻姜，宣脾滌飮從中撮。

法曰：若胸膈不開，飮食無味而兼咳嗽者，乃畱飮爲患，法宜理脾滌飲黄芪、白术、砂仁、白蔲、半夏、乾姜。

水飲由胃下腸間，歷歷有聲痛則瀉，更加桂附前劑中，是理下焦堪作則。

法曰：若由胃而下走腸間，歷歷有聲，微痛作瀉者，名曰"水飲"即于前藥内加附桂。

支飲由胃上入胸，短氣不眠咳倚息，收攝腎氣添紙智，斬關通膈母[①]嫌烈。

法曰：若由胃而上入胸膈，咳逆倚息，短氣不得臥者，名曰"支飲"即于前藥内加故紙、益智，更用斬關丸以下痰，自愈。

懸飲由胃而旁流，咳引刺痛，病在脇，芫花、草菓再加之，肋縫之痰搜可絕。

法曰：若由胃而旁流入脇，咳引刺痛者，名曰"懸飲"即于前藥内加芫花、草菓，搜出肋縫之痰則愈。

溢飲由胃而溢出，四肢痺軟痠痛心，爰加虎骨威靈仁，姜黄宜手附子足。

法曰：若由胃而溢出四肢，痺軟痠痛者，名曰"溢飲"即于前藥内加虎骨、葳靈仁，在手更加姜黄，在足更加附子。

又有行痺着痺證，火旺陰虧腫且痛，形如溢引加赤熱，熱法經隧宜清潤，三才竹瀝加膠藕，桑枝根以手足應。

法曰：又有著痺、行痺二證病在一處者爲著痺，流走無定者爲行痺，與溢飲相似而證不同，乃爲火旺陰虧，熱結經隧，赤熱腫痛，手不可近溢飲不

---

① 母：按上下文，此處應爲"毋"。

赤不熱，法宜清熱潤燥人參、竹瀝、生地、阿膠、天冬、玉竹。在手加桑枝，在足加桑根。

又有黃症分陰陽，脾經蘊濕理則常，陽黃茵陳五苓散，陰黃茵陳附子湯。

法曰：若身目爲黃，而小便不利，不惡寒者，爲陽黃，法宜茵陳五苓散。若腹痛、厥逆，身重嗜臥而發黃者，爲陰黃，法宜茵陳附子湯人參、白术、茯苓、附子、乾姜、茵陳。

少陽①寒熱因本氣，外邪傳入如相契，真陽素旺必協火，膚燥神衰眠不果，心煩便短咽中乾，澤枯解熱連膠可。

法曰：少陰真陽素旺者，外邪傳入，則必協火而動，心煩不眠，肌膚熯燥，神氣衰減，小便短而咽中乾，法主黃連阿膠湯，分解其熱，潤澤其枯黃連、黃苓、白芍、阿膠、鷄子、黃柏。

真陽素虛必協水，陽變爲陰痛瀉矣，四肢逆冷現寒形，溫經散邪是正理。

法曰：真陽數虛者，外邪則必協水而動，陽熱變爲陰寒，目眩倦臥，聲低息短，少氣懶言，身重惡寒，四肢逆冷，腹痛作瀉，法主溫經散邪，囘陽止瀉附子、乾姜、黃芪、白术、半夏、砂仁、故紙、益智。

脈沈或數與或遲，隨證臨時再揣之，少陰誤汗無他説，亡陰亡陽爲腎虧。

厥陰經證分三法，曰陰曰陽曰錯雜。

法曰：厥陰有純陽無陰之證，有純陰無陽之證，有陰陽錯雜之症。

---

① 底本原稿有改動痕迹，改爲"陰"。

熱症熱厥須通厥，上或喉痺下便血，喉痺玉竹兼兩冬，更用石膏鷄子白，便血改用鷄子黃，膠連生地清下腸。

法曰：張目不眠，聲音响嘹，口臭氣粗，身輕惡熱，熱深厥深，上攻而爲喉痺，下攻而便膿血，此純陽無陰之症也，法主破陽行陰以通其厥喉痺者，用玉竹、天冬、麥冬、石膏、鷄子白；便膿血者，用生地、阿膠、黃連、鷄子黃。鷄子甘寒潤燥，其白象天，輕清上浮，用治上燥；其黃象地，重濁下降，用潤下燥。

寒症寒厥爪足青，腰痛拘急下利清，嘔酸吐苦真肝病，椒萸急用爲驅陰。

法曰：四肢厥冷，手足青黑，腹痛拘急，下利清穀，嘔吐酸苦，冷厥關元，此純陰無陽之證也，法主驅陰止瀉，以囘其陽附子、乾姜、砂仁、半夏、黃芪、白术、吳萸、川椒。

陰陽錯雜寒熱併，痛腹吐利厥亦應，心煩飲冷飲即吐，腹痛加劇渴轉增，寒熱互投真妙法，黃連但取上浮輕。

法曰：腹中急痛吐利厥，心中煩熱頻索冷飲，飲而即吐，煩渴轉增，腹痛加劇，此陰陽錯雜之症也，法主寒熱互投以去錯雜之邪附子、乾姜、砂仁、半夏、黃芪、白术、吳萸、川椒，濃煎。另用黃連浸，取輕清之汁，攪和溫服。

傷寒傳經直中歌訣

傳經正例起太陽，次傳便是陽明鄉。再傳少陽若不愈，傳陰經是太陰當。少陰次是厥陰接，經滿自瘥爲體强。六經皆能歸胃府，三陽三陰環胃土。一入此府無攻傳，重則三承輕白虎。三陽傳來皆熱病，三陰猝病名直中。直中忌表更忌攻，暴病無陽傳古經。六經括治精復精，一經有病治一經。幾經併病遂并治，兩感雖重表裏分。解從陰陽分裏表_{府陽}，藏陰；府表，藏裏，仲景無方堪論討。造化彌縫賴一心，生生纔識天心好。

法曰：凡病總不外六經，以六經之法按而治之，無不立應。

一經見證即用一經之法，經證、府證兼見即當表裏兩解。

若太陽與陽明兩經表證同見，即用桂枝、葛根以合解兩經之邪；兼少陽，更加柴胡；兼口渴而小便不利，即以三陽表藥加入五苓散之中；兼口苦、咽乾、目眩，更加黃芩；兼口燥、心煩、渴欲飲冷，當合用白虎湯于其間，併三陽表裏而俱解之；若三陽表證與三陰裏寒同見，謂之兩感，即當用解表於溫經之內；若裏重于表者，但當溫裏，不可兼表。無論傳經、合病、併病，陰陰①兩感，治法總不外于此。

表裏寒熱虛實辨證見陰陽

表裏論寒熱，寒熱論虛實，六字見陰陽，陰陽盡治術。在表脈必浮，三陽痛在頭，惡寒而發熱，舌净鼻清流。在裏脈必沈，但知熱可贈，苔生煩漸渴，腹痛覺邪深。症熱脈來數，飲冷心万樂，口臭而氣粗，溺短因邪爍。症寒脈則遲，多眠冷在肢，溺清貪熱飲，更驗便溏時。實脈實有力，病新禀更足，拒按按則疼，腠堅汗不出。虛脈虛無力，久病並屢質，按痛痛則瘥，諸患減時復。六字當錯綜，錯綜理乃通，寒熱虛實病，表裏求之工，陰陽貫其內，分註徹始終，大法十六字，傳之馳远翁。

張目不眠，聲音响嘹，口臭氣粗，身輕惡熱_{凡病見此十六字者，爲陽病也。表陽也，熱陽也，實陽也。十六字不必全見，全見則陽明胃府，純陽之症，不在表而盡在裏。}

目眩嗜臥，少氣懶言，聲低息短，身重惡寒_{凡病見此十六字者，爲陰病也。裏陰也，寒陰也，十六字不必全見，全見則少陰腎寒，純陰之症，盡在裏而絕不在表。}

---

① 從上下文，應有一"陰"作"陽"字。

内傷外感分證歌

　　内傷外感分兩程，用藥一誤禍不輕。東垣辨之明且晰，我今編韻便君吟。七情六欲與飲食，作傷於内病乃出。風寒暑熱燥與濕，感之于外病乃入。内傷之熱熱時止，誤作邪攻如逐子。外感之熱熱不休，温補立貽養賊憂。内傷惡寒得煖解，倘誤汗之陽立殆。外感惡寒火不除，扶陽實假寇兵如。内傷頭痛痛時歇，虛陽誤表陰逾烈。外感頭痛痛不停，益氣升陽皆僭凌。内傷手熱在手心，脾乏還兼兩少陰。外感手熱在手背，邪鬱陽經營衛悖。内傷口淡嗜不常，命門火衰胃不強。外感臭塞嗅不得，風邪兼病陽明脈。内傷氣口勝人迎，多屬不足東垣評。外感人迎勝氣口，多屬有餘東垣守。二脈前賢或不取，左肝右胃無餘理。有餘不足亦可憑，但勿刻舟而已矣。風木視邪理亦諧，黃庭主命説亦該。關前寸後從何起，反覺有蕚無根荄。内傷火衰則水溢，坎中之陽補宜急。内傷陰虛則火炎，龍雷真火不可殲。桂附知柏凑六味，隔靴搔癢非實對。補中益氣東垣方，陰善動者升可防。知柏四物丹溪作，陰不能滋燥且惡。一言蔽之陰若陽，當用甘温與甘涼。至於外感求真訣，六經定法歌已詳。

辨驚指症歌

　　傷寒之病大小同，嬰兒何獨有驚風？驚風急慢鑿空起，遂扶千古長瞢瞢。金石重墜邪入裏，腦麝開關邪到髓。截風定搐亂陰陽，攻補不明虛實理。幼科由此專門名，迺有黃帝不知嬰。請讀内經同嚼蠟，勸看仲景忘六經。此病若別有藏府，單中小兒避成人。我宗前哲編歌訣，請君爲我傾耳聽。西昌喻君寓意草，辨晰小兒症最好。鼎鍥幼幼集成篇，痛闢驚風議症全。近時名賢舒馳遠，集註傷寒丹九轉。不言驚風理可知，六經以後無真典。爲君試説小兒病，一例傷寒傷最重。誤醫致痓擎上聲剛柔分，急慢驚風由此紊。君不見，太陽循背起内眥，欲去風邪止桂枝，陽明前行從鼻額，葛根湯是解肌訣，少陽側走鋭眥起，小柴胡湯和表裏，痓不自成醫不減。遂見，頭搖口噤背反張，柔痓有汗無汗剛，此猶易解爲三陽，驚風先生猶不識，三陰遂有陽邪入，腹痛發熱内變生，陰痓之凶不可攖，猶説急驚變慢驚，抱龍送到鄷都城。吁嗟乎！今日成人昔日嬰，小兒異日即成人，藏府皆同同六經，祇須：内傷外感辨之明，八法施治劑主輕，斟酌風字删却驚。君不見，庸師餓死安足惜，一人餓死萬人福。